内脏和非血管疾病的经皮治疗

教学手册　第2卷

Visceral and Non-Vascular Percutaneous Therapy

A Teaching File　Volume 2

[美] Renan Uflacker 原著
祁吉 主译

● 天津科学技术出版社

该书中提供的药品适应证、副作用及服用剂量有可能发生变化。读者应参照所述药品的生产厂家的包装说明。

著作权合同登记号:图字 02-2002-224 号

图书在版编目(CIP)数据

内脏和非血管疾病的经皮治疗:教学手册,第2卷/[美]勒南·乌夫拉克著;祁吉主译. —天津:天津科学技术出版社,2006

书名原文:Visceral and Non - Vascular Percutaneous Therapy: A Teaching File, Volume 2

ISBN 7-5308-3632-3

Ⅰ.内... Ⅱ.①勒...②祁... Ⅲ.介人疗法 Ⅳ.R815

中国版本图书馆 CIP 数据核字(2004)第 005285 号

责任编辑:李　彬
版式设计:雒桂芬
责任印制:王　莹

天津科学技术出版社出版
出版人:胡振泰
天津市西康路 35 号　邮编 300051
电话(022)23332393(发行部)　23332390(市场部)　27217980(邮购部)
网址:www.tjkjcbs.com.cn
新华书店经销
天津新华印刷三厂印刷

开本 889×1194　1/16　印张 29　字数 907 000
2006 年 3 月第 1 版第 2 次印刷
定价:89.00 元

译者名单

主　　译　祁　吉

主译助理　尹建忠　姜　滨

译　　者　尹建忠　闫　旭　刘　铁　刘　筠
（按姓氏笔画排列）刘继生　李一鸣　李姗姗　沈　文
吴胜勇　宋　焱　陈　光　陈　凯
杨子权　周海昱　姜　滨　夏　爽
韩淑杰　雷新玮

译　者　序

出版社请我们翻译《内脏和非血管疾病的经皮治疗》一书。仔细浏览了原作后深切地感觉到此书的形式、内容，尤其是创意对我国在该领域中工作的各层次医师确有很高的指导价值，我们欣然接受了这项工作，并力图做好。

血管和非血管的经皮治疗是介入放射学的重要组成部分。随着介入放射学作为放射学（医学影像学）的一个新的分支出现和迅速发展，我们不无骄傲地看到，这个分支已经改写了大部分临床学科，甚至基础学科（如基因学领域）的教科书与参考书。同时，介入放射学也毋庸置疑地成为当代各临床医学学科正在发展的微创技术的先驱。

我们非常赞赏原书作者在“出版人序言”中提出的编写此书的意图和观点。该书定位于各项经皮治疗技术的操作与方法的探讨，而不同于侧重于“系统化”的教科书和参考书，把细致的动手操作的细节用文字表达出来是教科书与参考书中较为薄弱的部分，而这恰是广大介入医师在医疗实践中特别需要的一环。

原书作者特别强调了介入医师的责任感。确实，面对着一个动态发展的、各学科间广泛交叉与互动的、很多尚为未知的领域，介入医师有责任在原理的探讨、方法学的判断、经验（与教训）的积累及推动该技术领域发展方面做出艰苦的、不懈的探索。不容回避的事实是，各相关学科面对这一崭新的技术领域中各项技术操作的“归属”已经在做调整或“竞争”。事实上，这也是现阶段医学专业发展中出现的合乎逻辑的失衡，代表了专业在迅速发展。正如原作者所说的，“严格训练”是掌握和引导技术发展的基础。同时，各学科间的相互尊重与合作是这个新的医学分支发展的保证。

愿此译作对同道们的工作有所裨益。

祁　吉

2003 年 10 月 18 日

参与著者

Valeria Cardoso de Souza, MD

Interventional Radiology, Hospital Osvaldo Cruz, São Paulo, SP, Brazil

—Case Report: 9. 2

Bahri Üztünsöz, MD

Associate Professor, Chief of Vascular and Interventional Radiology, GATA Medical Faculty, Ankara, Turkey. Currently, Interventional Radiology, Department of Radiology, LSU Health Sciences Center, New Orleans, Louisiana.

—Case Report: 9. 1, 15. 6. 1, 15. 7. 1, 15. 7. 2, 15. 7. 3, 16. 6. 1, 16. 7. 1

Carlos Abath, MD

Director, Angiorad, Hospital Memorial, Recife, Brazil

—Case Report: 16. 1. 2

Michael Wholey, MD, MBA

Assistant Professor of Radiology, Chief of Clinical Cardiovascular and Special Interventions, Department of Radiology, University of Texas Health, Science Center, San Antonio, Texas.

—Case Report: 16. 5. 1, and 16. 5. 2

Renan Uflacker, MD

Professor of Radiology, Director, Division of Vascular and Interventional Radiology, Department of Radiology, Medical University of South Carolina, Charleston, South Carolina.

出版人序言

教学手册是影像医学教育中很有特色的组成部分之一。对这方面书籍的全系列需求已有很长时间，采用教学手册的形式可以提供平时只有在教学医院才能得到的专家的个体化合理意见。Lippincott Williams & Wilkins 公司为出版了一系列这样的书籍而感到骄傲。我们的目的是为住院医师和放射医学的实习医生提供有用的资料，以满足他们的需求。

我们从各大医疗中心的大量资料中精选出真实的病例，并模拟了日常住院医师和放射科专业人员间的讨论。

我们希望这套书对于任何水平的放射科实习医生和工作人员都是有价值、可信赖的教学工具，并且也让那些正在为病人进行类似影像学检查的临床医生受益。

出版人

前　言

《内脏和非血管疾病的经皮治疗》是两卷本经皮治疗中的第二卷。与第一卷相同，病例报告经过了有机的编辑整理，列出了病人的主要症状与介入治疗的原因、操作过程中得到的图像、详细的描述性图例和对疾病、操作技术和结果的讨论。另外，本书是根据技术操作的顺序编排的，读者可根据不同操作和技术的分类在相应的章节找到需要的资料。

在影像学引导下的经皮技术领域已工作了超过了24年，但我依然惊讶于事物的多变。经皮技术从最初的经皮置入诊断用导管和注射对比剂，发展到成为微创治疗更多疾病的强有力工具。编写本书时所出现的问题比我最初的构想要困难。对操作技术和经皮有创性操作过程结果转归的总结需要付出更大的努力。经皮技术的变化如此丰富，以致不得不出版两卷书才能囊括这些内容。第一卷介绍了血管内介入治疗，此第二卷阐述了多种栓塞方法（包括栓塞和药物灌注技术），以及引流技术和经导管或针刺对全身各器官的阻塞或感染性疾病进行治疗的方法。

对原稿进行修订时，我们谨记实习人员的需要。即使一些人学习的速度快于他人，实际动手的操作过程亦有相当的困难。所以本书着重介绍临床做出决策的基础及进行各种操作的提示。

有一句关于手术的格言："有时可以做错，但永远不要犹豫。"这同样适用于影像学引导下的经皮介入治疗。我们每天都要面对很多不确定的情况，没有任何措施是想当然做的。但是我们必须做出决定并采取措施，与其他领域一样，技巧、判断和信心是通过实践得到的。总的说来，外科医生趋向于强调实践的重要性，并非是靠天资来判断的专家。我个人认为实践可以增进人的天分，通过实践，有意识的学习在不知不觉中成为潜意识的学问。

正如预料的，曾在这里讨论的一些操作最后会被抛弃。有一些是因为治疗标准的永久性改变，而另一些尽管有用，但并没有起到最初期望的重大作用。没有固定的知识体系，理想中完美的培训是不可能的，总是需要一些额外的培训与掌握一些新技术。作为一个介入放射学家，我们目前使用的技术至少有3/4在培训期间并没有学过。大多数我们目前使用的操作程序是基于我们已经掌握的技术之上，即使有一些还没有掌握，要取得连续不断的进步，必须进行学习与再学习。责任感是在这种环境中不落伍的重要因素。

对某些类型病人和疾病的处理和治疗的责任已有多次变化。经皮治疗方法和设备的发展以及介入放射学家的支持，使这种变化的频率更快。事实证明，在技术发展的同时，他们更倾向于将此技术移植到其他医学专业人员身上。但是，不仅介入放射学人员处于此过渡期，其他专业人员也面对操作方式不断变化这个令人困扰的问题。尽管如此，一旦我们适应了这种变化，这样的改变就代表有了公平竞争的机会。竞争源于选择的自由，在病人和同事的眼中，通过最好训练的专业人员才能在竞争中获胜。

Renan Uflacker，医学博士

目　　录

第一部分　内脏疾病的治疗性栓塞和血流阻断

第二部分　非血管疾病的经皮治疗

第一部分

内脏疾病的治疗性栓塞和血流阻断

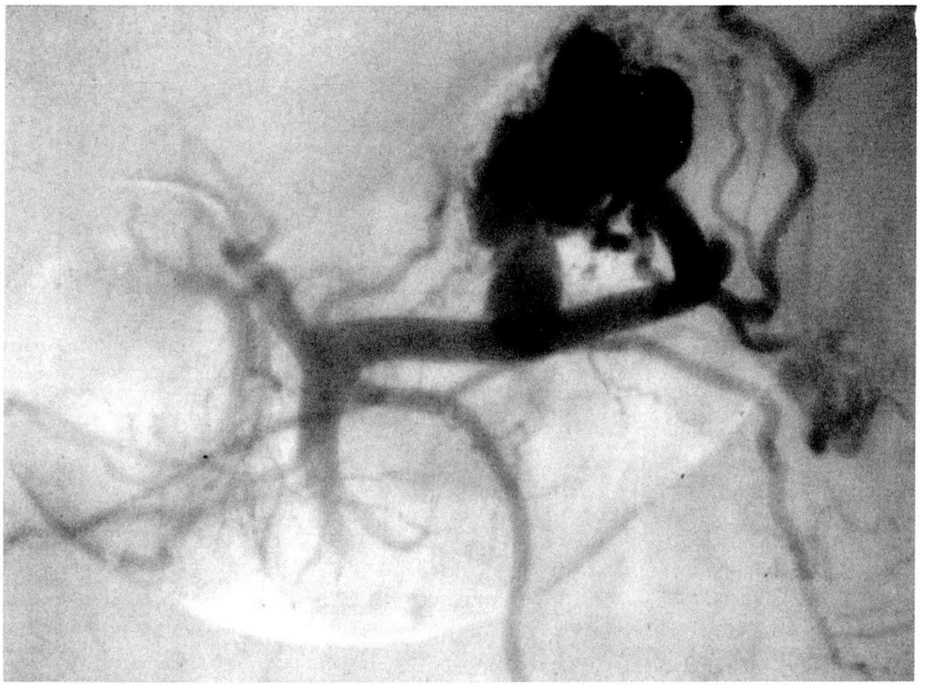

第 1 章

胃肠道出血和门脉高压症的栓塞和血流阻断

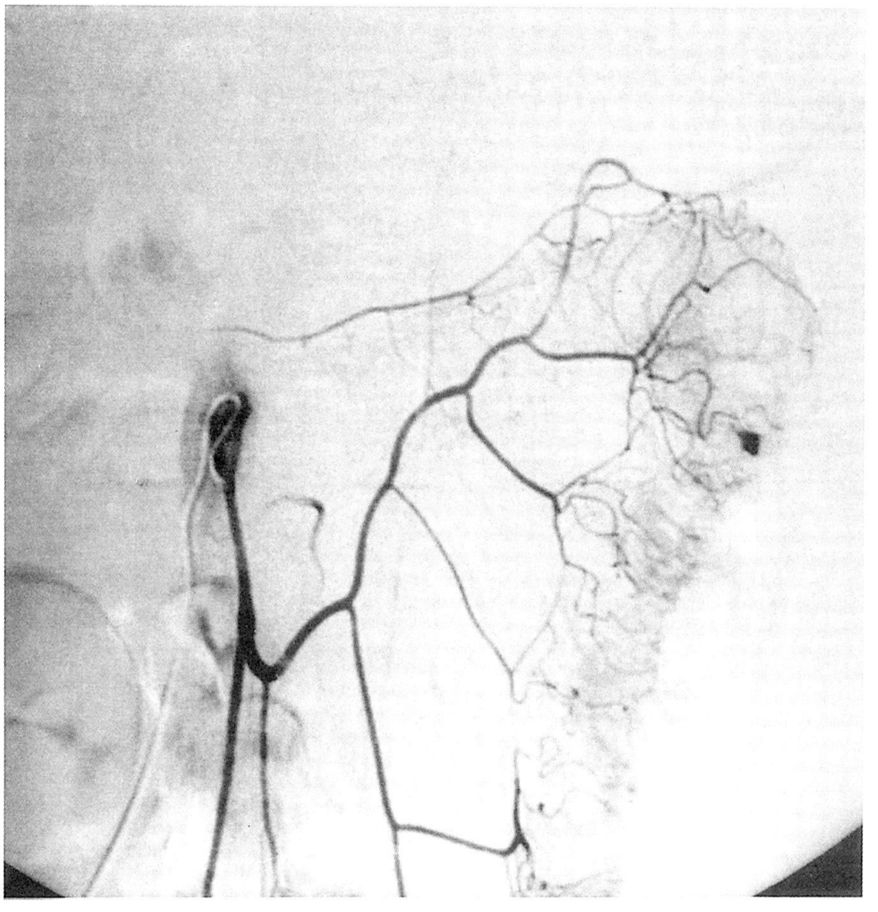

1.1 胃肠道出血的栓塞

病例 1.1:

67 岁男性,起自于结肠憩室的下胃肠道出血,同时伴有直肠大出血。

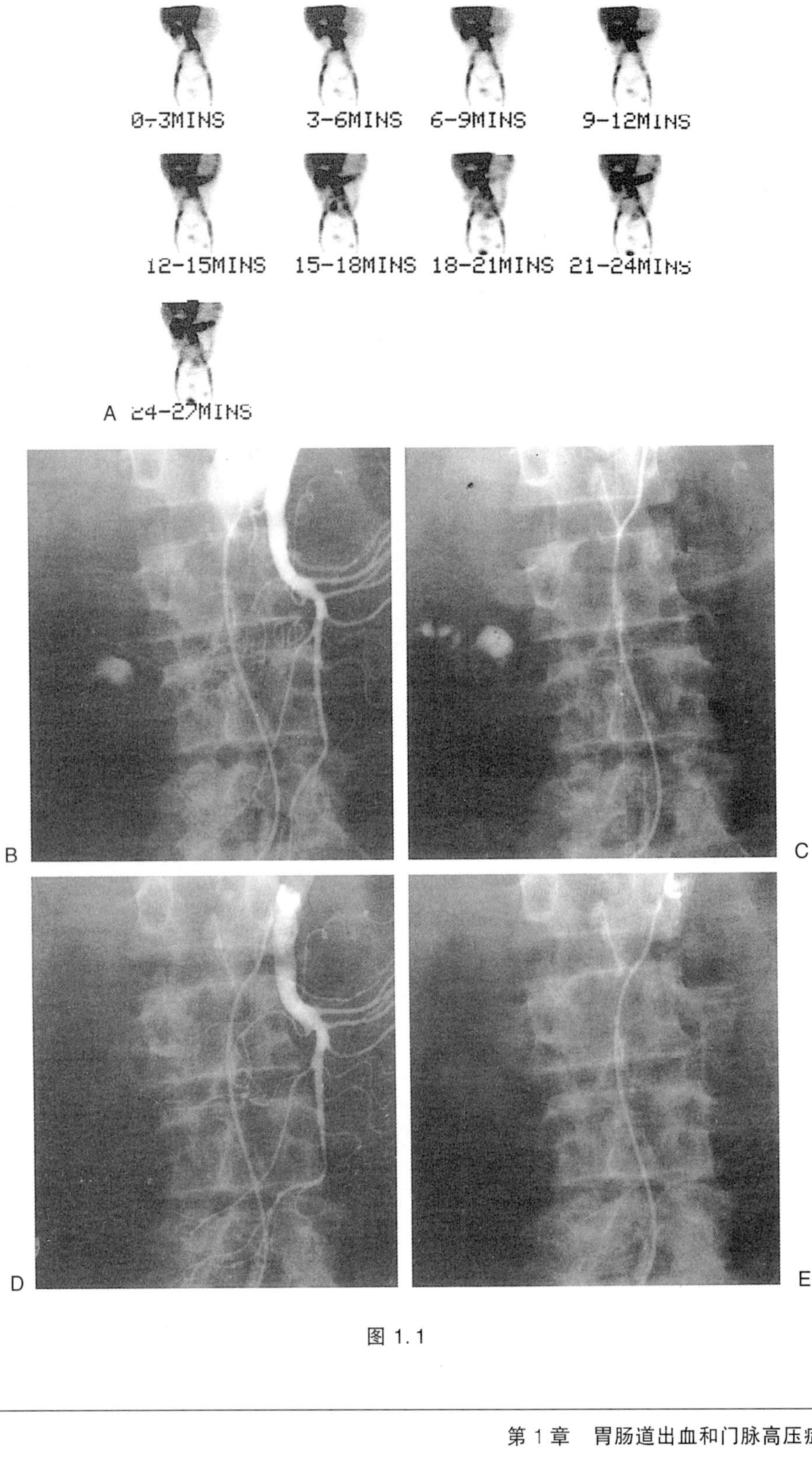

图 1.1

右侧结肠憩室出血。A:^{99m}Tc 标记红细胞扫描，发现右侧结肠有放射性物质聚集，并且经横结肠向降结肠移动。B:进行肠系膜上动脉造影，在右侧结肠憩室出现了对比剂外溢。C:肠系膜上动脉造影晚期显示在结肠内腔有部分对比剂弥散。D,E:在肠系膜上动脉注入（20min，0.4IU/min）血管加压素后的动脉造影未发现对比剂外溢。

评论:下胃肠道出血的定义是位于 Treitz 韧带远侧的出血。结肠是急性下胃肠道出血的最好发部位。右侧结肠憩室出血常见并且出血量大。来自结肠的下胃肠道出血通常是间歇性大出血，但也可有慢性少量出血，给血管造影诊断造成困难。在老年病人中，下胃肠道出血的死亡率达 26%。放射性核素检查对下胃肠道出血的诊断非常敏感，可发现低至 0.1ml/min 的出血，但此技术在确定病因和位置方面特异性不高。动脉内注入血管加压素应从 0.2IU/min 开始，进行 20min。如无效，输注速度应增加到 0.4IU/min，并再持续 20min。如见效，应维持 6～8h；然后逐渐降至 0.3IU/min，维持 12h；再降至 0.2IU/min，维持 12h；最后降至 0.1IU/min，维持 12h；如果无明确的继续出血可停止输注血管加压素。此时导管应固定于腹股沟，在盐水输注下保持至少 12h。

1.2 胃肠道出血的栓塞

病例 1.2:

55 岁男性,起自结肠的下胃肠道出血伴有活动性直肠出血。

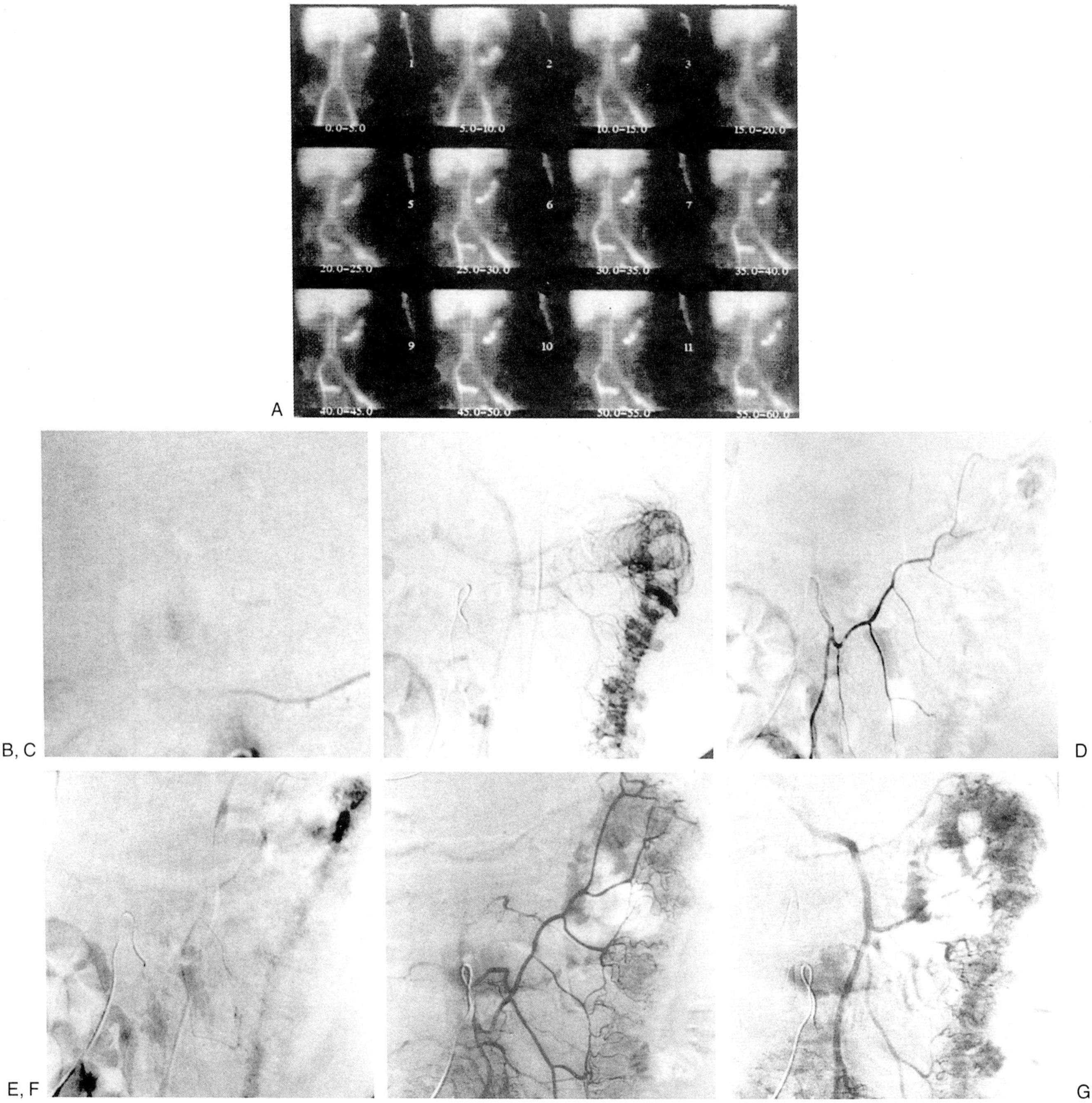

图 1.2

左侧结肠憩室出血。A：^{99m}Tc 标记红细胞扫描，左腹放射性物质聚集，提示出血起自降结肠，在 60min 内移动了相对短的距离。这种现象也可以解释为出血起自小肠。B：进行肠系膜下动脉造影，在左侧结肠憩室出现对比剂外溢点。C：肠系膜下动脉造影晚期显示结肠腔内有部分对比剂滞留，显示肠壁和其憩室痉挛。D，E：在肠系膜上动脉注入血管加压素（20min，0.4IU/min）后的动脉造影显示已无对比剂外溢和明显的动脉痉挛。无静脉显影。F，G：停止输液后 12h 和治疗后 36h 的随访血管造影，显示左侧结肠血流通畅并有密集的静脉血回流。

评论：血管造影对发现下胃肠道出血相对敏感，可发现低至 0.5ml/min 的出血。血管造影对出血点的定位和发现导致出血的解剖学病变有很高的特异性，但是也只有 50% ~60% 的下胃肠道出血可以通过血管造影来确定出血的来源，而经直肠持续出血的病人有更高的阳性率。约 92% 下胃肠道出血的病人在采取肠系膜动脉注射血管加压素后，病情得到了控制。但是复发率相当高，初次使用相同剂量血管加压素治疗者达 30%。当静脉内注射血管加压素已不适用于动脉出血的治疗时，超选择性栓塞是控制下胃肠道出血的另一种选择，但不应在注入血管加压素后使用，以降低药物所致痉挛区发生梗死的危险性。

1.3 胃肠道出血的栓塞

病例 1.3:

85 岁男性,起自盲肠的下胃肠道出血。

A, B

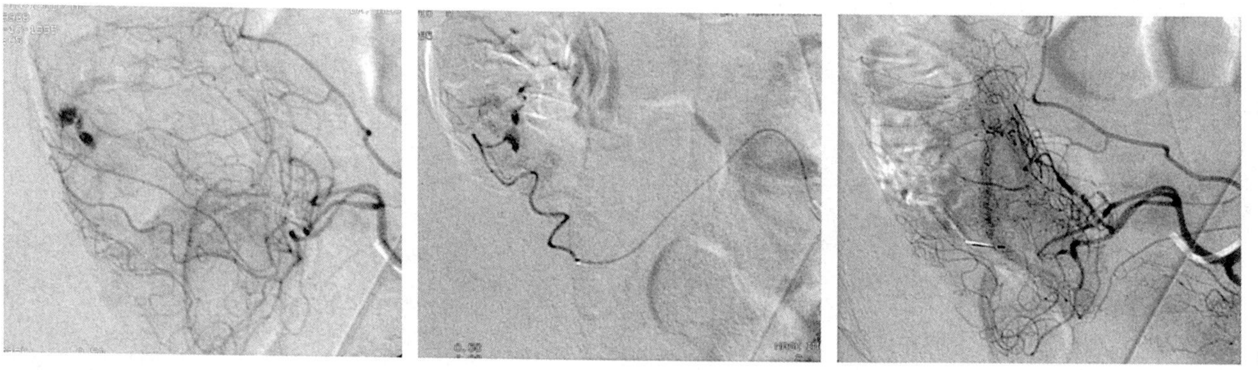

C

图 1.3

结肠镜下进行息肉切除后出现盲肠出血。A:回结肠动脉超选择性血管造影显示在盲肠中有大量对比剂外溢。B:将一根微导管插入出血动脉准备行栓塞治疗。C:用一个直型微弹簧圈行栓塞治疗后的血管造影。显示血管已闭塞，活动性出血得到了控制，盲肠腔内残存的对比剂减少。

评论: 对于控制下胃肠道出血,栓塞术是注射血管加压素之外的另一种方法。由于可产生严重的缺血性梗死，很多人不愿意在结肠的出血性治疗中采用栓塞术，虽然已经证实肠道缺血相对少见，而且这种技术能有效地控制出血。但是一些学者指出，缺血的发生率大约是 15% ~18%。所以,需要对行栓塞治疗后的肠袢进行监测，以及血容量补充和放射学评价。肠梗死的症状会在 24 ~72h 内出现。肠袢内有气体提示有梗死,必须立刻进行手术。

1.4 胃肠道出血的栓塞

病例 1.4:

起自右侧结肠的下胃肠道出血，一个 42 岁的吸毒病人，出现多发结肠溃疡出血。

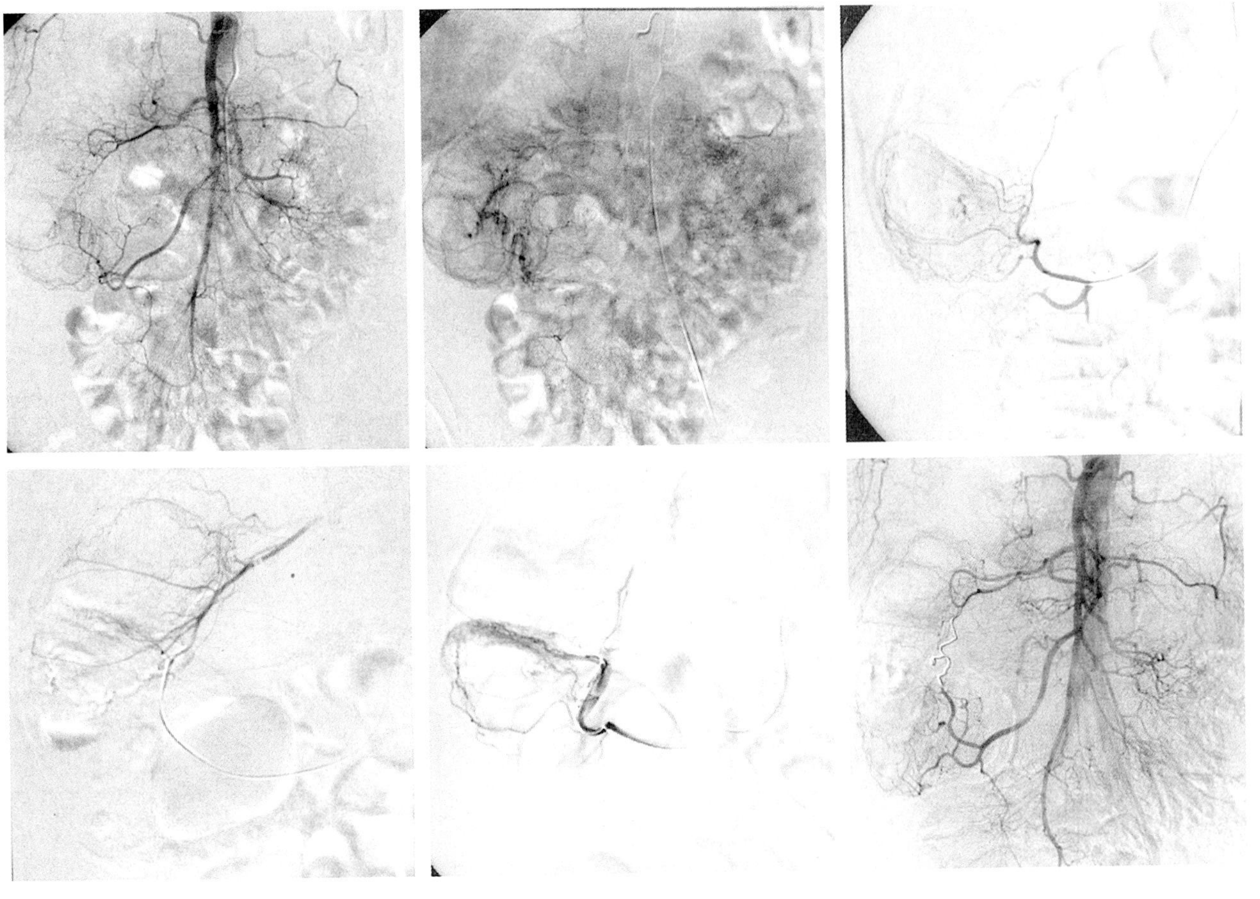

A　B, C　D　E, F

图 1.4

A：肠系膜上动脉造影显示在右侧结肠中段有对比剂外溢区，供血来自右侧结肠动脉和回结肠动脉。B：血管造影晚期显示对比剂外溢至肠腔内部更加明显。C：超选择性插管置于回结肠动脉升支，可见少量对比剂外溢。D：导管插在右侧结肠动脉出血部位远端，没有发现溢血。E：在回结肠动脉升支远端放置了一个螺圈，螺圈延伸至右结肠动脉。F：随访行肠系膜上动脉造影显示出血得到了控制，在右侧结肠腔内仍有对比剂残留。显示了两支动脉间的吻合已被一对螺圈栓塞。

评论：肠系膜循环的弓形吻合处的栓塞治疗相对危险，如有可能应尽量避免。如果病人出现右侧结肠缺血，就必须手术切除结肠。没有引起复发性出血和并发症。

1.5 胃肠道出血的栓塞

病例 1.5:

80 岁男性,由于升结肠血管发育异常引起了下胃肠道出血伴直肠活动性出血。

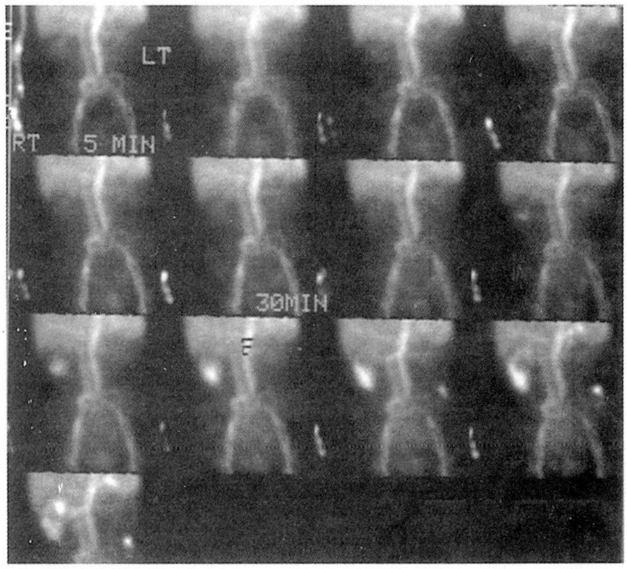

A

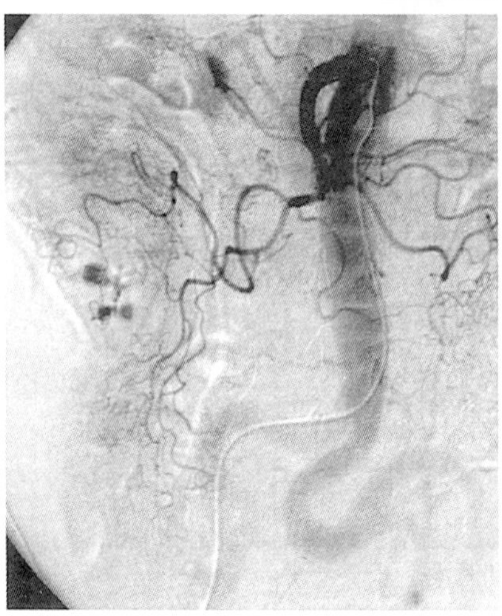

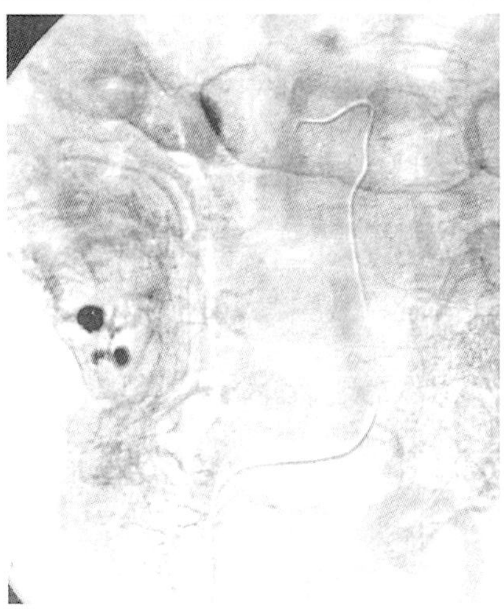

B, C

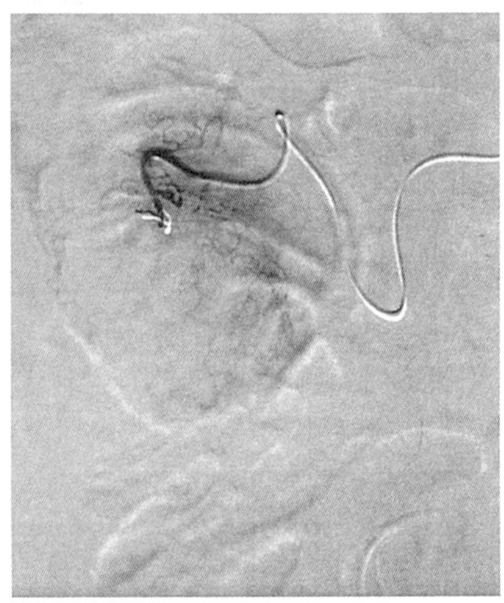

D

图 1.5

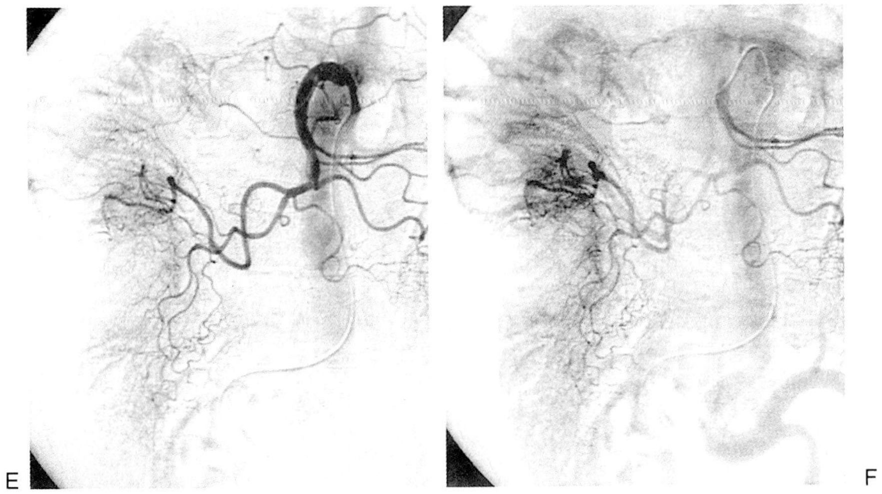

图 1.5(接上)

A：^{99m}Tc 标记红细胞扫描显示右腹部有放射性物质聚集，提示右侧结肠出血，此聚集物在 65min 内只移动了很短距离。B：肠系膜上动脉造影显示由于结肠血管畸形，导致盲肠和右侧结肠内活动性出血。血管造影显示右侧结肠肠腔内有活动性的对比剂外溢。C：肠系膜上动脉造影晚期显示肠腔内有对比剂聚集。D：在回盲肠动脉行超选择性插管，用一个 2mm×2cm 的微螺圈栓塞后行血管造影，显示无对比剂外溢。E，F：栓塞治疗后的肠系膜上动脉造影显示出血得到了控制，肠系膜上动脉分支通畅。永久性地控制了出血而无后遗症。

评论：采用血管造影鉴别急性下胃肠道出血有局限性，只能查出 50% 的病例，而在血管畸形病例中比例更低。结肠镜检能发现结肠血管发育异常，但不能控制出血。动脉造影在这种情况下不能诊断血管发育异常，也许是因为活动性出血时血流动力学发生了改变。盲肠或者结肠的血管发育异常通常不是因活动性出血被发现，而是由于血管造影本身的影像特性，包括：①盲肠的肠系膜边缘成组的小动脉扩张；②血管丛内的对比剂聚集；③引流静脉的早期充盈；④扩张的引流静脉持续显影，排空延迟；⑤活动性出血时行造影检查可偶见对比剂外溢。用微导管行超选择性插管可容许在非常接近出血点处放置微螺圈。由于可能有多个分支受累，因此需行多次选择性注射。供血血管痉挛会是一个问题，可以通过小心操作和动脉内注射硝酸甘油而避免。直形或曲形的微螺圈不像螺旋形或更复杂的螺圈那样容易产生血栓，有时必须用多个螺圈以起到足够的闭塞作用。螺圈数目越多，引起肠壁缺血的概率越高。本例病人的出血得到了控制且无并发症。

1.6 胃肠道出血的栓塞

病例 1.6:

79 岁男性,下胃肠道出血病人,既往有心肌梗死和劳累性心绞痛。在另一所医院尝试用血管加压素治疗 24h,但未能止血。由于存在严重的冠状动脉疾病,停止输液,将病人转至我院行栓塞治疗。

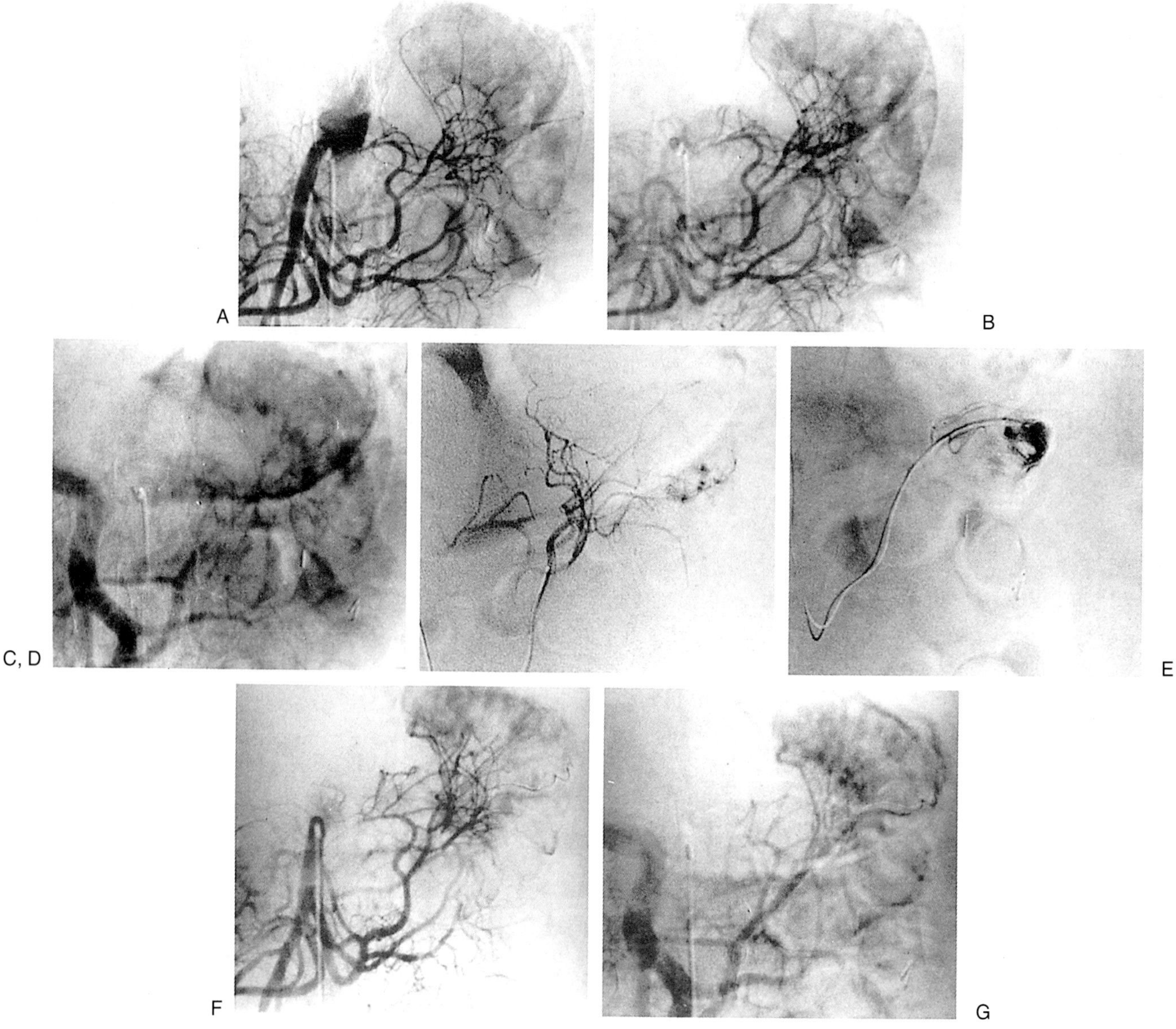

图 1.6

A ~ C:肠系膜上动脉造影显示在空肠近端有少量活动性对比剂外溢。动脉造影早期显示起自空肠动脉周围支的一个小动脉瘤。D:用微导管行更高位的选择性插管造影显示有对比剂外溢。E:超选择性插管后血管造影显示大量对比剂外溢。F,G: 用一个螺旋形螺圈阻塞出血动脉,成功地控制了出血。出血停止后,病人情况稳定下来。他被送回原来的医院，那里的外科医生决定进行小肠切除术来防止进一步的出血。空肠动脉里的螺圈可对受累的小肠区域起到定位作用。标本显示空肠粘膜存在一个慢性溃疡。

评论:无诱因的空肠出血并不常见。本病例的空肠溃疡无法解释。最初时出血的量很大，虽然血管加压素能减少出血量，但出血无法停止。先前存在的冠心病病史与血管加压素治疗的失败，促使医生转而采用栓塞术。由于主治的外科医生对肠系膜栓塞术的治疗方法不熟悉，所以他有可能进行了不必要的小肠切除手术。手术过程中,病人情况稳定,无缺血的症状。

1.7 胃肠道出血的栓塞

病例 1.7:

64 岁女性,活动性直肠出血,行核素扫描仅在延迟 6.5h 后有出血。这个扫描对于出血的定位没有帮助。肠系膜上动脉造影结果为阴性。再次发生出血后,重新施行了血管造影。

A

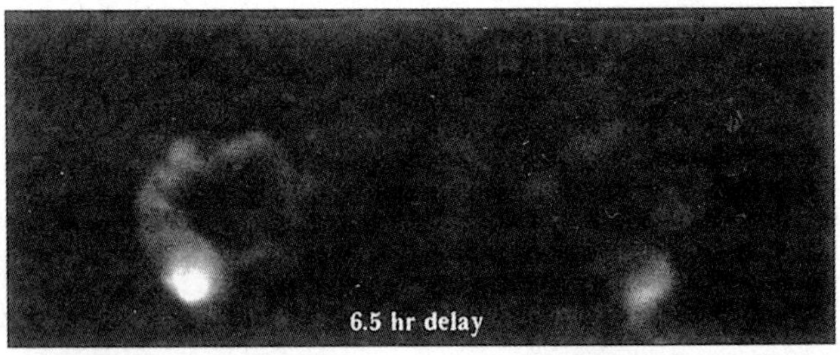

B C

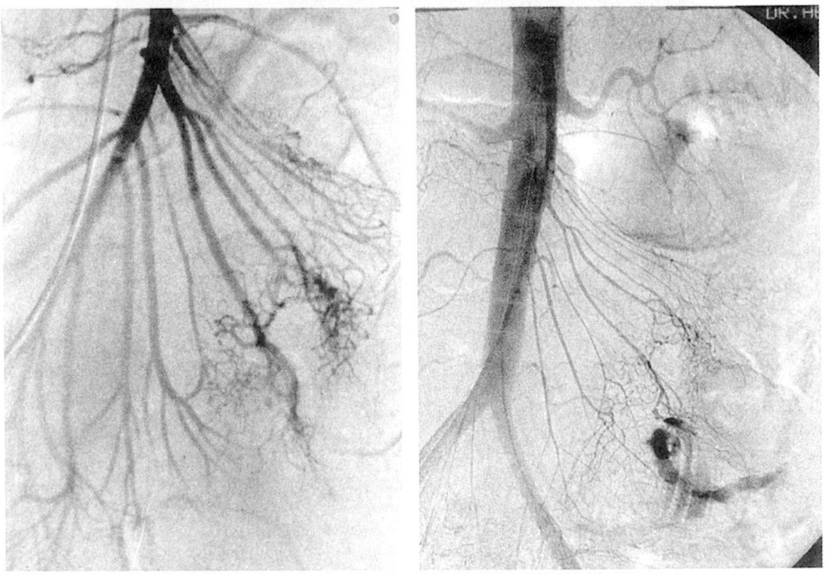

图 1.7

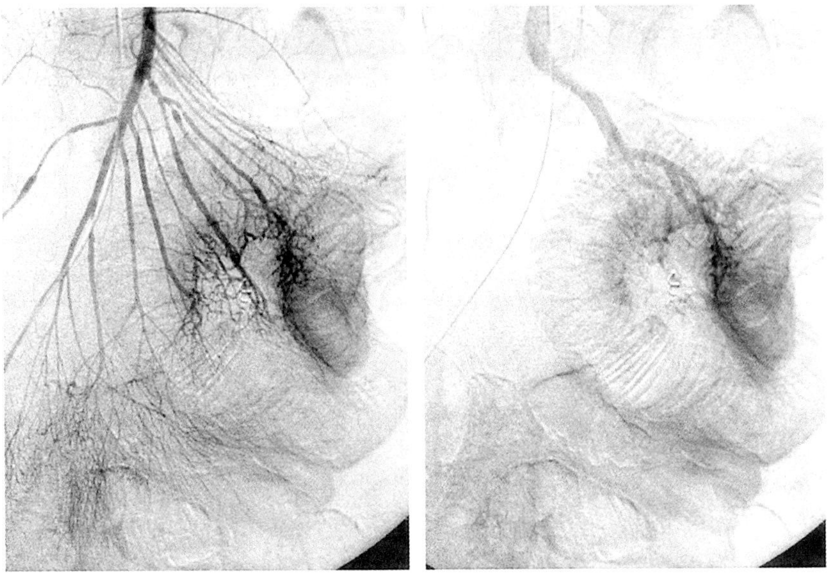

D　　E

图 1.7（接上）

A：注射 ^{99m}Tc 标记的红细胞 6.5h 后的扫描可见盲肠内有放射性物质聚集。B：初次的肠系膜上动脉造影没有显示活动性对比剂外溢，判断为阴性。回顾后发现，在中部空肠周边动脉（第 5 分支）有一个小的动脉瘤。C：首次血管造影 12h 后，出现了新的大出血，以致再行血管造影。在空肠中部分支血管发现活动性对比剂外溢，并可见小动脉瘤。与此前图 B 的血管造影比较，可见肠系膜的血管分支有痉挛。D：采用一个 4F 的眼镜蛇导管对出血的血管进行超选择性插管，送入一个小型的 2mm × 2cm 的微螺圈以封闭出血的血管。E：造影晚期显示静脉回流良好，出血得到了控制。随访观察未发现继续出血。此病人无任何疼痛或缺血的迹象，在手术后第三天出院。

评论：在间断性出血病例中，阴性的肠系膜动脉造影结果给病人和医生造成困难。在这个特殊的病例中，甚至 ^{99m}Tc 标记红细胞扫描也不能确定出血的大致位置。急性出血时再次进行血管造影可显出实际的出血部位。回顾分析时在空肠血管分支发现的小动脉瘤应该给予更早的治疗，以使病人免于接受第二次介入操作，并可避免危及生命的出血。

1.8 胃肠道出血的栓塞

病例 1.8:

82 岁男性，反复出现下胃肠道出血，两次结肠镜和一次上胃肠道内镜检查均为阴性，但仍持续出血。^{99m}Tc 标记红细胞扫描阴性。病人求助于血管造影检查以明确诊断和进行可能的治疗。

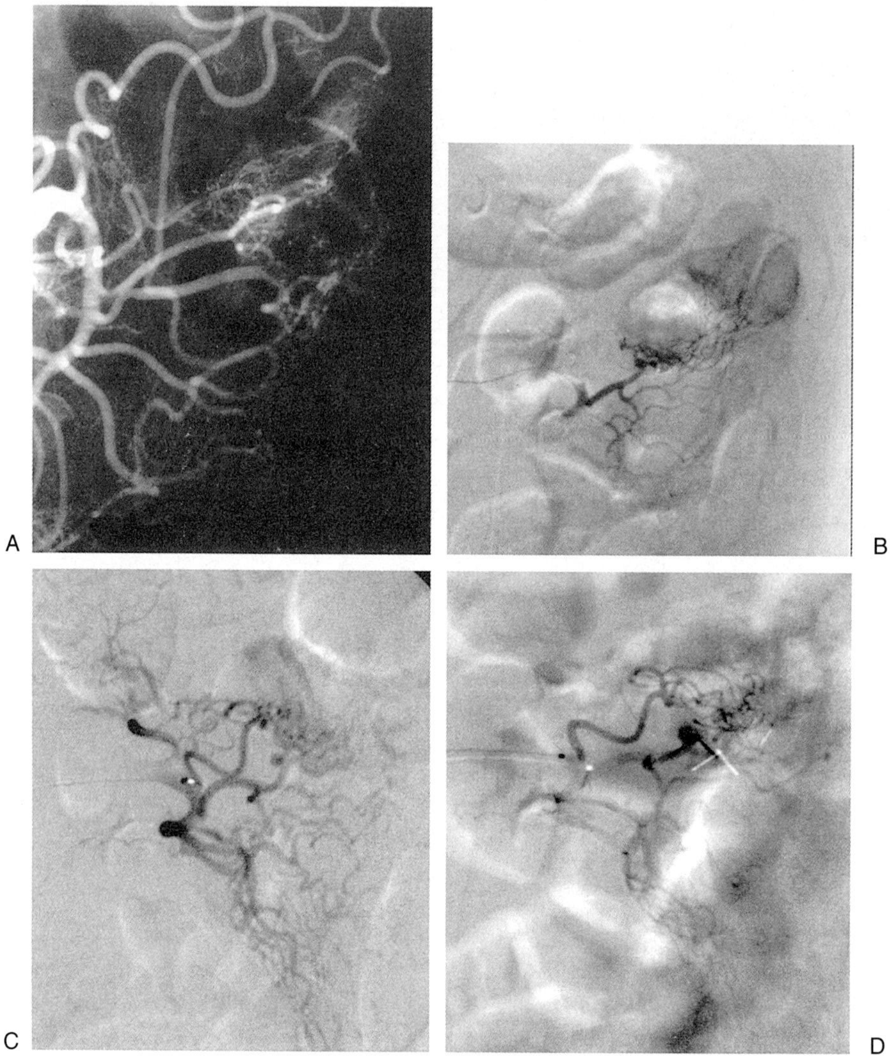

图 1.8

A：最初的未减影肠系膜上动脉血管造影显示无明显出血或血管病变。B：用微导管进行更高选择性造影，在第三空肠动脉的分叉处发现了一个小动脉瘤。C：数字血管造影影像可更好地显示病变，采用两根直形微螺圈行栓塞治疗。D：栓塞后血管造影显示动脉依然通畅，动脉瘤充盈。血流减慢，栓塞后动脉瘤已被闭塞（未在血管造影中显示）。在 2 年的随访中，病人栓塞后的情况理想。

评论：根据以往治疗小的肠系膜血管动脉瘤的经验，即使在血管造影中未显示急性出血，也必须做出栓塞治疗的决定。行栓塞治疗后病人的出血停止，并在相当长时间的随访中不会复发，这充分说明此种治疗是适当的。此外，微导管技术对成功行栓塞术非常有帮助。

1.9 胃肠道出血的栓塞

病例 1.9:

48 岁男性,有下胃肠道出血,核素扫描显示回肠末端有活动性出血。

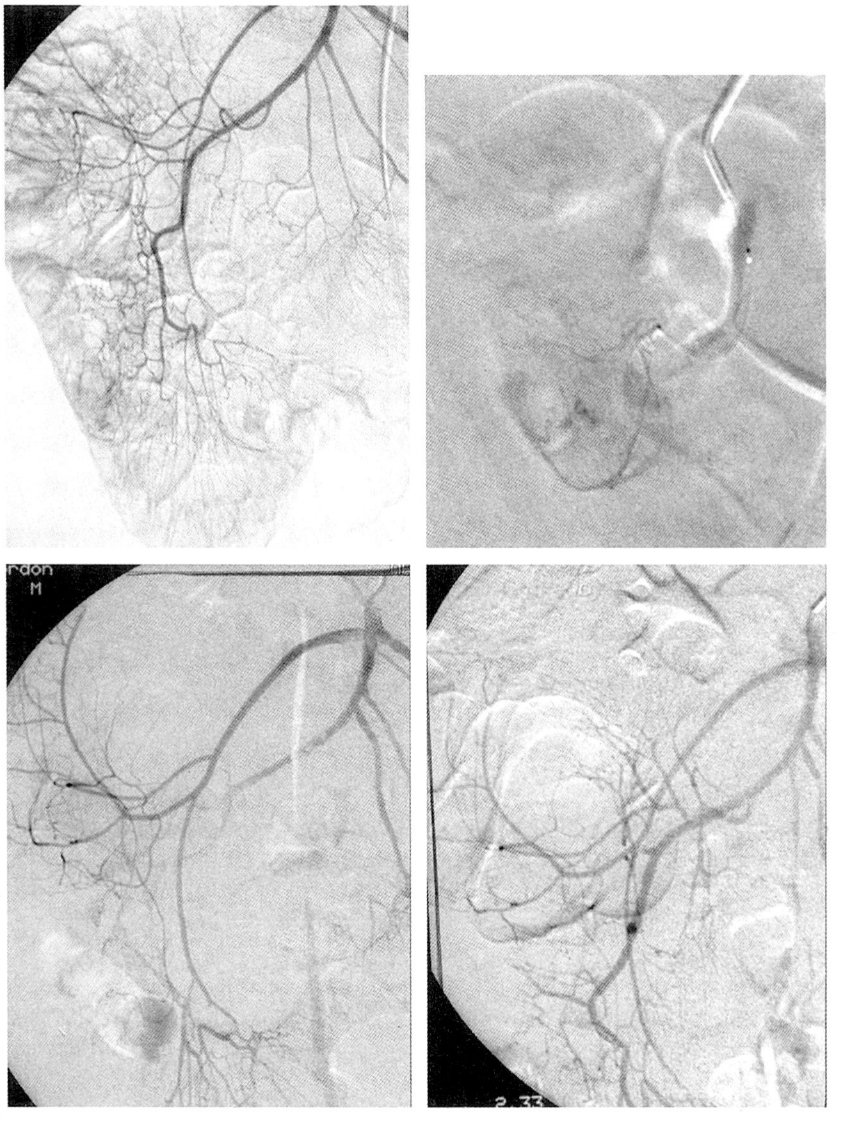

A B C D

图 1.9

A: 选择性肠系膜上动脉造影显示回肠末端血管分支有局限性出血。B:将一根 5F 导管推至回结肠动脉内,将一根微导管推送至出血的血管内。膨胀的肠道里可见对比剂外溢。C:用一个微螺圈行栓塞治疗,术后出血停止。拔出导管后,回结肠动脉出现广泛的血栓形成和血管痉挛现象。输注尿激酶 2h(50 000IU/h),同时舌下含服血管扩张药,回结肠动脉再通。D:输注尿激酶后的血管造影显示回结肠动脉畅通,无出血征象。

评论:这是治疗该病人的难题。回结肠动脉内的5F导管插得太远了。只有微导管可用于外周血管的插管和栓塞操作。最初栓塞治疗对这个病人是有效的,但也几乎引起了很大的灾难。输注尿激酶是这种情况的有效补救措施,但也存在另外出血的危险。尽管开始时的治疗是成功的,但病人在治疗后 1 周,再次出血。外科切除回肠远端和盲肠的治疗效果较好。

1.10 胃肠道出血的栓塞

病例 1.10:

29 岁男性,反复发作呕吐和上胃肠道出血,在外院输血 15 个单位并行手术止血治疗无效后转至我院。内镜检查在食管胃结合部可见 Mallory-Weiss 撕裂和出血。内镜硬化治疗未能有效止血,需行血管造影以进行可能的栓塞治疗。

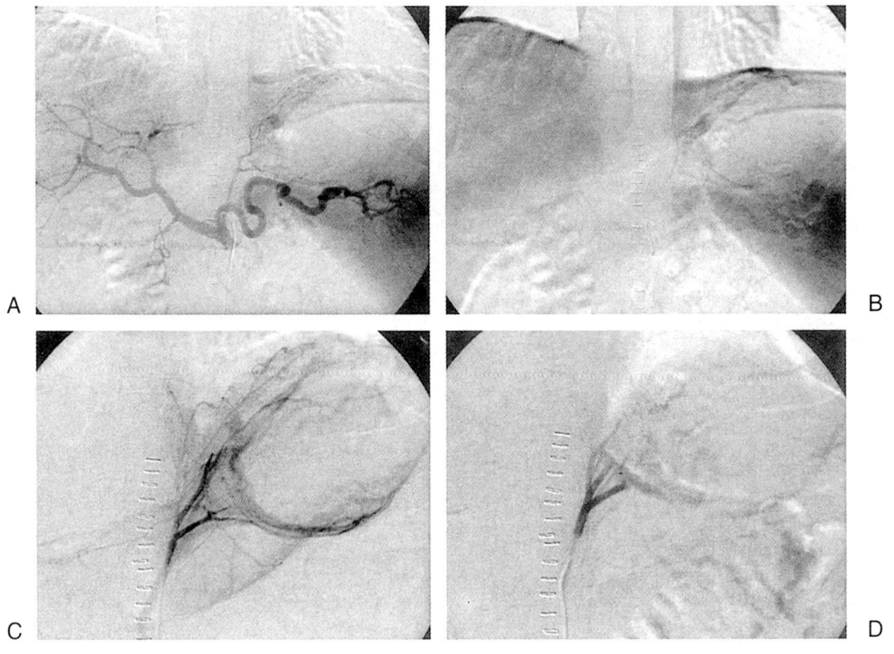

图 1.10

A:腹腔干造影显示在食管与胃交接处有活动性出血。肝脏和脾在血管造影中显示正常。胃底和食管末端由起源于腹腔干的胃左动脉供血。B:血管造影晚期显示在食管与胃连接处有对比剂聚集。C:在选择性胃左动脉血管造影早期出血并不明显。晚期看不见静脉回流。只见一个模糊的出血区。D:应用明胶海绵栓塞胃左动脉外周分支后,出血得到了控制。显示食管与胃连接处残留的对比剂减少。

评论: Mallory-Weiss 撕裂是造成上消化道出血的普遍原因,在某些报道中占此类出血的 14%。食管胃连接处的撕裂通常与此前 48h 内的严重呕吐和酗酒有关。不足一半的 Mallory-Weiss 撕裂病人需要输血,少数病人需要更积极的治疗。这种类型的出血通常发生在粘膜内,像此病例一样,可通过动脉内输注血管加压素或者用可吸收的明胶海绵颗粒行栓塞术来治疗。90% 以上的病例仅靠栓塞治疗便能控制出血。控制出血一般可以促使撕裂的粘膜愈合,如果使用暂时性栓塞材料,胃左动脉可再通。患者于栓塞治疗后 24h 复发出血,因此再次行血管造影术,随后对胃短动脉进行一次新的栓塞治疗。术后未再发现活动性出血。撕裂愈合后,病人最终痊愈。

1.11 胃肠道出血的栓塞

病例 1.11:

35 岁女性，患有无法切除的胃癌，由于表浅肿瘤的侵蚀造成慢性出血，需要反复输血治疗，考虑行栓塞治疗以控制和减少出血。

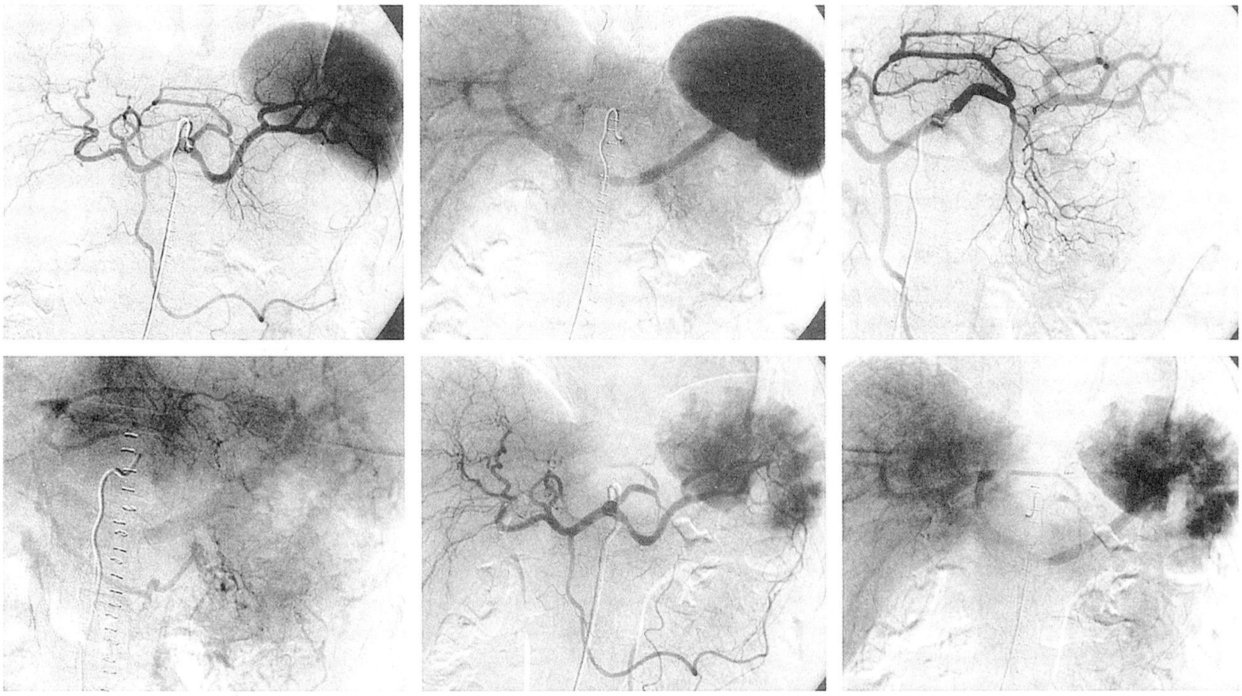

A　B, C　D　E, F

图 1.11

A，B：腹腔干动脉造影显示肝脏和脾正常。脾静脉及门静脉通畅。可见胃左动脉供血优势（在此病例中起源于肝左动脉），并且胃体部血管过多，伴肿瘤血管及肿瘤染色。C，D：胃左动脉的选择性血管造影显示优势动脉与胃体肿瘤部位的血管过多。可见存在肿瘤血管静脉湖和肿瘤强化。可见一根引流静脉。E，F：在对胃肿瘤行栓塞治疗后，随访腹腔干动脉造影显示大部分肿瘤缺乏血供。采用聚乙烯醇 300m 和明胶海绵颗粒行栓塞治疗。同时施行脾动脉造影找到胃短动脉，但未发现供应肿瘤的侧支血管。出血情况得到改善，从而使所需输血量减少。

评论： 因为肿瘤血管的管腔缺乏肌层，对血管收缩药物并不敏感，所以输注血管加压素不能有效地控制肿瘤出血。虽然较大的血管确实可收缩，从而减少流向肿瘤的血流总量，对出血有一定控制，但肿瘤血管和实际受累的出血血管都不收缩。栓塞治疗是控制肿瘤所致出血的最好方法。但是由于肿瘤区域本身的增大和坏死，可能会增加出血的机会。在这个病例中，栓塞治疗是姑息性的，用于减少和控制出血，改善生活质量，降低由并发症引起的死亡率。在这个病例中，出血的情况在病人的余生中得到改善。

1.12 胃肠道出血的栓塞

病例 1.12:

51 岁女性,曾行部分性胃切除术,现出现活动性的上胃肠道出血。内镜显示胃后壁病变并有活动性出血,但未能止血。首次栓塞术控制了出血,治疗后1 周出血复发,再次行血管造影。

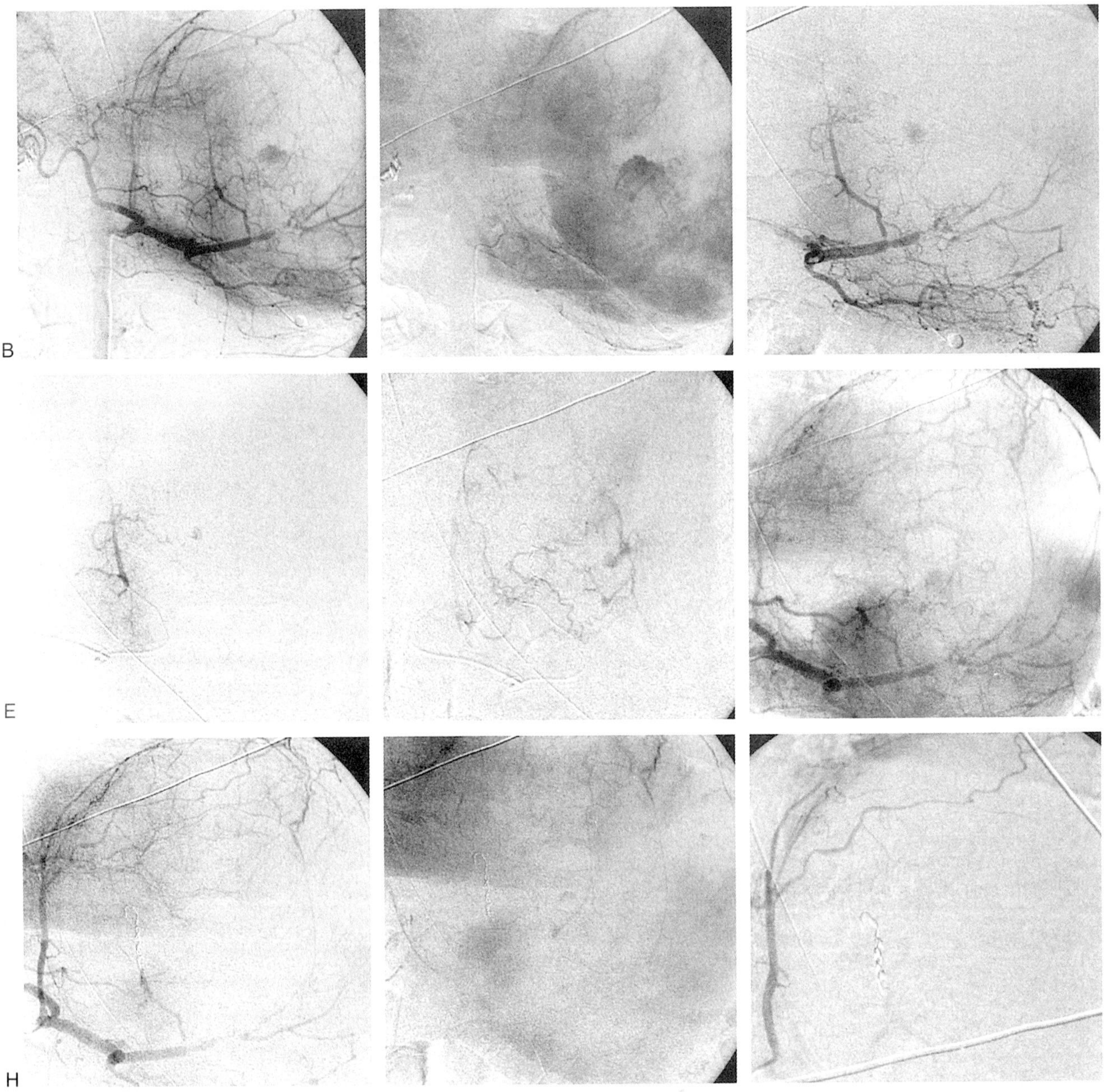

A, B　C　D, E　F　G, H　I

图 1.12

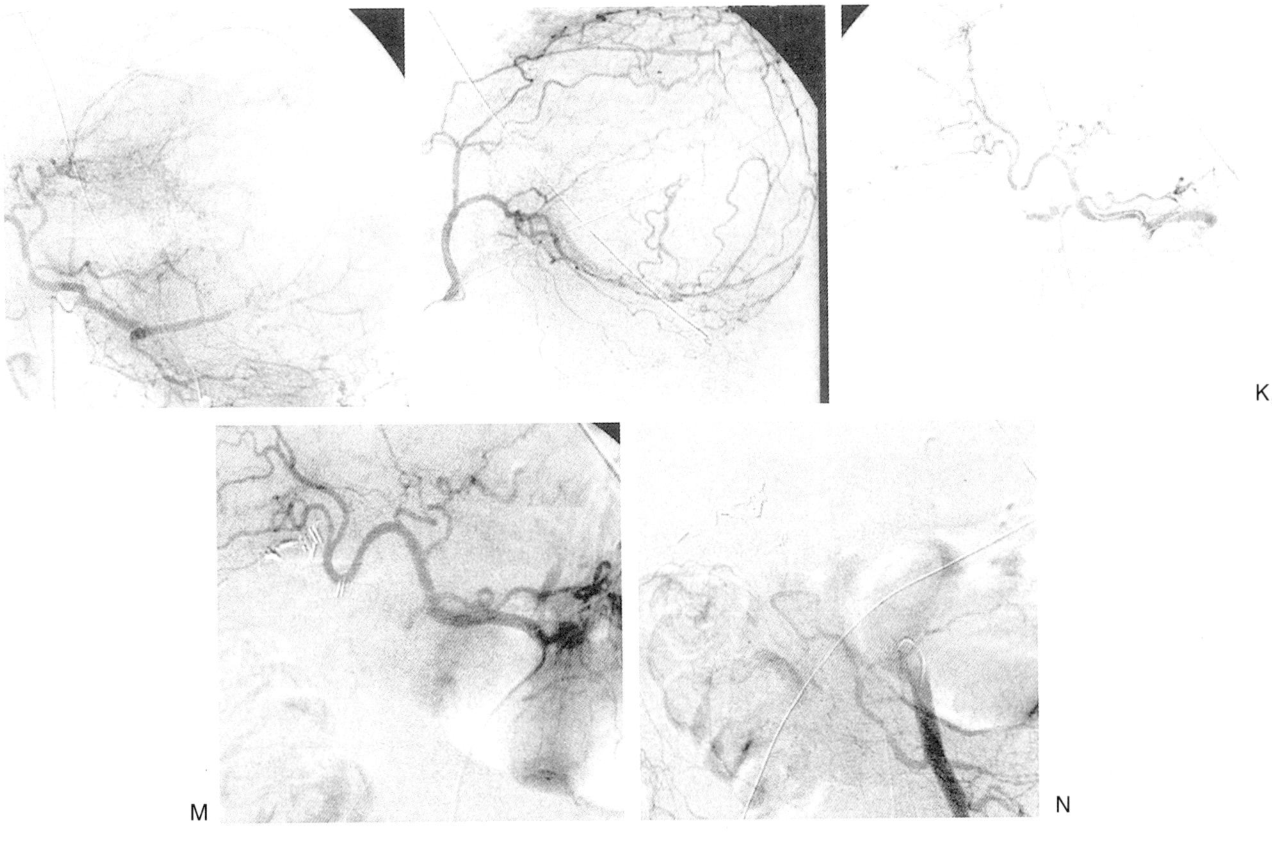

图 1.12(接上)

A:腹腔干造影显示先前手术所致的脾动脉闭塞,通过胃左动脉的胃短动脉远端分支重新构建。在胃部中央可见一块活动性出血区。B:动脉造影晚期显示一个小的动脉瘤,并可见对比剂在粘膜内扩散。C:超选择性脾动脉造影显示胃短动脉有活动性出血。D:对一根胃短动脉近端行超选择性造影显示有活动性出血。采用微螺圈行栓塞治疗。E:对另一根胃短动脉进行超选择性血管造影依然显示有活动性出血。F:栓塞治疗后,腹腔干造影显示出血减少,但仍可见动脉瘤。G:胃左动脉显示无对比剂外溢,但是仍有动脉瘤的充盈。H:动脉瘤的远端充盈依然可见。I:胃左动脉栓塞治疗后血管造影显示无动脉瘤充盈。J:栓塞治疗后的腹腔干造影显示动脉瘤充盈浅淡,出血得到了控制。K:首次治疗后 10 天,由于突发上胃肠道出血再次行动脉造影。胃左动脉造影显示没有任何活动性出血。L:腹腔干造影显示胃十二指肠动脉的一个分支在十二指肠有活动性出血。M:栓塞治疗后,胃十二指肠动脉造影显示出血得到了控制。N:栓塞治疗后,肠系膜上动脉造影显示从肠系膜上动脉发出的侧支血管在胃十二指肠区无活动性出血。

评论: 这个病人出血的原因无法准确解释,但估计与术后的胃炎和十二指肠炎有关。10 天内突发 2 次出血,首次出血在胃部,第二次为十二指肠出血。栓塞治疗能控制出血并促进恢复。必须进行包括胃短动脉与胃左动脉的更广泛的栓塞。第二步处理包括栓塞胃十二指肠动脉。随访血管造影可见胃左动脉通畅。侧支循环在上胃肠道出血的栓塞中扮演重要的角色,尤其是在胃底和十二指肠,可见双重循环。通常必须进行超选择性栓塞术,然而像这个病例一样,末端分支血管很难进行插管。

1.13 胃肠道出血的栓塞

病例 1.13:

54 岁男性,存在广泛转移性病灶,出现十二指肠溃疡出血,内镜下未能止血。其他医院曾行血管造影与栓塞治疗。由于出血复发,病人转至我院治疗。

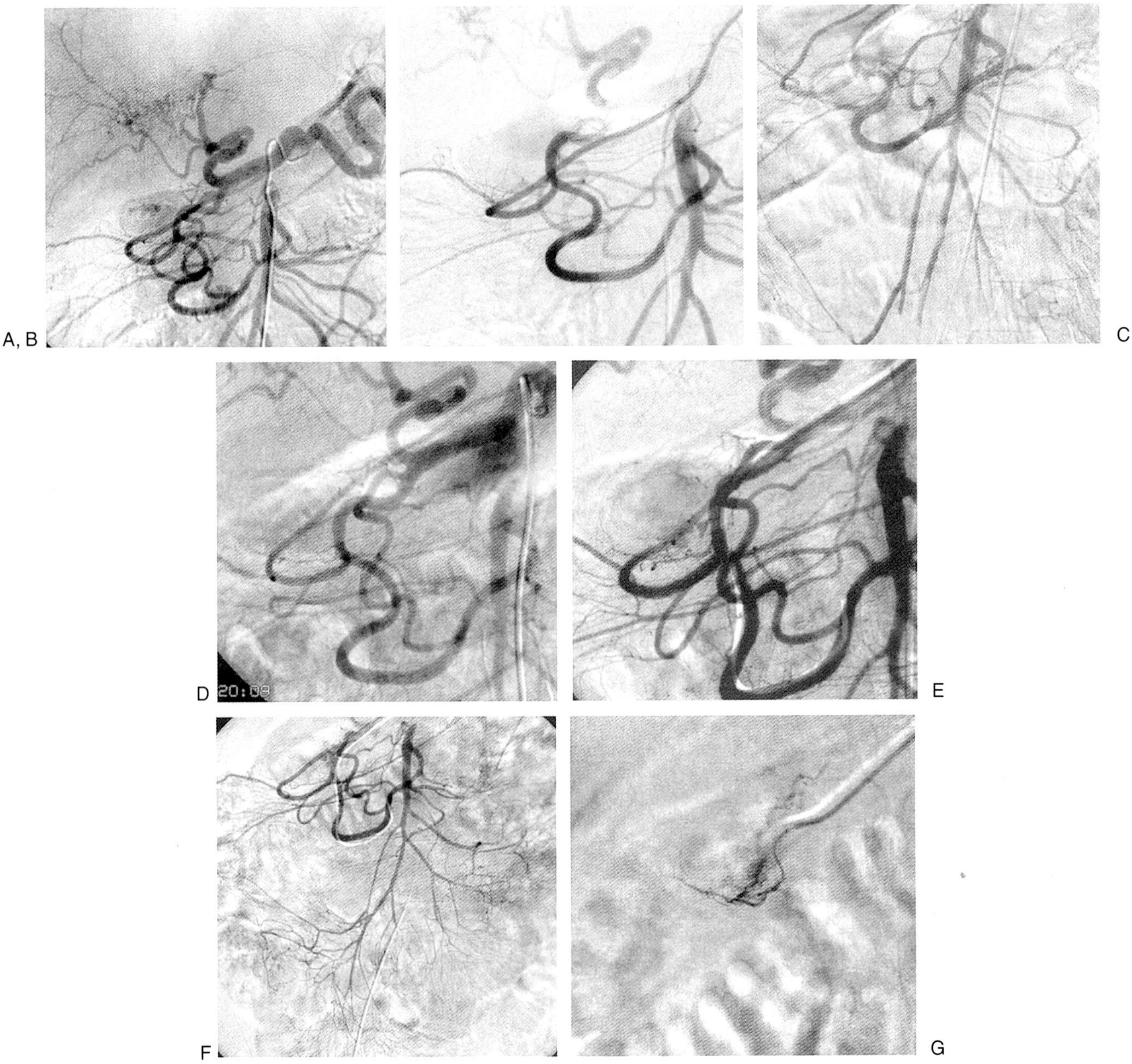

图 1.13

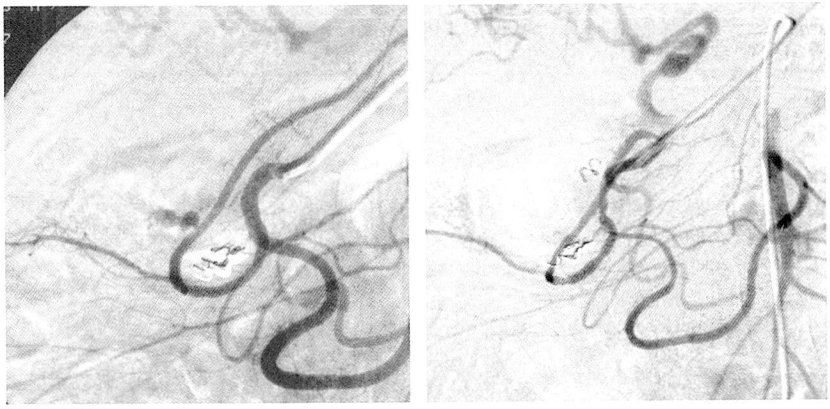

H I

图 1.13(接上)

A：外院选择性腹腔干血管造影显示胃十二指肠动脉的分支有活动性出血进入十二指肠。可见通过胰十二指肠动脉弓发出的侧支血管充盈肠系膜上动脉。肠系膜上动脉开口处有一处狭窄。B：选择性胃十二指肠动脉造影没有发现出血。再次显示其与肠系膜上动脉间有直接连接。C：尽管腹腔干与肠系膜上动脉之间存在很大的交通支，一个缺乏经验的介入放射学医师仍使用较大颗粒的明胶海绵进行了栓塞治疗。此操作导致栓子进入了肠系膜上动脉的远端分支，未闭塞胰十二指肠动脉弓。可见栓塞时肠系膜上动脉远端分支的闭塞并不满意。出血得到暂时控制，但是第二天清晨出血复发。病人被转送到我院。D：最初的腹腔干造影未见活动性出血。E：胃十二指肠动脉的选择性造影显示十二指肠腔内有活动性出血。F：通过胰十二指肠上动脉弓行肠系膜上动脉造影，显示肠系膜上动脉栓塞的分支再通，在一个分支内仍有很小的残存闭塞段，可见十二指肠活动性出血。G：用微导管在胃十二指肠动脉的分支内进行超选择性血管造影，显示有活动性出血。采用微螺圈行栓塞术使此血管闭塞。H：在此血管近段的造影显示出血仍持续。I：对其他多个分支进行插管并用微螺圈行栓塞治疗。出血得到控制，但病人不能耐受过度失血，几天后因多器官衰竭而死亡。

评论：这个病例阐明了一个普遍的解剖学情况，就是胃十二指肠动脉通过胰下动脉和胰十二指肠动脉弓直接与肠系膜上动脉相通。就像这个病例一样，在扩张的血管弓行栓塞治疗会导致肠系膜上动脉栓塞和缺血。未意识到肠系膜上动脉栓塞的危险，采用明胶海绵颗粒行栓塞治疗，会使明胶海绵颗粒直接进入肠系膜上动脉。临床医生未发现缺血所致的严重症状，但持续的出血促使其重新考虑恰当的栓塞治疗。病人最终死于严重的临床问题，但显然与医源性的肠系膜上动脉栓塞无关。

1.14 胃肠道出血的栓塞

病例 1.14:

41 岁男性犯人,出现十二指肠溃疡所致活动性出血。内镜检查后做出了诊断,但是未能止血。

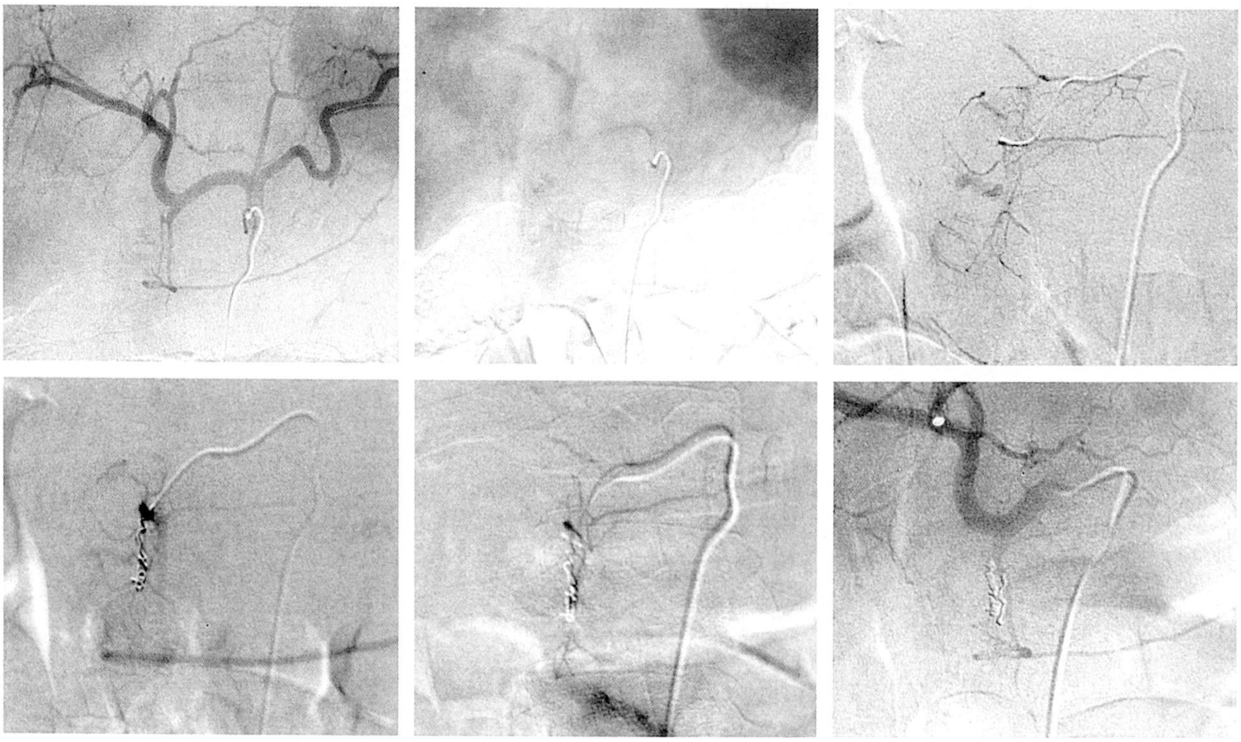

A, B C D, E F

图 1.14

A:腹腔干造影显示肝脏和脾正常,但在邻近胃十二指肠动脉外侧有一个小的对比剂外溢区。可见明显的胰十二指肠动脉弓。B:腹腔干造影晚期,显示门静脉部分充盈和外溢的对比剂进入十二指肠腔。C:通过置入腹腔干的 5F Mikaelsson 导管,用一根 1.8F 的微导管对一个胰十二指肠动脉弓的分支进行超选择性插管,显示有对比剂外溢。D, E:采用微螺圈对一组分支行栓塞治疗以控制出血。F:栓塞几分钟后,肝动脉造影显示出血得到了控制。

评论: 这个病例是对利用栓塞术控制起自十二指肠动脉的上胃肠道出血的很好说明。随着最初为神经介入技术而设计的新型微导管技术的应用,使到达以前无法用颗粒材料充分栓塞的出血血管分支成为可能。在使用微导管以前,只有用液体材料或流动性非常小的固体颗粒才可能对靠近外周的动脉分支行栓塞治疗。但是在靠近血管近端注射时,液体栓塞剂会造成非靶动脉区的栓塞,增加了周围健康组织坏死的可能性。使用流动性小的颗粒,非靶组织同样有坏死的危险性。就像此病例所显示的一样,应用微导管可以更安全地使用栓塞材料乃至微螺圈。正如此病例,小颗粒栓塞材料仍然是胃肠道出血栓塞治疗中的禁忌。

1.15 胃肠道出血的栓塞

病例 1.15:

62 岁男性，由于内镜治疗无法控制的十二指肠溃疡大出血而引起低血压。需行血管造影以行可能的栓塞治疗。

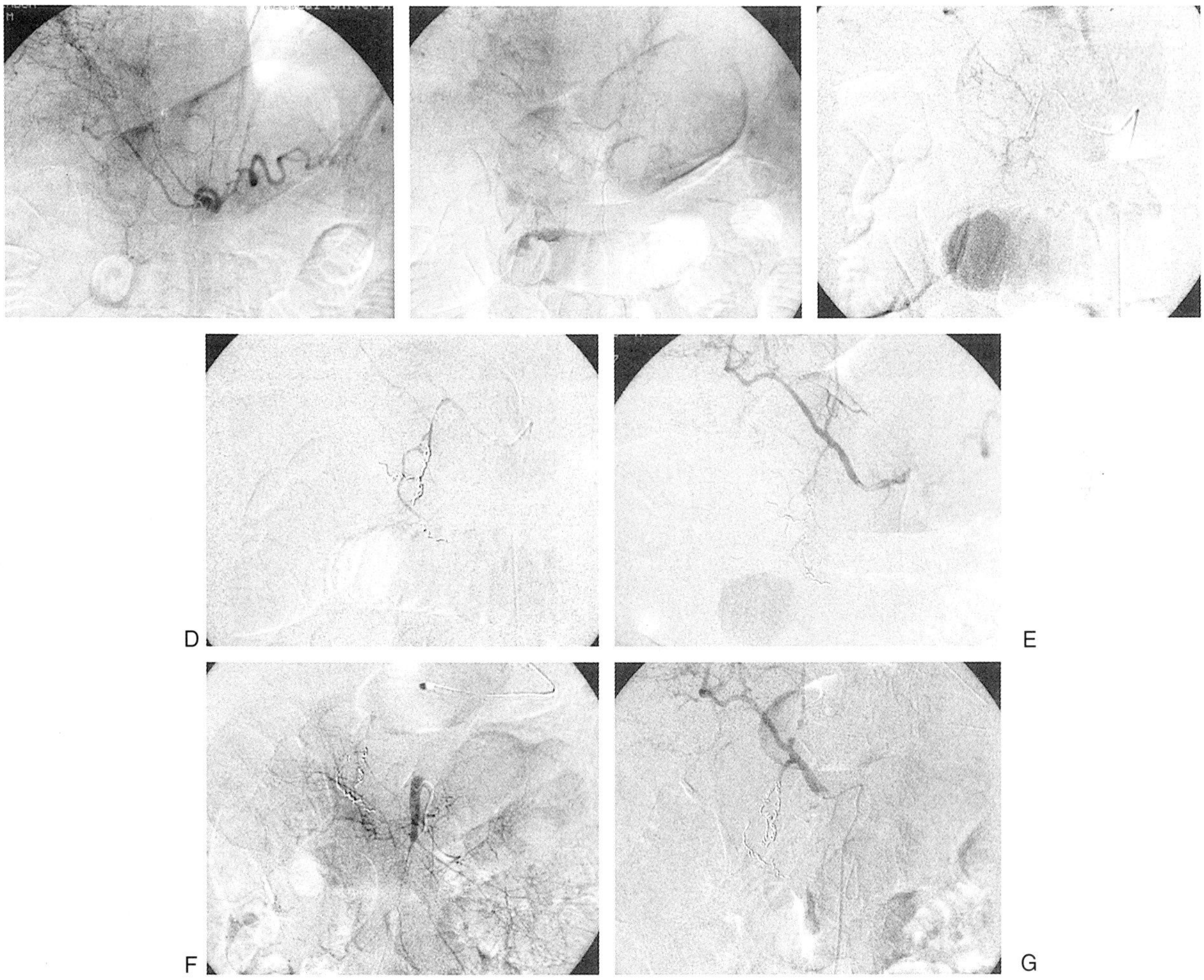

图 1.15

A:腹腔干造影显示广泛的动脉痉挛。可以观察到起自腹腔干的两根独立肝动脉的解剖变异。勉强可见与最外侧的肝动脉相连的胃十二指肠动脉。B:腹腔干造影晚期显示十二指肠腔内有来自胃十二指肠动脉分支的活动性对比剂外溢。C:在一支胰十二指肠动脉弓进行超选择性造影，显示胆囊动脉充盈（包括 9 点和 3 点位置的动脉）直达肝内肝右动脉。此次造影未见活动性出血。D:在数条分支进行多次超选择性微螺圈栓塞治疗，其中包括一条原先看到出血区的出血动脉。E:近端的选择性血管造影显示无活动性出血。F:肠系膜上动脉造影显示广泛的血管痉挛，栓塞后无活动性出血。G:最后，肝动脉造影显示血管痉挛改善，出血得到了控制，并且在随访期内一直维持良好状态。

评论: 胃肠道出血和低血压常伴有代偿休克和失血而出现的血管痉挛。弥漫性动脉痉挛使动脉插管甚至辨别出血更困难。要控制出血必须多次插管，用微螺圈进行栓塞。但超选择性插管栓塞后未发现实际出血。十二指肠出血栓塞治疗后重要的血管造影是肠系膜上动脉造影，如实际出血部位没有被栓塞，它能显示来自下方供血的侧支血管，从而行额外的插管。

1.16 胃肠道出血的栓塞

病例 1.16:

60 岁女性，有一个大的十二指肠憩室，发生感染并穿孔，在诊断和外科行胆囊切除术后，需经皮穿刺引流数周。引流后 1 周，病人出现憩室内大出血，血流动力学不稳定，需行诊断性血管造影及栓塞治疗。

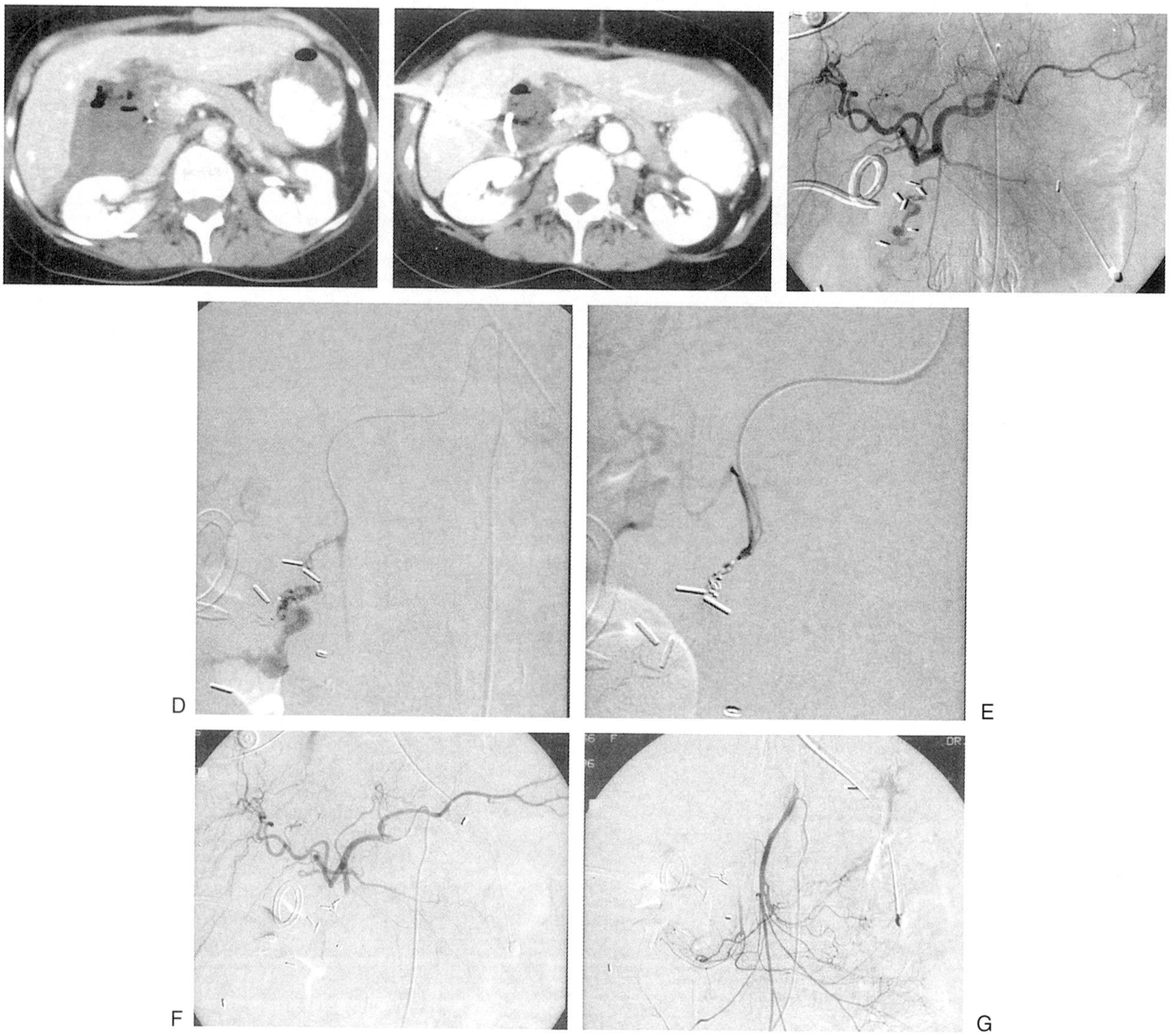

图 1.16

A：腹部 CT 扫描显示肝下积液并混有气体，当即进行了手术。B：采用 12F 导管对再次发生的积液进行经皮穿刺引流期间，进行了腹部 CT 随访检查，可见引流后积液量减少。C：引流后 5 天，病人出现十二指肠憩室内大出血。腹腔干造影显示自胰十二指肠上后动脉弓有活动性出血，进入憩室或腹腔。D：用微导管行超选择性插管至胰十二指肠动脉，造影显示活动性对比剂外溢。E：超选择性插管使得可采用一个 3mm × 3cm 的微螺圈进行选择性栓塞，从而阻止出血。选择性血管造影显示无活动性对比剂外溢。F，G：栓塞治疗后腹腔干和肠系膜上动脉血管造影显示无活动性出血。维持引流数周后，病人最终出院。

评论：十二指肠憩室的活动性大出血并不常见。在此病例中，感染和动脉侵蚀在出血过程中起了重要作用。胃十二指肠动脉分支的一个假性动脉瘤更可能是造成出血的原因。胰腺的假性囊肿常常造成动脉侵蚀和出血。血管造影可直接诊断，且容易发现出血。用微导管进行超选择性插管可直接栓塞出血的动脉。采用单个的微螺圈进行了栓塞。当今的微螺圈不如旧式的 Gianturco 螺圈或小螺圈的致栓作用强，所以可用一小片明胶海绵促成弹簧圈周围的血栓形成。但在这个病例中不必进行此步骤。

1.17 胃肠道出血的栓塞

病例 1.17:

47 岁男性，在一次严重的心肌梗死 5 天后出现十二指肠溃疡出血，因为全麻和深度镇静的高度危险性，而放弃了手术或内镜治疗。

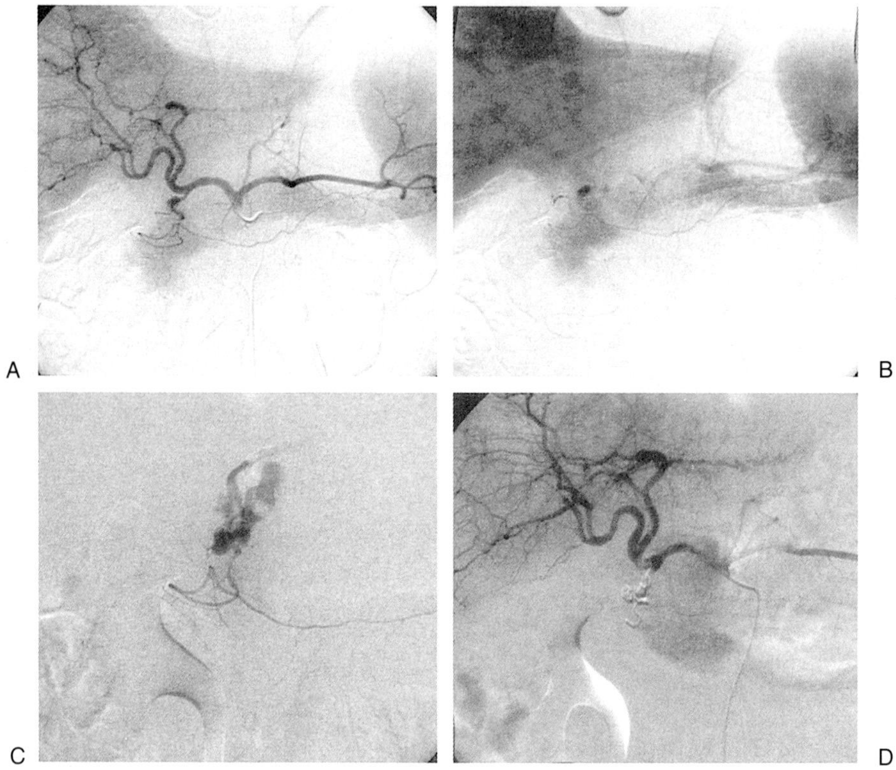

图 1.17

A，B：一帧选择性腹腔干造影影像提示胃十二指肠动脉有假性动脉瘤，动脉造影晚期可见对比剂在十二指肠腔内染色。C：进行胃十二指肠动脉超选择性插管后注射对比剂，显示在十二指肠的出血点有大量的对比剂外溢。肠系膜上动脉注射对比剂后，未见胃十二指肠动脉充盈减退。D：用多个微螺圈和几个明胶海绵颗粒栓塞了胃十二指肠动脉，从而控制了出血。肝总动脉造影显示胃十二指肠动脉全部闭塞。可见假性动脉瘤内有螺圈填充。

评论：与胃十二指肠动脉病变直接相关的十二指肠出血相对少见。由于胃和十二指肠液的作用，可导致十二指肠粘膜溃疡底部的动脉侵蚀。在此病例中发现了一个胃十二指肠动脉的假性动脉瘤。必须对胃十二指肠动脉主干进行栓塞治疗，在假性动脉瘤的近端封闭动脉。螺圈通常是此类病变的最好选择。因为假性动脉瘤可能在溃疡腔的底部，螺圈可能部分地放在溃疡腔内。在螺圈围成的网眼中的小的明胶海绵颗粒可促进血栓形成。将 5F 导管置于胃十二指肠动脉口，采用微导管放置螺圈和明胶海绵颗粒。

1.18 胃肠道出血的栓塞

病例 1.18:

76 岁男性,由于胰腺癌行胆总管空肠吻合术。手术次日,病人由于肝动脉的假性动脉瘤出现了上胃肠道出血，并在行吻合术的小肠袢内出现严重的出血。病人在行血管造影时出现低血压和昏迷状态。

A

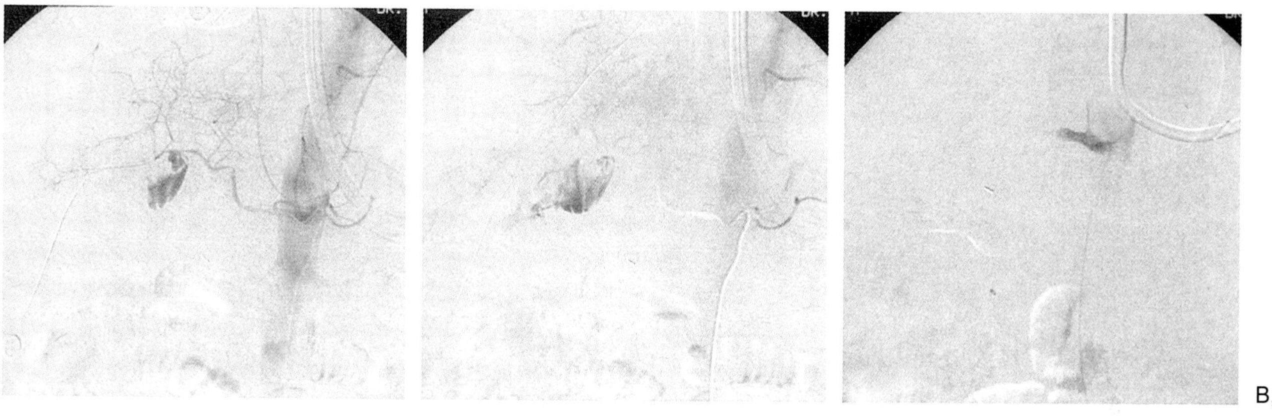

B, C

图 1.18

A，B：选择性腹腔干造影显示明显的内脏血管痉挛。肝动脉吻合口可见一个假性动脉瘤，在吻合的小肠袢内可见活动性出血。C:用明胶海绵颗粒行栓塞治疗。由于动脉痉挛，随访血管造影可见肝动脉完全闭塞。病人继续出血,第二天行手术治疗,术中死于心脏和呼吸系统并发症。

评论: 这个胃肠道大出血的高危病人在手术中出现了严重的并发症。血管造影显示出血的原因与吻合口处的假性动脉瘤有关。在此病例中，采用明胶海绵颗粒行栓塞治疗，导管位置过于靠近近端，使得整个肝动脉闭塞。处理此病例最好的方法应该是用微导管和螺圈来确保肝动脉在动脉瘤水平完全和永久性地闭塞。在这个病例中使用明胶海绵可由于动脉再通导致出血复发,需要进一步手术治疗。

1.19 胃肠道出血的栓塞

病例 1.19:

45 岁男性,反复出现上胃肠道出血,但几次内镜检查均正常。腔内超声显示十二指肠周围静脉曲张。需行血管造影以明确诊断和进行可能的治疗。

A, B

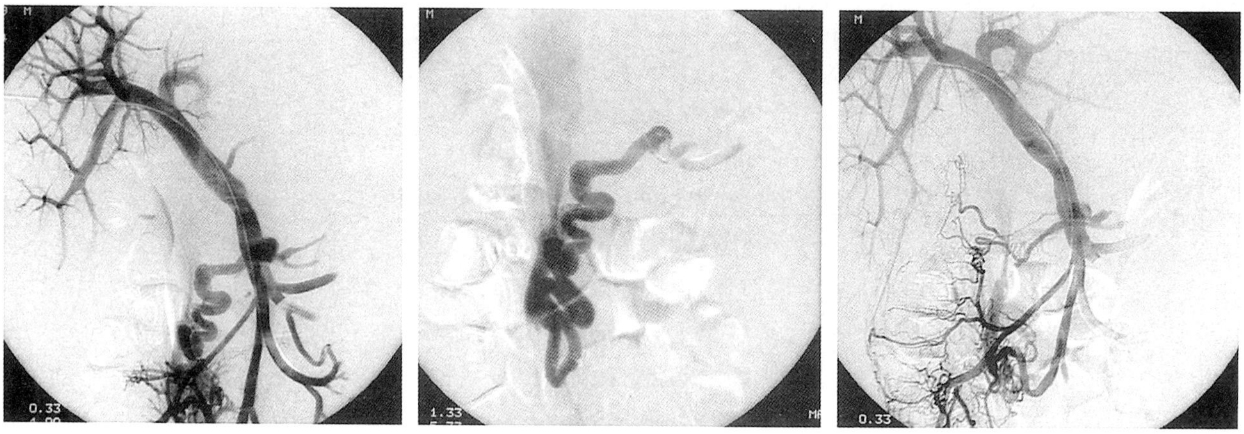

C

图 1.19

A:经皮经肝门静脉造影显示一条大的曲张静脉伴有门静脉分流,沿十二指肠壁走行引流至下腔静脉。B:对曲张血管进行选择性插管并用螺圈行栓塞治疗。C:螺圈栓塞治疗后经肝门静脉造影显示曲张的血管已完全闭塞。反复出血得到了永久控制。血压记录显示无明显的门静脉高压。

评论: 经皮经肝门静脉造影行曲张静脉的栓塞治疗是历史很久的操作,控制急性静脉曲张的出血有相当高的成功率,但在 3~6 个月内有较高的复发率。在没有门静脉高压时,一个小的肠壁内的曲张静脉就造成临床上的大出血并不常见。对处理门静脉系统和选择性栓塞与门静脉系统相关的曲张静脉,经肝途径是一个非常成熟的技术。常用 Lunderquist 针穿刺,需用前端弯曲的导管进行选择性插管。用大的明胶海绵颗粒封闭肝穿刺道来降低腹膜内出血的可能性。

1.20 胃肠道出血的栓塞

病例 1.20:

49 岁男性,反复发生上胃肠道出血,内镜检查发现食管静脉曲张。

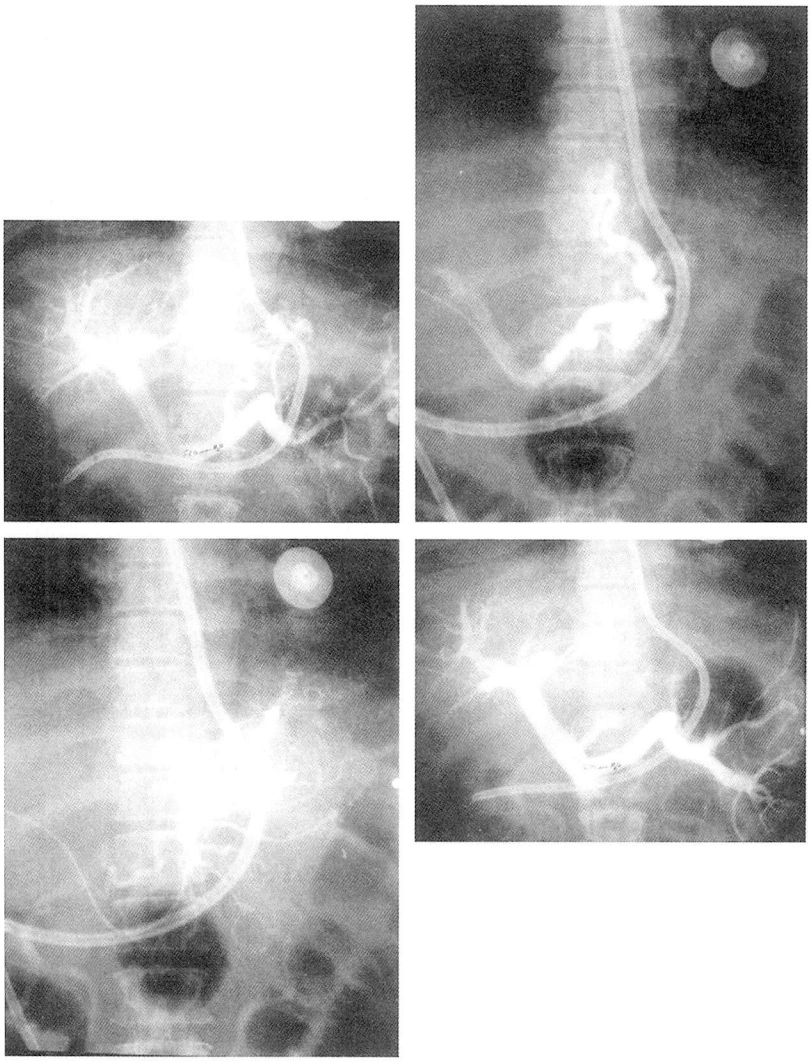

图 1.20

A:经肝门静脉造影显示脾静脉和门静脉通畅,连接脾静脉的胃短静脉充盈胃部的曲张静脉。B:在胃左静脉进行选择性造影,显示胃与食管末端曲张的静脉充盈。C:在胃短静脉进行选择性造影,显示胃部的静脉曲张。用明胶海绵颗粒和无水酒精行栓塞治疗,成功地闭塞了胃食管的曲张静脉以控制出血。D:栓塞治疗后,经肝门静脉造影显示曲张的血管已闭塞。

评论:上胃肠道出血的病人中,约 10% 源自食管的曲张静脉。在证实有食管静脉曲张的人中,有不到 50% 的上胃肠道出血是源于这些静脉曲张。最初的诊断方法是内窥镜检查,其后可行内镜下硬化治疗。经肝途径栓塞曲张血管的技术在 20 世纪 70 年代末、80 年代初逐步普及。近年来,经内窥镜硬化技术的广泛应用使治疗食管静脉曲张出血病人的方法发生了转变。经肝食管静脉曲张栓塞治疗能够中止超过 80% 病人的活动性出血。但是,约半数的病人在 3 个月内血管再通或发展出新的曲张静脉,有很大的再出血可能。此病例静脉曲张闭塞的效果良好,出血得到了控制。门静脉的入口太低,存在腹腔内出血的危险。操作后没有引起任何并发症。

1.21 胃肠道出血的栓塞

病例 1.21:

50 岁男性,出现急性上胃肠道出血。诊断为酒精性肝硬化,需行血管造影以进一步诊断和进行可能的治疗。

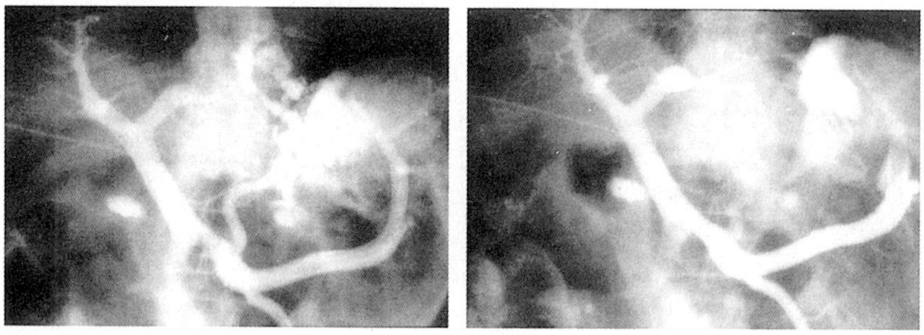

A　　B

图 1.21

A:在透视引导下行经肝门静脉造影。注意门静脉穿刺位置过低,存在出血的危险。可见胃食管的曲张静脉。在胃内有前日的残留钡剂。B:选择性插管至胃左静脉,而后用无水酒精进行栓塞。出血停止,在以后的 3 周内病人的情况保持稳定。由于出现肝性脑病和昏迷,病人的临床状况逐步恶化。

评论: 在 Child C 级病人中,静脉曲张栓塞治疗的结果很不理想。正像此病例一样,在急性出血阶段就可行经皮经肝插管和栓塞曲张静脉。此操作是在透视引导下通过经肝穿刺进行的。穿刺点位于右腋中线与第九、十肋间水平。应选择门脉外周分支进入门静脉。穿刺门静脉主干可能位于肝外而导致出血。可使用多种栓塞剂,包括明胶海绵、金属螺圈和硬化剂。无水酒精是一种在曲张的静脉中造成血栓的有效物质,并且能闭塞食管静脉曲张的更远端。螺圈是近端栓塞物,不能单独使用。

1.22 胃肠道出血的栓塞

病例 1.22:

54 岁女性，由于坏死后肝硬化引起食管静脉曲张和门静脉高压，发生急性上胃肠道出血。

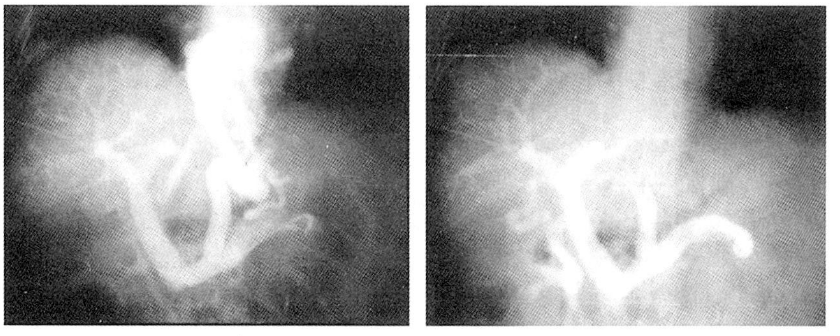
A B

图 1.22

A：经肝门静脉造影显示起自脾静脉的胃左静脉有大量的胃食管曲张静脉。B：在选择性插管后，用金属螺圈、无水酒精和明胶海绵行栓塞治疗，完全闭塞了大的曲张静脉。

评论：对患有慢性肝病和凝血机制障碍的病人，通过肝实质行门静脉插管存在着很大的出血危险。在拔出导管时，其在肝实质内的通道应被填塞以预防腹腔内出血。拔出导管时，将一些明胶海绵颗粒小心地从导管输入"铺设"，使之沉着于肝实质以封闭通道。必须小心处理以避免明胶海绵颗粒进入门静脉系统，降低急性血栓形成的危险。在栓塞后或因现存的离肝血流造成的血流淤滞伴发的门静脉插管损伤可能引起门静脉急性血栓形成，从而导致灾难性的后果，发生急性肝功能衰竭而死亡。

1.23 胃肠道出血的栓塞

病例 1.23:

60 岁男性，由于酒精性肝硬化导致食管静脉曲张和门脉高压，出现了急性上胃肠道出血。肝性脑病难以控制。

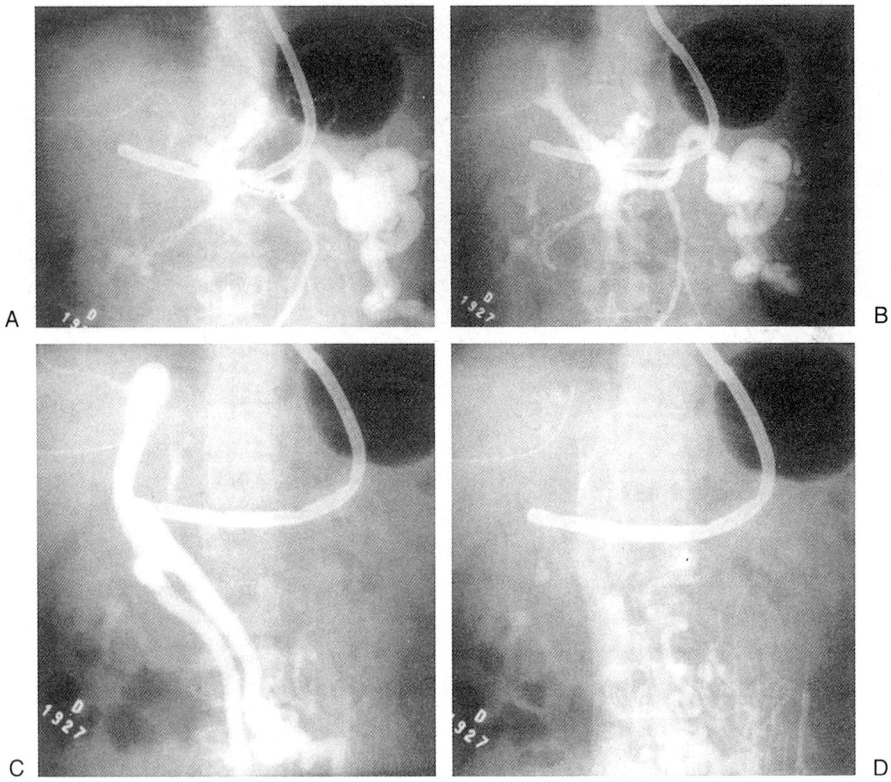

图 1.23

A：经皮经肝门静脉造影显示为离肝血流，充盈了大的脾周围曲张静脉，并有可能与体循环相连接。B：栓塞治疗食管胃的静脉曲张后改善了门静脉向肝方向的血流。C：将导管拉回门静脉主干后，发现了一根大的脐旁静脉引流门脉系统到脐周静脉丛。D：血管造影晚期显示下腔静脉充盈和许多侧支血管。

评论： 经皮行门静脉系统穿刺最理想的是在门静脉右支的分支进行。此病例中显示的离肝血流可能是由于肝窦水平的阻力增加、动脉门静脉分流和在门静脉循环外周产生门体分流造成的。离肝血流可以是暂时性和可逆的。肝功能的改善，如急性酒精肝炎好转，可使门脉血流改变方向。食管静脉曲张的栓塞治疗可能引起门脉血流的紊乱，偶有栓塞后造成的血流淤滞引发门静脉急性血栓形成的病例。存在大的门体分流通常可防止血栓形成。自发性门体分流常常不能充分减低门静脉系统的压力，但可以引起血液流向的改变。

1.24 胃肠道出血的栓塞

病例 1.24:

64 岁男性，患血吸虫病伴慢性肝性脑病 7 年，尽管进行了包括低蛋白饮食在内的广泛的临床治疗，最近仍发生了三次昏迷。2 年前行脾切除术以降低门静脉高压。发现有大量的门体分流。

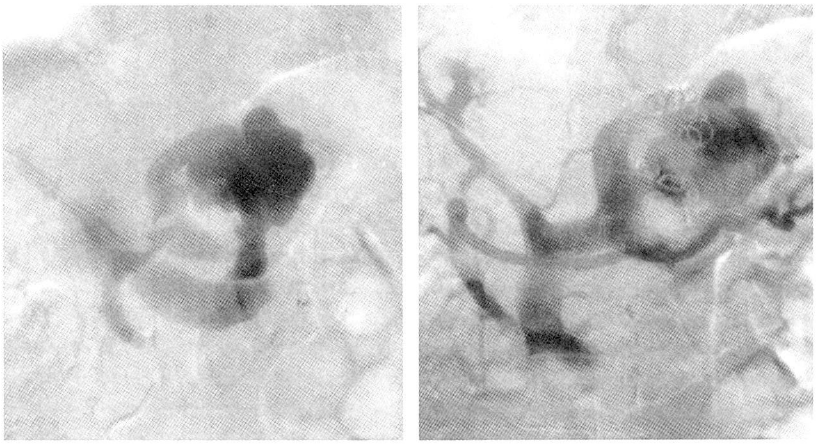

A　　B

图 1.24

A：经皮经肝门静脉造影显示为离肝血流，全部血流经胃左静脉引流入脾肾分流道。B：用多个 Gianturco 螺圈对自发性分流进行了部分闭塞。门静脉血流有所改善，转为向肝血流。门静脉压力明显增加，栓塞治疗后约 1 周病人出现胆囊窝出血，进行了外科治疗，但最终病人死于不可控制的出血。

评论：大量脾肾分流可引起脑病，临床上很难控制。肝性脑病的特征表现为可由病人家属或主治医生发现的精神错乱或定向障碍。永久性的精神错乱或昏迷是病程的晚期，常发展为肝功能衰竭而死亡。大量分流临床上通常很难控制，必须进行有创性的治疗。闭塞自发性门体分流可以有效地减少血液分流，从而改善临床症状，但可能导致急性门静脉压力升高，使腹腔内出血的危险性增加。

1.25 胃肠道出血的栓塞

病例 1.25:

54 岁男性,肝硬化病人,由于自发性门体静脉分流出现慢性肝性脑病,曾因胃底静脉曲张所致的上胃肠道出血行内窥镜硬化治疗。

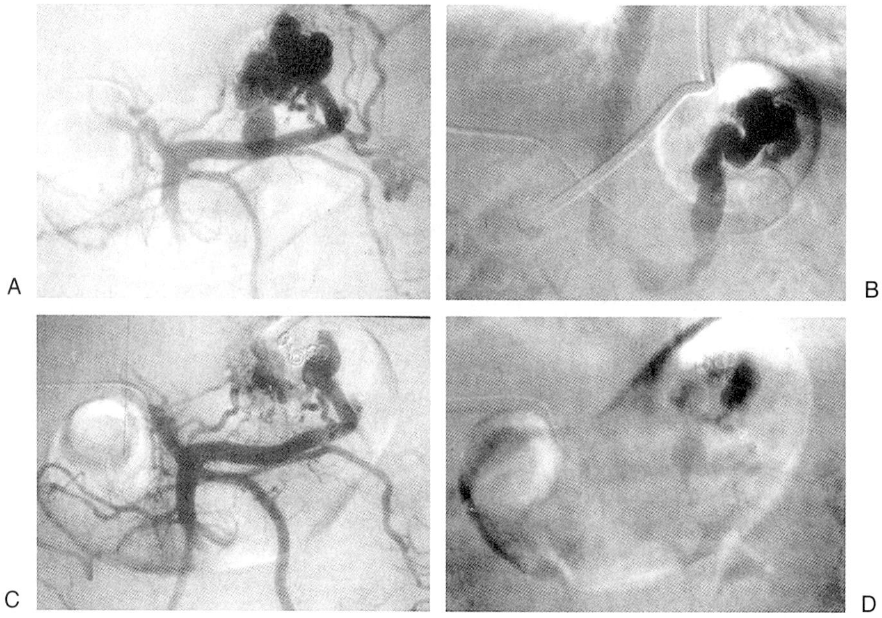

图 1.25

A:经肝门静脉造影显示为离肝血流,充盈了较大的胃底曲张静脉,可见起自胃短静脉的自发性脾肾分流。B:动脉造影晚期显示分流道与左肾静脉相通,可见下腔静脉充盈。C:用 Gianturco 螺圈行栓塞治疗。未再发生出血,且肝性脑病得到了控制。D:造影晚期像显示分流道明显闭塞。

评论: 栓塞治疗能够有效地闭塞此病人的分流道。内镜硬化治疗只能治疗食管静脉曲张导致的出血,而不能触及胃底曲张静脉的分流。胃短静脉是进入分流道的主要血流来源。可见门静脉内为离肝血流,而栓塞了分流道后仍保持为离肝血流。当分流累及大的静脉时,螺圈有使其他系统发生栓塞的危险。在这个病例中,使用了大的 8mm 螺圈,但螺圈仍逐渐陷入静脉网中。分流道需要逐步的血栓形成,以避免急性血栓形成可能导致的门静脉压力急剧升高和静脉曲张出血。当分流是引起肝性脑病的病因或主要原因时,栓塞治疗的效果很好,在术后几天内就可观察到症状的明显改善。如果已造成脑损伤或肝功能下降是肝性脑病的主要原因,则治疗效果不佳。

(陈　凯　译)

建议阅读

Bradley EL, Goldman M. Gastric infarction after therapeutic embolization. *Surgery* 1976; 79: 421 – 424.

Brucharth F. Percutaneous transhepatic portography: I. Technique and application. *AJR* 1979; 132: 177 – 182.

Chandler JG, Fechner RE. Hepatopetal flow restoration in patients intolerant of total portal diversion. *Ann Surg* 1983; 197: 574 – 583.

Chung JW, Park JH, Han JK, et al. Perforation of the gastroduodenal artery induced by steerable guidewires in two cases: treatment of haemorrhage by embolization. *Cardiovasc Intervent Radiol* 1994; 17: 41 – 43.

Gordon BM, Herlong J, Ufiacker R, et al. Recurrent lower gastrointestinal hemorrhage: ileal neoplasm diagnosed by scintigraphy with Tc 99m red blood cells and angiography. *South Med J* 1996; 89: 1204 – 1207.

Guy GE, Shetty PC, Sharma RP, et al. Acute lower gastrointestinal hemorrhage: treatment by superselective embolization with polyvinyl alcohol particles. *AJR* 1992; 159: 521 – 526.

Hashizume M, Tsugawa K, Migo S, et al. Eradication of large gastric varices by sclerotherapy combined with percutaneous transhepatic obliteration. *Hepatogastroenterology* 1997; 44: 221 – 226.

Hoevells J, Lunderquist A, Tylen U. Percutaneous transhepatic portography. *Acta Radiol* 1977; 19: 643 – 658.

Kawanaka H, Ohta M, Hashizume M, et al. Portosystemic encephalopathy treated with balloon occluded retrograde transvenous obliteration. *Am J Gastroenterol* 1995; 90: 508 – 510.

Keller FS, Dotter CT, Rosch J. Percutaneous transhepatic obliteration of gastroesophageal varices: some technical aspects. *Radiology* 1978; 129: 327 – 332.

Lang EV. Transcatheter embolization in management of hemorrhage from duodenal ulcer: long-term results and complications. *Radiology* 1992; 182: 703 – 708.

Lunderquist A, Vang J. Transhepatic catheterization and obliteration of the coronary vein in patients with portal hypertension and esophageal varices. *N Engl J Med* 1974: 646 – 649.

Okazaki M, Ono H, Higashihara H, et al. Angiographic management of massive hemobilia due to iatrogenic trauma. *Gastrointest Radiol* 1991; 16: 205 – 211.

Uflacker R, Amaral NM, Lima S, et al. Angiography in primary myomas of the alimentary tract. *Radiology* 1981; 139: 361 – 369.

Uflacker R, d'Albuquerque LA, de Oliveira e Silva A, et al. Embolization to reverse severe recurrent hepatic encephalopathy. *Arq Gastroenterol* 1988; 25: 21 – 25.

Uflacker R, Lima S. Percutaneous transhepatic portography for obliteration of gastroesophageal varices in partial and total portal vein occlusion. *Radiology* 1980; 137: 325 – 330.

Uflacker R, Silva AO, Albuquerque LAC, et al. Chronic portosystemic encephalopathy: embolization of portosystemic shunts. *Radiology* 1987; 165: 721 – 725.

Uflacker R. Percutaneous transhepatic obliteration of gastroesophageal varices using absolute alcohol. *Radiology* 1983; 146: 621 – 625.

Uflacker R. Transcatheter embolization for treatment of acute lower gastrointestinal bleeding. *Acta Radiol* 1987; 28: 425 – 430.

Waltman AC, Fourey WR, Athanasoulis CA, et al. Technique for left gastric catheterization. *Radiology* 1973; 109: 732 – 734.

Winick AB, Malloy PC, Lund GB. Retained contrast after embolization of a right gastric artery pseudoaneurysm. *Cardiovasc Intervent Radiol* 1996; 19: 110 – 112.

第 2 章

肝脏化疗栓塞

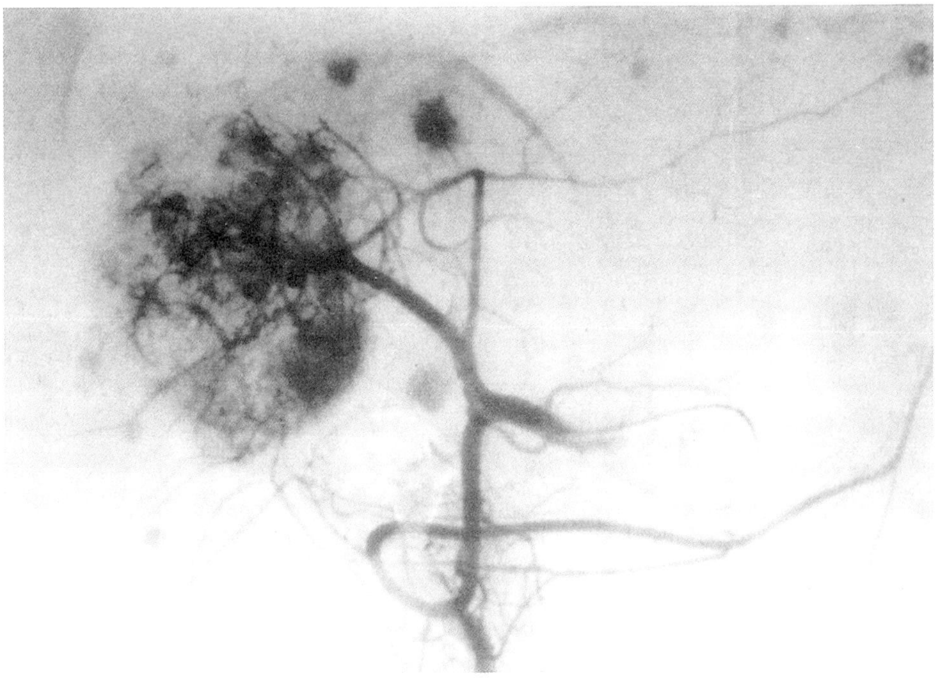

2.1 肝脏化疗栓塞

病例 2.1:

59 岁女性，5 年前曾行乳腺癌切除术，现出现肝脏转移灶，肝区疼痛及体重下降。最初进行了 2 个疗程的静脉内化疗，未产生任何效果。建议该病人进行肝脏经导管化疗栓塞术。

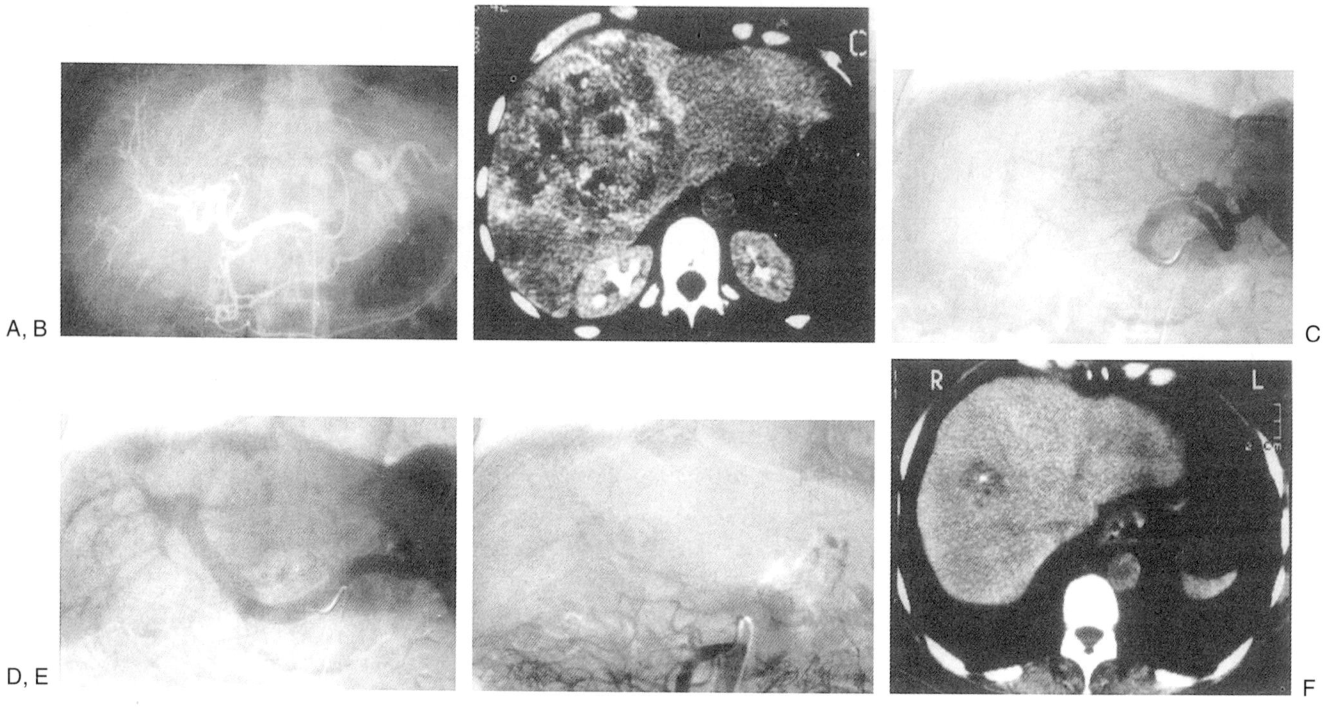

图 2.1

A：最初未减影的腹腔干造影显示肝右叶动脉移位，虽然毛细血管期可见一些肿瘤染色（未显示），但未见明显的血管增生。B：肝脏 CT 扫描显示一个大的肝脏融合性转移肿块，在多数乏血供结节的周边可见强化区。在 10 个月内，采用丝裂霉素、碘油和明胶海绵颗粒共进行了 6 次化疗栓塞术，每次间隔 6～8 周。第一次化疗栓塞术后 3 周，病人疼痛逐渐得到改善并消失。C：化疗栓塞术后 1 年，腹腔干造影显示肝动脉主干闭塞，通过膈动脉和肝外胆系血管丛形成侧支循环。D：动脉造影晚期显示脾静脉和门静脉通畅。E：选择性肠系膜上动脉造影显示肝内动脉通过胆系血管丛部分重建。F：化疗栓塞术后 2 年 CT 随访显示肿瘤对治疗反应明显，肝右叶仅可见一小的低密度病变，中心有一小的碘油沉淀区。行针吸活检，未发现任何形态的细胞。目前已随访此病人 10 年，临床表现与病变大小均无变化。

评论：这个病例证明了乳腺癌肝转移病人行化疗栓塞术效果明显。在我们的乳腺癌肝转移病人中，约 72% 的病人对丝裂霉素、碘油／乙碘油和栓塞颗粒治疗反应良好，显示 90% 的临床症状改善。我们这组病人的平均存活时间为 18.3 个月。

2.2 肝脏化疗栓塞

病例 2.2:

65 岁男性,结肠癌肝转移,原发肿瘤行左侧结肠切除术。静脉化疗未能控制肝转移灶的生长。手术后 5 个月,病人体重下降了 12kg,并出现严重的肝区疼痛。病人最终求助于化疗栓塞术。

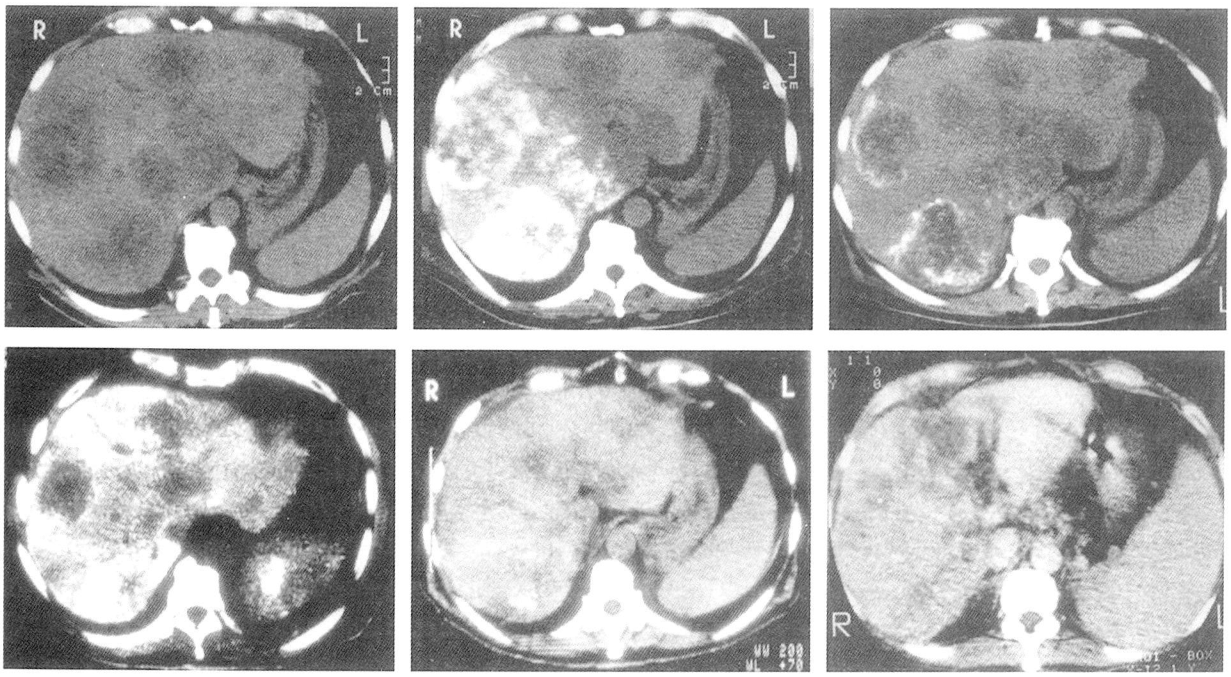

A B, C D E, F

图 2.2

A:最初的肝脏 CT 扫描显示遍及全肝的多发低密度影,肝脏体积明显增大。B:化疗栓塞术后的肝脏 CT 扫描。由于病变范围广泛,并且胃左动脉取代肝左动脉供应肝左叶,因此仅对肝右动脉进行选择性插管治疗。采用丝裂霉素 C、碘油和聚乙烯醇颗粒进行化疗栓塞术。可见肝右叶病变呈高密度影。C:化疗栓塞术后 6 周,肝脏 CT 扫描显示治疗的靶病变有所好转,而肝左叶病变进展。D:第 5 次化疗栓塞术后随访,CT 扫描显示治疗取得明显效果。E:在第 7 次,也是最后一次化疗栓塞术后 6 周,在首次治疗后 10 个月,肝脏 CT 扫描显示肝转移瘤治疗效果明显。F:在开始治疗 17 个月后的随访肝脏 CT 扫描显示肝左叶内侧段有部分病变复发,并有少量腹水。病人病情迅速恶化并于 1 个月后死亡。从首次化疗栓塞术开始病人共存活了 18 个月,但生活质量很高。

评论: 在肝右叶和左叶交替进行了化疗栓塞术,前 4 个疗程每 6 周一次,后 3 个疗程进行全肝的化疗栓塞术,共进行了 7 次化疗栓塞术。病人在治疗过程中,临床症状有明显改善,因此在治疗期间仍能全职从事其工程师工作。病人恢复得很快。所有的化疗栓塞术均在门诊进行,病人第二天即可工作。注意脾增大的时间间隔。我们最初对一组 16 例结肠癌转移的病人行化疗栓塞术,该组病人治疗后的平均存活时间是 10.6 个月。所有病人的临床症状均有改善,但只有 57.2% 的病人肿瘤缩小。

2.3 肝脏化疗栓塞

病例 2.3:

一个 72 岁的日本男性病人，有乙型肝炎病史，以体重下降及与肝脏相关的上腹部肿块就诊。CT 引导下活检诊断为肝左叶肝细胞癌。

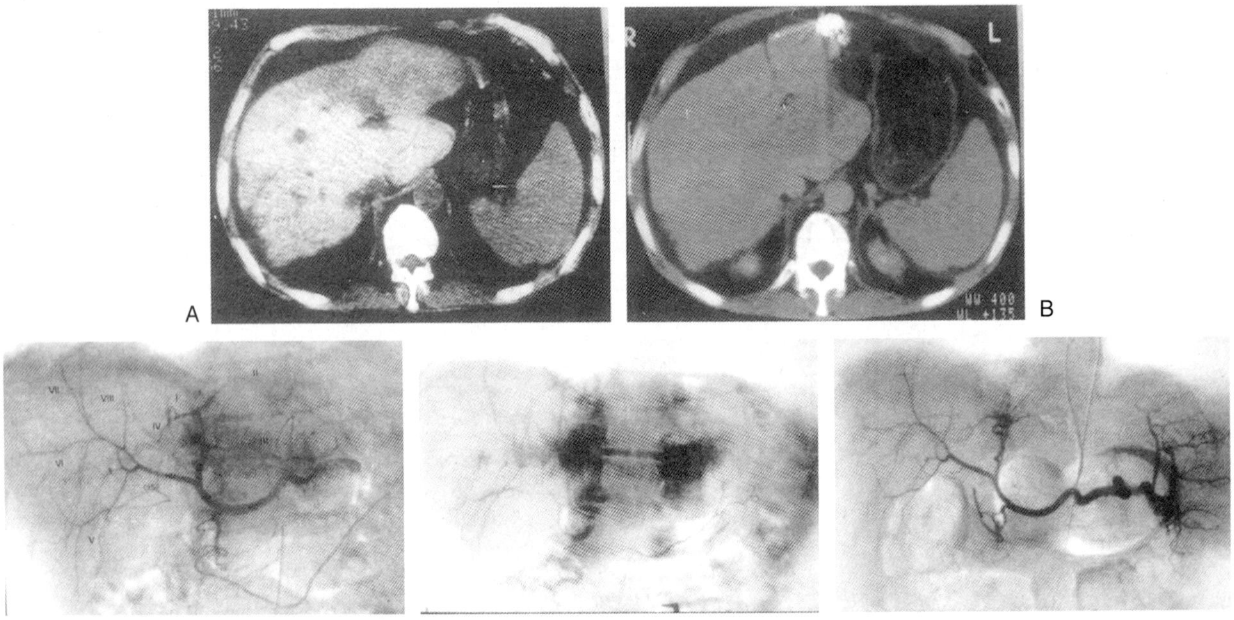

图 2.3

A：CT 扫描显示有一个巨大的肿块占据了肝左叶，肝实质与肿块之间增强行为不一致。显示不同的对比剂增强行为。B：2 次化疗栓塞术后的 CT 扫描显示肿瘤有明显的反应。显示化疗栓塞术后肿瘤萎缩，出现了高密度结节(碘油染色)。C:化疗栓塞术前肝动脉造影显示在肝左叶Ⅳ、Ⅱ、Ⅲ段可见一个大的富血供的肝细胞癌。D:动脉造影晚期显示肿瘤强化并且向肝右叶延伸，提示此病变为手术的禁忌证。E: 2 次化疗栓塞术后动脉造影随访显示肿块全部消散。在肝左叶顶部仍可见小的高密度结节。这个病人存活了近 3 年。

评论：这一病例说明了化疗栓塞术对肝细胞癌治疗效果明显。病变血供越丰富效果越好。化疗栓塞术包括注射丝裂霉素、碘油以及明胶海绵颗粒。在我们最初的 33 例病人中，有 74% 的病例临床症状有改善，74% 的病人肿瘤得到控制。肝细胞癌的病人平均存活时间为 13.2 个月。

2.4 肝脏化疗栓塞

病例 2.4:

一个 45 岁的日本男性病人，有乙型肝炎病史，主诉为右上腹痛。超声检查显示肝右叶肿瘤性病变向肝门延伸。需行化疗栓塞术。

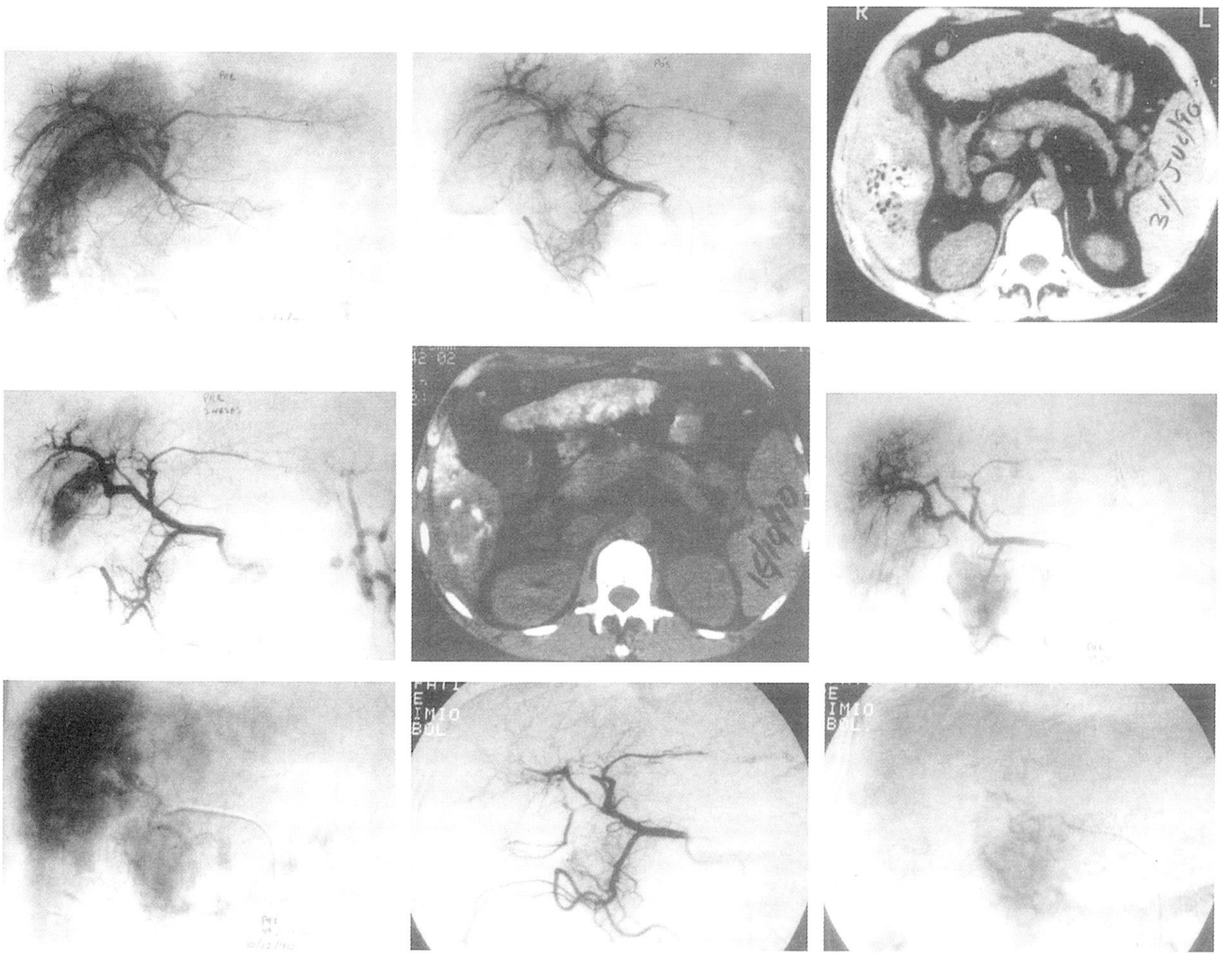

A　B, C　D　E, F　G　H, I

图 2.4

A：选择性肝动脉造影显示肝右叶有一个富血供的肝细胞癌，向肝门延伸。B：化疗栓塞术后动脉造影显示肿瘤全部消融。C：栓塞术后 24h CT 扫描显示肿瘤内碘油沉积并可见气体。D：3 个月时动脉造影随访显示肝右叶仍可见一小的富血供肿瘤，再次行化疗栓塞术。E：化疗栓塞术后的 CT 扫描显示肿瘤明显变小。可以看到肝左叶有强化。F，G：5 个月后动脉造影随访显示肿瘤血管消失，再次行化疗栓塞术。H，I：随访动脉造影显示肝细胞癌乏血供。显示肝脏体积明显减小。这一病人做了 4 个疗程化疗栓塞术，取得了很好的效果。存活时间超过了 3 年。

评论：这是一个相对不典型的肝右叶肝细胞癌，化疗栓塞术对于控制肿瘤和改善病人的临床症状均取得了效果，病人的存活期也较长。肝脏体积减小，脾增大，提示门脉高压的进展。病变转移到胸部并致病人死亡。肝转移瘤和肝细胞癌病人行化疗栓塞术可提高生存质量，但并非所有病例都能延长生存期。虽然全身各部位均可能发生转移，但仍能积极治疗的病人可有较长的存活期，而不经治疗的病人只能有平均存活期。

2.5 肝脏化疗栓塞

病例 2.5:

55 岁男性,来自亚马逊地区,主诉为可触及肝肿大及右上腹痛。病人的乙型肝炎病毒(HBV)及 delta 病毒阳性。肝内多发肿块和结节,拟行肝动脉造影及化疗栓塞术。

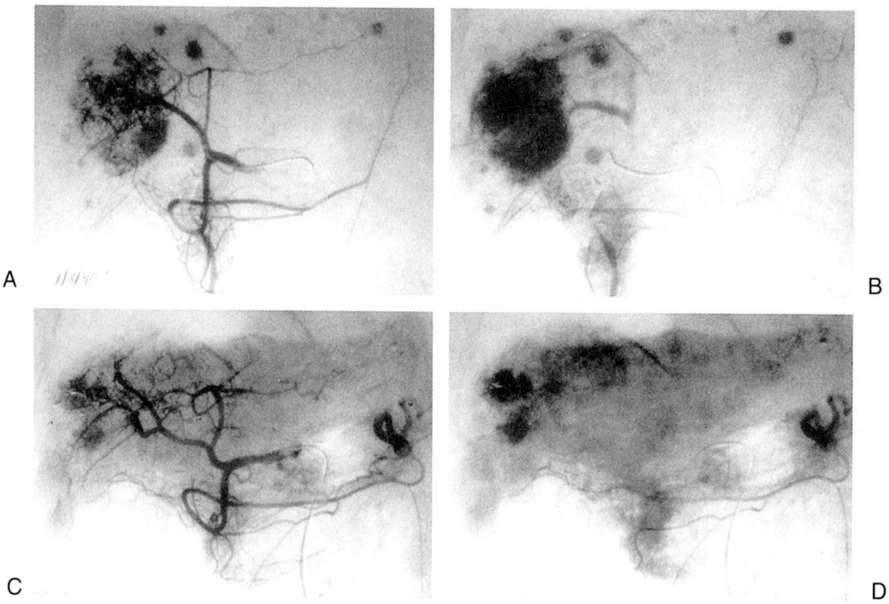

图 2.5

A:肝动脉造影显示肝右叶有一个巨大的富血供肿块,同时可见多发的,包括肝左叶在内遍布全肝的富血供结节。B:动脉造影晚期像可见多发的高密度病变并有对比剂聚集,从大的肿块可以见到静脉早期对比剂回流进入腔静脉。用丝裂霉素、碘油和明胶海绵颗粒行化疗栓塞术。C,D:第一次治疗后 3 个月动脉造影随访显示治疗有明显效果。肝右叶体积变小,小的结节消失或不明显。再次行化疗栓塞术。临床症状明显改善。此后病人没能继续随访和行进一步的化疗栓塞术。据我们所知,此病人存活了 12 个月。

评论: delta 病毒在全世界范围内均能发现,但有一些高发地区,如地中海国家、瑞典、亚马逊盆地和亚洲。delta 病毒是 HBV 的共生体。HBV 和 delta 病毒阳性的病人有 18% 发展为急性重型肝炎,病死率较高。许多病人发展为慢性活动性肝炎、肝硬化和肝细胞癌。这些病人生存期有限。肝细胞癌的平均存活期为 6 个月。虽然化疗栓塞术可延长存活期,治疗效果较好,但其总的存活期并没有明显提高。

2.6 肝脏化疗栓塞

病例 2.6:

35 岁男性，患有慢性活动性肝炎及肝硬化，肝脏上有一个巨大的肿块并有剧烈的疼痛。肝活检显示为肝细胞癌，已行肝动脉造影及化疗栓塞术。

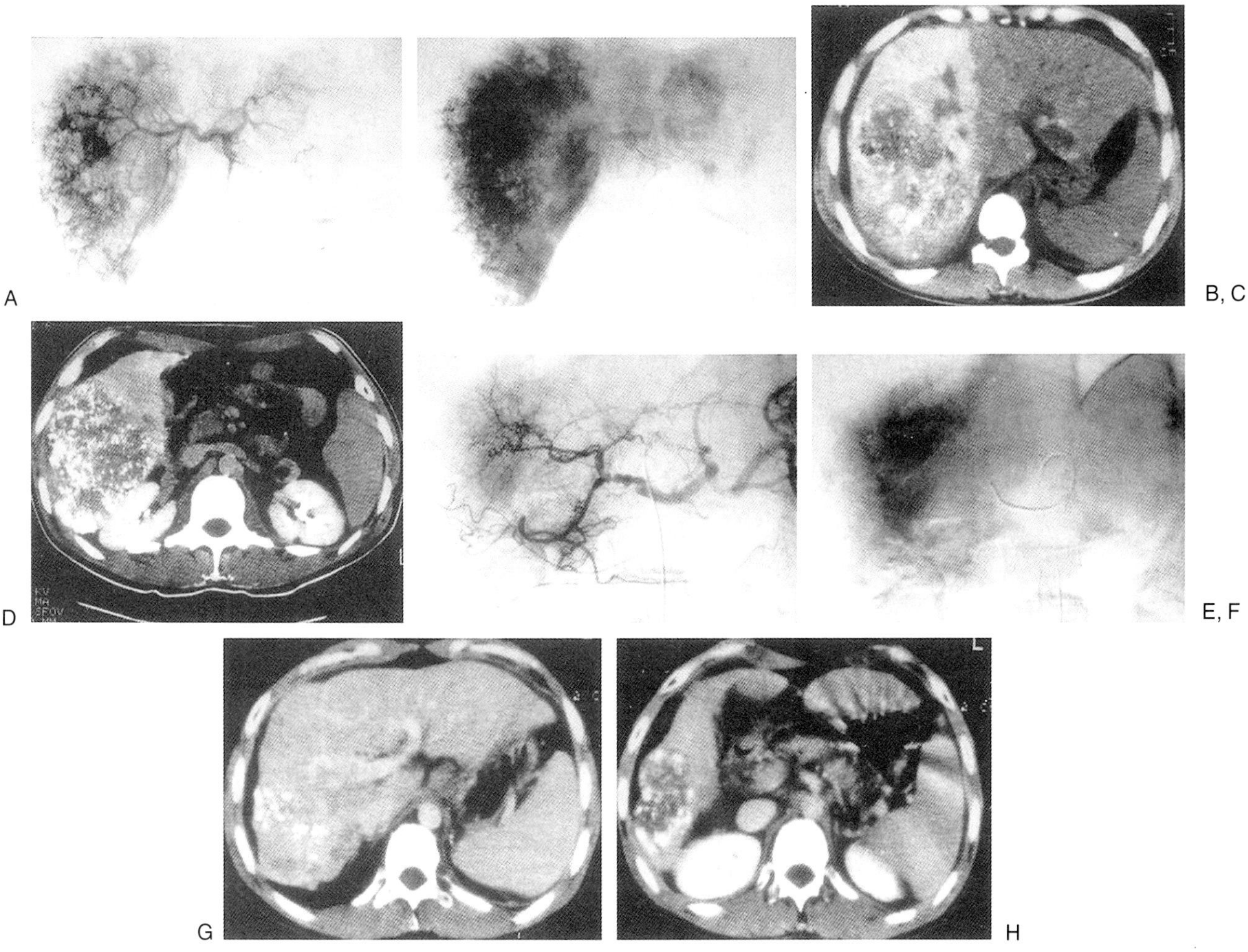

图 2.6

A：肝动脉造影显示了一个大的富血供肿块，可见肿瘤血管及血管湖。肝左叶亦可见两个病变。B：肝动脉造影晚期像，可见浓密的肿瘤染色，显示右叶的病变及左叶的两个小病变。用丝裂霉素、碘油和明胶海绵颗粒行化疗栓塞术。C，D：化疗栓塞术后 CT 扫描显示肝右叶较大的肿瘤强化明显，肝左叶病变之一有轻度的环形强化。E，F：随访肝动脉造影显示治疗效果明显，病变区血供减少，体积变小。G，H：4 次化疗栓塞术后随访 CT 扫描显示肝肿瘤体积明显变小，此病人共进行了 4 次化疗栓塞术。

评论：肝细胞癌更多的与环境因素有关。有着不同的地理分布，在非洲和亚洲发病率很高，在全世界范围内发病率也在提高。在美国，肝细胞癌的发病率在过去 5 年中增加了一倍。乙型肝炎被认为是肝细胞癌的一个很重要的致病因素，而且肝癌是很难通过疫苗来预防的癌症之一。肝细胞癌的高发地区常常也是乙型肝炎的高发地区。男性病人比较多，高发地区的病人比较年轻，低发地区的病人则年龄较大。40% ~ 90% 的肝细胞癌病人伴有肝硬化。在世界范围内，肝细胞癌的生长还有其他重要的诱发因素，包括食物中毒、黄曲霉毒素中毒、酗酒、使用类固醇以及其他类型肝炎病毒（例如丙型肝炎病毒）的感染等。

2.7 肝脏化疗栓塞

病例 2.7:

53 岁女性,以肝脏巨大肿块伴有严重的腹痛就诊。肝活检显示为肝细胞癌,乙型肝炎病毒血清检查为阳性,行肝动脉造影和化疗栓塞术。

A, B　　C

D, E　　F

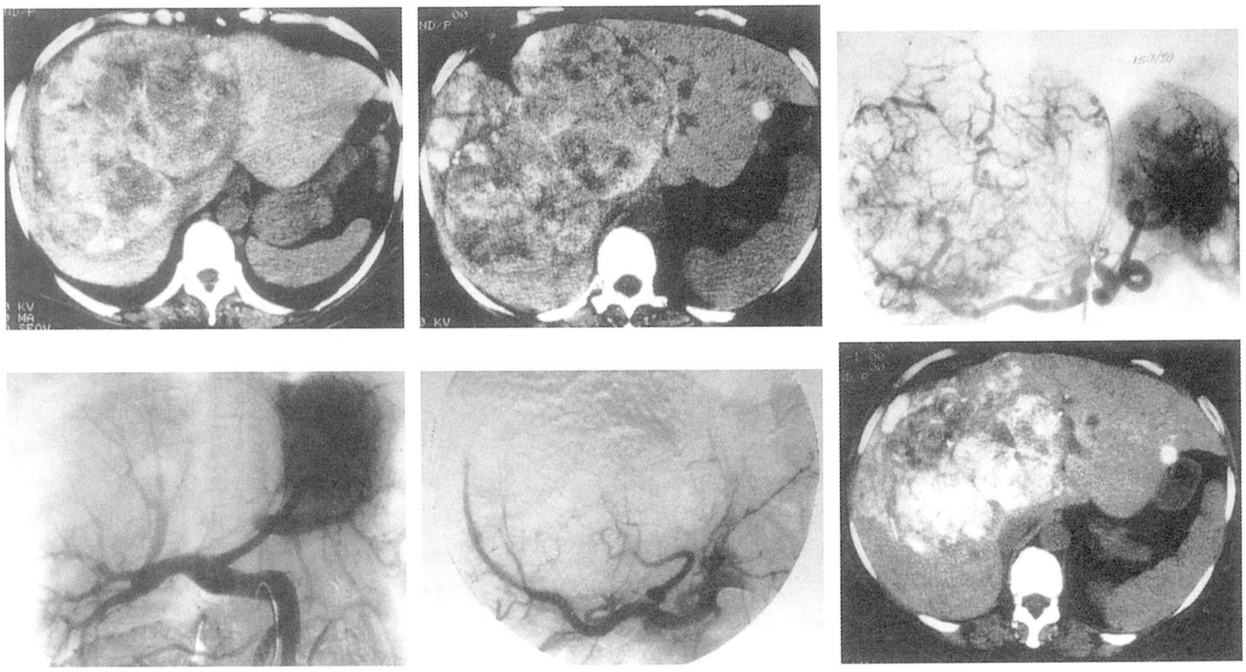

图 2.7

A:静脉注射对比剂行肝 CT 增强扫描,显示肝右叶有一个不均匀强化的巨大肿块,肝左叶受压外移。B:行化疗栓塞术后,肝 CT 扫描显示大的肿块内有碘油沉积,肝左叶周边部可见一个小的结节,此结节在碘油注射以前未被发现。C:肝动脉造影在肝右叶可见一个巨大的富血供肿块,伴有肿瘤血管及肝动脉扩张。D:肠系膜上动脉造影晚期像显示门静脉通畅,可见一支弯曲移位的门静脉肝内分支,肝左叶明显移位。E:化疗栓塞治疗后肝动脉造影。F:最初治疗 4 个月后随访 CT 扫描显示肿瘤体积明显减小,临床症状亦有明显改善,病人决定不再行化疗栓塞术治疗而仅接受静脉化疗。病人存活期为 18 个月。

评论:在年轻病人中,大的肝细胞癌并不常见。较大的肝脏肿块,由于引起邻近结构移位并且引起肝包膜的膨胀,容易出现较多的症状。富血供的肝肿瘤对化疗栓塞术反应较好;而进展期肿瘤患者的存活期则较短。这一病例显示了门静脉通畅的必要性。如果门静脉是闭塞的,必须行超选择性化疗栓塞术,以保持正常的肝实质血供。在这一病例中,在肿瘤区施行了选择性化疗栓塞术,仅有一小部分治疗累及肝左叶。当肝脏的大部分被肿瘤所取代时,必须注意应行多次部分性化疗栓塞术,并且要变换治疗区域。

(陈　凯　译)

建议阅读

Berger DH, Carrasco CH, Hohn DC, et al. Hepatic artery chemoembolization or embolization for primary and metastatic liver tumors: posttreatment management and complications. *J Surg Oncol* 1995; 60: 116 – 121.

Cascinu S, Wadler S. Chemoembolization in the treatment of liver metastases from colorectal cancer. *Cancer Treat Rev* 1996; 22: 355 – 363.

Chung JW, Park JH, Han JK, et al. Hepatic tumors: predisposing factors for complication of transcatheter oily chemoembolization. *Radiology* 1996; 198: 33 – 40.

Clouse ME, Perry L, Stuart K, et al. Hepatic arterial chemoembolization for metastatic neuroendocrine tumors. *Digestion* 1994; 55: 92 – 97.

Farinati F, De Maria N, Marafin C, et al. Unresectable hepatocellular carcinoma in cirrhosis: survival, prognostic factors, and unexpected side effects after transcatheter arterial chemoembolization. *Dig Dis Sci* 1996; 41: 2332 – 2339.

Ferguson JM, Flinn J. Intracranial meningioma with hepatic metastases and hypoglycaemia treated by selective hepatic arterial chemoembolization. *Australas Radiol* 1995; 39: 97 – 99.

Portolani N, Tiberio AM, Bonardelli S, et al. Arterial chemoembolization in hepatocellular carcinoma suitable for resective surgery. *Hepatogastroenterology* 1996; 43: 1566 – 1574.

Recchia F, Passalacqua G. Role of polychemoembolization in the treatment of a primitive and secondary liver tumor. *Clin Ter* 1995; 146: 117 – 122.

Uflacker R, Mourao GS, Piske RL. Lipiodol retention within hepatic cavernous hemangioma. *Cardiovasc Intervent Radiol* 1989; 12: 76 – 79.

Wangberg B, Westberg G, Tylen U, et al. Survival of patients with disseminated midgut carcinoid tumors after aggressive tumor reduction. *World J Surg* 1996; 20: 892 – 899.

第 3 章

肝脏的栓塞治疗

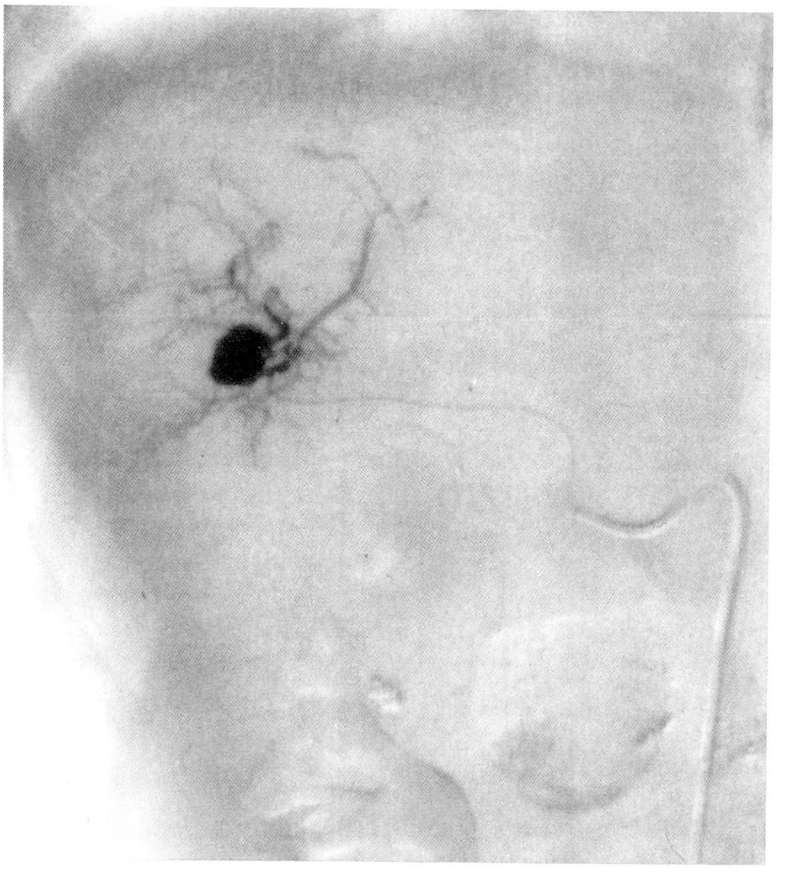

3.1 肝脏的栓塞治疗

病例 3.1:

3 岁男性患儿，出现发热、腹泻，检查心脏有杂音，并伴有动脉门静脉瘘。外院腹部超声和 CT 检查显示肝脏肿块和腹水。

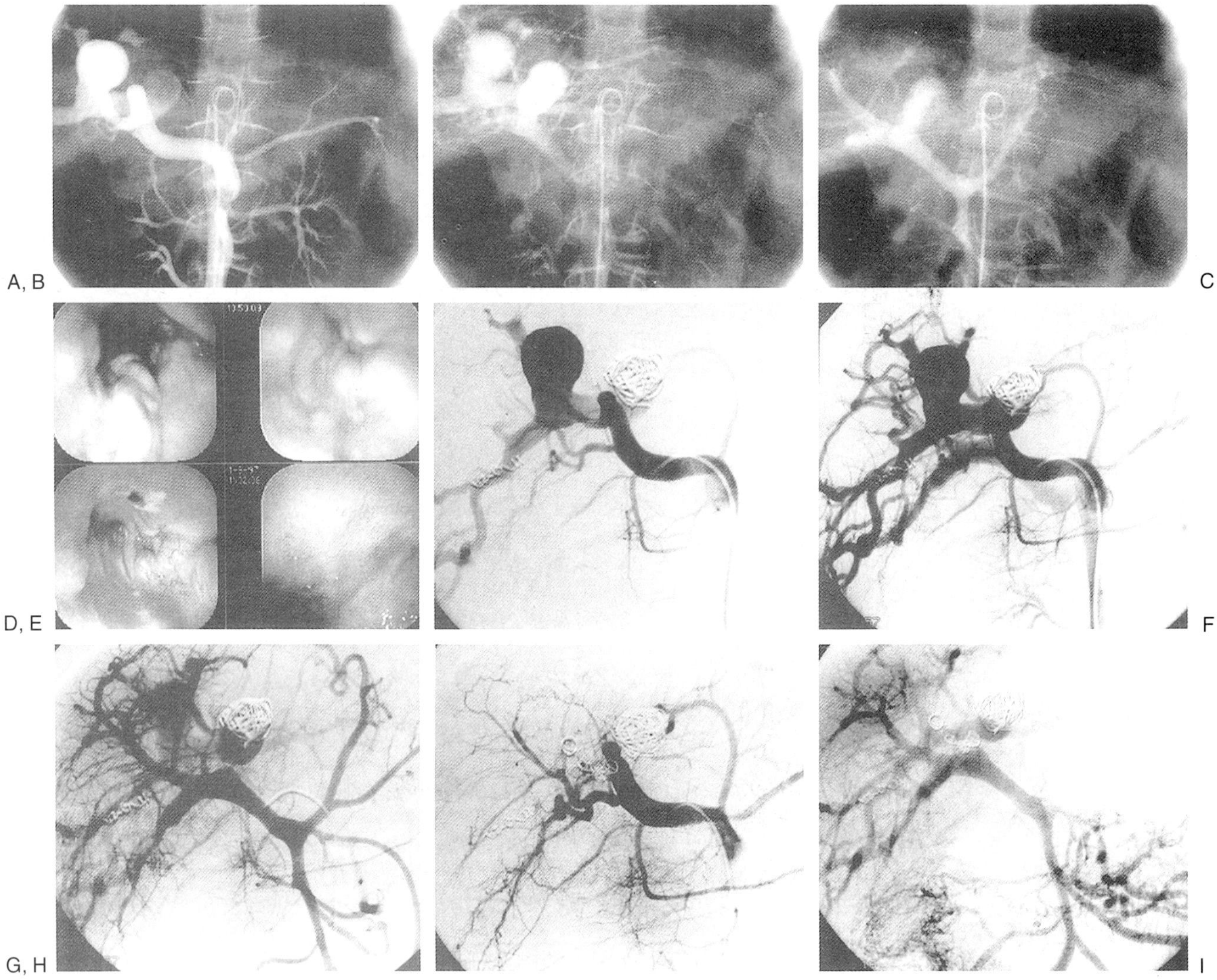

图 3.1

A～C：腹主动脉电影成像。在心脏插管检查中，电影成像发现了一个大的动脉门静脉瘘，经扩张的肝动脉（VIII 段）直接与门静脉左支相通。门静脉压力升至 4.00kPa（30mmHg）。可见门静脉系统的反向血流和扩张的胃左静脉。心脏专家未能发现第Ⅷ段肝动脉与静脉瘤之间的动静脉瘘口的真正位置。用螺圈对动静脉瘘进入门静脉左支的流出道进行了栓塞，但手术增加了门静脉异常段的压力、逆肝血流和静脉曲张的程度。术中对一个小的沟通动静脉间的导管也进行了栓塞。D：内镜检查显示食管静脉曲张，病人当时有上胃肠道出血，需进行输血治疗。E～G：选择性肝动脉造影显示，尽管在心脏科用螺圈进行了栓塞治疗，但动静脉瘘仍然存在。H：介入放射科医师使用螺圈对动静脉瘘进行了充分的栓塞，使动静脉间的交通完全闭塞。栓塞治疗后，可见肝左动脉扩张，动静脉瘘消失。I：栓塞术后注射了罂粟碱，动脉造影晚期显示肠系膜上静脉和门静脉呈向肝血流，注意胃左静脉未显影，后来的动脉造影显示门静脉左支闭塞和肝左动脉进一步扩张。治疗后 6 个月，多普勒超声随访未发现动静脉瘘的存在。病人症状明显改善，体重增加，治疗后 1 年感觉一直很好。

评论：对肝动静脉瘘来说，栓塞术是可供选择的治疗方法。栓塞术可以避免大范围的手术操作，结果也很好。然而此病例表明，为取得介入治疗的成功，必须对病程、解剖和治疗方法的选择有充分的了解。真正的动静脉瘘并没有被正确栓塞，此病儿仍存在门静脉高压伴有反复发作的静脉曲张出血。手术过程需使用全麻，而第一次治疗的不恰当，使此病儿要经受额外的危险。此型肝动脉门静脉瘘可用螺圈或可分离球囊栓塞术进行很好的治疗。当发现真正的瘘口时，应使用正确的技术立即治疗。必须使用超选择性插管术，当血管较迂曲时，需使用微导管。动静脉瘘闭塞后门静脉高压马上消失。在门静脉高压导致的肝脏长期暴露于高血流增加状态的病例中，肝脏可能产生变化，导致不可逆的慢性肝脏疾病状态。

3.2 肝脏的栓塞治疗

病例 3.2:

16 岁女孩,在一次正面冲撞的交通事故中,坐在汽车后排未系安全带。她受到严重的腹部挫伤，伴有脾和肝的约 2 级撕裂伤，行外科脾切除术和肝脏缝合术。手术后 2 个月,出现上胃肠道出血。内窥镜证实为胆道出血。

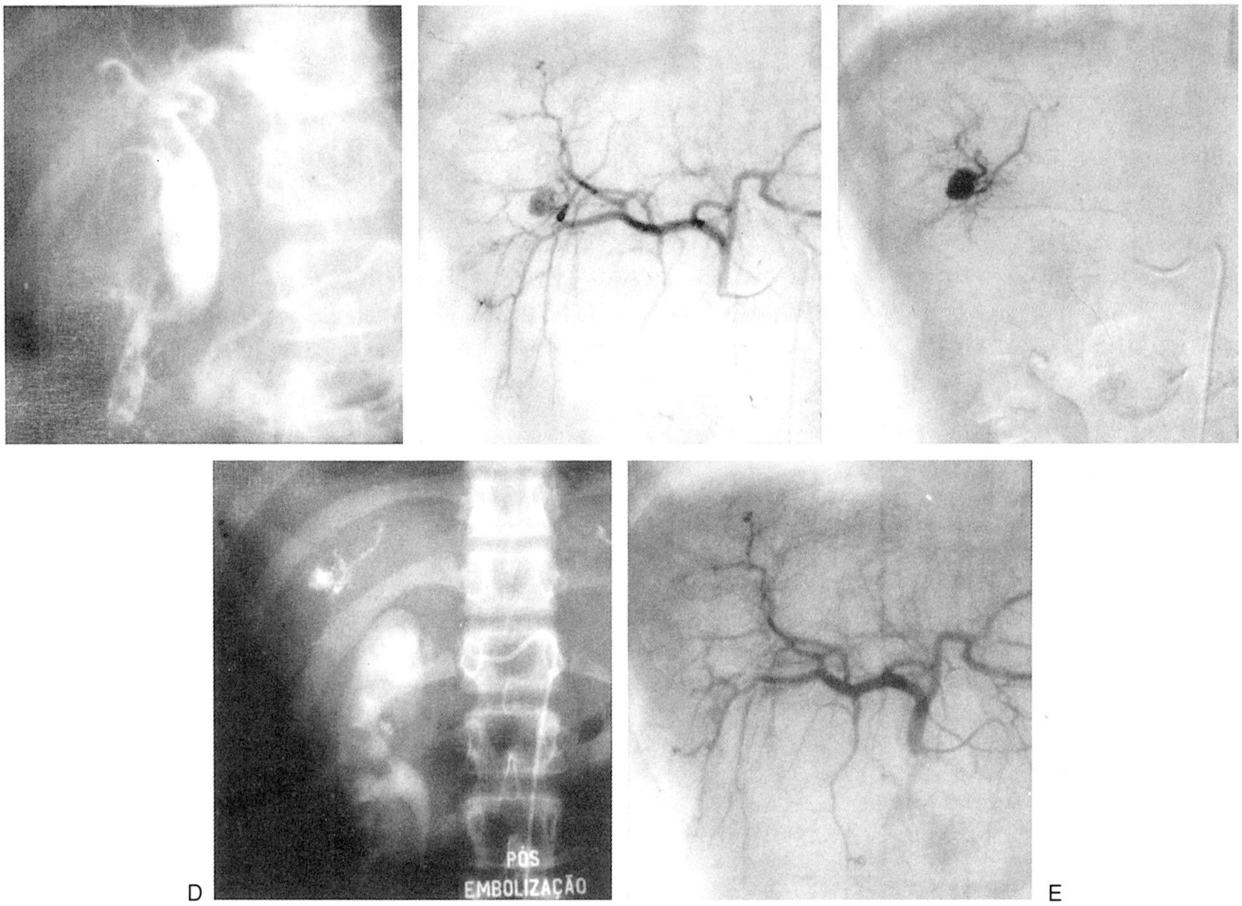

图 3.2

A:内窥镜逆行胆胰管造影(ERCP)显示胆总管扩张，其内有充盈缺损，一直延伸至右肝管内并使其闭塞。B:腹腔干造影显示肝右动脉第Ⅷ段的一个分支有一个假性动脉瘤,它可能是引起出血的原因。C:用微导管对假性动脉瘤进行插管，用氰丙烯酸酯进行了栓塞治疗。D:用氰丙烯酸酯行栓塞治疗,使假性动脉瘤瘤腔和邻近的 2 个分支闭塞。E:栓塞治疗后动脉造影显示假性动脉瘤已完全闭塞，在随访的几年中出血被永久性地控制了。

评论:肝创伤可以引起创伤后的急性出血,肝脏可产生假性动脉瘤或动静脉瘘，在病变演变过程中发生相关的胆道出血。假性动脉瘤常位于肝实质的深部，由于创伤累及相对较大的动脉而形成。栓塞术是治疗创伤性假性动脉瘤最有效的方法，而且成功率很高。氰丙烯酸酯尽管在美国不容易得到，但它是超选择性闭塞假性动脉瘤瘤口而对邻近正常肝实质的损害最低的一种栓塞剂。

3.3 肝脏的栓塞治疗

病例 3.3:

心脏瓣膜术后病人，出现败血症和霉菌性肝动脉瘤，伴有右上腹痛，并出现至少一次胆道出血。

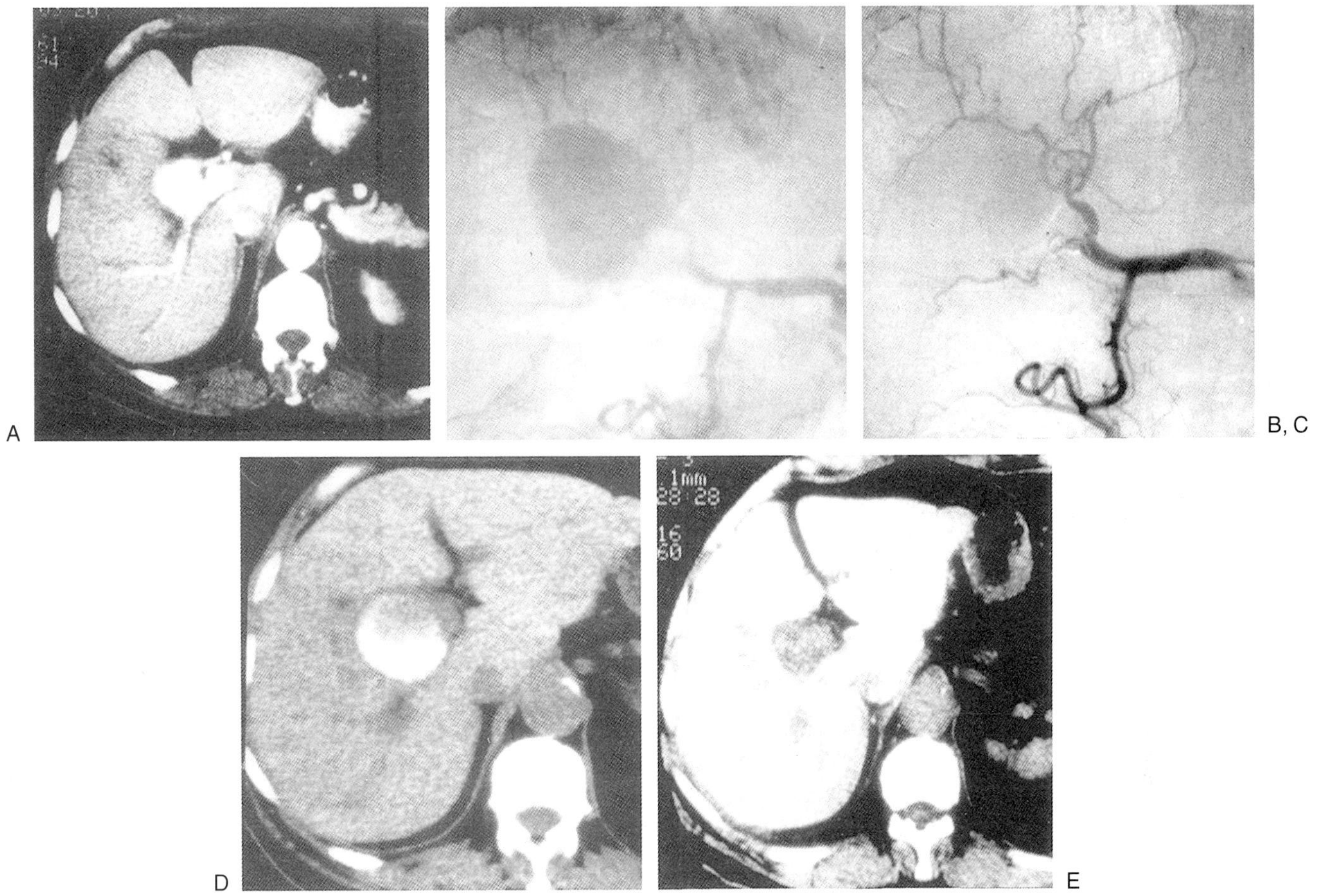

图 3.3

A：肝脏动态 CT 扫描可见动脉瘤与外周肝动脉分支相连。B：肝动脉造影可见与肝右动脉相连的霉菌性动脉瘤瘤腔。门静脉通畅(未显示)。C：在此病例中，用 2 个螺圈行栓塞术后，动脉造影显示动脉瘤已闭塞。D：栓塞术后 4 天，CT 平扫示霉菌性动脉瘤内部分血栓形成，其内可见血管造影残存的对比剂。E：栓塞术后 4 个月随访 CT 扫描显示，霉菌性动脉瘤已消失。

评论：霉菌性肝动脉瘤并不常见。尽管此类病变的病因是感染，但对肝实质中部明显的大动脉瘤，栓塞术仍是最好的治疗方法。外科治疗需行肝外肝动脉结扎，这种方法可能并不有效；或行右半肝切除术，病人要接受较大的手术。螺圈是很好的栓塞物，只要可送入导管并超过动脉瘤开口，就可在动脉瘤远端和近端投放螺圈以减少再通的机会。

3.4 肝脏的栓塞治疗

病例 3.4:

76 岁男性，因结肠癌转移行左半肝切除术，术后出现肝动脉瘤并伴有活动性出血。

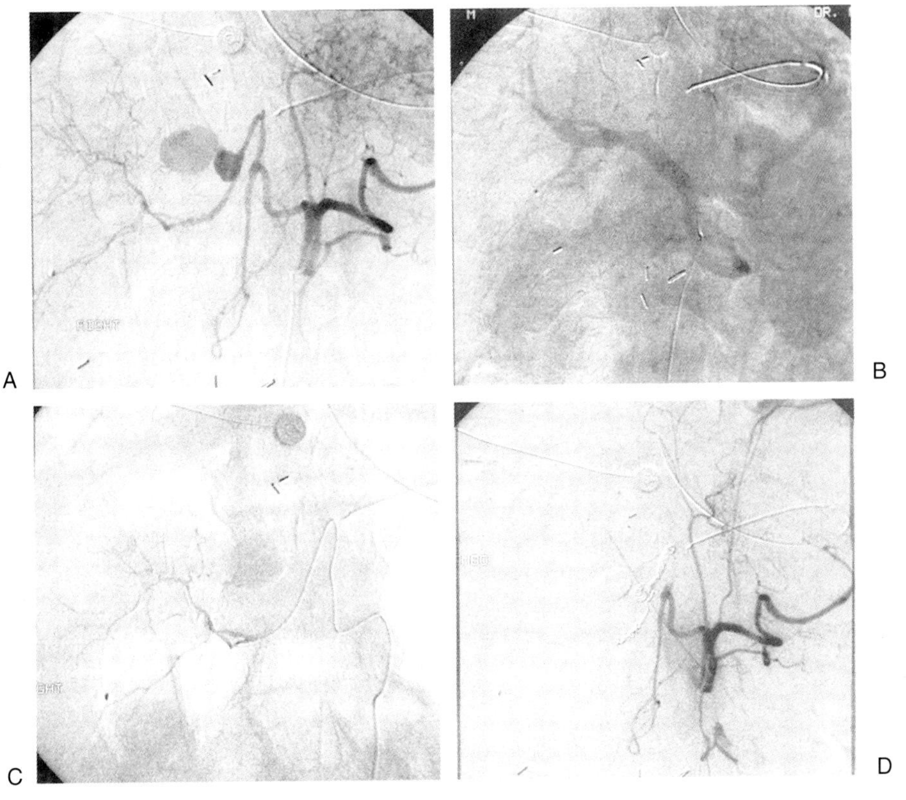

图 3.4

A:选择性腹腔干造影显示肝动脉弥漫性痉挛，在肝右动脉出现了一个局灶性假性动脉瘤，并在血管造影过程中有活动性出血。可见肝左动脉由于手术结扎而闭塞。B:肠系膜上动脉造影显示门静脉主干和右支通畅。C:用 2.8F 的微导管行肝右动脉超选择性插管，在超过假性动脉瘤远端的部位投放螺圈。D:栓塞术后动脉造影显示肝右动脉闭塞和假性动脉瘤内血栓形成。可见假性动脉瘤瘤腔内有残存的对比剂。

评论:必须指出，在这个病例中病变是创伤性/医源性的，在行左半肝切除术后 1 天，手术的血管损伤使这个重病人形成了假性动脉瘤。最初的临床表现是胃肠道出血，行急症动脉造影发现了这个位于肝动脉上的与手术有关的病变。微导管技术使导管沿迂曲的肝右动脉到达了假性动脉瘤水平，并安全地栓塞了其供血动脉，这样闭塞了病变并控制了出血。

3.5 肝脏的栓塞治疗

病例 3.5:

23 岁男性，在一起车祸中未系安全带而致肝脏严重撕裂伤，3～4 级。病人血压不稳定，需要输血，进一步行 CT 和血管造影检查。

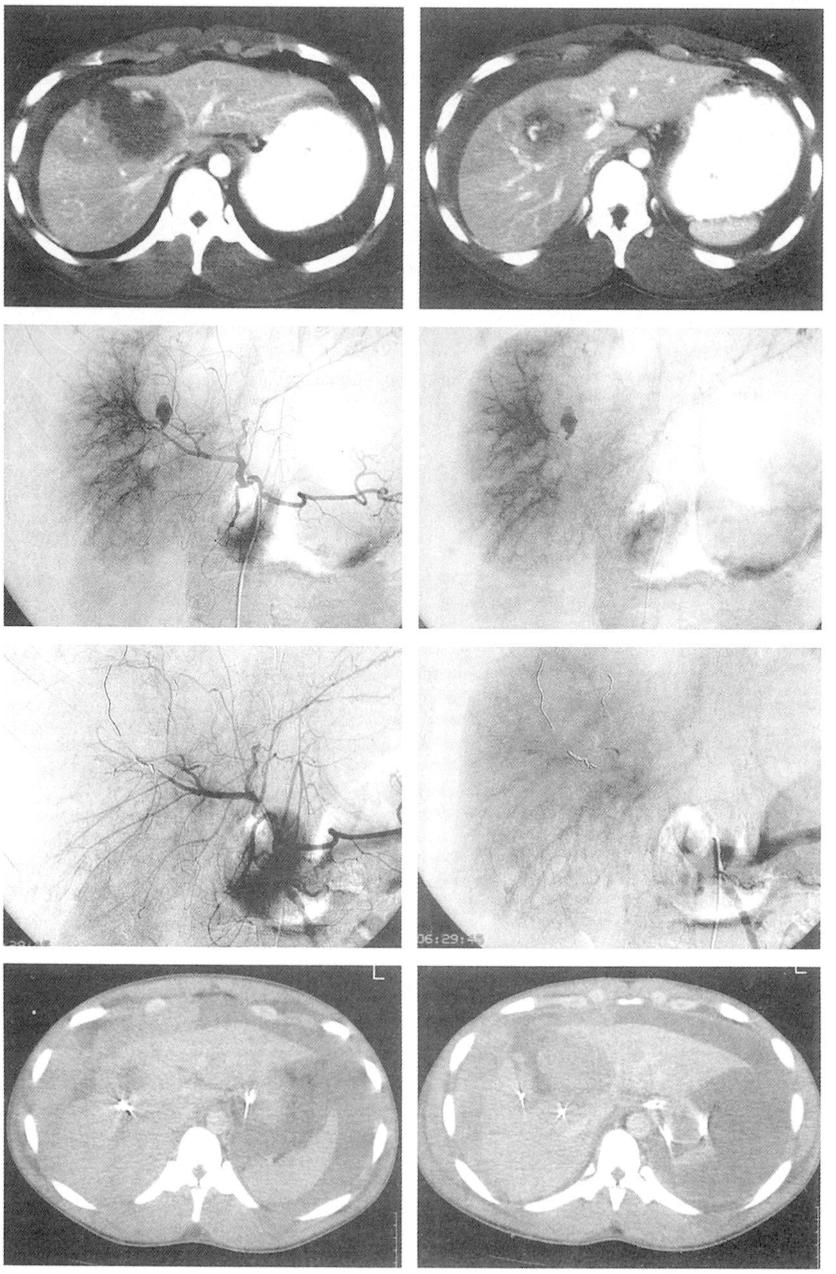

图 3.5

A, B: 两个层面的动态 CT 扫描显示肝脏有一个大的撕裂伤, 有活动性出血区, 肝脏周围有大量液体并进入了腹膜腔。C:肝动脉造影显示了一个大的肝内血肿, 周围血管移位, 并可见肝右动脉有活动性对比剂外溢, 血肿边缘的周围支有小的出血区。D: 动脉造影晚期可见大的肝内血肿, 至少有 2 个出血点, 还可见一个大的肝包膜下血肿和腹腔积血。E, F: 使用微导管和微螺圈行栓塞术以控制出血。栓塞术后动脉造影显示假性动脉瘤已闭塞,出血得到了控制。G,H:随访 CT 显示假性动脉瘤无强化,无继续出血。可见不透 X 线的螺圈。病人未行进一步的介入治疗,2 周后康复出院。

评论:大多数的肝创伤无须立即行止血治疗。传统的治疗方法包括外科结扎肝动脉、缝合肝脏并引流血肿、肝叶切除术或用明胶海绵颗粒进行外科填塞。当病人情况稳定时, 观察可能是最好的处理方法。急性或持续性腹腔内出血则需进行治疗,可采用外科或经导管治疗。恰当和迅速进行的栓塞治疗是非常有效的。这个病例证明了栓塞术在治疗急性肝脏创伤中的应用价值。腹腔内积血可行保守治疗。如果出现发热或感染,则必须行腹腔抽吸清除血肿。由血肿产生胆汁肿并不罕见, 需行经皮穿刺引流和(或)外科抽吸治疗。

3.6 肝脏的栓塞治疗

病例 3.6:

27 岁女性，在一起车祸中未系安全带而致多发创伤。病人到达医院时血流动力学不稳定。诊断为 3 级肝脏撕裂伤和广泛腹腔积血。在重症监护室观察期间，除肝脏病变外又出现了许多其他问题，包括肺挫伤并又发展出现成人呼吸窘迫综合征，以及闭合性颅脑损伤。随之出现发热和黄疸，肝功能异常。超声可见胆汁肿，腹腔镜检查发现腹腔内有游离胆汁。行胆囊切除术，术中胆道造影显示左肝管损伤。肝左叶外侧段发现有坏死并行切除术，术后引流 3 周。在大约病人入院 5 周后出院。约 3 个月后，病人出现呕血和胆道出血，行 CT 和血管造影检查。

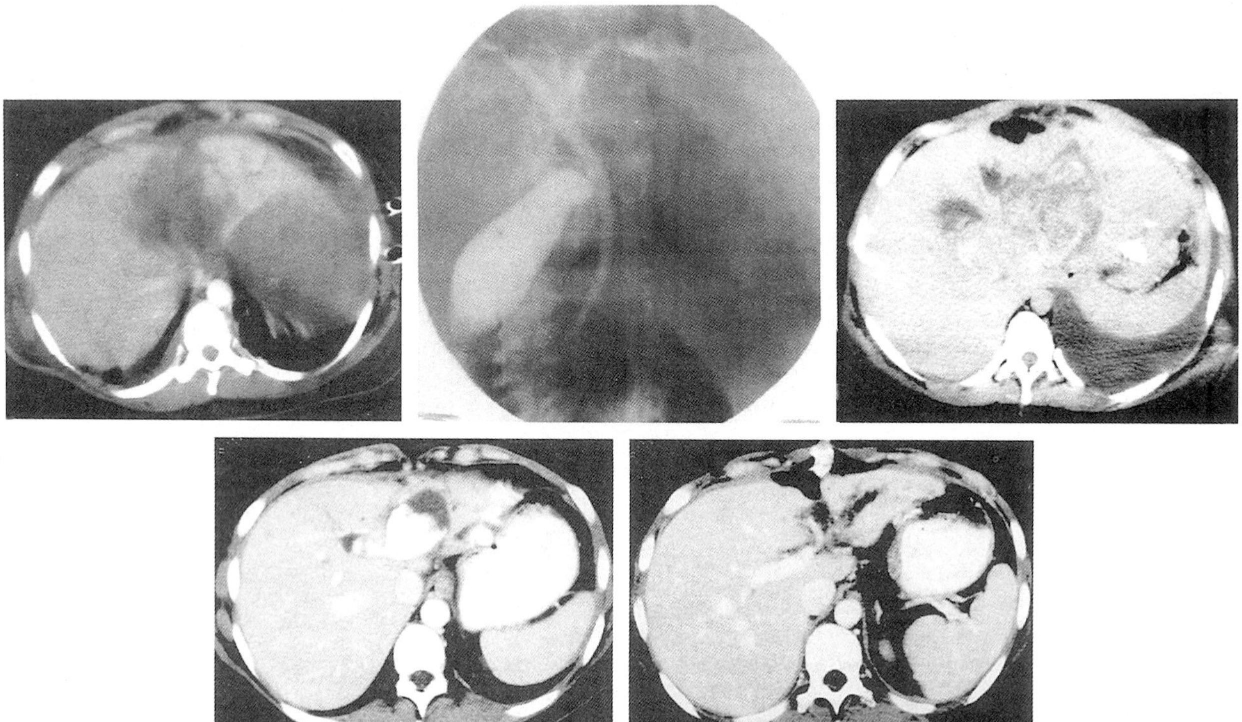

A, B　C　D　E

图 3.6

A：入院时 CT 扫描显示肝脏撕裂伤，没有活动性对比剂外溢。可见肝周积血。B：术中胆道造影显示左肝管损伤。C：出院前 CT 扫描显示肝撕裂伤部分修复，肝实质内可见机化的血肿。D，E：再次入院时行静脉注射对比剂增强 CT 检查，胆道出血导致上胃肠道出血后的 CT 显示，在血肿相应的区域有一个大的假性动脉瘤，肝撕裂伤在假性动脉瘤以下的水平。F：肝动脉造影显示该大的假性动脉瘤起自肝左动脉，并与肝静脉形成动静脉瘘。G：肝动脉造影晚期显示肝动静脉瘘，经肝右静脉引流。注意大的假性静脉瘤。H：将导管插入肝左动脉，用 Gianturco 螺圈行栓塞术。动脉造影显示了动静脉瘘，即刻闭塞。I，J：肝动脉造影晚期可见肝

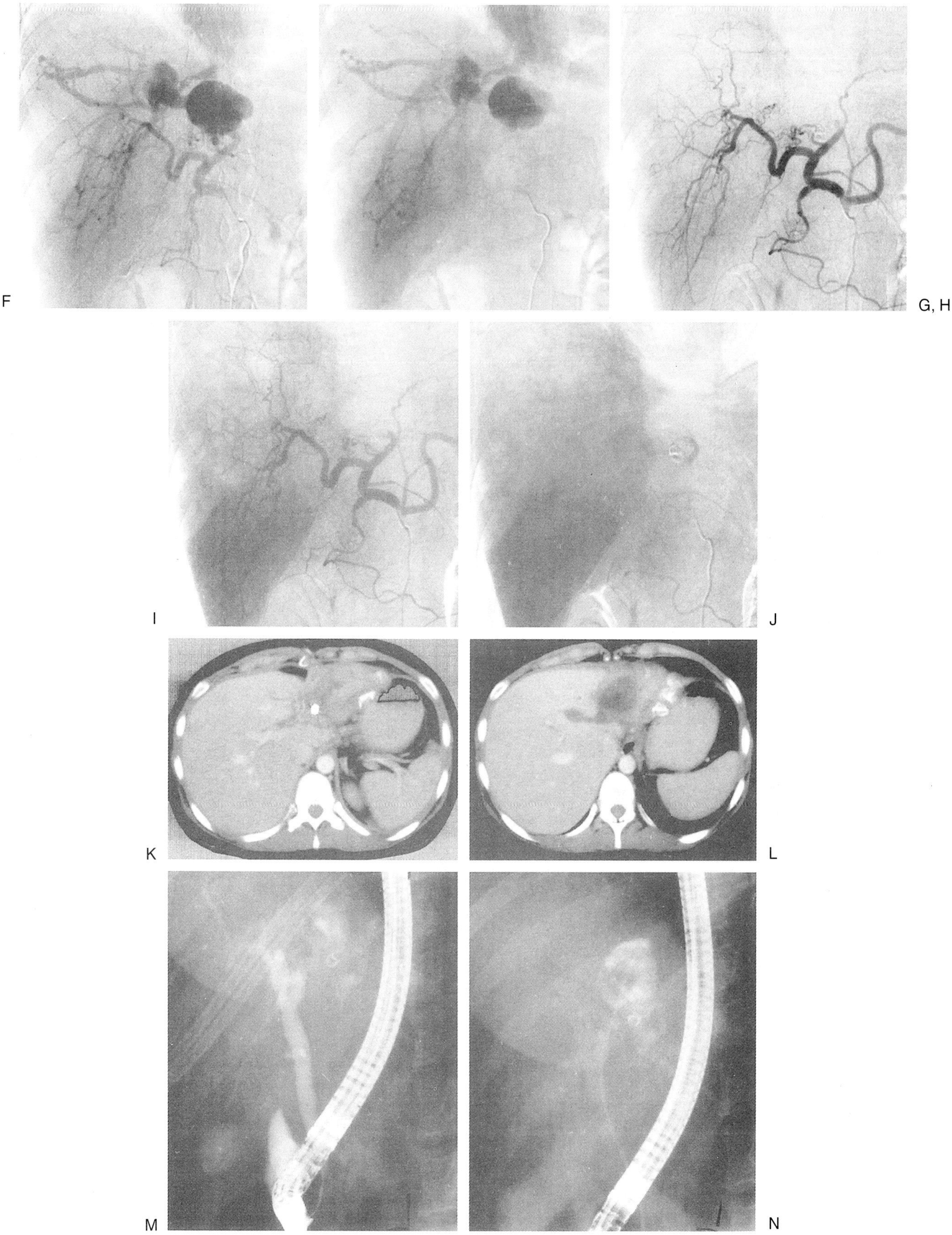

图 3.6(接上)

右叶充血，可能是由于既往静脉系统高压因行栓塞术而突然解除所致。显示动静脉瘘已完全闭塞。K,L:随访 CT 扫描可见高密度的螺圈,假性动脉瘤消失,注意假性动脉瘤和动静脉瘘未见强化。M：病人又出现发热，内窥镜逆行胆胰管造影（ERCP）检查发现少量的胆汁肿。N:注射对比剂显示内腔,行支架置入术。4 周后取出支架。至今随访已 3 年,病人情况良好。

评论:肝脏大面积撕裂伤可导致肝实质大的断裂及血肿形成。当出现一个贯通性撕裂伤时，可能并发大的胆道的撕裂，出现胆汁肿。经内窥镜置入支架通常对于重建胆道的连续性和控制胆瘘是必须的，然而胆汁肿可能需要行经皮穿刺引流术。血肿可空腔化，导致假性动脉瘤，伴有或不伴有动静脉瘘。巨大的动静脉瘘可引起胆道出血和严重的肝脏循环的血流动力学改变。此类病变的外科修复需行肝左叶切除术及大量输血，具有高的并发症发生率和死亡率。像这个病例一样，经导管栓塞术能够快速安全地控制出血。在肝脏大的病变中可以选择螺圈和可分离球囊栓塞。病变修复顺利,且只需更换胆道支架。

3.7 肝脏的栓塞治疗

病例 3.7:

68 岁男性，在一次车祸中出现肝脏损伤伴有腹腔内出血和血细胞比容下降。CT 扫描显示有活动性出血。行血管造影检查。

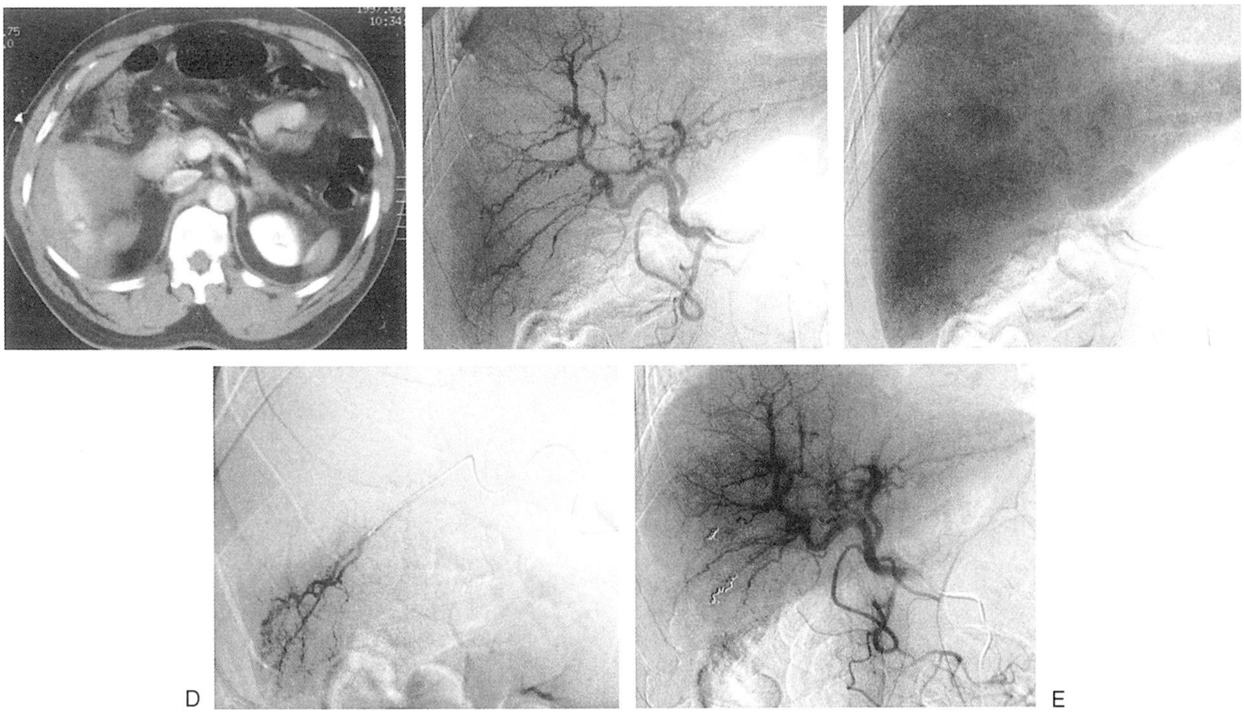

图 3.7

A:肝脏 CT 扫描显示在肝脏第 VI 段有小的撕裂区，伴有对比剂外溢。肝周可见大量血液。B:选择性肝动脉造影于肝脏第 VI 段可见充血区，但未见活动性对比剂外溢。C:动脉造影晚期显示创伤区充血和穿刺区对比剂聚集。D:超选择性插管造影显示局限性对比剂聚集区。E:对肝脏第 VI 段动脉分支进行了栓塞治疗，闭塞相关血管后没有进一步出血。栓塞使用了 3 个 2mm × 2cm 的微螺圈。

评论: CT 扫描能够显示活动性出血和腹膜腔内的游离血液。血管造影中,病变并不是像所考虑的那样严重，但可见挫伤区和可疑的出血区。根据 CT 的表现，医生为病人施行了栓塞治疗并永久地控制了出血。

3.8 肝脏的栓塞治疗

病例 3.8:

1 岁男孩，诊断为进展期成神经细胞瘤，凝血功能障碍，并存在多发肝脏结节性病变，在 B 超引导下行穿刺活检。病儿行活检前 48h 内有 3 次心跳骤停发作。在行活检时病人已行气管插管并呈昏迷状态。活检后，临床与 B 超均提示腹腔内出血并伴有急性血细胞比容下降。

A, B 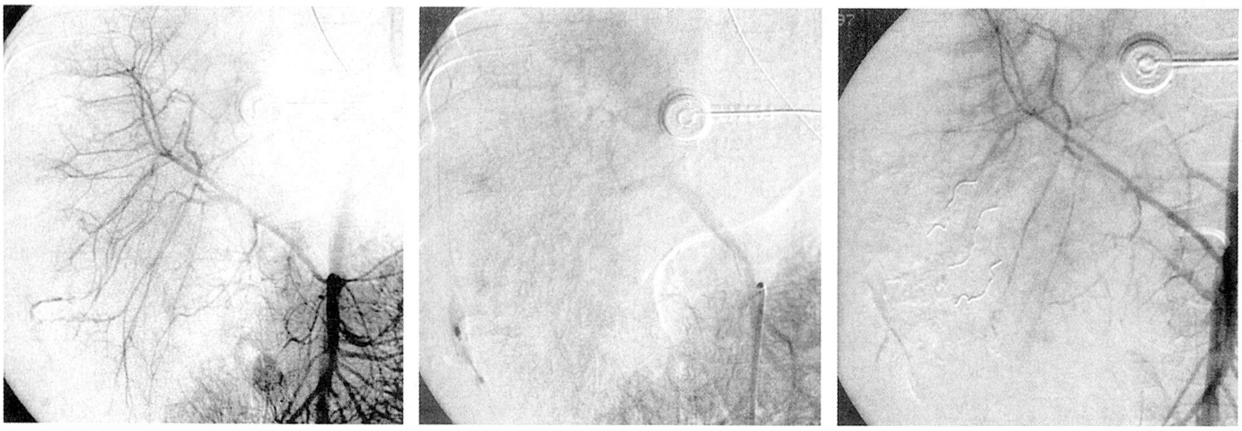 C

图 3.8

A：异位的右肝动脉造影显示两条线状的肝撕裂伤，伴有活动性对比剂外溢进入腹腔。B：动脉造影晚期显示对比剂聚集在肝包膜下和腹腔内。C：由于病人较小，超选择性插管有困难，但还是用 3 个微螺圈在 25min 内对第 V 和 VI 段的 3 个肝动脉分支进行了栓塞治疗。手术结束时，病人又发生心跳骤停，但是得到了恢复。可见受累动脉闭塞，成功地控制了出血。尽管术后血流动力学稳定，但病人还是于治疗后约 12h 死亡。

评论： 这个临床症状很不稳定的患儿由于进行了肝脏活检而导致了严重的并发症。此病例仅用栓塞术就进行了成功的治疗。超选择性插管技术是不造成大的创伤而闭塞出血动脉的惟一选择。尽管栓塞术取得了及时而充分的效果，但病人临床症状仍然不稳定并且存活期很短。在没有动静脉瘘或假性动脉瘤的情况下，活检穿刺道的肝脏出血相对少见。对于此种不典型情况，凝血功能障碍肯定是一个病因。但是，尽管存在这类问题，栓塞技术仍显示了它的有效性。治疗这类病变，氰丙烯酸酯可能是一种有效的栓塞替代物。

3.9 肝脏的栓塞治疗

病例 3.9:

41 岁男性,患有慢性酒精性肝脏疾病,用 16 号穿刺针盲穿行肝脏活检后出现腹腔内大出血。并发症的产生与凝血功能障碍有关。B 超检查发现大量腹腔内出血。

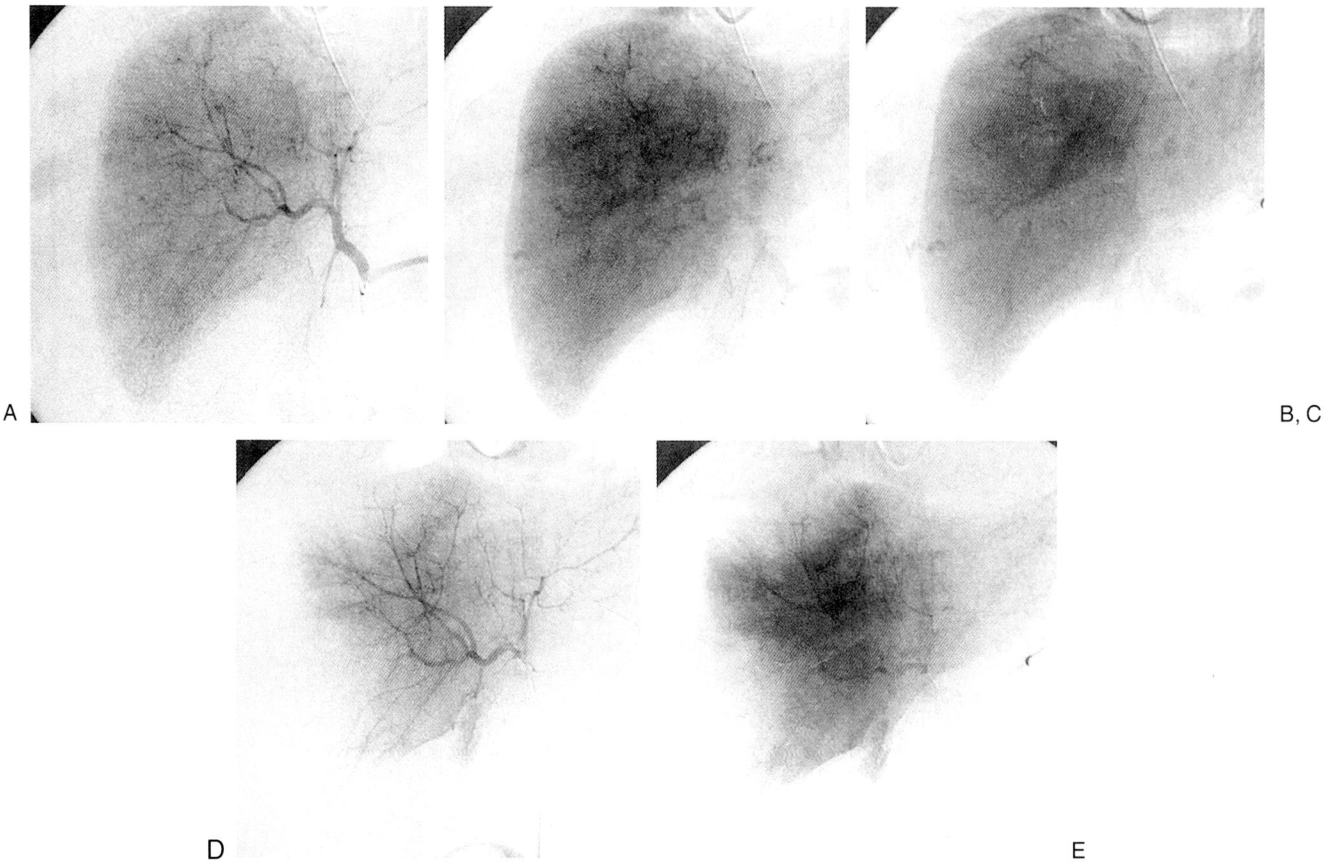

图 3.9

A:肝动脉造影显示腹腔内和肝包膜下血肿使肝脏向内侧移位。发现了一个非常轻微的外溢。B,C:肝动脉造影晚期显示肝活检穿刺道和对比剂外溢进入血肿。D,E:栓塞术后动脉造影显示出血累及的动脉已闭塞,出血得到了控制。在栓塞术中通过微导管放置了微螺圈。

评论:肝活检穿刺道的活动性出血进入腹腔相对少见。注意,并未见到假性动脉瘤形成。尽管行超选择性插管造影发现动脉分支及分辨明确的出血部位很困难,但对几个分支进行栓塞治疗后,出血最终停止。

3.10 肝脏的栓塞治疗

病例 3.10:

42 岁男性,右上腹受到枪伤,致肝脏贯通伤。大口径子弹使肝脏上部形成一个大的通道并导致大量出血。肝脏的通道内置入了一个压力性扩张乳胶管用以止血。尽管这个压迫止血装置使病人保住了生命,但随后仍广泛出血,需要重新膨胀压迫装置,并建议进行血管造影术和栓塞治疗。

A

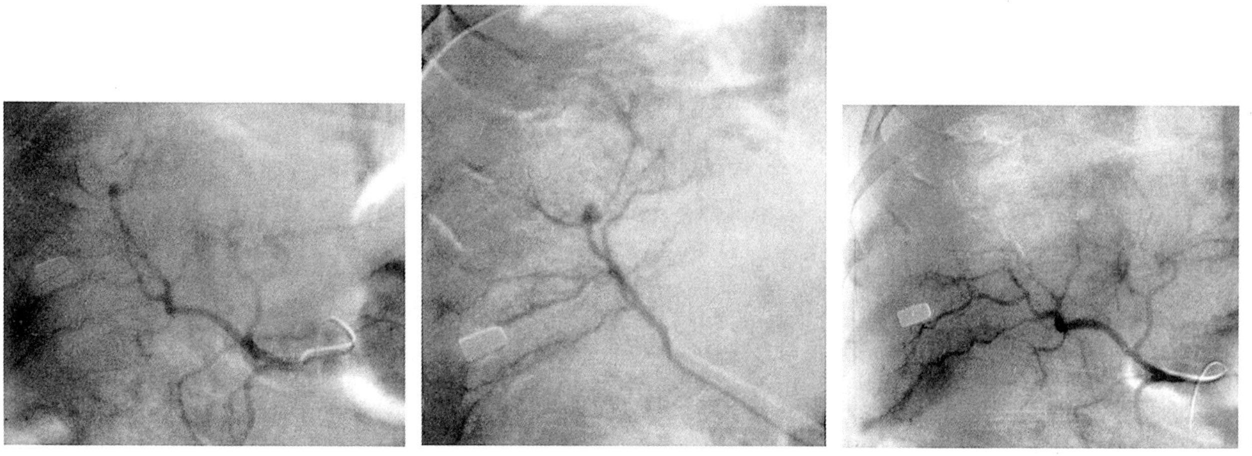

B, C

图 3.10

A:选择性肝动脉造影显示由于枪弹伤,使通道和附近的肝动脉周围支移位和弯曲。通道顶部可见一个假性动脉瘤。注意枪弹伤位于肝右叶。B:进一步的选择性肝动脉造影更清楚地显示了假性动脉瘤。C:经微导管用氰丙烯酸酯行栓塞术。假性动脉瘤完全闭塞,出血得到了永久性控制,从而可以除去压迫装置。同时闭塞了一些邻近的动脉分支。可见其余动脉分支通畅。门静脉通畅,没有参与出血。

评论: 由于通道在肝实质内造成空腔和撕裂伤,枪弹引起的肝脏贯通伤是毁灭性的。出现血管性损伤和撕裂伤的概率很高,很可能有假性动脉瘤形成。通常有大量出血和再出血。尽管可进行外科处理和在枪弹产生的通道内进行压迫,血管造影术对于评估病变和进行血管内治疗仍是非常有帮助的。可以用螺圈进行栓塞治疗,如果是超选择性插管,也可经微导管用氰丙烯酸酯栓塞。即使可能有效,通常也不建议使用可吸收的颗粒行栓塞术。用明胶海绵颗粒栓塞发生出血的风险高于用螺圈或液体胶栓塞。正如这个病例和病例 3.2 一样,超选择性栓塞术在闭塞病变的同时可最大限度地保存病变周围的正常循环。

3.11 肝脏的栓塞治疗

病例 3.11:

60 岁女性，出现急性右上腹痛，可触及肿大的肝脏并有压痛。CT 扫描显示肝内血肿，一幅影像提示为动脉瘤。需行血管造影和栓塞术。

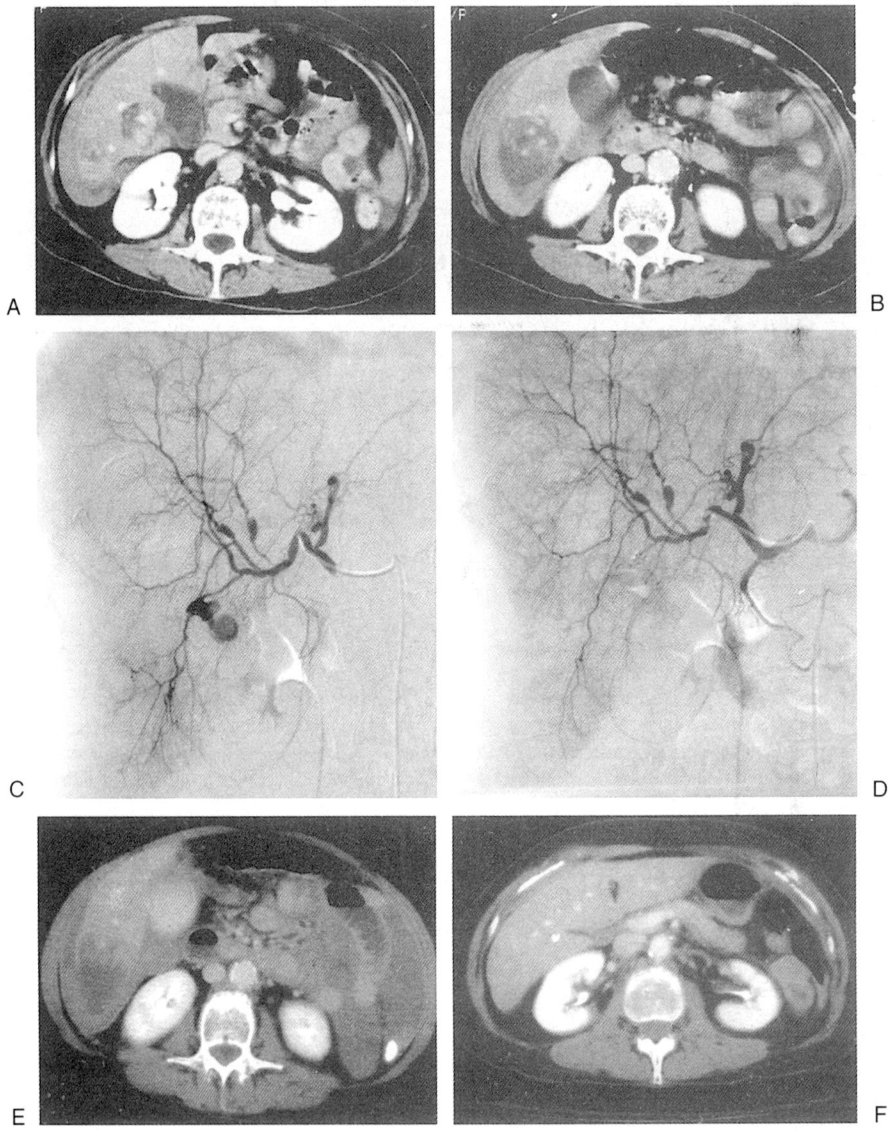

图 3.11

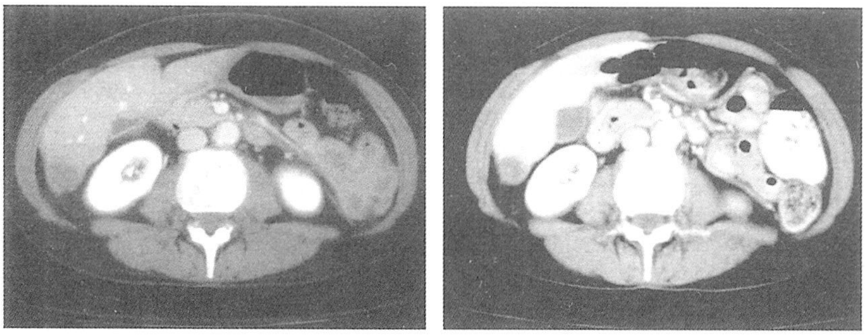

G　　H

图 3.11(接上)

A:肝脏 CT 扫描显示在第 VI 段可见高密度对比剂聚集区并被血肿包围。B: 较低层面的肝 CT 扫描显示了一个较大的血肿，其内有高密度区。C: 选择性肝总动脉造影在肝动脉分支近端可见一个梭形动脉瘤，在肝动脉第 VI 段可见一大的囊状动脉瘤，肝右叶的一个大血肿内可见对比剂外溢。可见肝右叶血管分支移位。D:对肝动脉第 VI 段行超选择性插管和栓塞术，通过一根 5F 的眼镜蛇导管，用一个 2mm × 2cm 的微螺圈行栓塞术。动脉分支、动脉瘤和假性动脉瘤均被闭塞。出血得到了控制，病人的疼痛缓解。E: 栓塞术后 1 周随访 CT 扫描显示肝内血肿部分吸收，病变内的血管消失。F: 栓塞术后 5 个月随访 CT 扫描显示肝内血肿明显吸收。G，H：3 年后随访 CT 扫描显示肝右叶顶部残留的空腔病变。栓塞术后没有发生进一步的出血。

评论:这个病例对于出血的病因学提出了许多问题。想证实血管炎诊断的许多尝试均不成功。动脉粥样硬化性动脉瘤的可能性应该被考虑到，但血管炎仍然是一个可能的诊断。鉴别诊断应该包括节段性动脉中层溶解症（以前称为节段性中层溶解性动脉炎)，这种病变是一种病因不明的非动脉硬化性和非感染性的血管性疾病。它的特征是血管壁的中膜和外膜坏死，在中膜和外膜的连接处有纤维沉积，并由纤维蛋白、红细胞和肉芽组织取代了溶解的肌纤维。血管壁结构的间隙为夹层性血肿，为动脉瘤的发生提供了条件。内脏血管受累较罕见，但是有报道在老年病人中有发生，通常同时累及其他腹部动脉。节段性动脉中层溶解症通常被认为是肌纤维发育不良的先兆或变异。没有明显的临床证据提示感染、创伤或化学性病因。栓塞术是易行且创伤性小的解决方法。栓塞过程中未使用微导管，只用了一根 5F 的导管就能插管至受累动脉，投放了螺圈，动脉瘤被永久性地闭塞了。对这个病人的长期随访显示血肿吸收，但有一个小的残留病变长期存在。对这个病人必须进行更长期的随访，因为将来还可能有其他动脉瘤形成并破裂。

3.12 肝脏的栓塞治疗

病例 3.12:

53 岁女性,右上腹疼痛,上腹部 CT 扫描发现了动脉瘤并经血管造影证实。

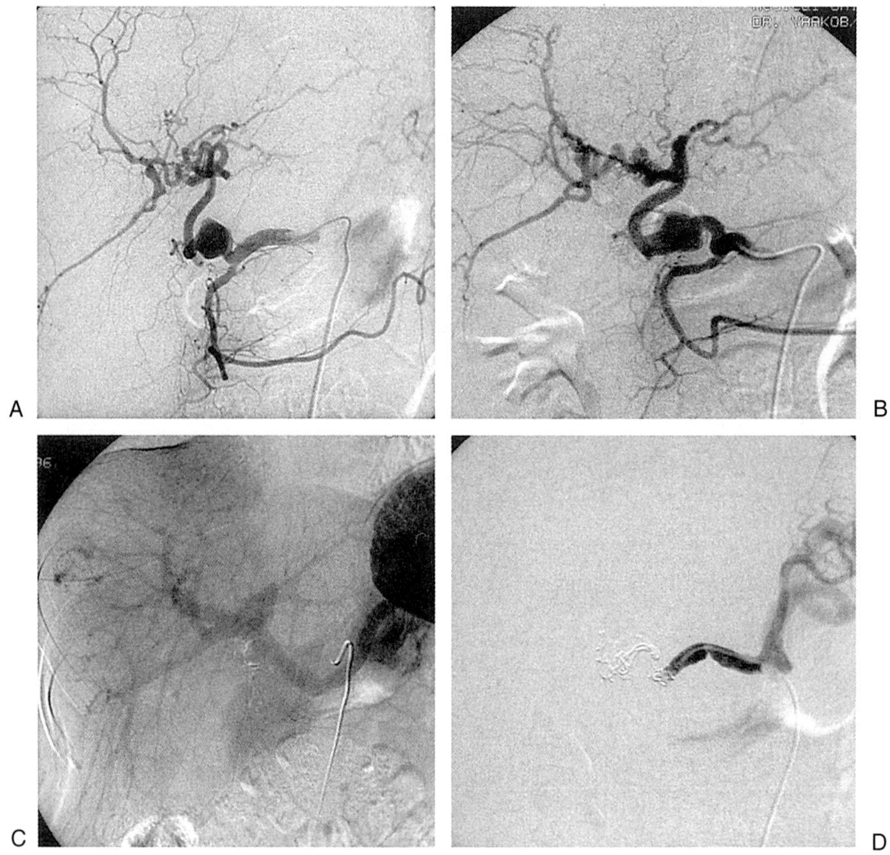

图 3.12

A: 选择性肝总动脉造影显示肝固有动脉有一囊状动脉瘤，肝内动脉过度迂曲，伴有至少一个肝内分支呈梭形动脉瘤样扩张。B:肝动脉造影斜位像显示动脉瘤并不是像前后位投影显示的那样呈囊状。在这个位置上肝内的动脉瘤样病变也得到证实。C:腹腔干造影晚期显示脾静脉和门静脉通畅。可见动脉瘤瘤壁的钙化和肝右叶的小血管瘤。D: 用多个微弹簧圈行栓塞术，螺圈跨越动脉瘤的全长，并使肝总动脉及肝固有动脉完全闭塞。

评论: 肝动脉瘤可以表现为肿块,或因出血进入了胆管而被发现。严重而大量的腹腔内出血可能是肝外动脉瘤或假性动脉瘤的最初征象。常见病因包括创伤、感染、动脉粥样硬化及胶原性疾病导致的血管受累。过去,肝动脉假性动脉瘤最主要的病因是感染;当前最常见的病因是创伤。在高龄人群中，动脉粥样硬化性病变很常见。肝动脉瘤可以破入腹腔(44%)、胆道(41%)、胃肠道(11%)或门静脉(5%)。传统的治疗方法是外科结扎或肝动脉重建术,但有高达 75% 的术前和术后的并发症发生率/死亡率。使用经导管栓塞术后,并发症发生率/死亡率下降至 30% 左右。未破裂的肝动脉瘤可以引起疼痛和黄疸。理想的栓塞术需要填充动脉瘤的瘤腔，而且应尽可能保存供养动脉。如果栓塞梭形动脉则需要闭塞供养动脉。覆膜支架可能是一种选择，尽管有个案报道是成功的，但采用这种方法治疗此类病例还缺乏经验。

3.13 肝脏的栓塞治疗

病例 3.13:

63 岁男性，患巨大胆管癌，在经内镜更换塑料支架过程中出现了急性大出血。病人血压下降，并诉右上腹痛，可见到搏动性胆道出血。行急诊血管造影术。

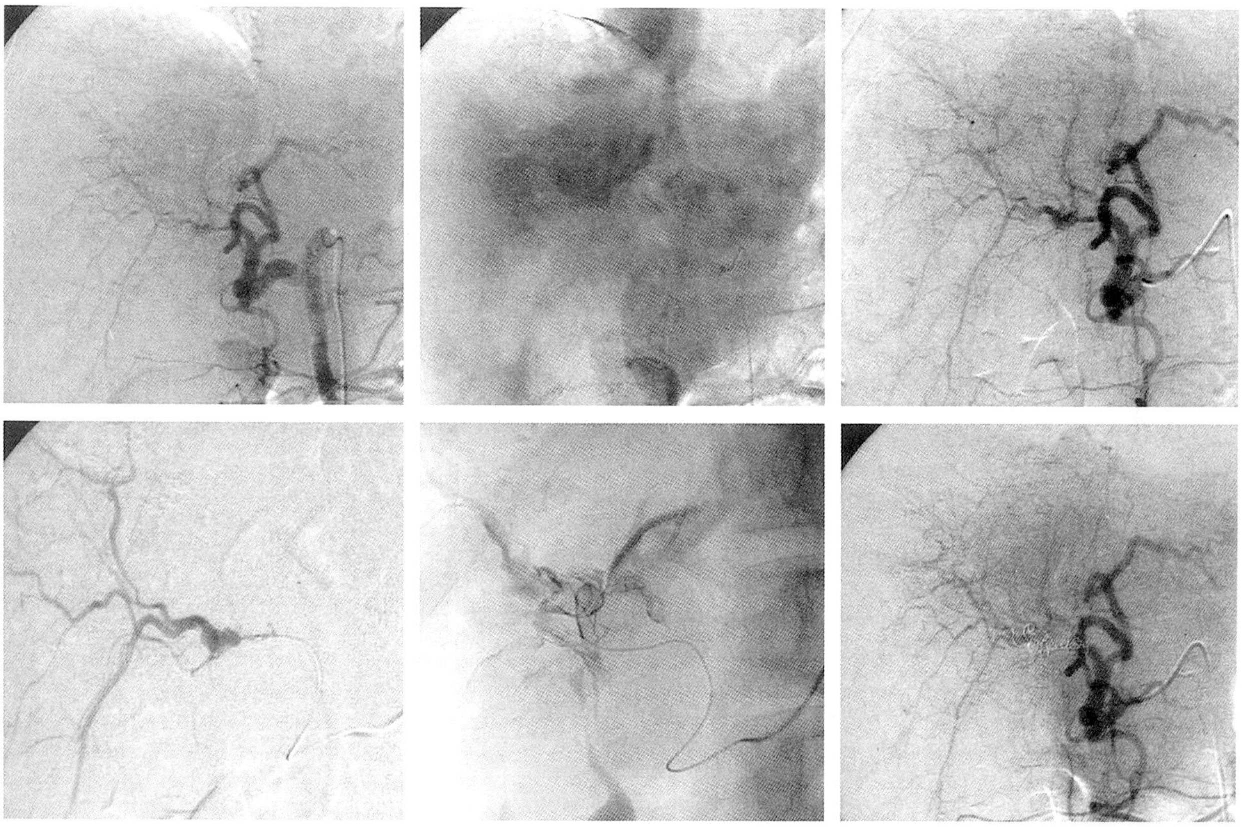

A　B, C　D　E, F

图 3.13

A：选择性血管造影显示肠系膜上动脉完全取代了肝总动脉，肝右动脉近端可见一个假性动脉瘤。邻近可见肿瘤及肿瘤血管。未见活动性出血。B：肝动脉造影晚期可见肝左叶和肝右叶有肿瘤染色。C：选择性肝总动脉造影更清晰地显示了假性动脉瘤和肿瘤影像。D：用 2.8F 的微导管行肝右动脉超选择性插管，显示了一个双分叶状的假性动脉瘤。E：用微导管插入动脉瘤远端进行更深入的造影，显示对比剂外溢进入胆管，并显示了病变与胆管之间的交通。F：用 14 个 2mm × 2cm 的微螺圈行栓塞术，填充动脉瘤瘤腔和肝右动脉近端。可见肝左动脉及第 IV 段肝动脉仍保持通畅，重建肝右动脉周围支。出血得到了永久性控制，胆道进行了经皮穿刺引流。数日后置入金属支架。

评论：在这个病例中，很难确定假性动脉瘤是由肿瘤的侵犯还是胆道支架引起的创伤或侵蚀产生的。但假性动脉瘤更可能是由于肿瘤生长和侵犯所造成的。真正的出血在胆道内施行支架操作时开始产生。肝癌在肝内生长造成动脉门静脉瘘的概率高于动脉受侵和假性动脉瘤形成。对于这类动脉病变，栓塞术能够提供充分的治疗，正如这个病例所显示的一样，通常可以获得成功。

3.14 肝脏的栓塞治疗

病例 3.14:

65 岁男性，出现急性腹腔内出血，剧烈严重上腹痛，经腹部 CT 扫描发现肝肿瘤（肝细胞癌）破裂。外科清除坏死肿瘤并广泛缝合出血的肝脏。尽管进行了外科治疗，病人仍然持续出血。在输血 14 个单位后，病人转至我院治疗。肝硬化和凝血功能障碍在出血中起重要作用。病人行急诊血管造影术。

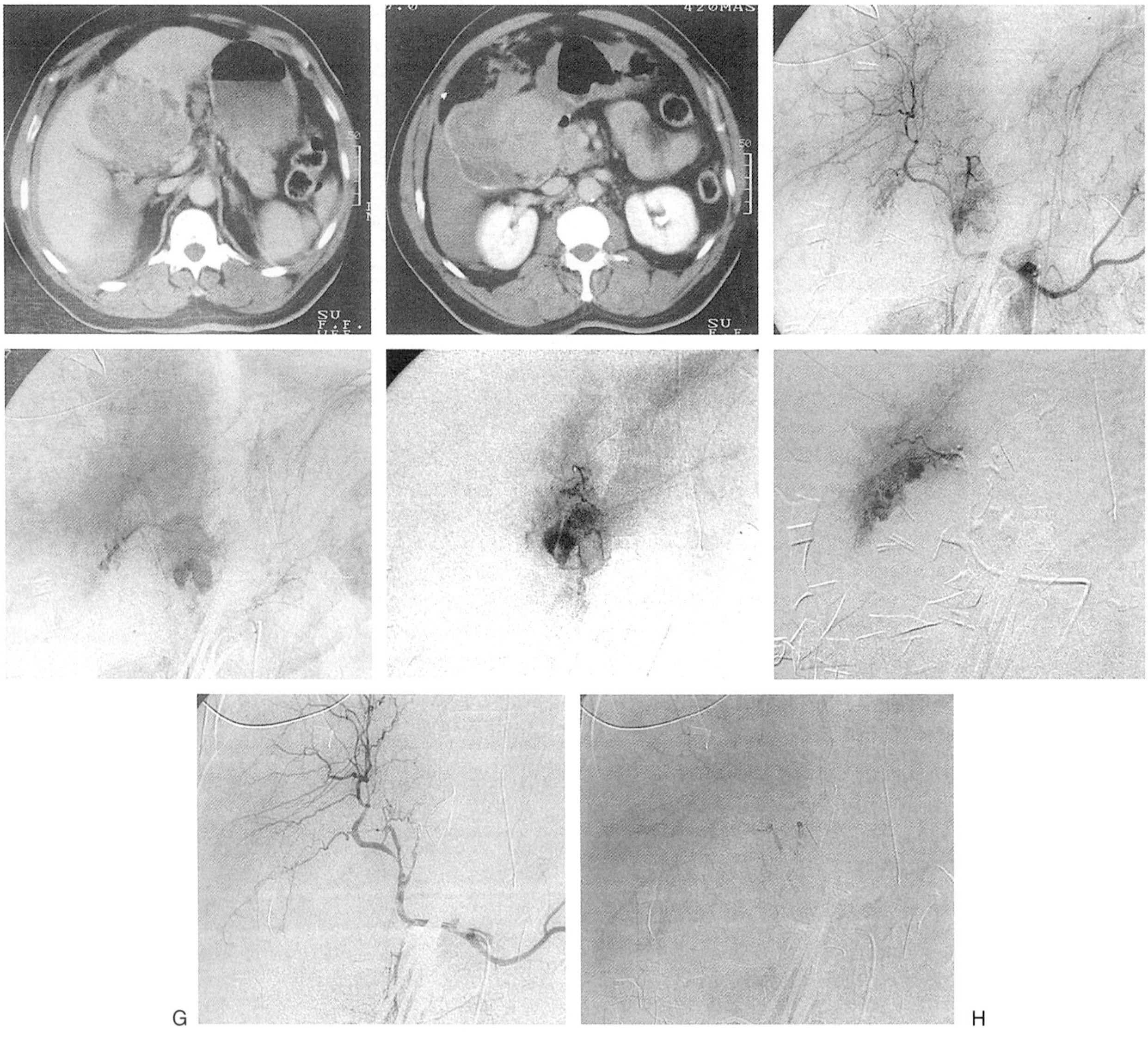

图 3.14

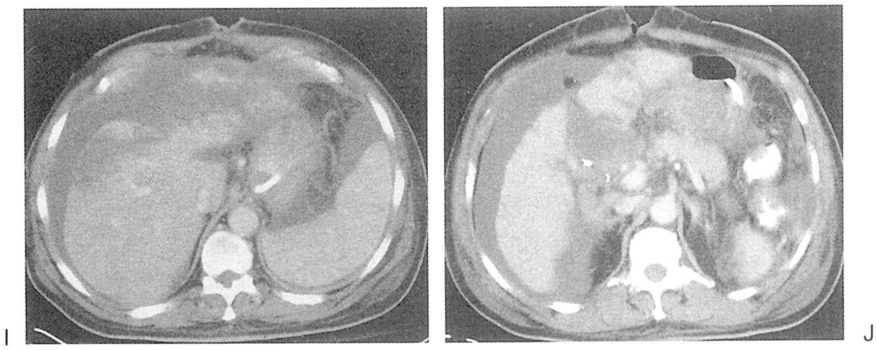

图 3.14(接上)

A,B:肝脏 CT 扫描显示肝左叶肿瘤的前部破裂。可见腹腔内游离液体及肝肿块内的坏死区。C:肝动脉造影显示在残留肿块的外侧有活动性出血区。显示了用来闭合病人腹部伤口的多个金属夹。D:动脉造影晚期可见两个活动性的对比剂聚集区。E:用微导管对第Ⅳ段肝动脉外侧支行超选择性造影,显示有活动性出血。F:对第Ⅳ段内侧支及一些通向肝右叶的分支进行超选择性插管造影,显示残留肿瘤的表面有活动性出血。G:远端放置明胶海绵,近端采用了 2mm×2cm 的微螺圈进行栓塞治疗,闭塞了 2 支出血动脉。栓塞后动脉造影显示出血得到了控制。H:动脉造影晚期显示对比剂滞留在栓塞后的动脉内。出血被永久性控制。I,J:栓塞术后 2 周,肝脏 CT 扫描显示腹腔内有大量残留的血液和肝包膜下血肿,并可见肿瘤的位置有一个充满陈旧血液的空腔。在 H 图中可见金属螺圈和金属夹。尽管出血得到控制,病人未能出院。病人的临床状况逐步恶化,在栓塞术后 4 周死于多脏器衰竭。

评论:肝细胞癌自发性破裂是引起腹腔内出血的少见原因(7.5%),但并发症发生率和死亡率很高。30 天内死亡率很高。传统的外科治疗方法包括急症肝叶切除术、用明胶海绵进行肝脏修补和肝动脉结扎术,其中肝动脉结扎成功率最高。肝动脉栓塞术应用的病例相对较少,但据文献报道它是最有效和立竿见影的治疗方法。栓塞治疗采用微粒材料置于远端用螺圈封闭出血血管,是可供选择的治疗方案。必须尽最大可能避免栓塞肝动脉近端,因为这样不但不能使出血停止,而且将妨碍必要时需要进行的进一步的血管内治疗。

3.15 肝脏的栓塞治疗

病例 3.15:

31 岁女性,剖宫产术后,肝内血管肉瘤自发性破裂造成腹腔内出血,在另一所医院用螺圈进行了栓塞治疗。病人再次出血后转入我院，行血管造影术以决定是否需行栓塞治疗。

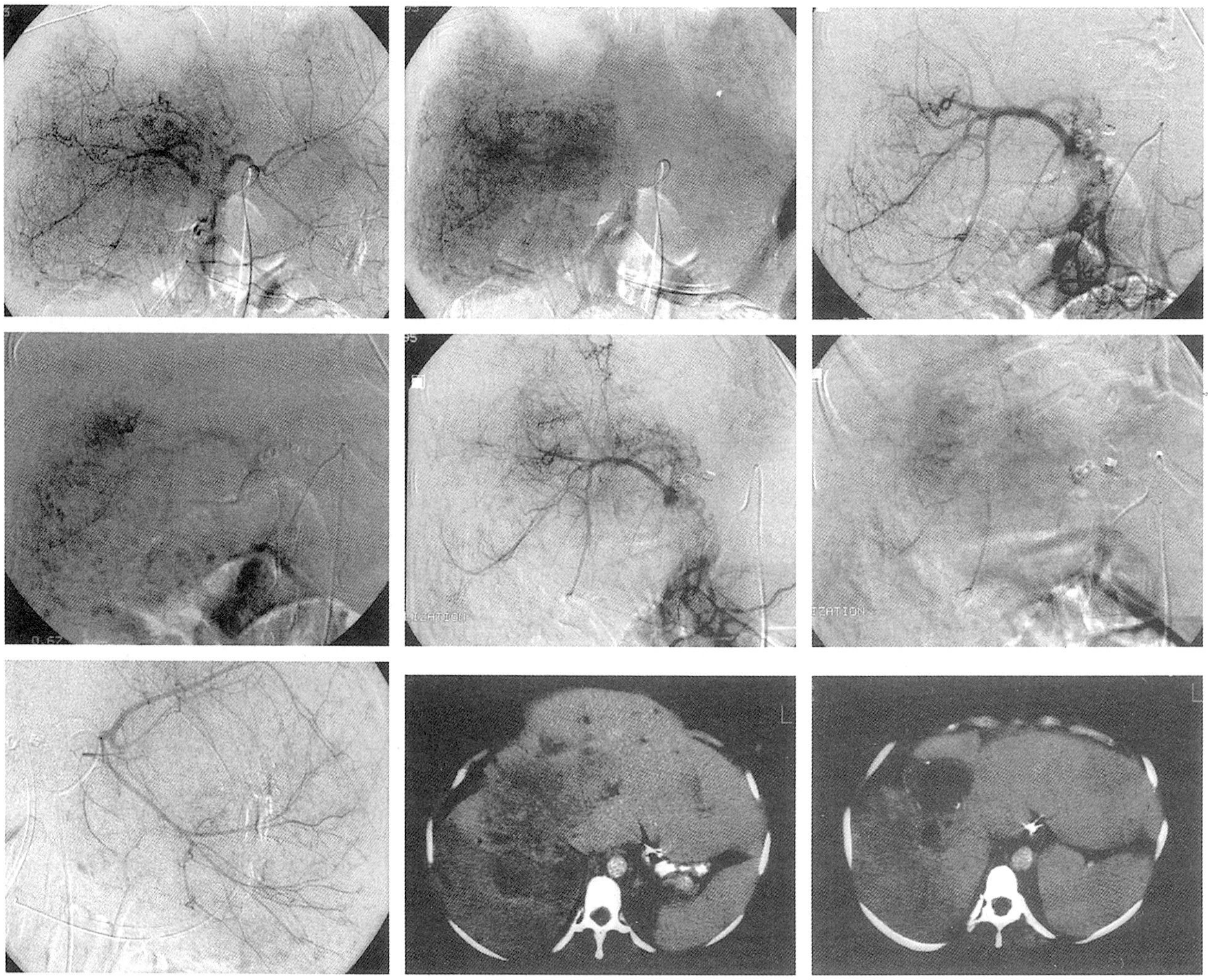

A, B　C　D, E　F　G, H　I

图 3.15

A：肝动脉造影显示肝右动脉被螺圈闭塞的位置过于靠近近端，到达胃十二指肠动脉起始部。可见肝右叶的血管过多，胃十二指肠动脉和肝左动脉的侧支重组为肝右动脉，其为肝右叶的血管和肿瘤血管供血。肿块导致周围血管分支迂曲和移位。肝左叶扩大。并可见一个经内窥镜置入的塑料胆道支架。B：血管造影毛细血管期显示肿瘤染色和异常点状聚集的不均匀肝脏影像，与紫癜性肝病的诊断一致。C：超选择性胃十二指肠动脉造影显示，螺圈闭塞部位远端由丰富的侧支血管重建肝右动脉。D：用 Tracker 微导管对肝右动脉行超选择插管，并用小颗粒（100～200μm）进行了栓塞。E，F：栓塞后血管造影显示肿瘤血供明显减少。G：选择性肝左动脉造影显示一定程度的周边紫癜性肝病。H，I：血管造影和栓塞术后 3 天，肝脏 CT 扫描显示了一个大的肝脏肿块，病变周围有破裂征象，并可见到一个大的低密度结节。

评论：肝血管肉瘤是一种少见的肝脏恶性肿瘤，大约 40% 的病例与接触某些物质有关，聚氯乙烯、钍、砷和镭是报道中最常见的相关接触物。肝动脉造影显示肝动脉正常，可见肿瘤染色和乏血供的中央区。紫癜性肝病是一种相对较少见的肝脏异常，其特征性表现为不同大小的囊状血液充盈区，可通过内皮相连接或不连接。这种异常与下列因素有关：使用合成类固醇激素、雌激素、口服避孕药和硫唑嘌呤；接触聚氯乙烯；血管肉瘤和肝癌。肝血管肉瘤可自发性破裂，与紫癜性肝病一样，腹腔内出血可能是首发症状。用颗粒材料进行周围性栓塞是合适的治疗技术。金属螺圈可以用来封闭病变动脉，但是不要像这个病例最初那样放置于过于靠近近端的位置。

3.16 肝脏的栓塞治疗

病例 3.16:

40 岁女性,有口服避孕药史,出现肝细胞腺瘤自发性破裂和腹腔出血。

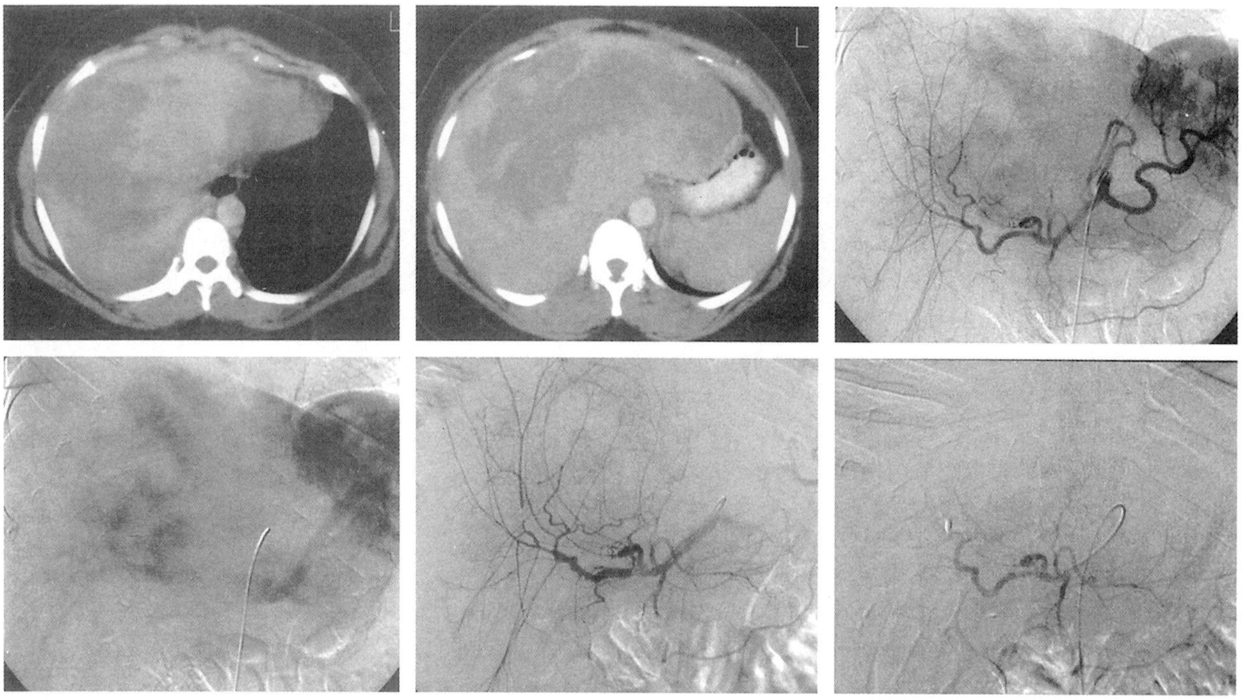

图 3.16

A, B:增强 CT 扫描显示了一个巨大的肝脏肿块,其内有低密度区,并可见肝内出血区。C:腹腔干造影显示肝左叶有一个巨大的肿块,使肝动脉移位,见有新生血管和中度肿瘤染色。D:门静脉通畅,但肿瘤使之移位。E:超选择性肝动脉造影显示病变由肝右动脉供血,部分病变充盈。未见活动性出血。F:用明胶海绵颗粒栓塞以控制出血。几周后择期进行了外科切除术。

评论: 肝腺瘤是一种由肝细胞组成的,没有胆管成分的良性肿瘤。女性发病率较高,主要与口服避孕药有关。由于有自发性出血的倾向,可危及生命。恶变的概率较小。文献认为停止口服避孕药后肝腺瘤可消失。肝腺瘤的血管造影表现不一,可乏血供也可富血供,在毛细血管期通常表现为局限性边界清晰的肿块,无动静脉短路。由于存在恶变和出血的可能,需外科切除。栓塞术可作为控制自发性出血的初步治疗,并且能够在急性期挽救病人的生命。应该使用小的颗粒(200 ~ 500μm),如聚乙烯醇或明胶海绵颗粒,来进行栓塞治疗。不建议用螺圈行动脉近端栓塞。

(陈 凯 译)

建议阅读

Althaus S, Ashdown B, Coldwell D, et al. Transcatheter arterial embolization of two symptomatic giant cavernous hemangiomas of the liver. *Cardiovasc Intervent Radiol* 1996; 19: 364 – 367.

Aso N, Matsunaga N, Fukuda T, et al. Multiple intrahepatic aneurysms following transcatheter arterial embolization. *Radiology* 1994; 193: 743 – 746.

Ault GT, Wren SM, Ralls PW, et al. Selective management of hepatic adenomas. *Am Surg* 1996; 62: 825 – 829.

Bakker J, Robben SGF, Hazerbroek F, et al. Congenital arterioportal fistula of the liver with reversal of flow in the superior mesenteric vein. *Pediatr Radiol* 1994; 24: 198 – 199.

Blue JM, Burney DP. Current trends in the diagnosis and treatment of hepatic artery aneurysms. *South Med J* 1990; 83: 966 – 969.

Cacho G, Abreu L, Calleja J, et al. Arterioportal fistula and hemobilia with associated acute cholecystitis: a complication of percutaneous liver biopsy. *Hepatogastroenterology* 1996; 34: 1020 – 1023.

Cascinu S, Wadler S. Chemo-embolization in the treatment of liver metastases from colorectal cancer. *Cancer Treat Rev* 1996; 22: 355 – 363.

de Baere T, Roche A, Amenabar JM. Liver abscess formation after local treatment of liver tumors. *Hepatology* 1996; 23: 1436 – 1440.

Demachi H, Matsui O, Kawamori Y, et al. The protective effect of portoarterial shunts after experimental hepatic artery embolization in rats with liver cirrhosis. *Cardiovasc Intervent Radiol* 1995; 18: 97 – 101.

Doppman JL, Girton M, Kahn R. Proximal versus peripheral hepatic artery embolization experimental study in monkeys. *Radiology* 1978; 128: 577 – 588.

Fellows K, Hoffer F, Markowitz R, et al. Multiple collateral to hepatic infantile hemangioendothelioma and arteriovenous malformation: effect on embolization. *Radiology* 1991; 181: 813 – 818.

Gibril F, Doppman J, Jensen R. Recent advances in the treatment of metastatic pancreatic endocrine tumors. *Semin Gastrointest Dis* 1995; 6: 114 – 121.

Gorenfio M, Waldschmidt J, Bein G, et al. Arterioportal fistula in infancy. *J Pediatr Gastroenterol Nutr* 1993; 16: 87 – 89.

Gryboski J, Clemett A. Congenital hepatic artery aneurysm with superior mesenteric artery insufficiency: a steal syndrome. *Pediatrics* 1967; 39: 344 – 347.

Hazerbroek F, Tibboel D, Robben S, et al. Hepatic artery ligation for hepatic vascular tumors with arteriovenous and arterioportal venous shunts in the newborn: successful management of two cases and review of the literature. *J Pediatr Surg* 1995; 30: 1127 – 1130.

Heaton N, Davenport M, Karani J, et al. Congenital hepatoportal arteriovenous fistula. *Surgery* 1995; 117: 170 – 174.

Helikson MA, Shapiro DL, Seashore JH. Hepatoportal arteriovenous fistula and portal hypertension in an infant. *Pediatrics* 1977; 60: 921 – 924.

Inon A, D'Agostino D. Portal hypertension secondary to congenital arterioportal fistula. *J Pediatr Gastroenterol Nutr* 1987; 6: 471 – 473.

Jeans WD, Leven HO. A new technique for nonsurgical repair of peripheral pseudoaneurysm. *Acta Radiol* 1995; 36: 100 – 101.

Khan KN, Nakata K, Shima M, et al. Pancreatic tissue damage by transcatheter arterial embolization for hepatoma. *Dig Dis Sci* 1993; 38: 65 – 70.

Kishimoto W, Nakao A, Takagi H, et al. Acute pancreatitis after transcatheter arterial embolization (TAE) for hepatocellular carcinoma. *Am J Gastroenterol* 1989; 84: 1396 – 1399.

Kitahara S, Makuuchi M, Ishizone S, et al. Successful left trisegmentectomy for ruptured hepatoblastoma using intraoperative transarterial embolization. *J Pediatr Surg* 1995; 30: 1709 – 1712.

Lee SI, Chew FS. Splanchnic segmental arterial mediolysis. *A JR* 1998; 170: 122.

Lina JR, Jaques P, Mandell V. Aneurysm rupture secondary to transcatheter embolization. *A JR* 1979; 132: 553 – 556.

Liou TC, Ling CC, Pang KK. Liver abscess concomitant with hemobilia due to rupture of hepatic artery aneurysm: a case report. *Hepatogastroenterology* 1996; 43: 241 – 244.

Livraghi T, Giorgio A, Marin G, et al. Hepatocellular carcinoma and cirrhosis in 746 patients: long term results of percutaneous ethanol injection. *Radiology* 1995; 197: 101 – 108.

Marchand V, Uflacker R, Baker SS, et al. Congenital hepatic arterioportal fistula in a 3-year-old child. *J Pediatr Gastroenterol Nutr* 1999; 28: 435 – 441.

Meunier C, Dabadie A, Darnault P, et al. Fistule arterioporte intrahepatique congenitale: aspects diagnostiques et therapeutiques. *Pediatrie* 1993; 48: 211 – 216.

Miyagawa S, Makuuchi M, Kawasaki S, et al. Outcome of major hepatectomy with pancreatoduodenectomy for advanced biliary malignancies. *World J Surg* 1996; 20: 77 – 80.

Mounedji Boudiaf L, Rougier P, Culine S, et al. Treatment of metastatic malignant insulinomas 2 cases. *Presse Med* 1995; 24: 894 – 896.

Pavcnik D, Saxon RR, Kubota Y, et al. Attempted induction of chronic portal venous hypertension with polyvinyl alcohol particles in swine. *J Vasc Interv Radiol* 1997; 8: 123 – 128.

Routh WD, Keller FS, Cain WS, et al. Transcatheter embolization of a high flow congenital intrahepatic arterial portal venous malformation in an infant. *J Pediatr Surg* 1992; 27: 511 – 514.

Samuel M, Spitz L. Infantile hepatic hemangioendothelioma: the role of surgery. *J Pediatr Surg* 1995; 30: 1425 – 1429.

Shapiro AM, Lakey JR, Rajotte RV, et al. Portal vein thrombosis after transplantation of partially purified pancreatic islets in a combined human liver/islet allograft. *Transplantation* 1995; 7: 1060 – 1063.

Slavin RE, Seki K, Bhagavan B, et al. Segmental arterial mediolysis: a precursor to fibromuscular dysplasia? *Mod Pathol* 1995; 8: 287 – 294.

Sonomura T, Yamada R, Kishi K, et al. Dependency of tissue necrosis on gelatin sponge particle size after canine hepatic artery embolization. *Cardiovasc Intervent Radiol* 1997; 20: 50 – 53.

Stain SC, Woodburn DA, Stephens AL, et al. Spontaneous hepatic hemorrhage associated with pregnancy. Treatment by hepatic arterial interruption. *Ann Surg* 1996; 224: 72 – 78.

Suzuki H, Nimura Y, Kamiya J, et al. Preoperative transcatheter arterial embolization for giant cavernous hemangioma of the liver with consumption coagulopathy. *Arn J Gastroenterol* 1997; 92: 688 – 691.

Tharp R, Fillmore D. Multiple hepatic hemorrhagic mycotic pseudoaneurysms treated with embolization. *J Vasc Interv Radiol* 1995; 6: 876 – 878.

Thibodeaux LC, Deshmukh RM, Hearn AT, et al. Management options for hepatic artery aneurysms. *Ann Vasc Surg* 1995; 9: 285 – 288.

Uflacker R, Mourao GS, Piske RL, et al. Hemobilia: transcatheter occlusive therapy and long-term follow-up. *Cardiovasc Intervent Radiol* 1989; 12: 136 – 141.

Uflacker R, Paolini RM, Nobrega M. Ablation of tumor and inflammatory tissue with absolute ethanol. *Acta Radiol* 1986; 27: 131 – 138.

Walker WJ. Case report: successful internal iliac artery embolisation with glue in a case of massive obstetric haemorrhage. *Clin Radiol* 1996; 51: 442 – 444.

Wangberg B, Westberg G, Tylen U, et al. Survival of patients with disseminated midgut carcinoid tumors after aggressive turnor reduction. *World J Surg* 1996; 20: 892 – 899.

Zepeda HO. Treatment of hepatic metastasis provenient of endocrine tumors of the pancreas. *Rev Gastroenterol Mex* 1997; 62: 50 – 56.

第 4 章

脾的栓塞治疗

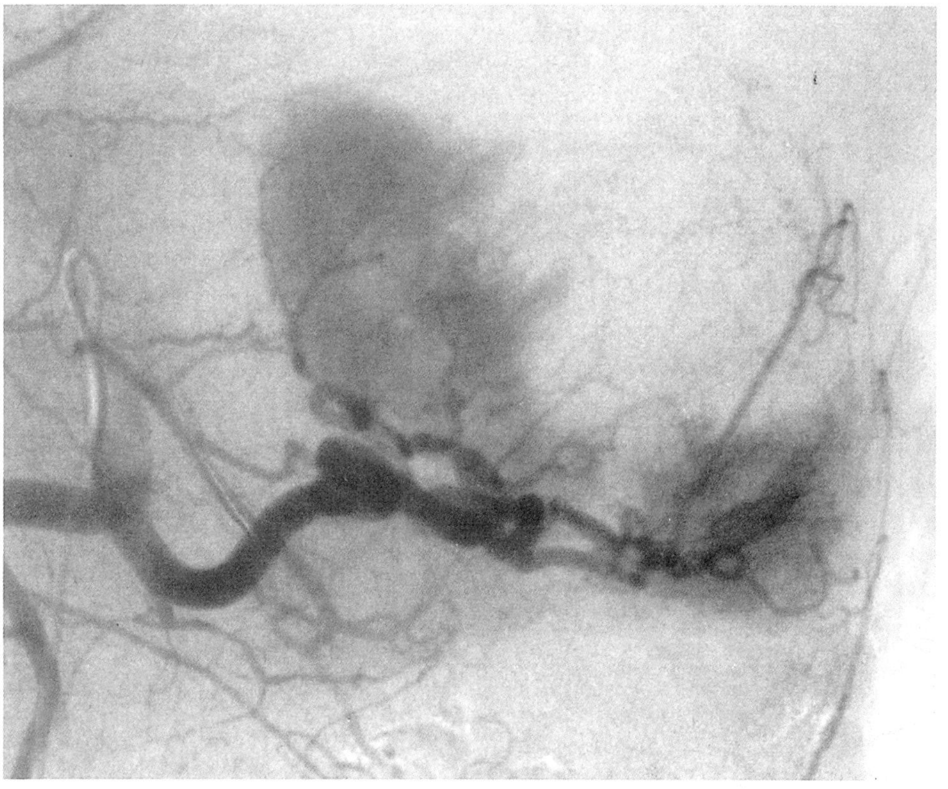

4.1 脾的栓塞治疗

病例 4.1:

66 岁男性，反复出现胃和食管静脉曲张出血。几次尝试行经内镜硬化治疗均无效。超声和 CT 检查显示脾静脉和门静脉阻塞，引起肝外门静脉高压。没有发现肝脏疾病或引起门静脉血栓形成的病因。行脾动脉造影和栓塞术以降低由于脾因素引起的门静脉高压。

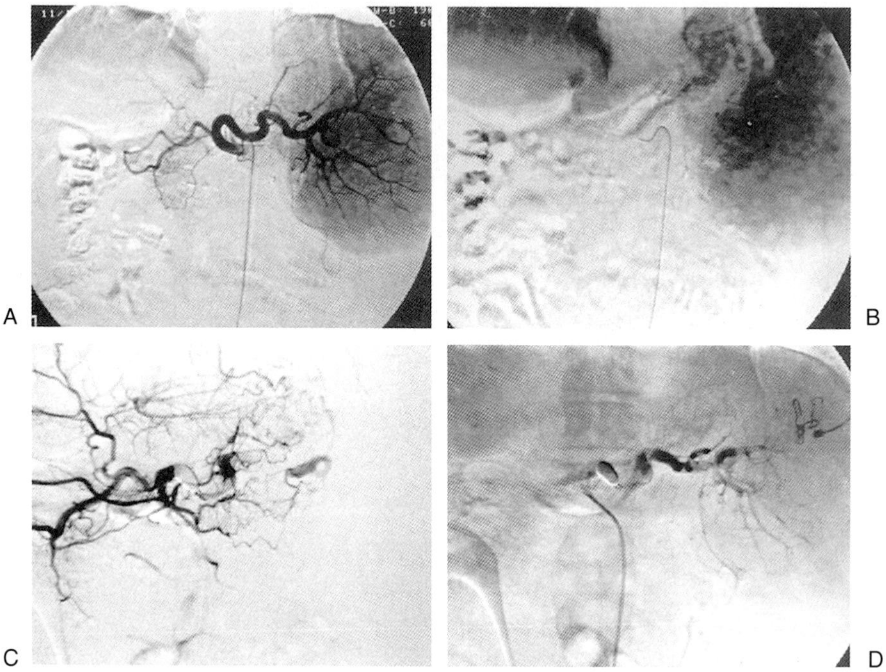

图 4.1

A：腹腔干造影显示脾大，脾动脉增粗。可以看到没有肝动脉主干而代之以肠系膜上动脉。只见到一条细小的肝动脉分支。B：腹腔干造影晚期未见脾静脉和门静脉充盈。可见胃底静脉曲张充盈。决定使用可分离球囊对脾动脉进行栓塞，减少进脾的血流和压力，希望减小静脉系统的压力并重建远端的脾动脉血供而保持脾灌注。C：行球囊栓塞治疗后，腹腔干造影早期显示脾动脉远端侧支循环形成和重建。D：腹腔干造影晚期显示脾实质血流灌注减慢。

评论：肝外门静脉高压多由门静脉和（或）脾静脉血栓形成引起。脾静脉闭塞后导致胃短静脉和脾周静脉形成静脉侧支循环，并可能通过胃左静脉引流入门静脉。如果门静脉也是闭塞的，门静脉高压则延伸至肠系膜上静脉和肠系膜循环，而胃底的血流不能通过胃左静脉引流至门静脉。食管静脉曲张的形成也是由于局部高压和食管下端静脉逆流引起的。脾血流对其形成有重要作用，特别是在脾大时。对肝硬化的病人，脾对门静脉高压形成的作用约为 20%。而肝脾血吸虫病人，由于脾亢，对门静脉高压的影响更大，约占 40%。这个病人的预后很好，在超过 8 个月的随访中出血得到了控制。

4.2 脾的栓塞治疗

病例 4.2:

56岁男性，由于肝炎后肝硬化而致慢性肝脏疾病，出现脾亢和难治的肝性脑病。

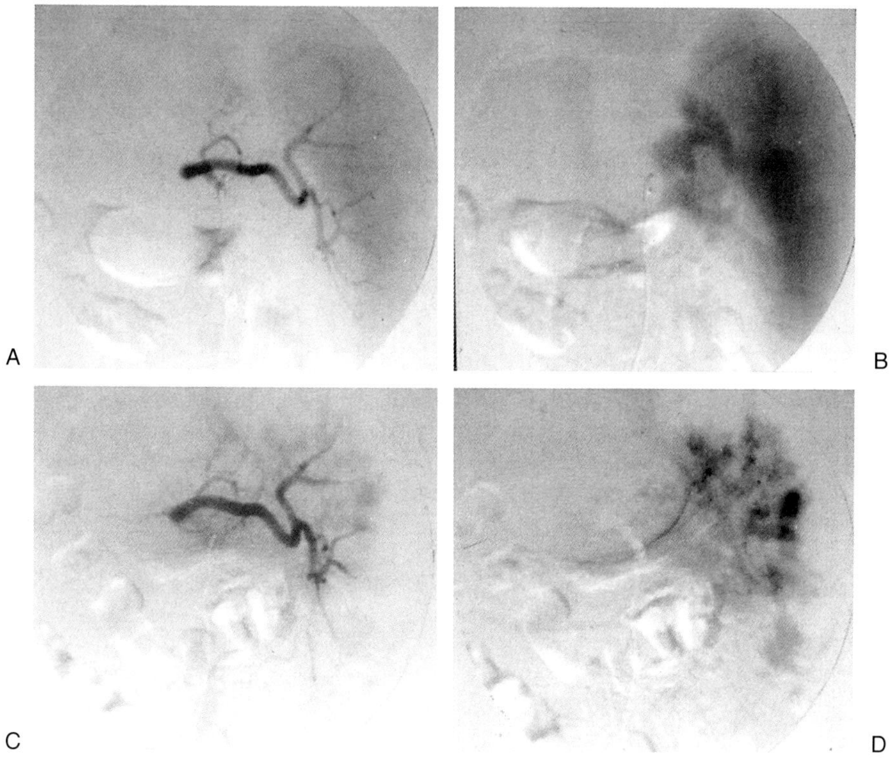

图 4.2

A:选择性脾动脉造影显示脾大。B:血管造影晚期显示脾静脉模糊不清和脾肾分流。C:用明胶海绵行脾循环部分性栓塞术使脾灌注减少。可见周围动脉分支充盈减少。D:栓塞术后血管造影晚期显示脾实质呈斑片状表现，分流道未见充盈。在行栓塞治疗后1年多的时间内,肝性脑病得到了控制。

评论: 由于门体静脉分流造成肝循环的脾血流转向是造成肝性脑病的一个重要原因。在脾亢情况下脾血流增加，可能形成自发性门体分流，在脾静脉和系统循环间形成局限性分流。通过脾静脉引流入侧支的高血流量可以产生类似蓄水池的情形，使脾静脉血流转向并将血流从门脉系统吸入系统循环。脾动脉血流的减少使静脉血流下降，通过分流道进入蓄水池中的血液减少，从而减少了进入系统循环的血流。通过减少脾灌注可控制肝性脑病。通常无须饮食控制，或仅需减少蛋白质的摄取。门静脉压力的降低也可能是减少肝血流的分流和使肝血流改道的因素。

4.3 脾的栓塞治疗

病例 4.3:

50 岁女性，因酒精性肝硬化引起慢性肝病，出现脾亢和难治性的血小板计数减低。

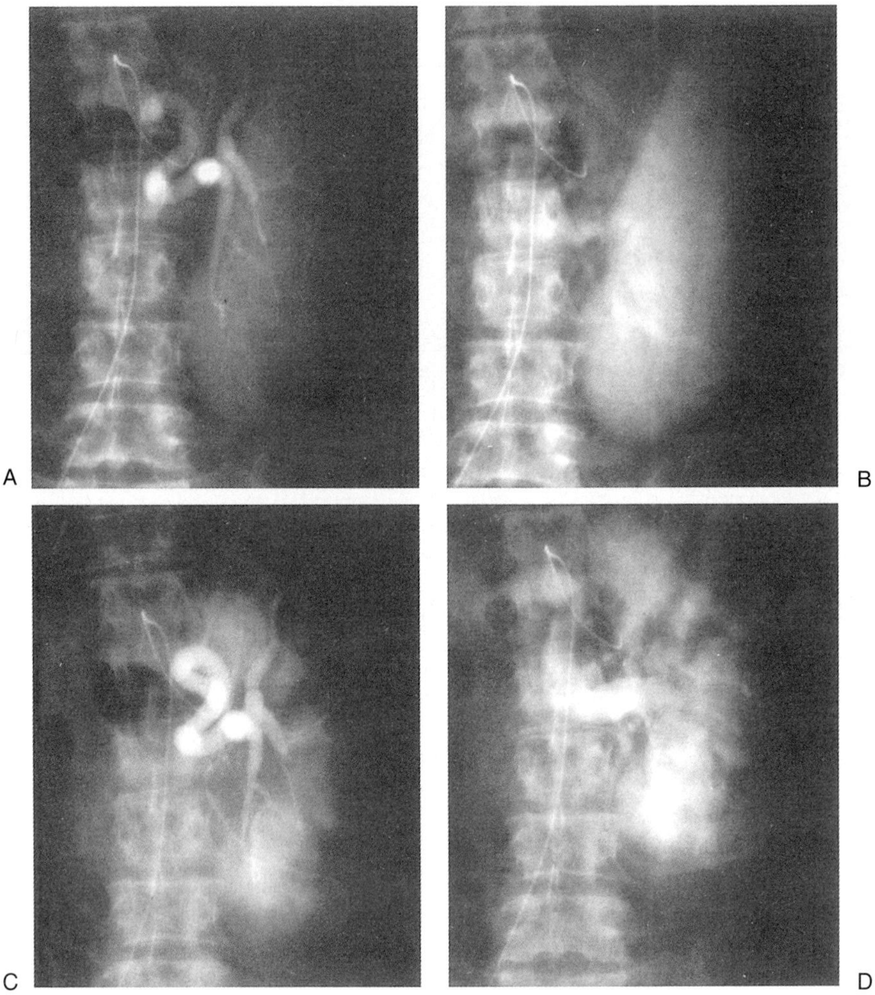

图 4.3

A:选择性脾动脉造影显示脾大且动脉血流量增加。B:动脉造影晚期显示脾实质增强。C:用明胶海绵颗粒行部分性脾栓塞后血管造影，显示血流量减少，脾实质内可见不规则染色。D:动脉造影晚期显示脾静脉充盈期间的明显不规则的增强和密度增加。

评论: 用脾栓塞术控制脾亢是减少血小板消耗的一个有效方法。虽然栓塞必须是部分性的且要保存脾的功能，但它也必然减少脾实质的容积和全部器官的血流量。脾的血供很复杂,有微循环开放的血管床和一些短路血管。部分性栓塞术的应用是从 1979 年开始的,已证明是有效的。这一技术逐渐标准化,且与操作技术相关的并发症已明显减少。目前,部分性脾栓塞术是一种治疗与免疫抑制状态、门静脉高压和慢性肝脏疾病有关的脾亢的可信赖技术。在一些脾大的病例中,部分性脾栓塞术能够改善病人症状和减轻腹痛。脾亢的特征是血液中的有形部分在脾内积聚。脾栓塞治疗的目的是减少增大的脾的血液灌注，因而减少血液中有形部分积聚的程度。感染是部分性脾栓塞最危险的并发症。应在术前 6 ~ 12h 和术中静脉输注抗生素,术后继续输 7 ~ 10 天。很多病人可以耐受栓塞后综合征,但疼痛可能需要用吗啡和镇静药进行有效的控制。最初,脾是增大的,但 30 天后体积进行性缩小。栓塞治疗后常伴有白细胞增多,2 ~ 3 天后恢复正常水平。

4.4 脾的栓塞治疗

病例 4.4:

40 岁女性，有慢性胰腺炎病史，由于出现了腹腔内出血的征象而入院，最初考虑与胰腺炎有关。腹部 CT 扫描显示脾撕裂伤伴活动性出血。需行血管造影检查。在行血管造影检查时发现病人脸部及腹部有青肿伤痕，提示以前有外伤，并且可能与脾创伤有关。脾创伤按 Buntain 分级考虑为Ⅲ级。

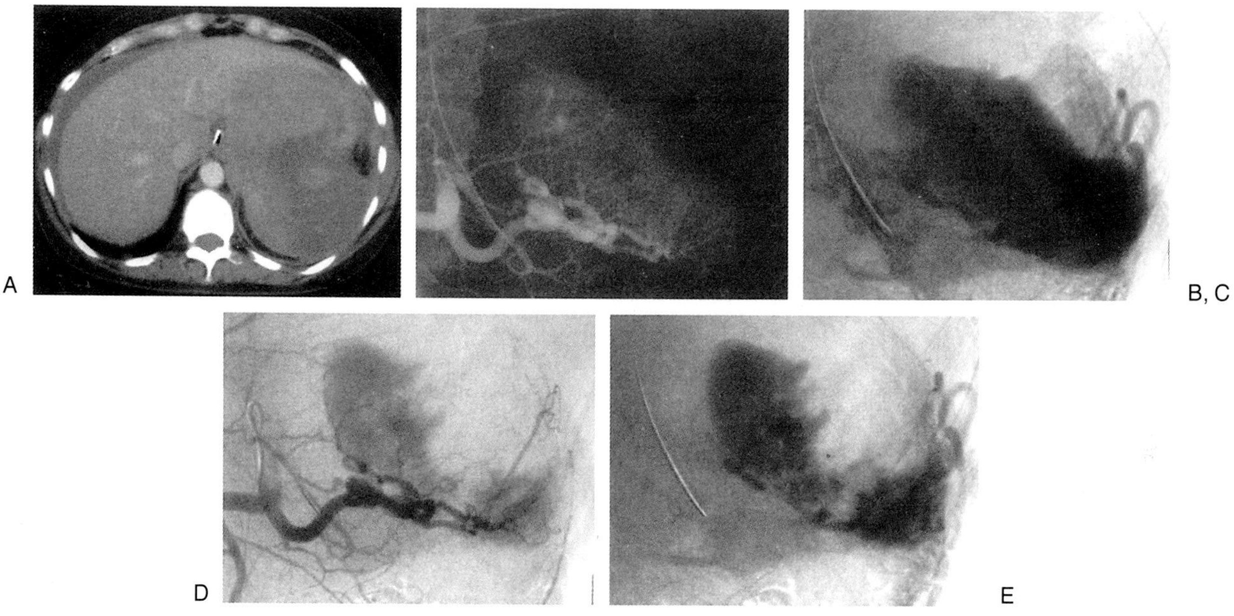

图 4.4

A：CT 扫描显示脾撕裂伤并有活动性对比剂外溢。B，C：选择性腹腔干动脉造影显示脾撕裂伤伴有被膜下血肿，脾实质内有活动性出血。D，E：用 Tracker 微导管对脾动脉行超选择性插管。用 100～200μm 的聚乙烯醇颗粒和 1mm×1mm 的明胶海绵颗粒进行部分性脾栓塞。动脉造影显示脾灌注减少，活动性出血得到了控制。

评论：栓塞治疗后病人的血流动力学得到改善，离开了重症监护病房。症状改善后 3 天，病人情况再度恶化。由于胃破裂，腹腔内可见游离气体。手术后，病人情况逐渐改善。根据 Buntain（1988 年）的分类方法，脾损伤的分级如下。

I 级：局限性被膜撕裂或被膜下血肿，没有明显的脾实质损伤。

II 级：单处或多处被膜和实质撕裂，呈横向或纵向，没有延伸至脾门或无大的血管受累，伴有或不伴有实质内血肿。

III 级：单发或多发、横向或纵向的深度撕裂，延伸至脾门并累及大的血管。

IV 级：脾完全性断裂或粉碎，或者脾与其在蒂部的正常血供完全分离。

对于成功的非手术治疗来说，动脉造影未见出血是一个可信赖的征象，但大多数病人会有持续性的或复发性的出血，或需行剖腹探查。在 CT 扫描或血管造影后进行剖腹探查的指征是血流动力学不稳定，进行性失血，腹膜炎，胰腺、膈肌或小肠损伤以及没能成功地完全栓塞。

通过腹腔干的脾动脉造影发现活动性出血时应行栓塞治疗。栓塞时可用螺圈栓塞近端，或像其他作者报道的那样用血流导向的颗粒。当出血延伸至被膜外进入腹腔时，可用明胶海绵颗粒或其他颗粒性栓塞材料进行局部和超选择性栓塞。针对这一点，在其他结构，如肝脏、肾脏或盆腔血管进行栓塞治疗时亦应如此。相对于脾损伤的 CT 表现特征，血管造影常常显示得更好。对于有活动性出血但血流动力学稳定的病人，栓塞术是成功的治疗方法，并能使很多病人免于手术治疗。

栓塞治疗的并发症是感染和疼痛。总体上 88% 的病人可采取非手术治疗，其中 97% 的病人可获救。对于约 30% 的脾创伤病人，栓塞术是惟一的治疗方法，而有约 60% 的病人仅可以临床观察作为主要的治疗方式。

（陈　凯　译）

建议阅读

Arias Diaz J, Gomez Gutierrez M, Torres Melero J, et al. Embolization of the gastroduodenal artery for the treatment of massive haemorrhage in a patient with chronic pancreatitis. *Eur J Surg* 1994; 160: 393 – 395.

Hagiwara A, Yudioka T, Ohta S, et al. Nonsurgical management of patients with blunt splenic injury: efficacy of transcatheter arterial embolization. *A JR* 1996; 167: 159 – 166.

Mukaiya M, Hirata K, Yamashiro K, et al. Changes in portal hemodynamics and hepatic function after partial splenic embolization (PSE) and percutaneous transhepatic obliteration (PTO). *Cancer Chemother Pharmacol* 1994; 33: S37 – S41.

Murata K, Shiraki K, Takase K, et al. Long term follow up for patients with liver cirrhosis after partial splenic embolization. *Hepatogastroenterology* 1996; 43: 1212 – 1217.

Noguchi H, Hirai K, Aoki Y, et al. Changes in platelet kinetics after a partial splenic arterial embolization in cirrhotic patients with hypersplenism. *Hepatology* 1995; 22: 1682 – 1688.

Rutledge R. The increasing frequency of nonoperative management of patients with liver and spleen injury. *Adv Surg* 1996; 30: 385 – 415.

Sakata K, Hirai K, Tanikawa K. A long term investigation of transcatheter splenic arterial embolization for hypersplenism. *Hepatogastroenterology* 1996; 43: 309 – 318.

Sclafani SJA, Shaftan GW, Scalea TM, et al. Nonoperative salvage of computed tomography-diagnosed splenic injuries: utilization of angiography for triage and embolization for hemostasis. *J Trauma* 1989; 39: 818 – 825.

Sclafani SJA, Weisberg A, Scalea TM, et al. Blunt splenic injuries: nonsurgical treatment with CT, arteriography, and transcatheter arterial embolization of the splenic artery. *Radiology* 1991; 181: 189 – 196.

Spigos DG, Jonasson O, Mozes M, et al. Partial splenic embolization in the treatment of hypersplenism. *AJR* 1979; 132: 777 – 782.

Umlas S-L, Cronan JJ. Splenic trauma: can CT grading systems enable prediction of successful nonsurgical treatment. *Radiology* 1991; 178: 481 – 487.

第 5 章

胰腺的栓塞治疗

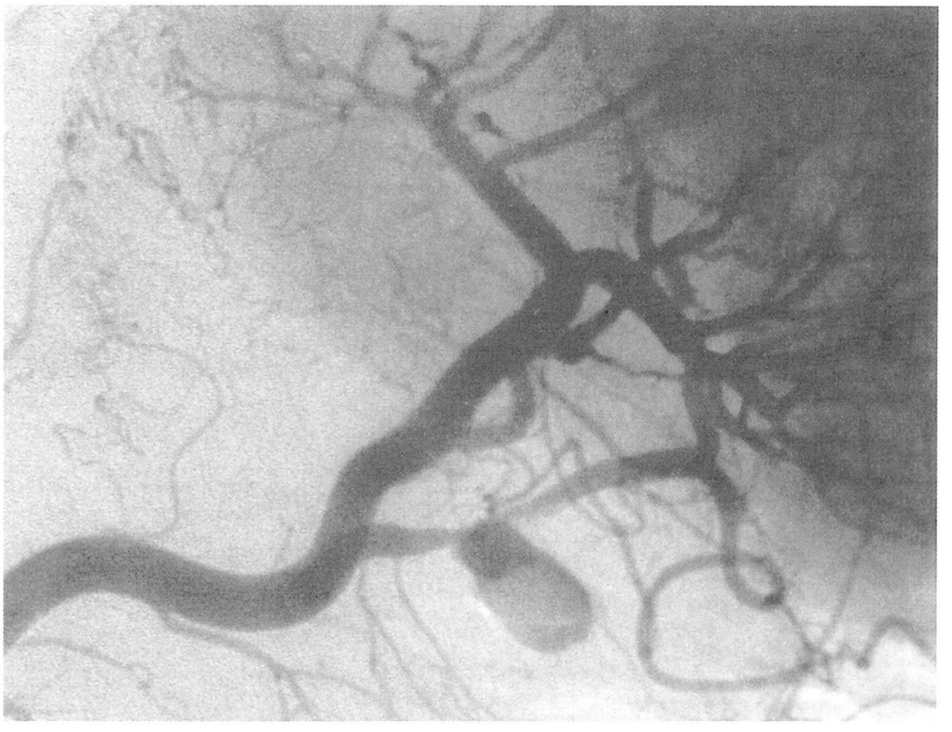

5.1 胰腺的栓塞治疗

病例 5.1:

54 岁男性,急性胰腺炎伴胰腺假囊肿形成,疼痛,临床治疗无效。在 CT 导向下实施了穿刺引流,但后来发生了急性出血。

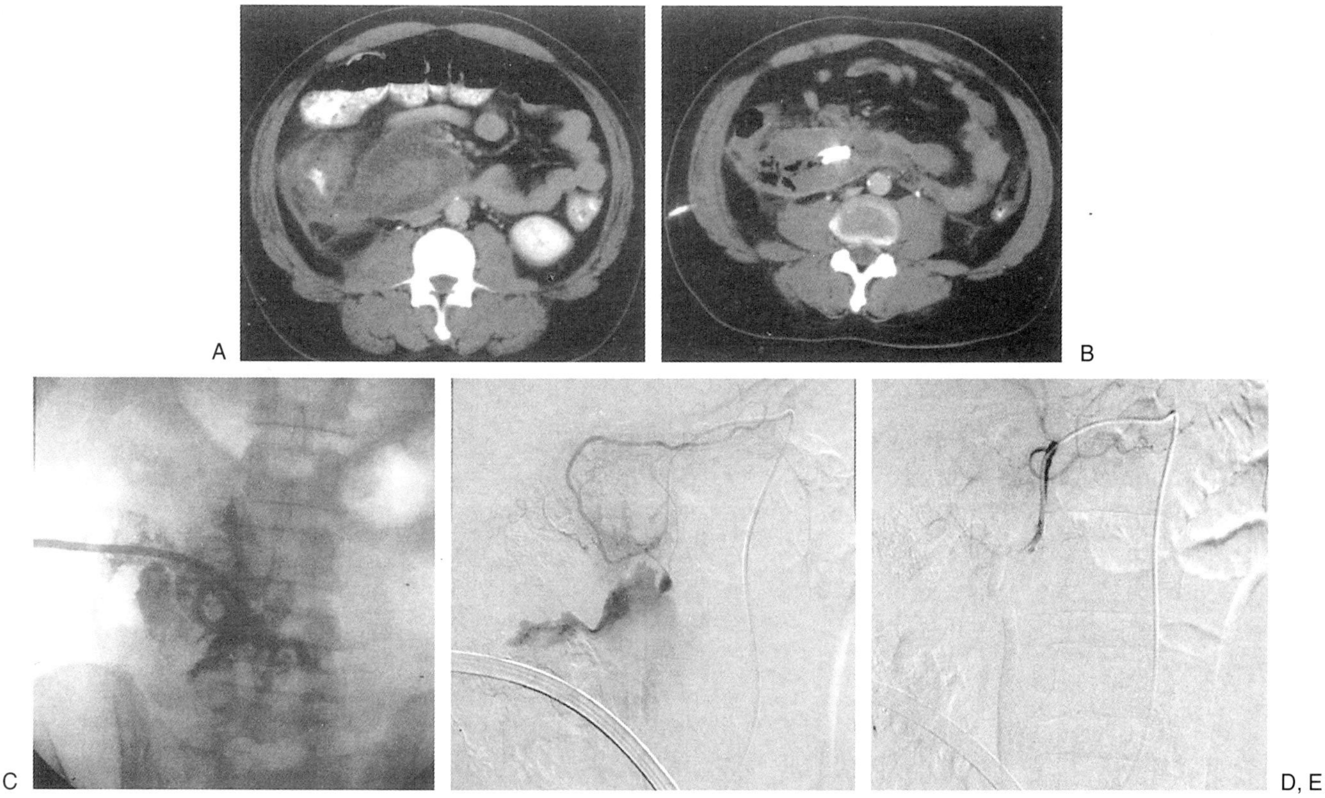

图 5.1

A: CT 扫描显示一巨大的胰腺假囊肿,其内有新鲜出血的征象。B: 临床治疗后 2 周,假囊肿没有吸收,病人仍持续感觉疼痛及不适。CT 导向下用 12F 导管引流。C: 经导管注射对比剂的照片显示了一个由导管充分引流后的不规则的腔。D: 经皮引流 3 天后发生了急性出血,需行急症动脉造影及栓塞治疗。选择性胃十二指肠动脉造影显示了一个胰十二指肠弓处的假性动脉瘤,正好位于假囊肿的壁上,假囊肿腔内有活动性对比剂外溢。注意囊肿腔内的引流管。E: 栓塞后血管造影显示出血完全被控制,胃十二指肠动脉及假性动脉瘤闭塞。可以看到胃十二指肠动脉腔内的微螺圈。

评论: 此病例说明了处理胰腺炎及相关严重并发症的复杂性。胰腺假囊肿可能在几周内消退或者进展,也可能无症状。但是,当囊肿不消退或者病人发生了并发症,如感染或出血时,可能会出现很严重的症状,引起剧烈的疼痛,甚至危及生命。

出血是胰腺假囊肿最严重的并发症之一,当缓解或自限时,假囊肿内的血液可以自发吸收。如果不予治疗,囊肿有可能自限,但感染的机会增加。囊腔内出血造成的假性囊肿突然增大可引起疼痛,在一些病例会造成假囊肿破裂。假囊肿内大量出血会危及生命,必须输血来维持病人的血流动力学稳定。血管造影对于急性胰腺出血病人的诊断和治疗是安全和可靠的。

5.2 胰腺的栓塞治疗

病例 5.2:

48 岁男性,急性胰腺炎病人,胆总管梗阻需行经皮胆汁引流。病人曾做过胰腺的外科引流和刮除。病人发生胰腺假囊肿,胃肠道反复出血和腹痛。急诊进行了 CT 和血管造影检查。

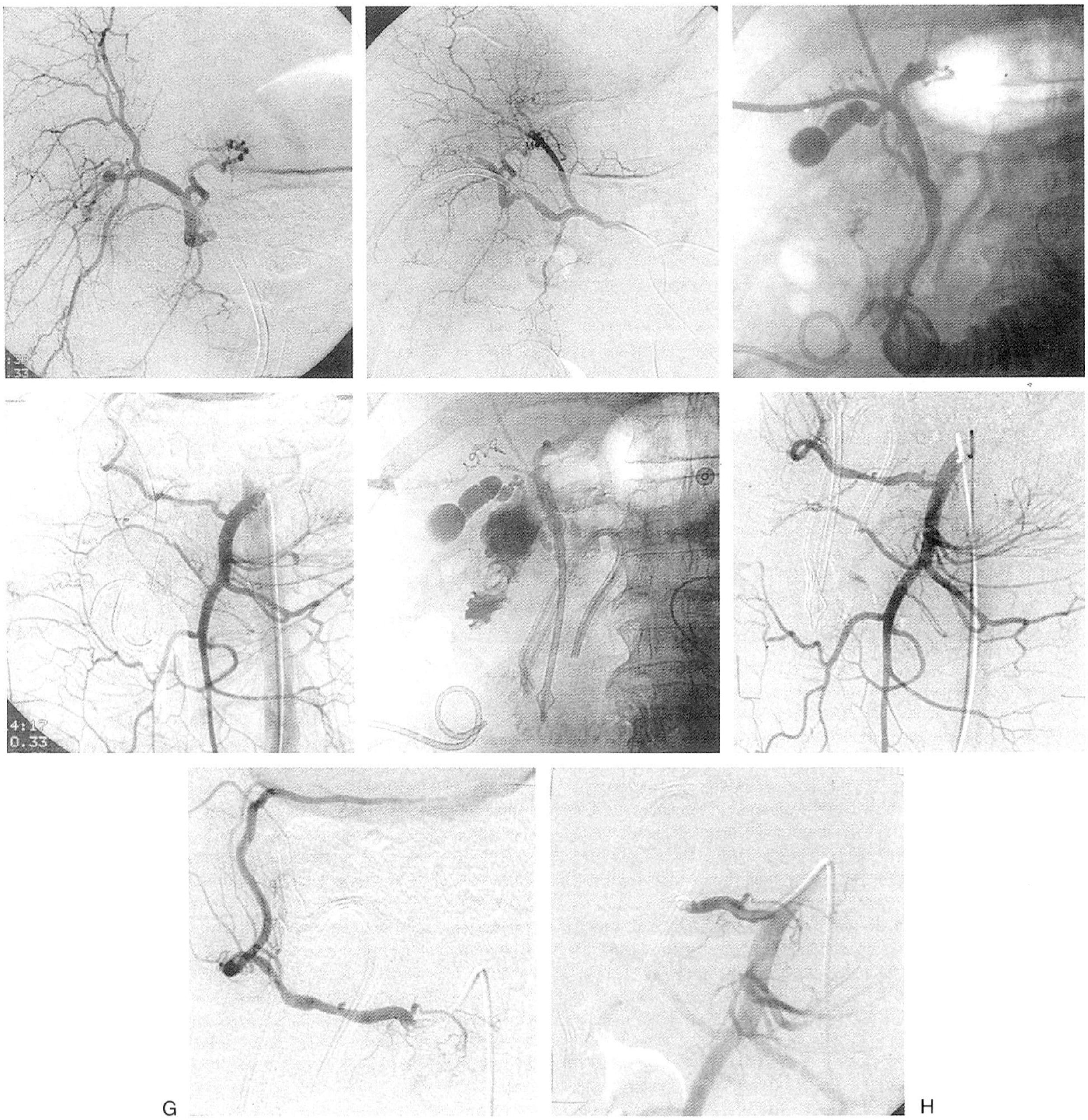

A, B C D, E F G H

图 5.2

A: 最初的血管造影显示一位于肝右动脉分支的假性动脉瘤，与胆系引流有关。B: 应用经导管螺圈栓塞治疗使该假性动脉瘤闭塞。C: 经导管实施的胆道造影显示胆道引流改善，可见到位于肝动脉分支内的螺圈，以及经皮引流和十二指肠周围的外科引流。D: 此时肠系膜上动脉(SMA)造影未见异常。E: 放置了胆管内支架行内引流。F: 首次栓塞术后 12 天，再次胃肠道出血。腹腔动脉造影显示除肝动脉内栓塞外未见异常。肠系膜上动脉注入对比剂后显示胰下动脉内有一个小的假性动脉瘤，恰位于一处外科引流的边缘。G: 胰下动脉的超选择造影显示病变比预想的大，动脉提供了一个治疗的入路。H: 在假性动脉瘤的近端和远端使用 3 个微螺圈栓塞了病变，造成病变完全闭塞。达到了持久控制出血的目的。胆系引流保持了数周，最后通过内镜取出了支架。

评论: 胰腺炎病人内脏动脉的动脉瘤发生率高达 10%，最常发生于脾动脉区，胰头区发生较少。动脉瘤合并出血时死亡率很高，必须实施介入治疗。手术结扎假性动脉瘤是常用的治疗方法。但是，一些受累的动脉位于炎性胰腺组织深处，手术暴露要结扎的血管是不可能的。由于血管造影导管相对容易到达病变区域，故可安全地治疗胰周假性动脉瘤。

大约有 50% 的内脏假性动脉瘤可能发生破裂，引起出血并流入胃肠道、后腹膜腔、假囊肿、胰管或者腹腔。然而，出血常常是一种自限性过程，血管破裂后由于血栓形成和暂时血流停滞而使出血迅速中止。随后的栓子溶解可以引起再次出血，可能发生在数天、数周或数月后。栓塞治疗是与胰腺相关出血安全、可靠的治疗方法。

5.3 胰腺的栓塞治疗

病例 5.3:

67 岁男性，患酒精性坏死性胰腺炎，CT 扫描显示后腹膜腔假囊肿及邻近胰头的一个假性动脉瘤。病人转至我院治疗。临床上有出血的证据已数天，病人的健康情况进行性恶化，需做动脉造影以决定是否可行栓塞治疗。

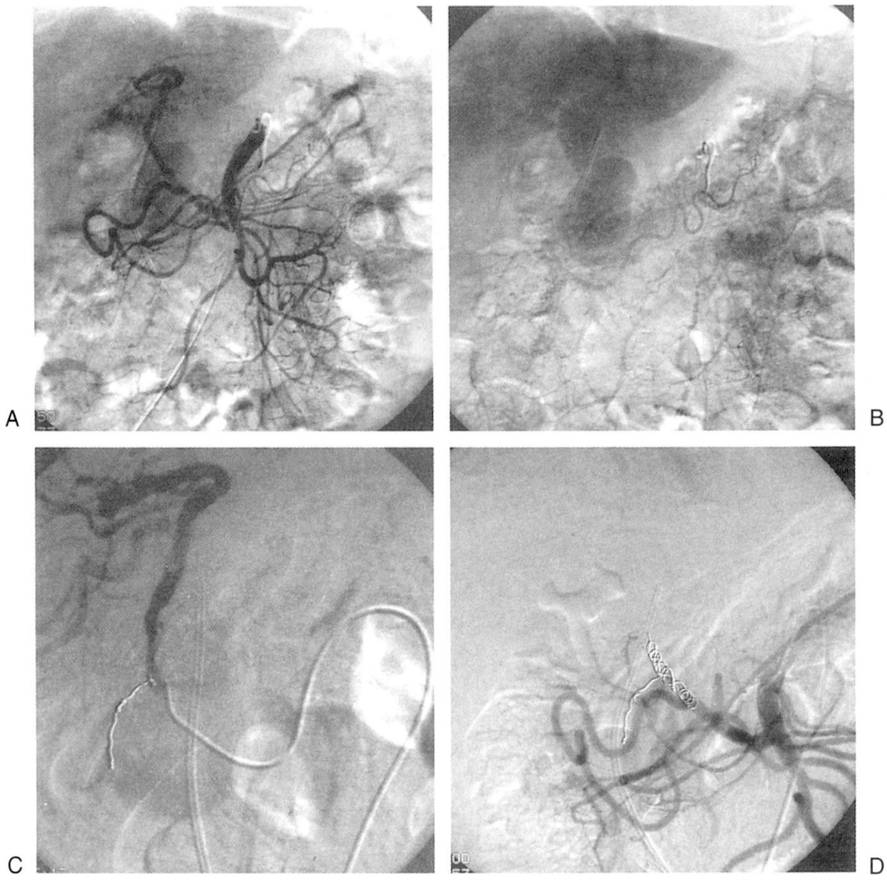

图 5.3

A: 肠系膜上动脉造影动脉期可见一个对比剂充盈的大的假性动脉瘤。B: 动脉晚期显示该假性动脉瘤恰位于移位的右肝动脉后方，但是没有动脉开口的证据。甚至在胃十二指肠动脉或移位的肝动脉超选择造影期间也未显示动脉瘤的交通。病人仍持续出血,2天后病人再次行动脉造影。C: 在第二次动脉造影期间,胃十二指肠动脉做了预防性的栓塞，恰在栓塞之后，显示了假性动脉瘤源于移位的右肝动脉。D: 在假动脉瘤远端和近端用微螺栓栓塞了移位的右肝动脉，永久性地闭塞了病变及控制了出血。出血被永久地控制，最终病人康复出院。

评论: 反复发作或持续的胰腺炎症释放的胰酶会使胰周的血管壁变得脆弱。血管造影时，血管壁的病变可以表现为动脉瘤样扩张，或游离外溢，或穿孔，血液喷射入假囊肿(或假性动脉瘤)的腔内。选择的病例在活动出血期间，血管造影可以显示对比剂溢入肠腔。传统的治疗方法是手术结扎动脉，但是最起码也需做根治性胰十二指肠切除术。灌注血管加压素可以使出血减少或停止，但是效果不持久。采用不吸收的颗粒做栓塞治疗是目前应选择的方法。最初认为脾动脉的栓塞常增加脾梗死和脾脓肿形成的可能，但是最近的病例证明这不是主要的原因。当出血与脾静脉闭塞或破裂有关时，暂时性肝动脉球囊栓塞可用来控制脾动/静脉的血流。用球囊控制脾血流也可以用于脾切除术前控制继发于门静脉血栓形成的左侧门静脉高压,可以减少围手术期的出血。

据最近发表的一个关于180例病人的系列报道，大约7%合并胰腺假囊肿的病人可发生动脉并发症。出血的临床症状不同,最多见的是突发腹疼。上胃肠道出血和提示低血容量的征象较少见。在这组病例中，CT扫描和血管造影是诊断出血性病变最有用的技术。尽管早些年手术是最常用的治疗方法，但在1980年以后的病例报道中,栓塞是最成功的治疗技术。

5.4 胰腺的栓塞治疗

病例 5.4:

55 岁男性,由于酗酒和胰腺炎导致十二指肠出血。

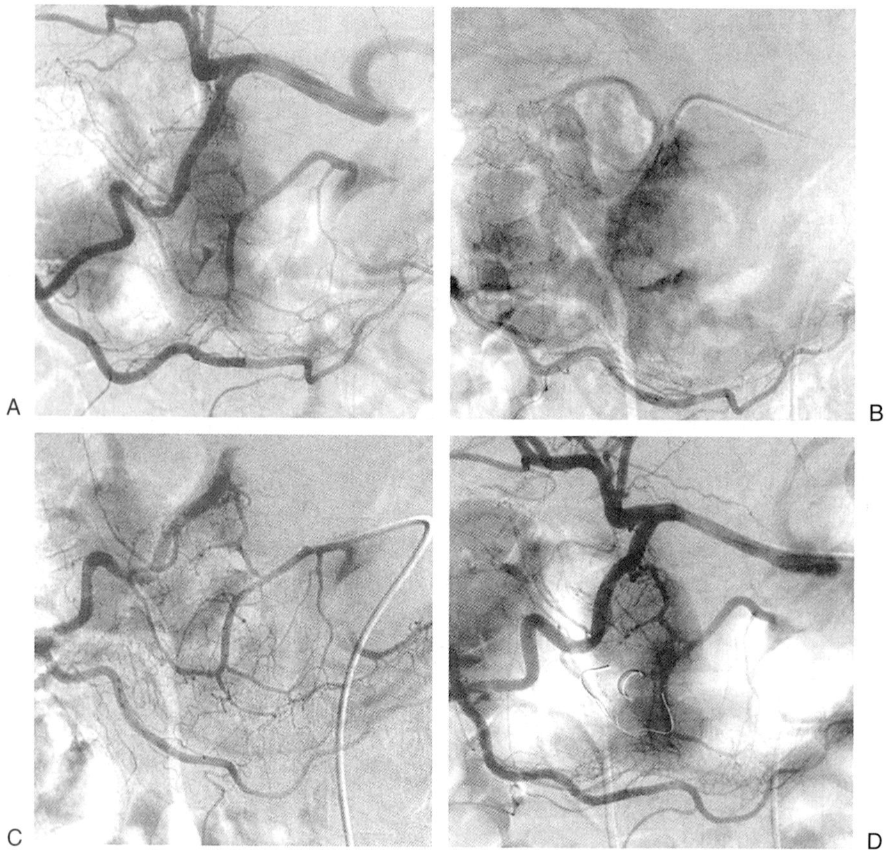

图 5.4

A: 选择性胃十二指肠动脉造影显示有一个活动性出血源于胰十二指肠后上动脉弓的一个小的假性动脉瘤。可以看到胰下动脉的充盈。B: 动脉造影晚期显示活动性出血在周围动脉弓勾画的“腔”内扩散。C: 胰下动脉造影未显示出血。D: 在胰十二指肠前、后动脉弓的分支放置微螺圈栓塞后造影,显示出血已完全停止。出血被永久控制。

评论: 大多数胰腺炎病人的出血和酒精有关,其他原因也可导致出血。血管造影和内窥镜联合检查是鉴别出血病因的最好方法。及时诊断胰腺的假性动脉瘤仍是一个挑战,与肝硬化相关的出血可以导致错误诊断。由于临床表现轻微,胰腺炎症所致的慢性出血也难以分辨。很小的假性动脉瘤仍是一个特殊的问题,因为其大小超出了无创性影像学检查的空间分辨力。在这种情况下,血管造影是检测出血来源的惟一诊断方法。很多作者报道了栓塞治疗胰腺炎动脉并发症的可靠性。合并假囊肿的假性动脉瘤外科治疗更困难。不管一个单纯的假性动脉瘤在什么位置,已证明经导管栓塞在急症和择期治疗胰腺炎的动脉并发症方面都是有效的和可靠的。

5.5 胰腺的栓塞治疗

病例 5.5:

33 岁男性，急性胰腺炎并发胰腺假囊肿，反复胃肠道出血，腹痛。急诊做了CT 和血管造影检查。

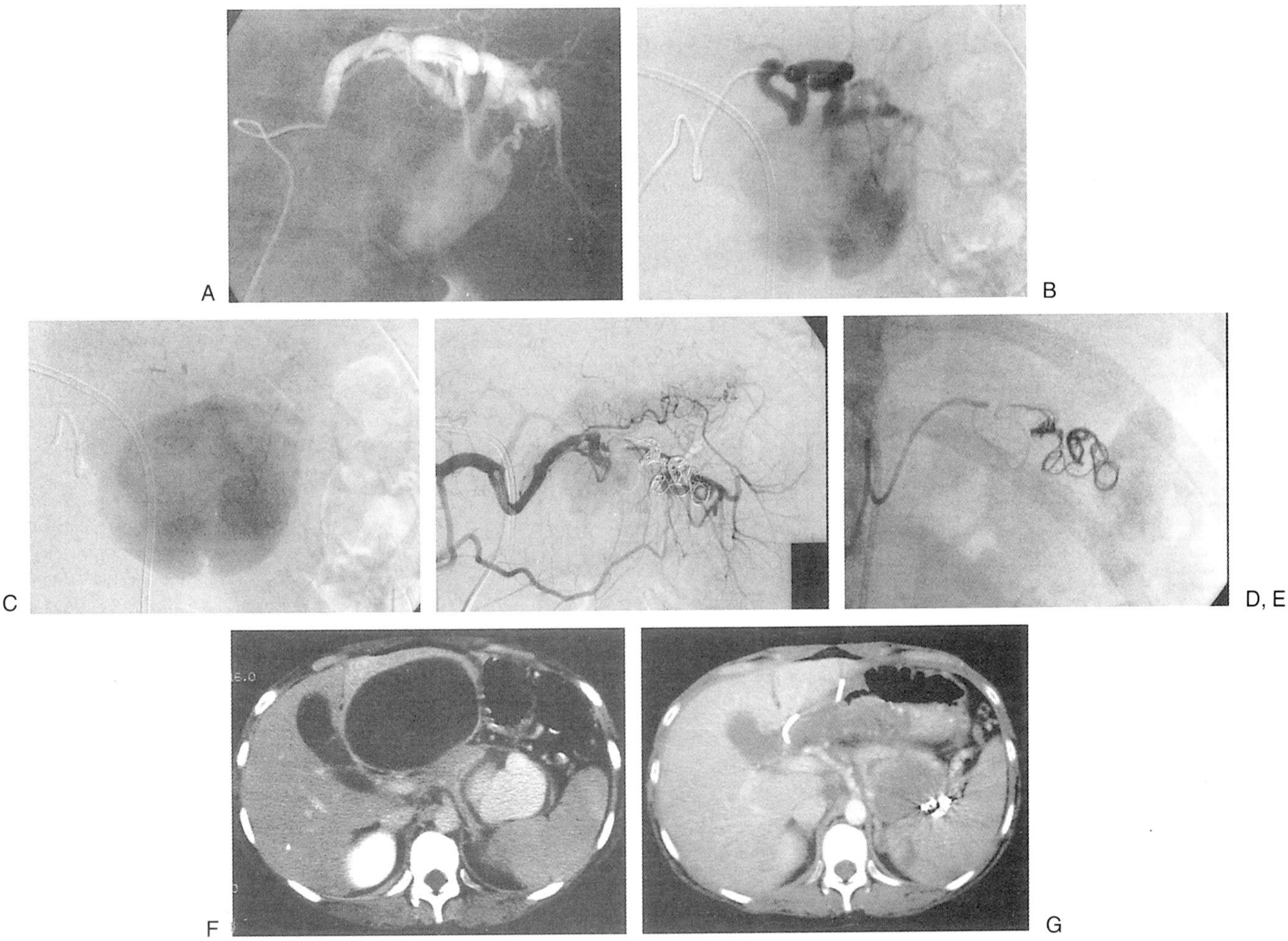

图 5.5

A: 选择性脾动脉造影显示动脉远端靠近脾门处穿孔，及一个大的假性动脉瘤。可以看到对比剂在假性动脉瘤内喷射。B, C: 动脉造影晚期显示假性动脉瘤充盈，腔内有分隔。D: 用微螺圈栓塞，完全闭塞了脾动脉和假性动脉瘤开口。E: 可以看到脾动脉内的螺圈及仍在原位的投放螺圈的微导管。用微导管进行超选择性插管较容易。F: 治疗前的 CT 扫描显示在胰尾前方的一个大的胰腺假囊肿和被对比剂强化的假性动脉瘤。当时进行了CT 导向的假囊肿引流。G: 随访 CT 扫描显示了完全被微螺圈（假性动脉瘤后壁上的高密度金属）闭塞的假性动脉瘤，使用 10F 导管引流后的假囊肿已开始吸收。

评论: 胰腺炎引起的出血与胰液对动脉壁的消化作用有关。与假囊肿紧密接触的动脉可能会发生急性破裂。出血的量可以很大，可能直接进入胰管、腹膜腔、胰腺假囊肿，少数可流入肠腔。通常，假性动脉瘤常在后壁破裂，位于假囊肿内，这种情况外科治疗比较困难。一些病例不可能定位出血的来源。如同此病例，微创治疗可以立刻控制出血，并且对大多数病例是决定性的措施。

5.6 胰腺的栓塞治疗

病例 5.6:

35 岁男性，胰腺炎伴慢性胃肠道出血 2 个月，并进展为急性上胃肠道出血，需输血 15 个单位。

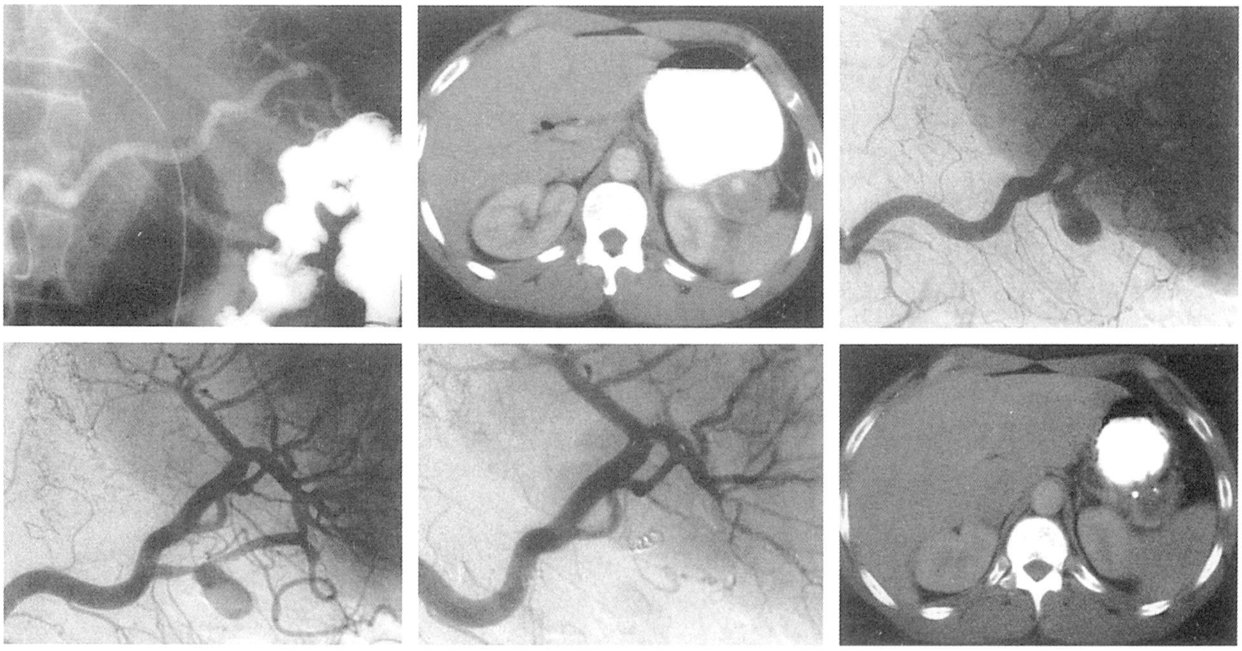

图 5.6

A: 以往为了查找反复胃肠道出血的原因进行的腹腔动脉造影未见动脉系统异常。B: 2 个月以后，急性出血时行 CT 扫描显示胰尾区域的一个假性动脉瘤。注意病变强化的腔。C: 前后位脾动脉造影显示假性动脉瘤好像起源于脾动脉。D: 脾动脉斜位观察显示病变与胃网膜左动脉相关，而不是像开始想像的那样起源于脾动脉主干。E: 做胃网膜动脉选择性插管，在假性动脉瘤水平的近端和远端进行螺圈栓塞，完全闭塞了病变。可以看到靠近脾动脉处的螺圈。脾动脉是通畅的（未显示）。F: 栓塞和控制出血后 14 天的随访 CT 扫描显示假性动脉瘤缩小，腔内没有强化。病人很快出院。

评论: 胰周动脉栓塞治疗是一种安全、有效的治疗方法。成功率大约为 80%，并且比手术易行。钢螺圈是实现永久性动脉闭塞的首选材料，但是较小的假性动脉瘤可以用明胶海绵栓塞。必须牢记，高压注射栓塞材料期有使假性动脉瘤破裂的危险。螺圈是通过低压系统投放的，而明胶海绵则要通过高压系统投放。较新的微螺圈可通过微导管用注射器冲刷（产生压力），或使用一个金属推送器（不明显地增加压力）来投放。在胰腺栓塞治疗中，更倾向于使用推送器技术，以减少在螺圈投放中的压力。当栓塞导致假性动脉瘤破裂时，继续栓塞可以使大多数病人的出血停止。

偶尔可能出现栓塞后出血复发，通常与动脉阻断不完全、供血动脉或者形成的侧支动脉供养了一个与假性动脉瘤累及的动脉腔相关的分支有关。

5.7 胰腺的栓塞治疗

病例 5.7:

47 岁男性,患慢性胰腺炎,复发性假性囊肿形成,慢性疼痛,施行了 Whipple 手术(胆总管空肠吻合术)。外科治疗后 27 天,病人发生急性胃十二指肠动脉残端大出血。

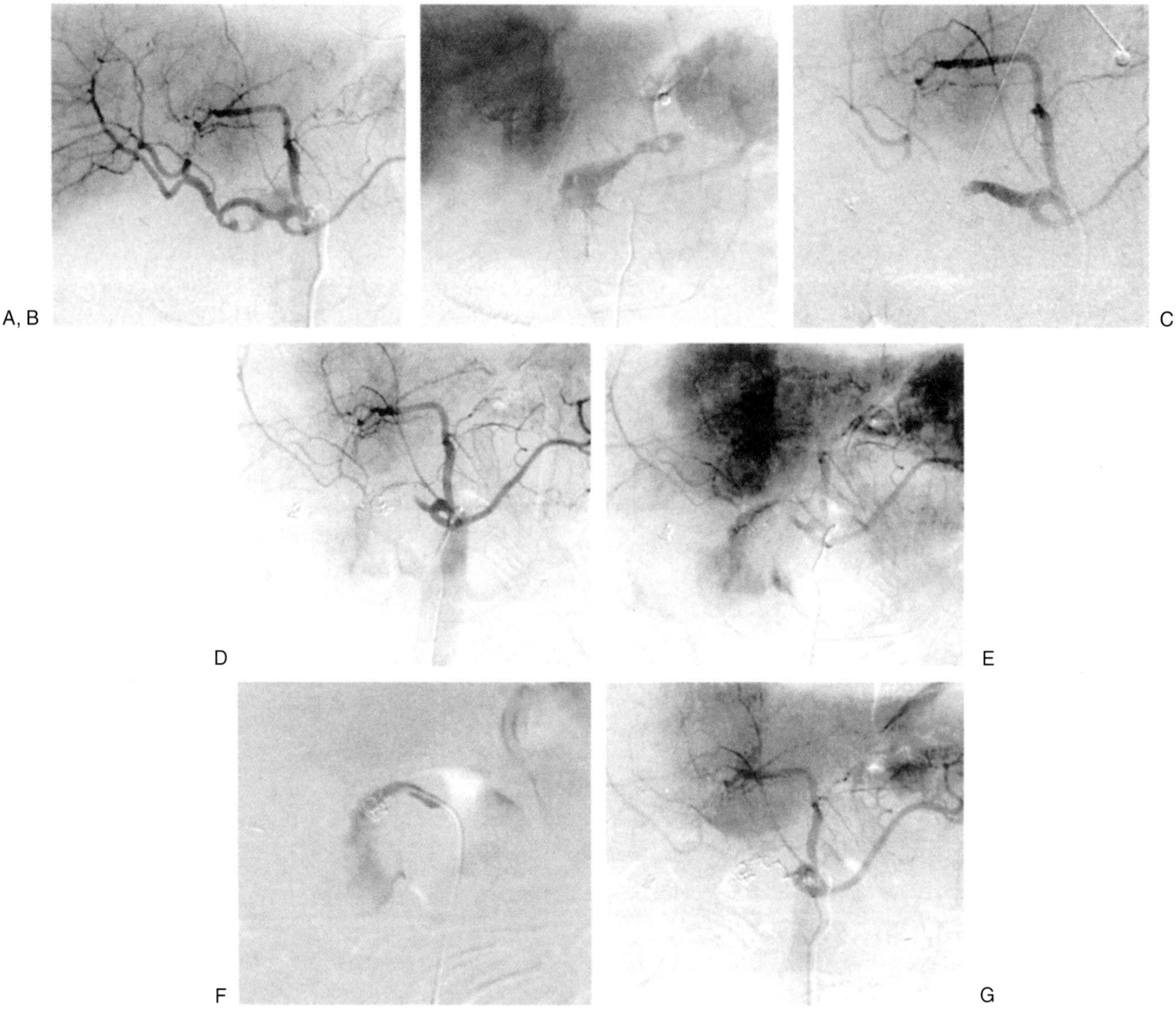

图 5.7

A: 选择性腹腔动脉造影显示来源于胃十二指肠动脉残端的大出血。B: 动脉造影晚期显示对比剂分布在肠腔吻合口周围。C: 用微螺圈栓塞了胃十二指肠动脉残端，出血立刻被控制。可以看到肝动脉近端闭塞，伴肝内段血管重建。D, E: 栓塞后 4 天，出血复发，再次行血管造影检查。腹腔动脉造影显示肝动脉闭塞和远端重建，活动性出血来自胃十二指肠动脉残端，在晚期显示最好（E）。F: 胃十二指肠动脉残端选择性造影显示有活动性出血。G: 使用更多的螺圈和多片明胶海绵配合再次行栓塞术，达到了完全闭塞和永久控制出血的目的。

评论：慢性胰腺炎的病人通常接受手术治疗反复发作的慢性疼痛，使胰管减压或者切除病变的胰腺。当 Oddi 括约肌是惟一造成阻塞的原因时，括约肌成形术是有效的方法，但如今已很少应用。只有胰管中部一处阻塞伴远端胰管扩张时，或者只有远端需要切除或者减压时，可应用尾侧胰空肠吻合术（Du Val 手术）。纵向的胰空肠吻合术（Puestow 手术）适用于胰管间断狭窄和扩张的病人，这种改变也被称为“串珠样改变”。这种情况下，Puestow 手术是最有效的引流方法。纵向打开整个主胰管，取出结石。打开一段无功能的空肠段，与打开的胰管缝合。这种引流术可使 75% 的病人疼痛减轻。切除 95% 的胰腺，只保留靠近十二指肠处小部分组织环的胰腺切除术是最常使用的切除术式。胰腺完全切除术和胰十二指肠切除术（Whipple 手术）的并发症发生率及死亡率较高，所以这些术式不常使用。大约 80% 的病例可以通过切除术缓解疼痛。

Whipple 手术的并发症之一是胃十二指肠动脉残端或其他十二指肠周围的动脉出血。再次手术则具有更高的并发症发生率和死亡率；而无创性技术，比如栓塞治疗已成为首选。尽管可能发生反复出血，但是如同在病例报告中已证实的那样，再次介入治疗并控制出血是可能的。

5.8 胰腺的栓塞治疗

病例 5.8:

35 岁男性，胰腺炎病人，由于壶腹部梗阻且患有 VIII 因子缺乏的血友病，在内镜乳头切开术后发生了上胃肠道出血。尽管已经输血，但病人情况仍不稳定。

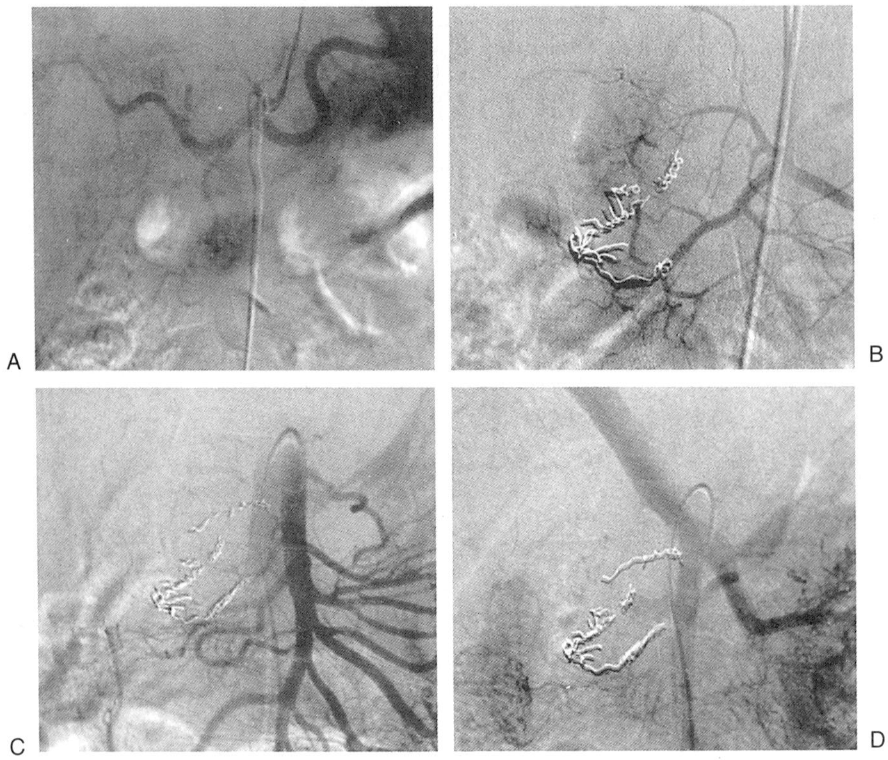

图 5.8

A: 选择性腹腔动脉造影证实十二指肠有活动性出血。B: 胰腺下动脉注射，显示在肠系膜上动脉的一个分支局部栓塞后仍可见来自更远端动脉分支的一个小的对比剂外溢区。C: 肠系膜上动脉主干注射的随访血管造影显示出血已被控制。D: 造影晚期显示门静脉无活动性出血。注意十二指肠内少量残余的对比剂。

评论: 尽管该病人患有胰腺炎，但是这例病人出血的原因不是血管壁的消化。乳头切开术损伤了一支胃十二指肠动脉分支，该分支位于乳头的头侧，由于凝血功能障碍引起了出血。此病例必须行超选择性栓塞，但是由于动脉弥漫性痉挛，不能即刻识别引起出血的动脉。胃十二指肠动脉和其分支的栓塞治疗无效。进行起源于胰腺下动脉的分支插管时出血才得到控制。此病例中使用了微螺圈，但也可使用明胶海绵栓塞。

5.9 胰腺的栓塞治疗

病例 5.9:

50 岁女性，患慢性胰腺炎，有疼痛及胰管阻塞。为引流胰管做了纵向的胰空肠吻合术（Puestow 手术）。术后 2 周发生急性出血。

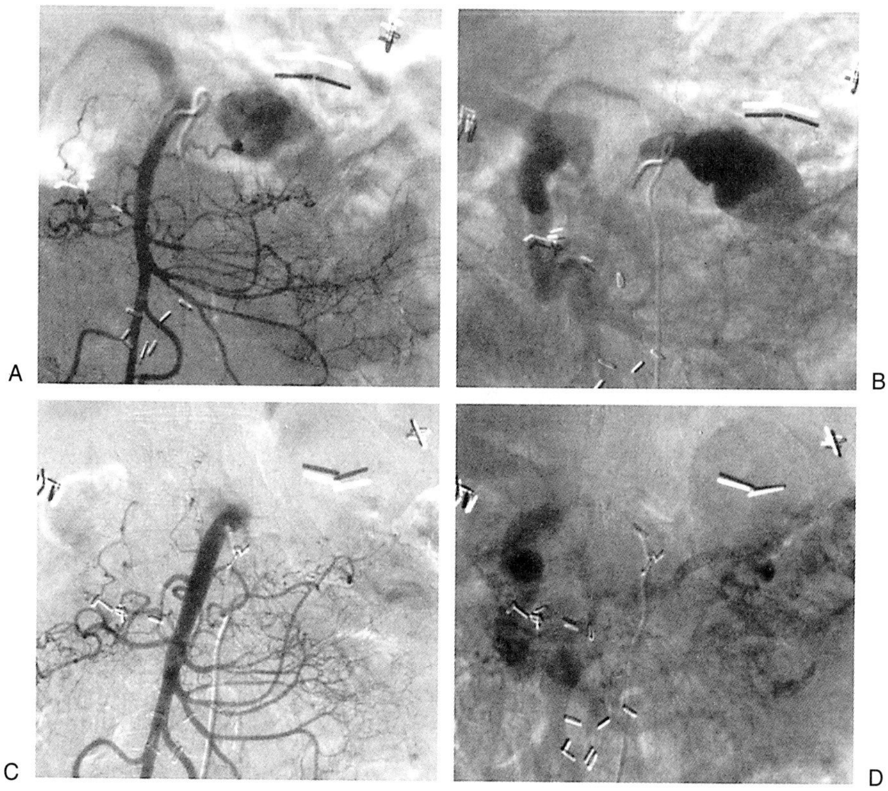

图 5.9

A: 选择性肠系膜上动脉造影显示空肠动脉分支近侧有一个小的假性动脉瘤。可以看到对比剂从假性动脉瘤活动性外溢入肠腔。B: 肠系膜上动脉造影晚期显示大量对比剂外溢入肠腔，肠系膜上静脉闭塞。注意肠系膜上静脉的侧支循环旁路。C: 经由微导管投放了一个微螺圈，栓塞了第一空肠动脉，立刻控制住了出血。D: 栓塞后血管造影晚期显示出血被控制，肠系膜上静脉闭塞。脾静脉也被闭塞。

评论: 经适当选择，75% 的病例经手术引流可以减轻疼痛。并发症发生率和死亡率低，但可能发生吻合口出血和缝合处开裂。肠壁和血管与胰腺及胰酶密切接触，血管壁很有可能被消化。肠腔血管发生的假性动脉瘤可能导致大出血。超选择性栓塞，如同此病例采用者，可以精确而安全地栓塞肠壁小的造成出血的动脉。只有引起出血的动脉被栓塞时，不会发生局部缺血。栓塞后必须对病人细心监护。在与胰腺炎相关的假性动脉瘤病例中，后叶加压素灌注对控制出血没有效果，但是可能减少出血的发生率。因为可能引起肠壁缺血或穿孔，所以不应在注射了血管收缩药物后实施栓塞。

5.10 胰腺的栓塞治疗

病例 5.10:

70 岁男性,急性胰腺炎病人,疼痛,活动性出血,拟行血管造影检查,必要时行栓塞治疗。没有发现胰腺炎发作的原因。

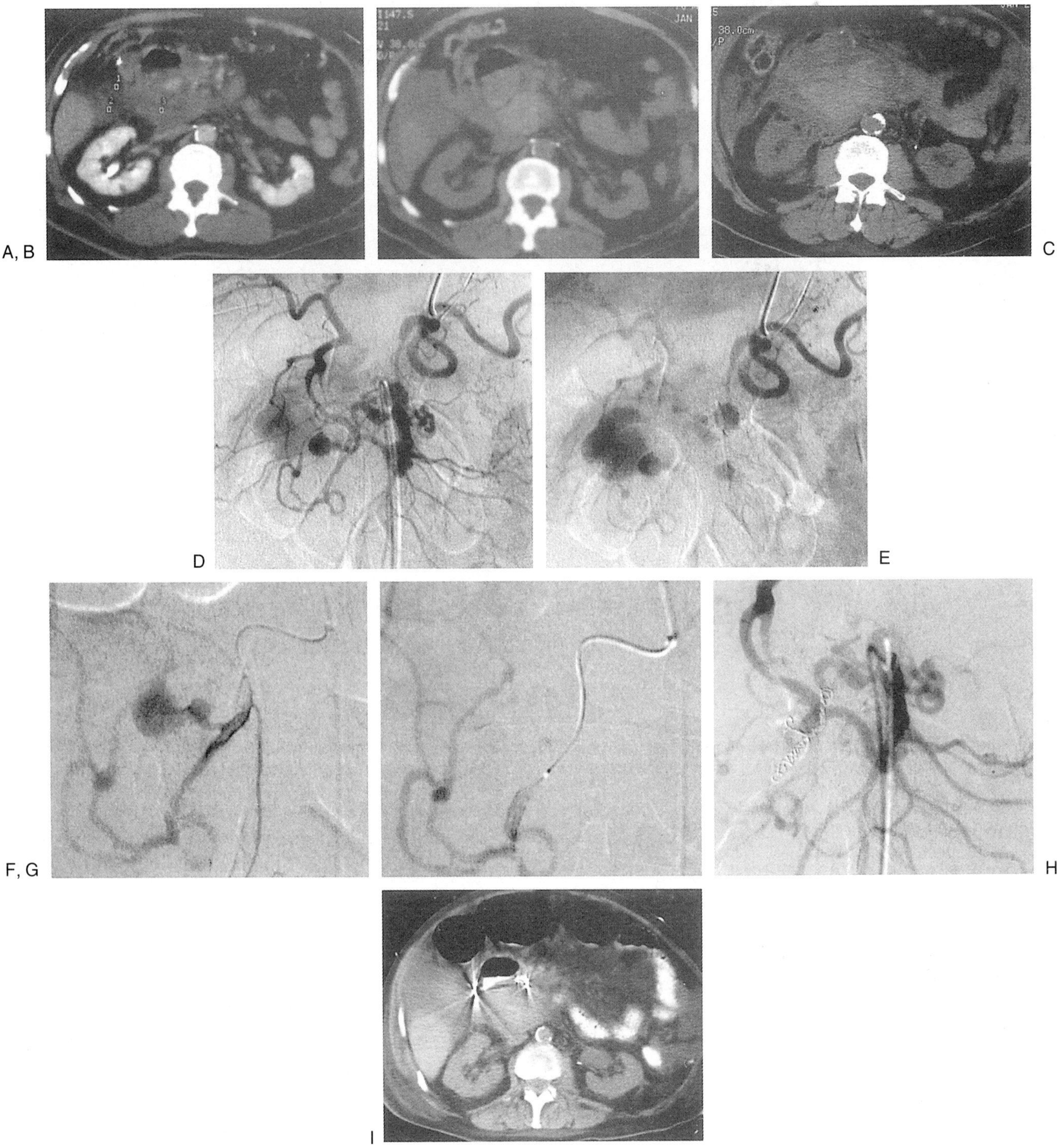

图 5.10

A: 胰腺 CT 扫描显示胰腺炎合并后腹膜腔血肿，有近期出血的征象。B, C: 初次 CT 检查后 3 天，因临床考虑有活动性出血，复查 CT，显示有血肿增大及活动性出血的征象。D: 肠系膜上动脉造影显示肠系膜上动脉近端扩张及远端动脉痉挛。在胰下动脉近端，至少可见 3 个圆形的假性动脉瘤和局灶性扩张。血管造影时其中一个假性动脉瘤有活动性出血，显示为大量对比剂外溢。注意，由于腹腔动脉狭窄，未见肝、脾动脉充盈。E: 血管造影晚期显示起自胰腺下动脉的圆形假性动脉瘤持续充盈和大量对比剂外溢。F, G: 采用微导管行选择性胰下动脉插管。在假性动脉瘤水平的近端和远端注射。用 10 个 3mm × 3cm 的微螺圈闭塞了起源的血管和假性动脉瘤。II: 栓塞后血管造影显示动脉和假性动脉瘤完全闭塞，永久性地控制了出血。I: 5 天后随访 CT 显示病变缩小，可见螺圈。25 天后随访 CT 显示病变稳定。在此期间，进行了假囊肿的手术治疗。随访 CT 扫描期间病人出现了败血症，留院治疗 2 个月。

评论: 坏死性胰腺炎可导致严重的胰腺及其周围结构的损害。在此病例中，肠系膜上动脉及其主要分支受累，导致了大出血。这是一个高度危险的病变。由于并发症发生率和死亡率很高，该病的预后很差，可预期存活率很低。同时发生多个假性动脉瘤并不常见，由于它们的位置不可能栓塞全部假性动脉瘤。故决定仅栓塞出现并发症的病变，观察病变进展。行栓塞治疗 3 个月后，病人终于康复出院。

5.11 胰腺的栓塞治疗

病例 5.11:

49 岁男性,因严重低血糖入院,病人有发作性昏厥病史 1 年,符合胰腺胰岛细胞瘤的表现。病人住院期间,发生了不可纠正的低血糖,尽管静脉给予了 50% 葡萄糖溶液,但是血糖仍低达 17mg/dl。因为病人拒绝手术并有生命危险,所以需要行急诊动脉造影并栓塞肿瘤。

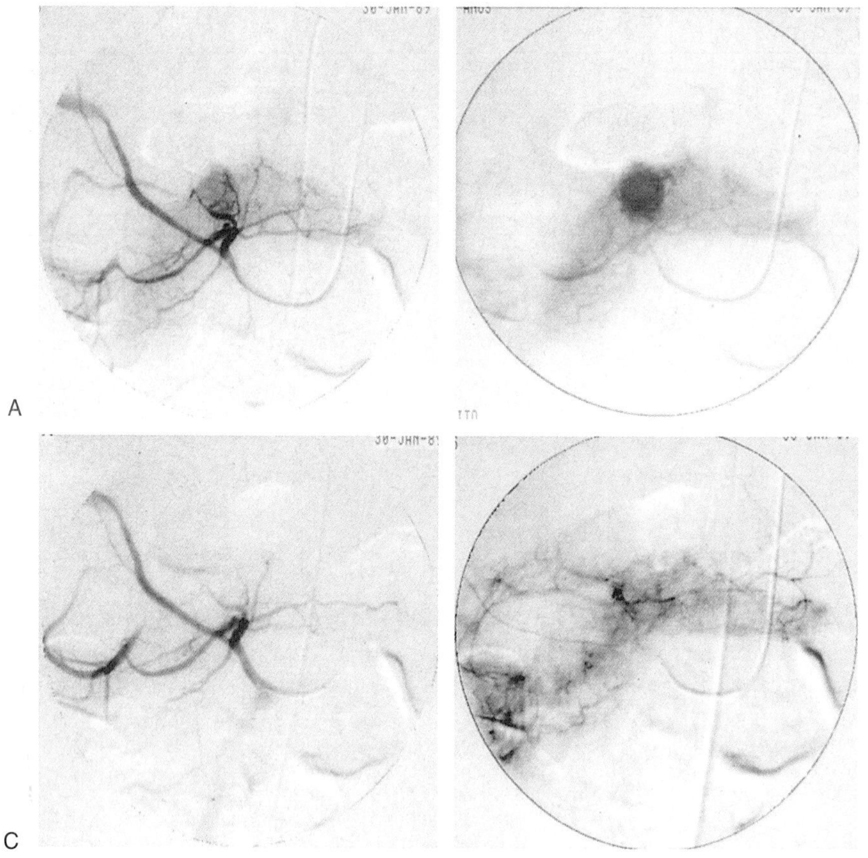

图 5.11

A: 在 Waltman 环内用 5F 眼镜蛇导管行起源于肠系膜上动脉的胰背动脉选择性造影。注意动脉早期的肿瘤染色。B: 动脉晚期位于胰腺体部的胰岛细胞瘤显示浓密的肿瘤染色。C: 聚乙烯醇颗粒(150~300μm)栓塞后,病变的血管消失。D: 动脉晚期已无肿瘤染色。至今,病人已经 5 年多没有症状。

评论: 治疗性栓塞是恶性肿瘤姑息治疗的标准方法,尤其是对有选择地分泌激素的内分泌肿瘤的姑息治疗。有些病例,栓塞后肿瘤体积减小,然后可以再行手术切除。尽管姑息性栓塞治疗最多用于肝脏,但其他发生了内分泌肿瘤的器官也从此技术受益。胰岛细胞瘤是相对罕见的胰腺良性肿瘤,诊断仍较有难度,需要多种影像检查手段确切定位并诊断。仅有少数胰岛细胞瘤采用栓塞治疗的报道。正如文献报道的,用小的颗粒来阻断胰岛细胞瘤的血液循环,虽然可能引起胰腺炎,但避开了非靶血管。手术摘除和部分胰腺切除术是胰腺胰岛细胞瘤的传统治疗方法,20 年内复发率大约为 8%。仅在少数胰岛细胞瘤病例中应用了栓塞治疗,通过中、长期随访已证明此治疗方法对控制低血糖是有效的。已证实经导管栓塞治疗可挽救此类病人的生命。然而,栓塞治疗仅限于不适于手术或者拒绝手术的病人。

(周海昱　译)

建议阅读

Abbott G, McDermott V, Smith TP. Successful endovascular treatment of a celiac artery pseudoaneurysm complicating pancreatitis. *J Vasc Interv Radiol* 1996; 7: 103 – 106.

Adams DB, Mauterer Dj, Vujic I, et al. Preoperative control of splenic artery inflow in patients with pancreatitis and splenic vein thrombosis. *South Med J* 1984; 77: 390 – 394.

Adams DB, Zellner JL, Anderson MC. Arterial hemorrhage complicating pancreatic pseudocysts: role of angiography. *J Surg Res* 1993; 54: 150 – 156.

Agarwal P, Phadke RV, Baijal SS, et al. Calcific pancreatic-induced gastroduodenal artery pseudoaneurysms: non-surgical management. *Pediatr Radiol* 1994; 24: 539 – 540.

Boudghène F, L' Hermine C, Bigot JM. Arterial complications of pancreatitis: diagnostic and therapeutic aspects in 104 cases. *J Vasc Interv Radiol* 1993; 4: 551 – 558.

Bretagne JF, Heresbach D, Darnault P, et al. Pseudoaneurysms and bleeding pseudocysts in chronic pancreatitis: radiological findings and contribution to diagnosis in 8 cases. *Gastrointest Radiol* 1990; 15: 916 – 918.

Cahow CE, Gusberg RJ, Gottlieb LJ. Gastrointestinal hemorrhage from pseudoaneurysms in pancreatic pseudocysts. *Am J Surg* 1983; 145: 534 – 540.

Capek P, Rocco M, McGahan J, et al. Direct aneurysm puncture and coil occlusion: a new approach to peripancreatic arterial pseudoaneurysms. *J Vasc Interv Radiol* 1992; 3: 653 – 656.

De Filippi VJ, Vargish T, Block GE. Massive gastrointestinal hemorrhage in pancreatitis secondary to visceral artery aneurysms. *Am Surg* 1992; 58: 618 – 621.

Golzarian J, Braude P, Bank WO, et al. Case report: color Doppler demonstration of pseudoaneurysms complicating pancreatic pseudocysts. *BrJ Radiol* 1994; 67: 91 – 93.

Golzarian J, Nicaise N, Devière, et al. Transcatheter embolization of pseudoaneurysms complicating pancreatitis. *Cardiovasc Intervent Radiol* 1997; 20: 435 – 440.

Heathon DI, Reid AW, Murray WR. Bleeding pseudocysts and pseudoaneurysms in chronic pancreatitis. *BrJ Surg* 1992; 79: 281 – 284.

Knight RW, Kadir S, White RI. Embolization of bleeding trans verse pancreatic artery aneurysms. *Cardiov Invervent Radiol* 1982; 5: 37 – 39.

Lina JR, Jaques P, Mandell V. Aneurysm rupture secondary to transcatheter embolization. *AJR* 1979; 132: 553 – 556.

Lossing AG, Grosman H, Mustard RA, et al. Emergency embolization of a ruptured aneurysm of the pancreaticoduodenal arcade. *Can J Surg* 1995; 38: 363 – 365.

Mandel SR, Jaques PF, Sanofsky S, et al. Nonoperative management of peripancreatic arterial aneurysms. *Ann Surg* 1987; 205: 126 – 128.

Mauro MA, Jaques P. Transcatheter management of pseudoaneurysms complicating pancreatitis. *J Vasc Interv Radiol* 1991; 2: 527 – 532.

Modlin IM, Lewis J J, Ahlman H, et al. Management of unresectable malignant endocrine tumors of the pancreas. *Surg Gynecol Obstet* 1993; 176: 507 – 518.

Morita R, Muto N, Konagaya M, et al. Successful transcatheter embolization of pseudoaneurysm associated with pancreatic pseudocyst. *Am J Gastroenterol* 1991; 86: 1264 – 1267.

Salam TA, Lumsden AB, Martin LG, et al. Nonoperative management of visceral aneurysms and pseudoaneurysms. *Am J Surg* 1992; 164: 215 – 219.

Sand JA, Seppanen SK, Nordback IH. Intracystic hemorrhage in pancreatic pseudocysts: initial experiences of a treatment protocol. *Pancreas* 1997; 14: 187 – 191.

Steckman ML, Doodley MC, Jaques PF, et al. Major gastrointestinal hemorrhage from peripancreatic blood vessels in pancreatitis. Treatment by embolotherapy. *Dig Dis Sci* 1984; 29: 486 – 497.

Suter M, Doenz F, Chapuis G, et al. Haemorrhage into the pancreatic duct (Hemosuccus pancreaticus): recognition and management. *EurJ Surg* 1995; 161: 887 – 892.

Uflacker R, Diehl JC. Successful embolization of a bleeding splenic artery pseudoaneurysm secondary to necrotizing pancreatitis. *Gastrointest Radiol* 1982; 7: 379 – 382.

Uflacker R. Arterial embolization as definitive treatment for benign insulinoma of the pancreas. *J Vasc Interv Radiol* 1992; 3: 639 – 644; discussion 644 – 646.

Uflacker R. Interventional management of visceral arterial aneurysms. In: Strandness DE, Van Breda A, eds. *Vascular diseases: surgical and interventional therapy*. New York: Churchill Livingstone, 1994: 823 – 844.

Valette PJ, Souquet JC, Chayvialle JA. Arterial chemoinfusion and embolization of iliac metastasis from pancreatic islet cell carcinoma. *AJR* 1989; 153: 13 – 18.

Vujic I, Andersen BL, Stanley JH, et al. Pancreatic and peripancreatic vessels: embolization for control of bleeding in pancreatitis. *Radiology* 1984; 150: 51 – 55.

Vujic I, Anderson MC, Meredith HC, et al. Successful embolization of the dorsal pancreatic artery to control massive upper gastrointestinal hemorrhage. *Am Surg* 1980; 46: 184 – 186.

Vujic I. Vascular complications of pancreatitis. *Radiol Clin North Am* 1989; 27: 81 – 91.

Wagner WH, Cossman DV, Treiman RL, et al. Hemosuccus pancreaticus for intraductal rupture of a primary splenic artery aneurysm. *J Vasc Surg* 1994; 19: 158 – 164.

Waltman AC, Luers PR, Athanasoulis CA, et al. Massive arterial hemorrhage in patients with pancreatitis. *Arch Surg* 1986; 121: 439 – 443.

Winick AB, Malloy PC, Lund GB. Retained contrast after embolization of a right gastric artery pseudoaneurysm. *Cardiovasc Intervent Radiol* 1996; 19: 110 – 112.

Woods MS, Traverso LW, Kozarek RA, et al. Successful treatment of bleeding pseudoaneurysms of chronic pancreatitis. *Pancreas* 1995; 10: 22 – 30.

Yamagishi S, Yamashita H, Sasaki M, et al. Control of a massive bleeding of a pancreatic pseudoaneurysm penetrating into the colon by transcatheter arterial embolization. *Am J Gastroenterol* 1994; 89: 1268 – 1269.

第 6 章

肾的栓塞治疗

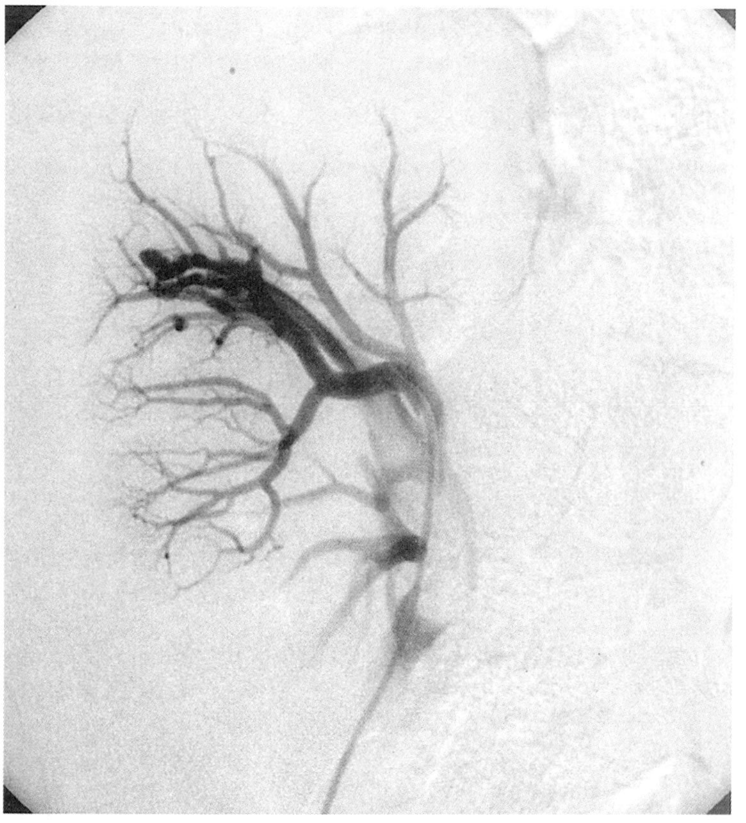

6.1 肾的栓塞治疗

病例 6.1:

62 岁男性，右盆腔移植肾手术活检后出现大量血尿。对移植肾的医源性病灶进行了栓塞治疗。

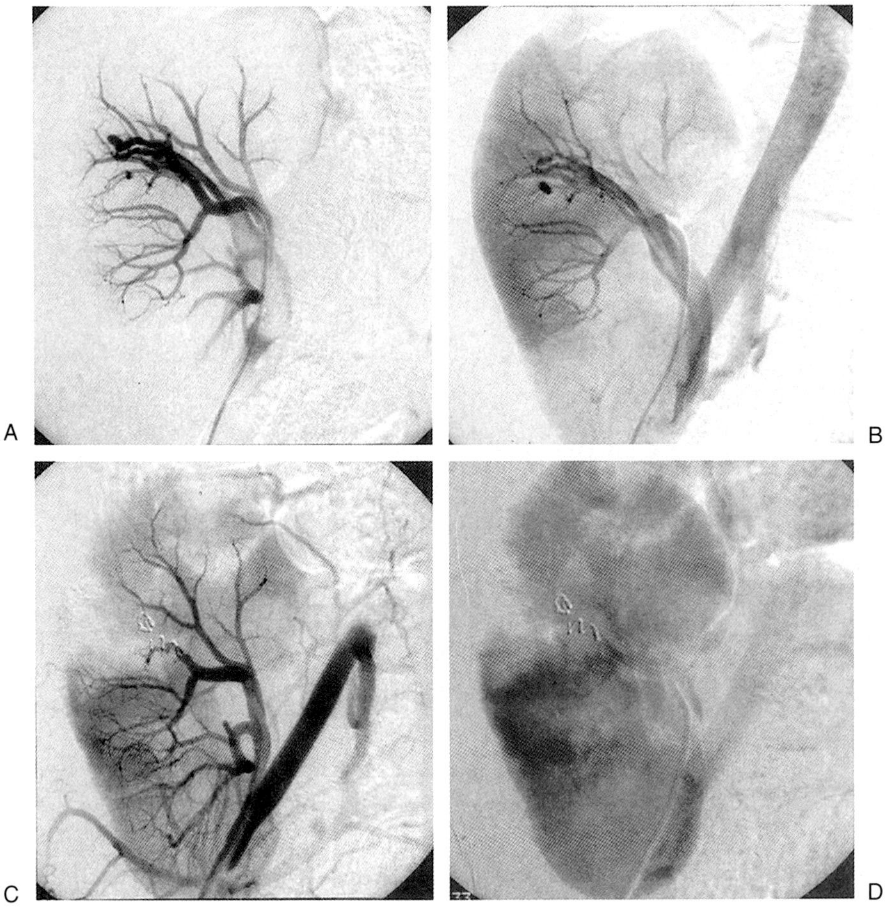

图 6.1

A: 通过同侧股动脉穿刺进行了选择性移植肾动脉造影检查。可以看到肾外周有两个小的假性动脉瘤和一个大的动静脉瘘。肾动脉与髂动脉施行的是端侧吻合。B: 动脉造影晚期显示显著的静脉反流，肾静脉和右侧髂静脉充盈。假性动脉瘤仍有对比剂充盈。C: 施行了栓塞治疗。用 2 个 3mm 大小的 Gianturco 金属螺圈栓塞后行肾动脉造影，显示与出血相关的动脉被闭塞。D: 血管造影晚期显示栓塞后肾外周楔形的充盈缺损。永久性控制了出血，肾功能未受影响。

评论: 创伤性血尿可以继发于肾的钝性或穿通性损伤、诊断性穿刺活检或者手术。过去，伴有动静脉瘘和大量血尿的创伤需全部或部分肾切除以控制出血。现在，超选择性栓塞允许保留更多的肾实质及肾功能。94% 的病人只用栓塞治疗即可以立即控制出血。高达 23% 的病人可能复发。再次栓塞周围小血管分支通常可以永久性地控制出血复发。临床上最终的成功率超过 82% 。最有效的栓塞材料是 Gianturco 螺圈，随后使用可吸收的明胶海绵来增强螺圈周围的血凝块。应避免使用血凝块和小颗粒栓塞，特别是在有假性动脉瘤时，因为加压注射有可能导致其破裂。

6.2 肾的栓塞治疗

病例 6.2:

18 岁男性,对肾的创伤病变进行了栓塞治疗。后背穿刺伤造成肾的病变,随即出现大量血尿及低血压,血细胞比容降低。

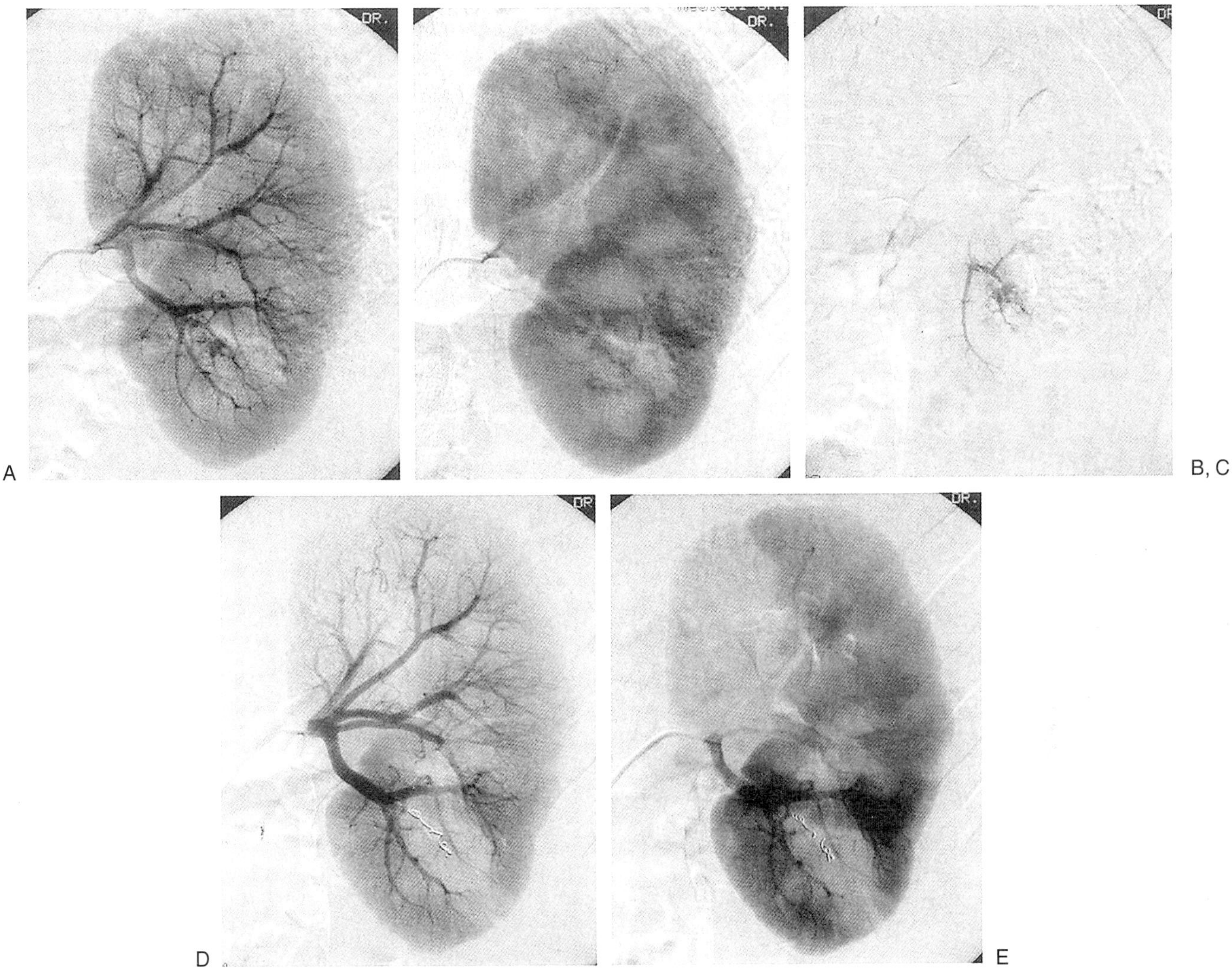

图 6.2

A: 选择性左肾动脉造影显示肾下极段分支的假性动脉瘤。注意,血管病变周围的血肿引起了血管移位。B: 动脉造影晚期显示假性动脉瘤的增强缺损区。C: 用 2.8F 微导管对与创伤性病灶相关的动脉行超选择性血管造影。注意小的假性动脉瘤。D: 用 2 个2mm × 2cm 的微螺圈栓塞了假性动脉瘤,完全闭塞了供养病变的动脉。E: 血管造影毛细血管期晚期显示栓塞区域血供阻断。完全控制了出血,没有复发。栓塞后 2 天病人出院,肾功能无改变,血流动力学稳定。

评论: 过去,伴有假性动脉瘤和动静脉瘘的肾创伤通常需要部分或全部肾切除以控制出血。最近,为保存更多的肾实质和肾功能,尝试采用局部或肾段手术切除,包括瘘道切除、内瘘切除、肾动脉分支结扎和静脉通道闭塞。但是效果不一,有时必须再行肾切除术。受累动脉的超选择性栓塞可最大限度地保留肾实质,避免相邻的肾实质缺血。微导管技术的发展也使肾功能得以最大限度的保存。

病例 6.3:

47 岁男性,因慢性肾功能衰竭在右盆腔内施行了肾移植术。由于肌酐水平进行性升高,基于多普勒超声检查提示肾动脉血流减少,施行了动脉吻合口修补手术。在对较低分支的狭窄行手术修补期间进行了术中活检。手术活检后即出现大量血尿及低血压。需行动脉造影检查,必要时行栓塞治疗。

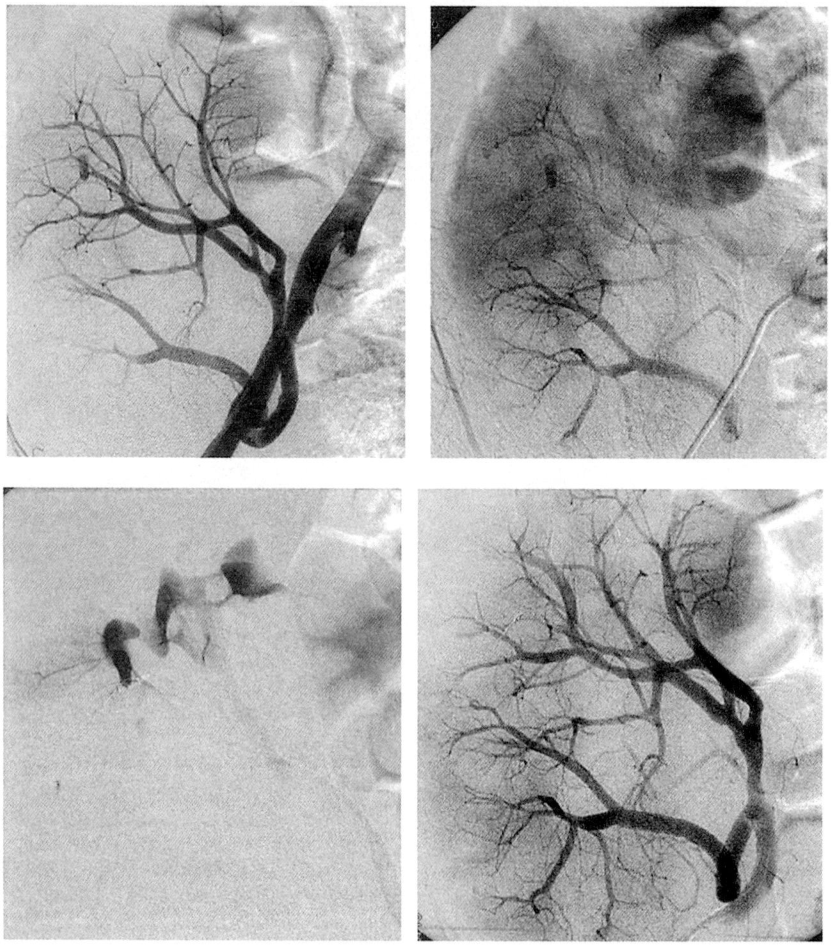

A B C D

图 6.3

A: 右髂动脉造影显示右侧髂内动脉已手术结扎，移植肾动脉与髂外动脉直接端侧吻合。在外周，一支中段肾动脉上可见一小的假性动脉瘤。B: 毛细血管晚期显示对比剂停滞在假性动脉瘤内，缓慢地流入肾下极动脉分支。C: 将一根 4F 的导管推入含有假性动脉瘤的分支，一次轻柔地试验性注射使假性动脉瘤发生破裂，外渗液进入肾上盏。用一个金属螺圈进行了栓塞。D: 栓塞后肾动脉造影显示假性动脉瘤及被损坏的血管分支闭塞。在血管减影影像中几乎看不见螺圈。出血被控制，肾功能完全恢复。

评论：该病人由于手术针刺活检引起了肾大量出血。如果不引起肾功能和肾实质的丧失，手术控制出血是不可能的。超选择性插管和栓塞术是治疗此类肾病变的最好方法。用 4F 导管插入出血累及的分支。通常这不是好的选择，因为常常触发血管痉挛，以致妨碍栓塞。微导管技术可到达肾外周的皮质动脉分支，并用微螺圈栓塞。幸运的是，此病例中微螺圈能够被放在适当的位置。此类栓塞术并发症很少见，尚没有与操作相关的死亡病例的报道。对大多数病例，栓塞术能迅速控制血流动力学不稳定状态。但是，高达 23% 的病例出血可能复发，需要再次栓塞。有些病例还需要行肾切除术。栓塞失败与不适当的栓塞材料有关，如明胶海绵和血凝块。栓塞材料断裂是栓塞失败及血尿复发的最主要原因。即使病人的肾有严重破裂，有效而适当的栓塞治疗仍可以止血。

6.4 肾的栓塞治疗

病例 6.4:

36 岁男性，马蹄肾，在外院行经皮肾取石术，随后放置了一个输尿管支架和一根 14F 的肾造瘘导管用于临时外引流。术后很快出现低血压和血尿，病人转至我院进一步治疗。需行诊断性血管造影，必要时行栓塞治疗。

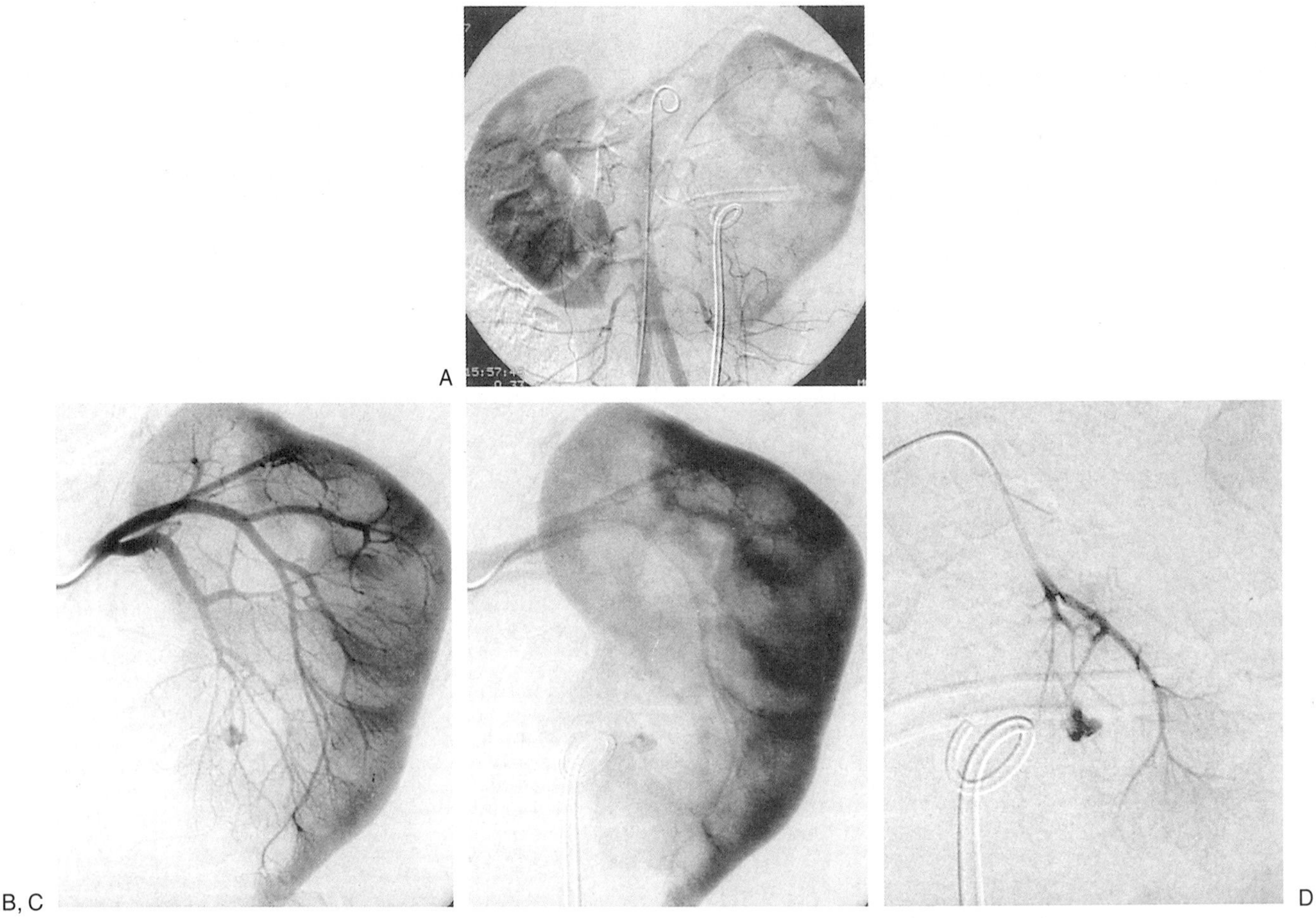

图 6.4

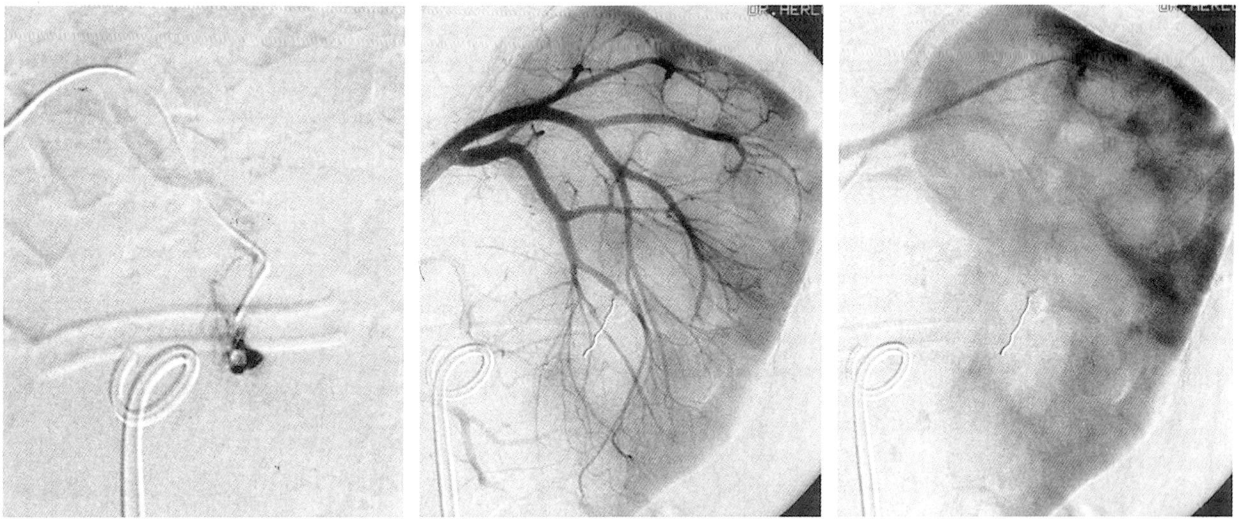

图 6.4(接上)

A: 腹主动脉造影晚期显示巨大的马蹄肾，肾盂因血凝块(不容易看到)、肾造口导管及输尿管支架阻塞而扩张。邻近肾造瘘导管可见一个较小的假性动脉瘤。B: 左侧主肾动脉造影显示肾动脉的较低分支有一个假性动脉瘤。C: 动脉造影晚期显示假性动脉瘤和病变周围的乏血管区域。D: 用微导管行进一步超选择性血管造影，试图明确受累的动脉分支。E: 将微导管推进到有撕裂的动脉。可以看到与假性动脉瘤相关的小动静脉瘘。F: 用微螺圈施行了栓塞治疗。栓塞后肾动脉造影显示损伤的肾动脉和假性动脉瘤完全闭塞。将一个 2mm×2cm 的微螺圈放置于损伤的动脉内栓塞病变。G: 左肾动脉造影晚期显示病变闭塞。

评论:经皮肾取石术需经由肾实质进路。如果在内侧和靠近肾漏斗或肾段动脉分支穿刺的话，可能导致大血管破裂，出现与穿刺相关的并发症。用较大的穿刺针多次穿刺增加了动脉损伤和出血的可能性。10～15 年前经皮泌尿系统介入操作已渐普及，肾血管损伤的病例也不断增加。马蹄肾由于肾旋转和解剖异常更容易导致血管创伤。由于此类病例增加，经导管血管内操作对控制肾的急性出血和大出血起着越来越重要的作用。微导管技术可以很精确地实施插管和栓塞术。肾段是分离的，肾段间没有侧支动脉交通。在近端闭塞假性动脉瘤的供血动脉通常即足可以永久性地阻断病变。有时也有必要栓塞整个肾段，因为段间的侧支循环可能延伸到阻塞的远端。尽可能采用高选择性的栓塞技术，在动脉开口处实施闭塞。

6.5 肾的栓塞治疗

病例 6.5:

27 岁男性,右肾晚期肾细胞癌,伴后腹膜淋巴结转移、疼痛和血尿。为控制血尿及增强抗肿瘤免疫反应,需行动脉造影及栓塞治疗。

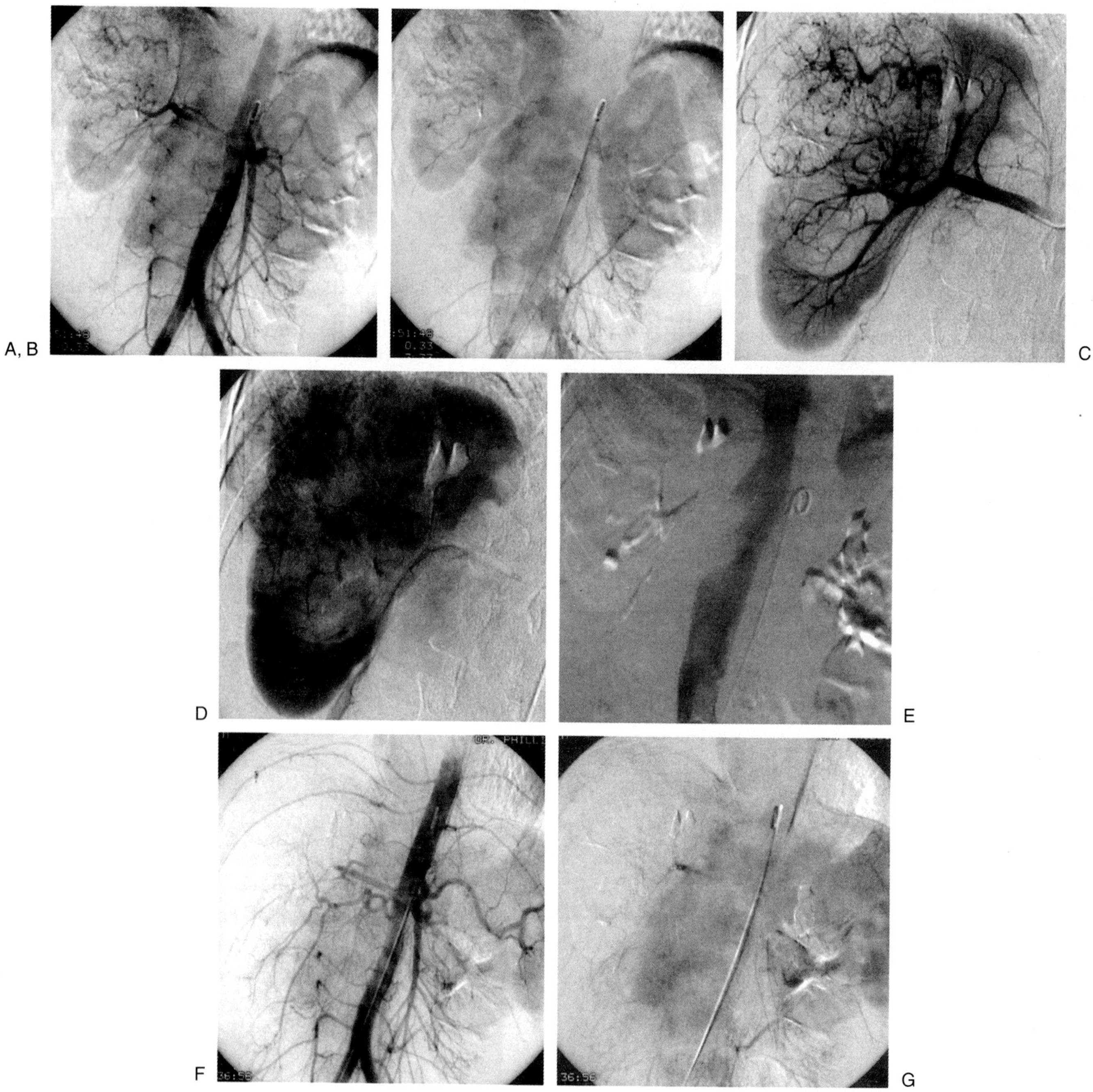

图 6.5

A: 腹主动脉造影显示在右肾中上部有一个富血管肿瘤和一个右侧主动脉旁肿块。B: 动脉造影晚期显示主动脉旁肿块强化。C, D: 右肾选择性动脉造影显示富血管肿块穿透了肾包膜，并使集尿系统移位。E: 下腔静脉造影显示主动脉旁肿块压迫并侵犯了下腔静脉。F, G: 栓塞后主动脉造影显示肾血管完全阻断，但是主动脉旁肿瘤仍持续强化。采用聚四氟乙烯颗粒及微螺圈进行了栓塞。

评论：肾细胞癌是富血管的肿瘤，栓塞治疗效果好。诊断性动脉造影程序应该包括主动脉造影、双侧选择性肾动脉造影、腔静脉造影和肾静脉造影，以评估转移情况。肾恶性肿瘤的栓塞治疗是一项术前操作，用于不可切除肿瘤的姑息治疗，并可促进抗肿瘤的免疫反应。许多栓塞材料可用于肾肿瘤栓塞，包括明胶海绵、聚乙烯醇颗粒、Gianturco 螺圈和无水乙醇。乙醇必须小心使用。应该使用球囊导管进行肾动脉插管，以减少主动脉内反流的危险。无水乙醇漂流在主动脉内的血液上，如果允许反流入主动脉，前方的层流可进入肠系膜下动脉循环。用球囊闭塞可能不能防止非靶器官栓塞。应特别注意防止左侧结肠缺血。用球囊栓塞左肾动脉时，乙醇可能通过肿瘤和左侧结肠间的孳生循环进入肠动脉。无水乙醇可用的最大剂量为 0.5ml/kg；此剂量可减少乙醇中毒及昏迷的危险。通常有必要几种栓塞材料联合应用，尤其是存在高流量的动静脉瘘时。需要用螺圈和其他材料闭塞较大的血管。

（周海昱　译）

建议阅读

Avolio L, Savasta S, Matteotti C, Fusillo M, Bragheri R. Symptomatic unilateral renal angiomyolipoma in a child with tuberous sclerosis. *Urol Int* 2001; 67: 249 – 251.

Bookstein JJ, Goldstein HM. Successful management of postbiopsy arteriovenous fistula with selective arterial embolization. *Radiology* 1973; 109: 535 – 537.

Ekelund L. Transcatheter embolization in the management of neoplastic and benign diseases of the kidney. In Lang EK (ed). *Percutaneous and interventional urology and radiology*. New York; Springer-Verlag 1986; 177 – 187.

Fisher RG, Ben-Menachen V, Whigham C. Stab wounds of the renal artery branches: angiographic diagnosis and treatment by embolization. *AJR* 1989; 152: 1231 – 1235.

Hamaguchi T, Kasahara K, Shuin T, Kataoka S. Spontaneous rupture of renal aniomyolipoma with tuberous sclerosis during long-term follow-up: A case report. *Hinyokika Kiyo* 2001; 47: 645 – 648.

Hora M, Hes O, Michal M. Histoligic classification of kidney tumors for clinical practice in adults. *Cas Lek Cesk* 2001; 140: 362 – 369.

Jimenez RE, Eble JN, Reuter VE, et al. Concurrent angiomyolipoma and renal cell neoplasia: a study of 36 cases. *Mod Pathol* 2001; 14: 157 – 163.

Moudouni SM, En-Nia I, Patard JJ, Lobel B, Guille F. Arterial embolization in hemorrhagic renal angiomyolipoma. *Prog Urol* 2001: 11: 235 – 238.

Radin R, Ma Y. Malignant epithelioid renal angiomyolipoma in a patient with tuberous sclerosis. *J Comput Assist Tomogr* 2001; 25: 873 – 875.

Sampaio FJ, Aragao AH. Anatomical relationship between the intrarenal arteries and the kidney collecting system. *J Urol* 1990; 143: 679 – 681.

Tanaka M, Kyo S, Inoue M, Kojima T. Conservative management and vaginal delivery following ruptured renal angiomylolipoma. *Obstet Gynecol* 2001; 98: 932 – 933.

Tazelaar HD, Batts KP, Srigley JR. Primary extrapulmonary sugar tumor (PEST): a report of four cases. *Mod Pathol* 2001; 14: 615 – 622.

Uflacker R, Paolini RM, Lima S. Management of traumatic hematuria by selective renal artery embolization. *J Urology* 1984; 132: 662 – 667.

Uflacker R, Paolini RM, Nobrega M. Ablation of tumor and inflammatory tissue with absolute ethanol. *Acta Radiol Diagn* 1986; 27: 131 – 138.

Young A, Tadavarthy M, Coleman CC, et al. Embolotherapy: agents, equipment and techniques. In: Castaneda-Zuniga WR, Tadavarthy SM, eds. *Interventional radiology*. Baltimore: Williams & Wilkins, 1988; 13 – 76.

第 7 章

胸部和肺的栓塞治疗

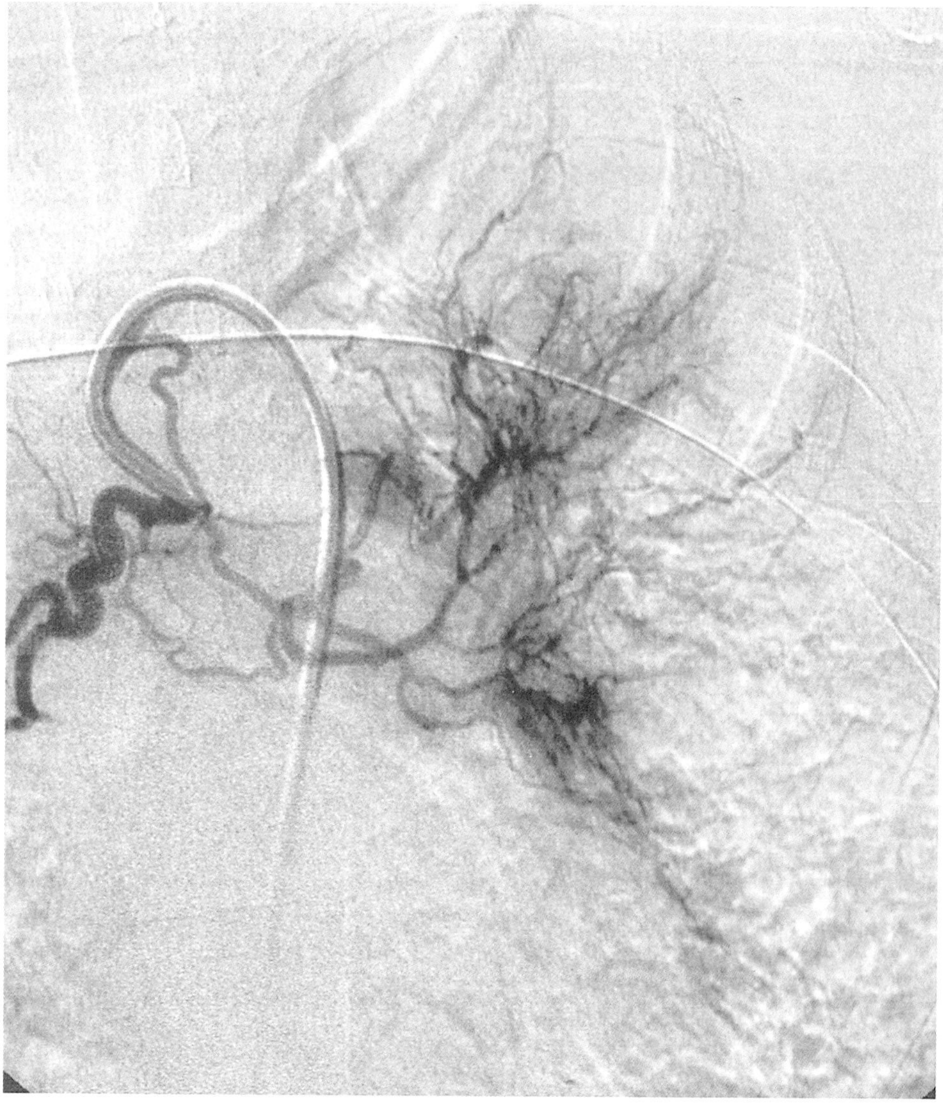

7.1 胸部和肺的栓塞治疗

病例 7.1:

3 岁男孩,反复肺感染、支气管扩张合并感染及大咳血病史。需行支气管动脉造影和栓塞治疗。

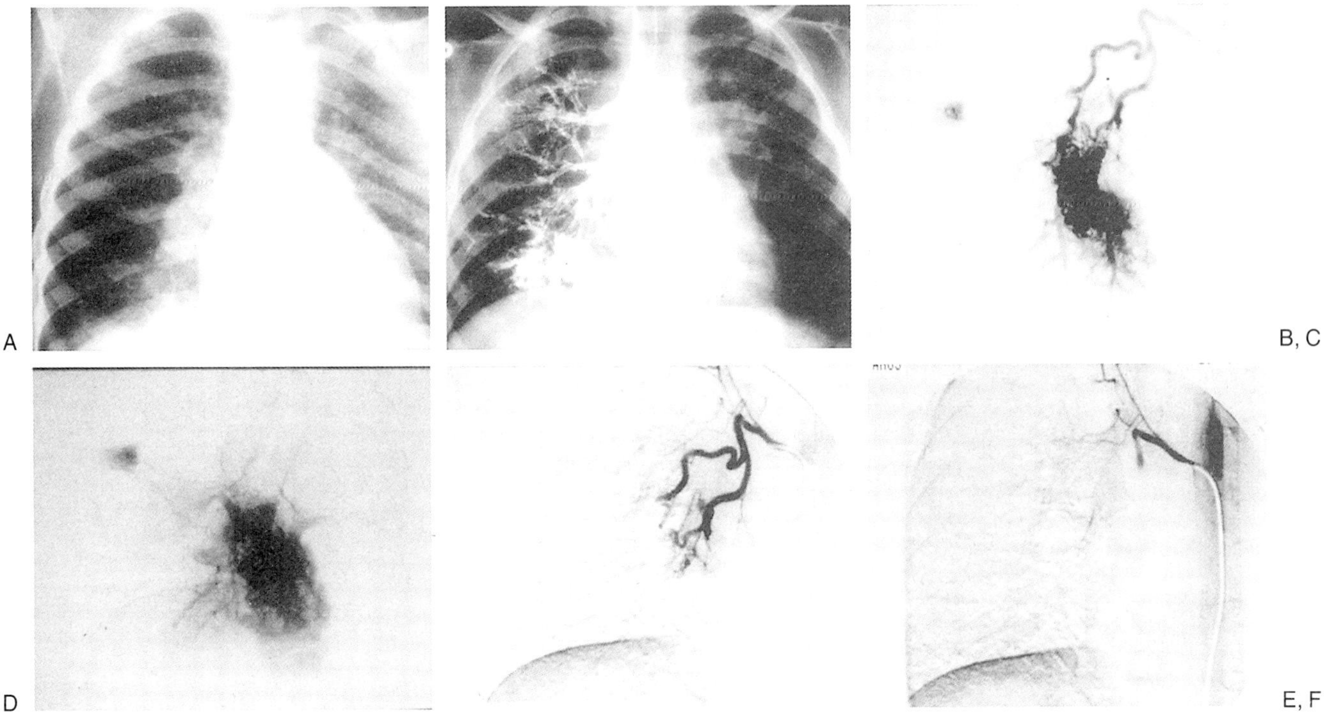

图 7.1

A: 既往的胸片显示右肺中下叶团块影。B: 支气管造影显示下叶大量的支气管扩张。C: 经右侧肋间支气管干注射行支气管动脉造影, 显示右下叶大量的血管增多区, 可能是在中叶见一富血供结节。可以看到肋间支气管干大的支气管动脉分支。D: 动脉造影晚期显示炎症病灶明显强化, 与下叶肺动脉间有大量分流。E: 聚乙烯醇局部栓塞后的血管造影显示炎症病变内血管结构明显减少。F: 用明胶海绵栓塞了更近端的动脉后, 离开肋间支气管干的支气管动脉分支完全闭塞。完全控制了出血,病人后来进行了手术治疗。

评论: 大咳血是很重要的临床和外科问题, 死亡率为 50% ~100% 。这些病例的死亡更多是由于窒息而不是低血容量。活动性或残存的结核病是最常见的大咳血原因。10% ~20% 的病人发生伴残存炎症过程的慢性肺疾病, 相当数量的此类病人可发生大咯血。其他造成大咯血的主要原因是支气管扩张、尘肺、曲霉菌病、癌症、囊性纤维化和脓肿。

手术是治疗大咯血的确切办法; 然而, 只能用于单侧的和局部的病变。弥漫性病变是手术的禁忌证, 而且一些病变,如囊性纤维化,不适合手术治疗。此病例表现典型,病人为感染性单侧病变,适于手术治疗,但是首先必须保证临床症状和血流动力学稳定。支气管动脉栓塞治疗控制了出血, 使病人可以择期行手术治疗。

7.2 胸部和肺的栓塞治疗

病例 7.2:

10 岁女孩，因肺囊性纤维化发生大咳血。需行支气管动脉造影和栓塞治疗。尽管实施了栓塞治疗,但出血仍复发,需要再次行栓塞治疗。

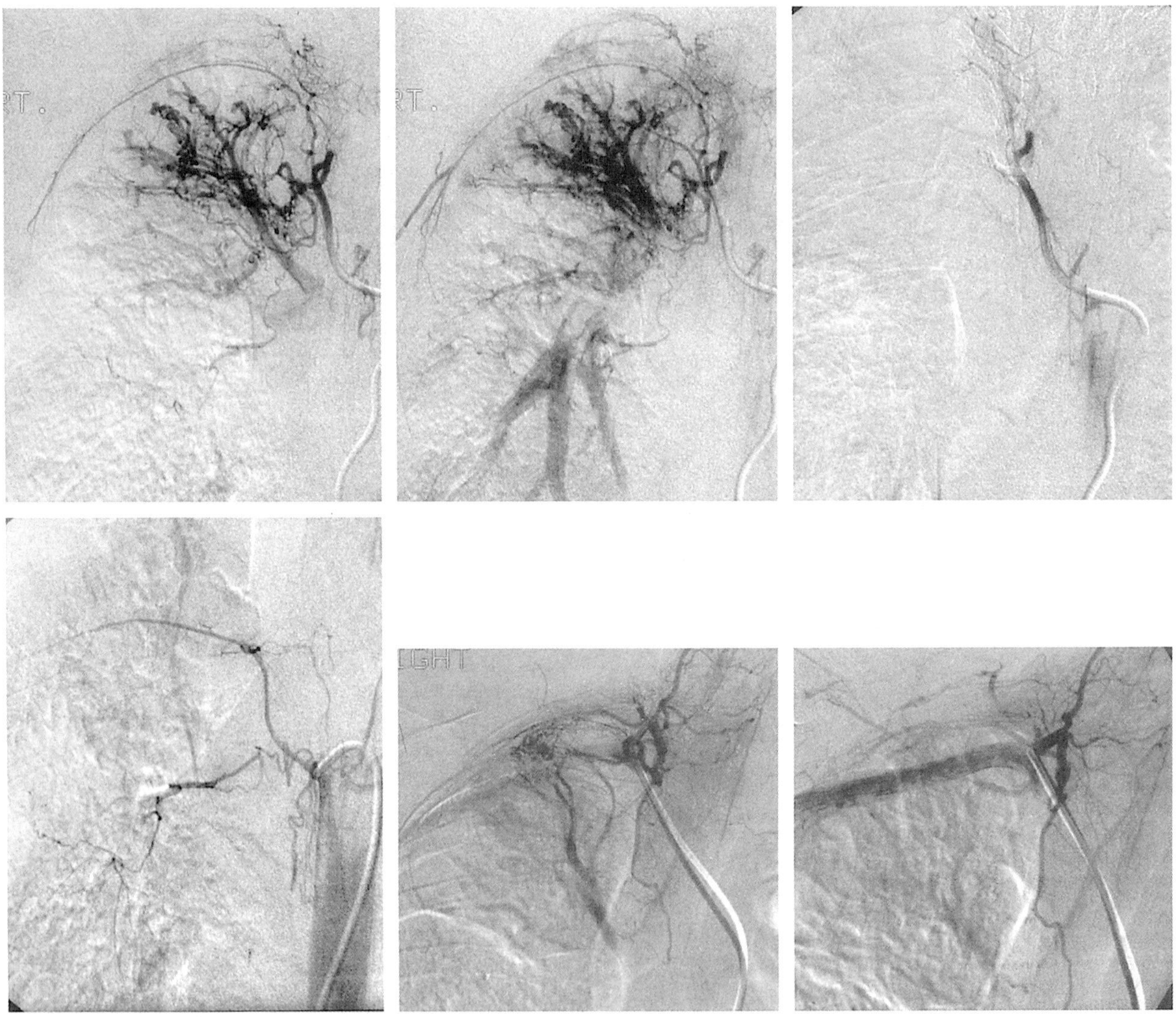

A, B C D, E F

图 7.2

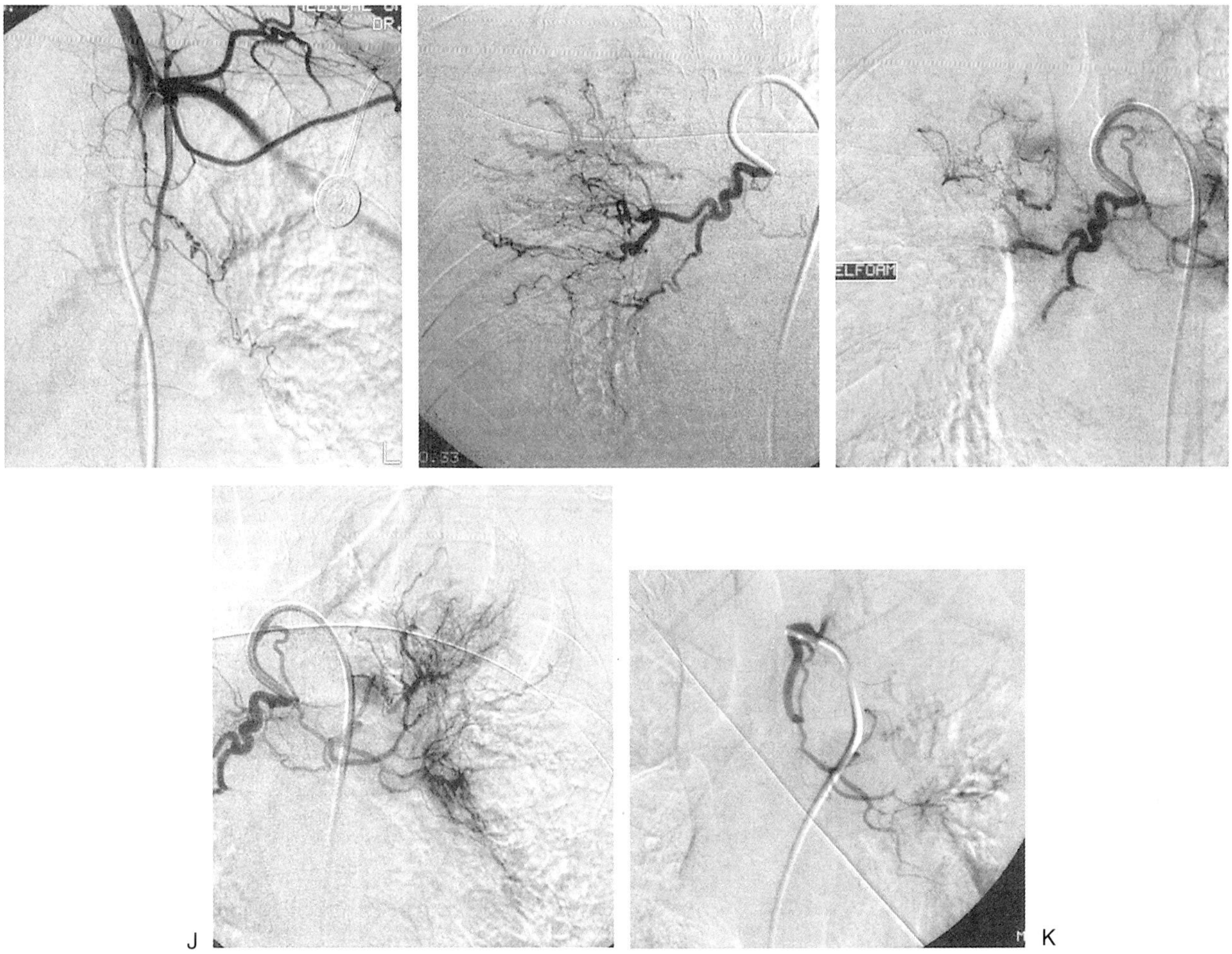

G　H, I　J　K

图 7.2(接上)

A: 肋间支气管干选择性动脉造影显示右上叶大片炎性病变。注意，有向肺动脉外周分支的大量分流。B: 较晚的期相显示肺动脉充盈，右肺下叶也可见充盈。C: 用聚乙烯醇和明胶海绵栓塞肋间支气管干的分支。D: 向更下方的肋间动脉插管显示与右下肺支气管动脉相连。E: 选择性右侧甲状颈干造影显示来自胸壁的侧支血管进入肺内的炎性病灶。注意，脊髓前动脉在内侧与甲状颈干相连。F: 用明胶海绵栓塞脊髓前动脉。G: 左甲状颈干选择性注射显示与左支气管动脉相连的小的弯曲血管。H: 支气管主干选择性注射显示一支右侧主支气管动脉供血右上叶支气管。I: 用聚乙烯醇和明胶海绵栓塞。可以看到主要的终末支气管动脉已闭塞。J: 优势的右侧分支栓塞后，左侧动脉显示更清晰，如左肺上、下叶的炎性病变。行栓塞治疗。K: 2 天后再次出血，发现了一不常见变异，从左侧锁骨下动脉起始处的一支左支气管动脉起源，延伸入纵隔与左侧支气管动脉循环相连接。行栓塞治疗，出血被控制。

评论: 大咳血的发病率和死亡率都很高，必须迅速识别出血原因及选择治疗方案。因为手术死亡率很高，所有病人都应即刻选择介入治疗。对于难以控制出血的病人，需要气管插管和辅助通气以避免窒息。应使用双腔气管内插管(Carlens 管)，限制出血于一侧肺内，保留一侧正常肺的通气功能。支气管镜对处理大咳血的病人很重要。尽管在病人大出血时操作困难，但是通过支气管镜检查可确定 86% 的病人的出血来源。一些支气管内操作，如支气管内球囊压迫术，对控制咳血有效。肾上腺素灌洗对控制出血也有效。85% 以上的结核病人，可通过支气管动脉栓塞立即控制急性大量的支气管出血(咳血)。然而，高达 21% 的病人出血可复发，死亡率达 9%。尽管栓塞材料可以形成血栓，但栓塞动脉可通过溶解或再通而恢复通畅。

7.3 胸部和肺的栓塞治疗

病例 7.3:

35 岁女性,因结节病及曲霉病发生大咳血。需行支气管造影和栓塞治疗。

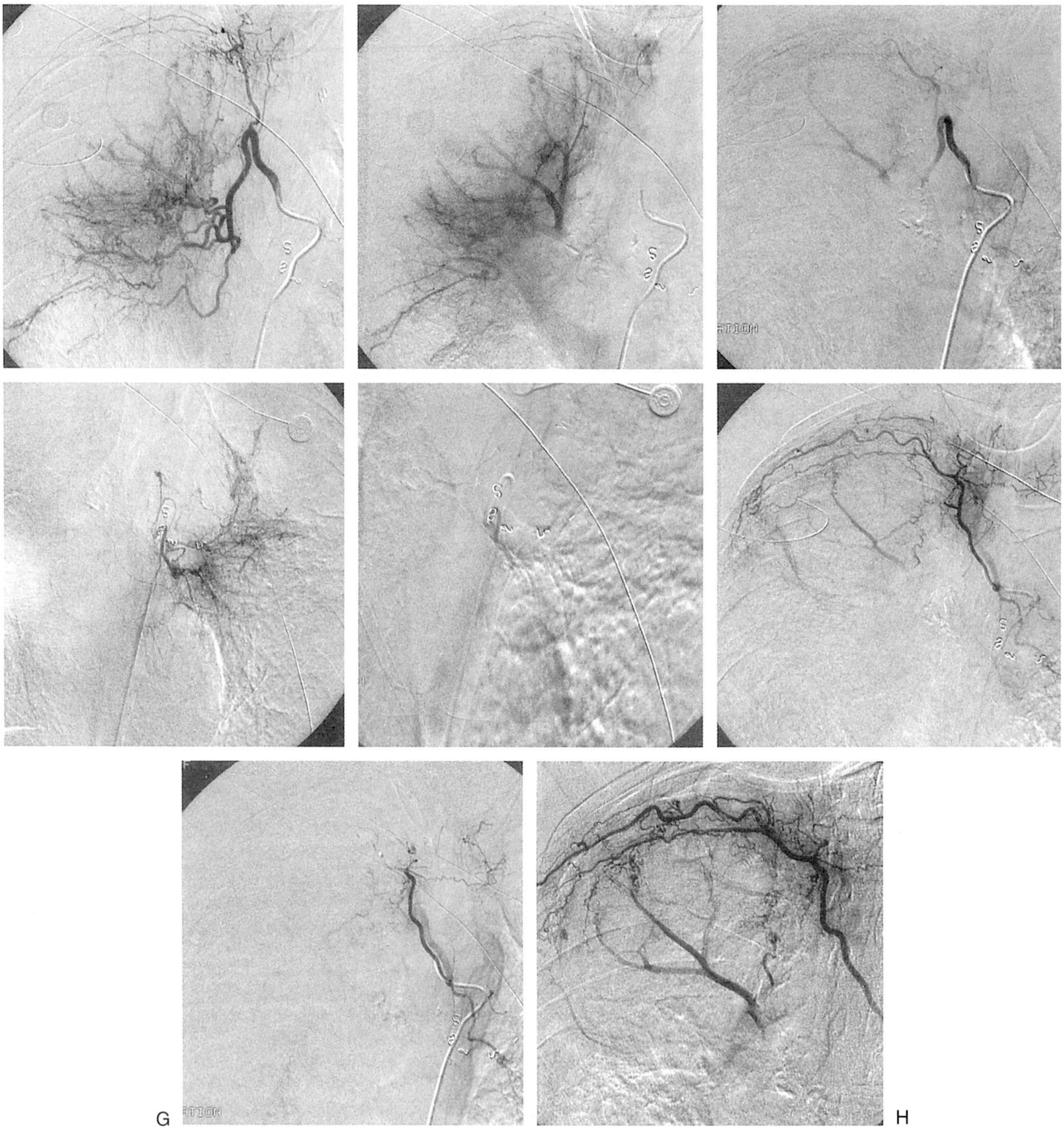

A, B　C　D, E　F　G　H

图 7.3

A: 肋间支气管动脉下选择性造影显示右肺较明显的慢性炎症过程区域内有大量的富血管结构。B: 动脉造影晚期显示向右肺动脉的分流。C: 使用聚乙烯醇和明胶海绵栓塞了肋间支气管动脉干，完全闭塞了该血管。D: 左侧支气管动脉选择性造影显示左肺富血管。E: 用聚乙烯醇和明胶海绵栓塞，完全闭塞了该血管。F ~ H: 对多条肋间动脉进行了造影，显示了与肺内炎症富血管区的交通及与肺动脉分支血管间的分流。用明胶海绵栓塞进一步阻断了分流。

评论：目前支气管动脉的解剖已很明确。通常有2 ~ 4 支支气管动脉主支，但可能有解剖学变异。至少有 10 种可能的组合，最常见的是左右各一支动脉，伴上叶和下叶支气管分支；一支右侧动脉，两支左侧动脉；或左、右各两支动脉。在 33% ~43% 的病例中，左、右支气管动脉共干起源。脊髓前动脉很少或从不起源于支气管动脉或动脉干。脊髓前动脉可起源于肋间动脉或甲状颈干。如果脊髓前动脉可见，则是栓塞的禁忌证。将导管推进达超过脊髓前动脉起源处是避免意外阻塞该血管的有效办法。存在脊髓后动脉和脊髓动脉根起源于支气管动脉或其他供养支不是栓塞的完全禁忌证。慢性炎症可引起支气管动脉扩张及支气管肺血管吻合。其他全身的动脉，如锁骨下动脉、腋动脉、膈动脉和肋间动脉，在肺慢性炎症或感染时也可能参与体循环向肺供血。也应栓塞其他来源的供血动脉。咳血危及生命且不适合手术的病人应行支气管动脉栓塞。通常，在病人活动性出血时或出血发作期间数小时内行栓塞治疗。

7.4 胸部和肺的栓塞治疗

病例 7.4:

4 岁男孩,患法洛四联症和肺动脉闭锁,表现为广泛的体 - 肺循环侧支血管引起的充血性心衰，由于过多的主 - 肺动脉分流引起低氧。在外科矫正术前需行诊断性动脉造影,可能的话行栓塞治疗。

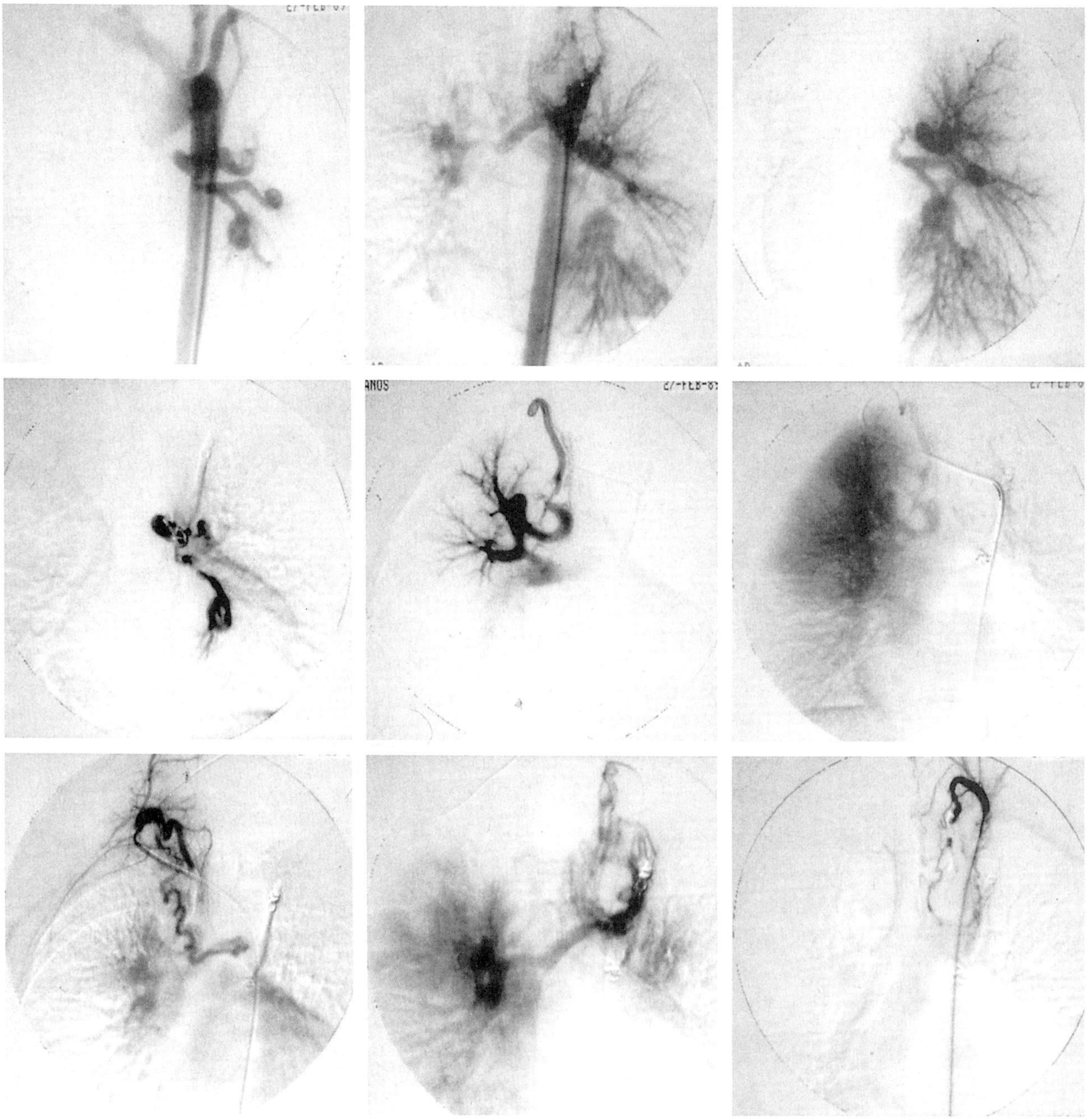

A, B　C　D, E　F　G, H　I

图 7.4

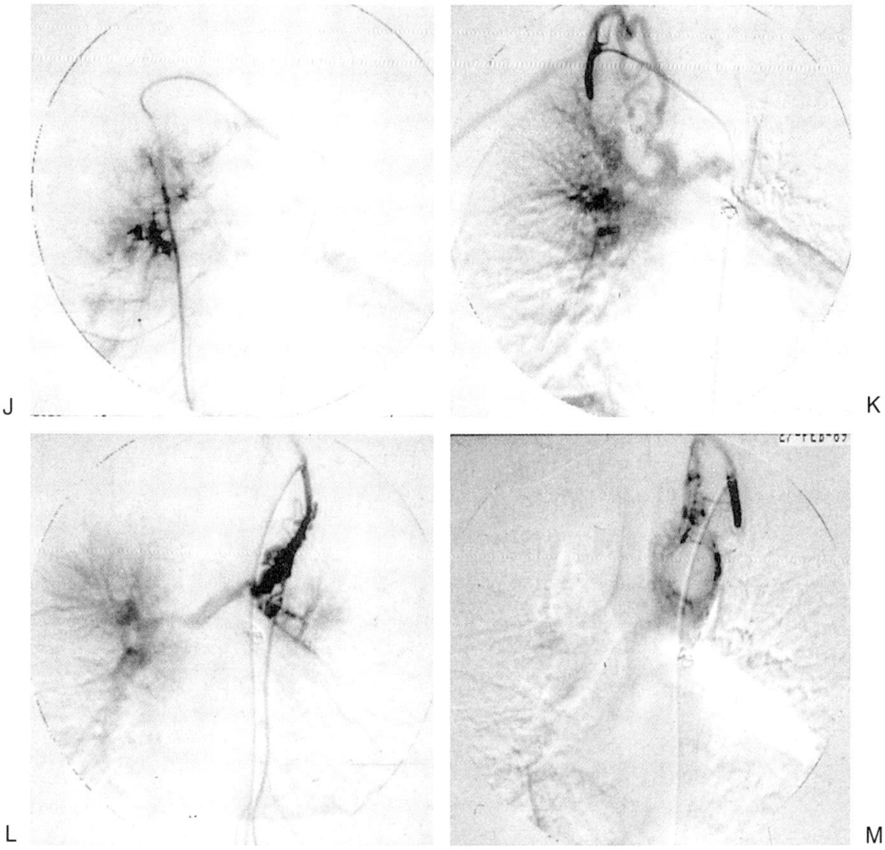

图 7.4(接上)

A, B: 胸主动脉造影早期和晚期显示起源于降胸主动脉和颈动脉分支的明显增粗的分支血管。可以看到支气管动脉的大小和外周肺动脉的灌注。C: 左支气管动脉选择性造影显示左肺动脉外周分支的充盈。D: 左支气管动脉近端用 Gianturco 螺圈栓塞,使灌注明显减少。E: 选择性造影到右侧甲状颈干降支,该支与一异常纵隔动脉吻合,并与右肺动脉外周支相连。F: 晚期显示肺灌注。G: 用螺圈栓塞异常动脉后右肺血流明显减少。H: 左侧甲状颈干造影显示与肺分支吻合的血管与右下叶血管相连。I: 行栓塞术后血流减少。J, K: 右乳内动脉栓塞前、后血管造影显示右肺的动脉部分灌注。栓塞术后可见血流显著减少。L: 左乳内动脉(IMA)造影显示与右肺下叶的肺动脉相吻合。M: 栓塞术后血流减少。注意主动脉弓周围血管痉挛。

评论: 先天性心脏病病人,特别是右心室流出道或肺动脉梗阻者,形成大量体－肺循环侧支血管。这些增粗的血管通常起源于主动脉或其分支,在不同水平与肺动脉吻合。这些侧支血管可能是没有肺动脉与主肺动脉相连部分的肺的惟一供血来源。通过这些侧支血管的过度的体－肺循环分流可引起心衰,由于过度分流造成低动脉血氧饱和度,甚至由于这些薄壁血管破裂引起肺出血,导致临床症状恶化。侧支循环有三种,每种均与肺动脉有不同的吻合方式:①支气管动脉侧支,通过侧支与许多肺动脉更外周的节段相连;②直接的主动脉侧支血管,起源于降主动脉,供应一个肺叶或肺段,并与肺段的动脉吻合;③间接主动脉侧支血管,起源于主动脉主要分支,通常与肺外的中央肺动脉吻合。这些血管常形成狭窄。常用手术结扎术治疗这些分流,以校正先天性心脏病。确认并结扎这些异常血管使手术时间延长并增加了手术的难度。有时需要分次手术以达到治疗目的。目前多于手术校正心脏病之前或之后,使用栓塞的方法阻断肺动脉的分流。咳血时,栓塞控制出血的成功率较高。对以前进行过手术治疗的先天性心脏病患者,栓塞治疗可改善 80% ~90% 病人的心衰和血氧饱和度。手术前行栓塞治疗,手术成功率甚至可以更高。可能出现的并发症与肺梗死和肺感染有关。应该用螺圈或可分离球囊行栓塞术,通常要在分流的动脉侧实施,避免在肺循环远侧实施。文献报道小微粒和液体栓塞材料易引起并发症,最常见的并发症为肺梗死,因此在禁忌使用以上材料。

7.5 胸部和肺的栓塞治疗

病例 7.5:

56 岁男性病人，以前患有未被诊断的遗传性出血性毛细血管扩张症(HHT)，慢性低氧，无力，胸片显示肺结节并行活检。回顾在其他医院拍摄的胸片，可见结节与血管结构相连，提示肺动静脉(A-V)瘘的诊断。检查发现病人脸部多发毛细血管扩张，追述年轻时即有反复鼻出血病史。

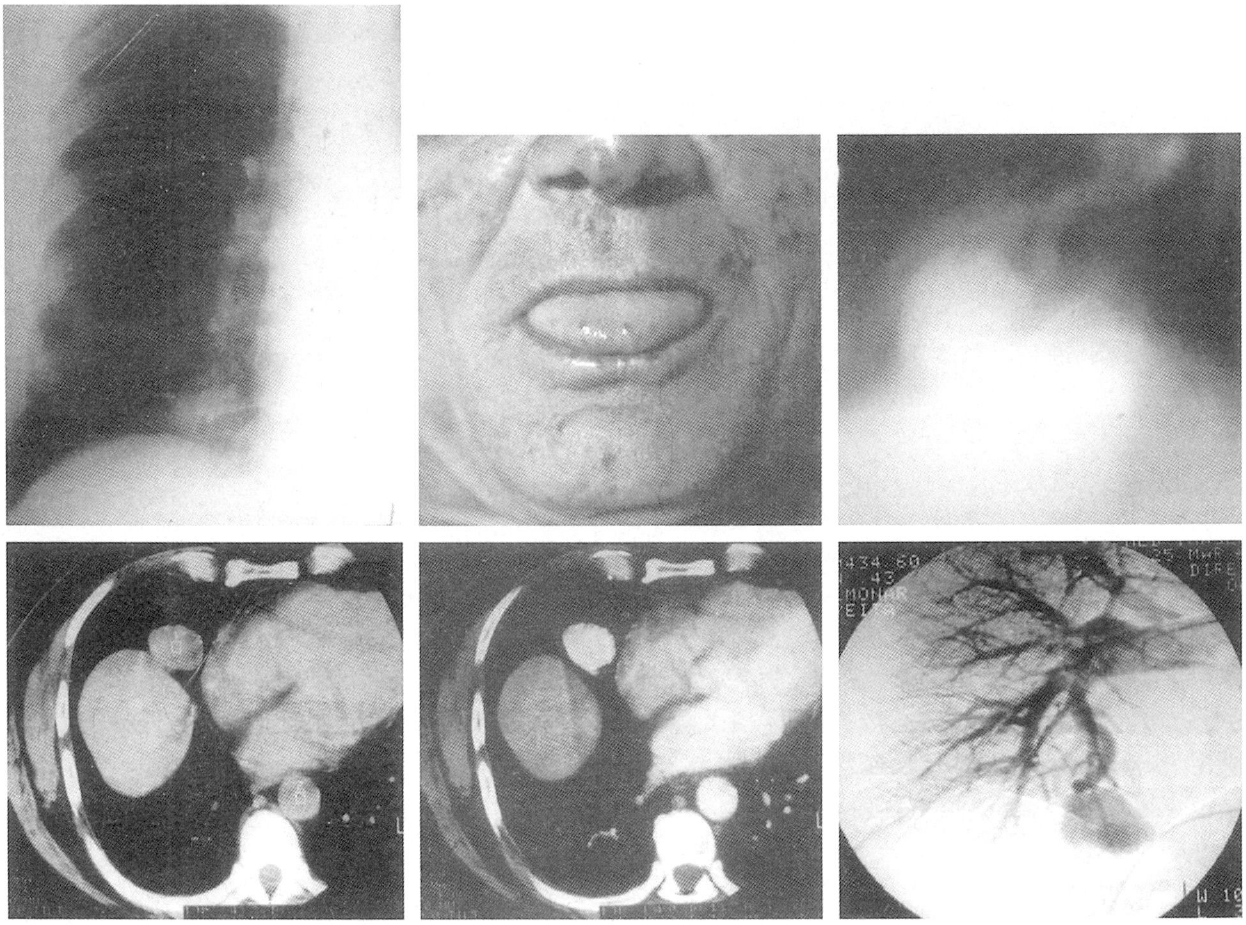

A, B　C　D, E　F

图 7.5

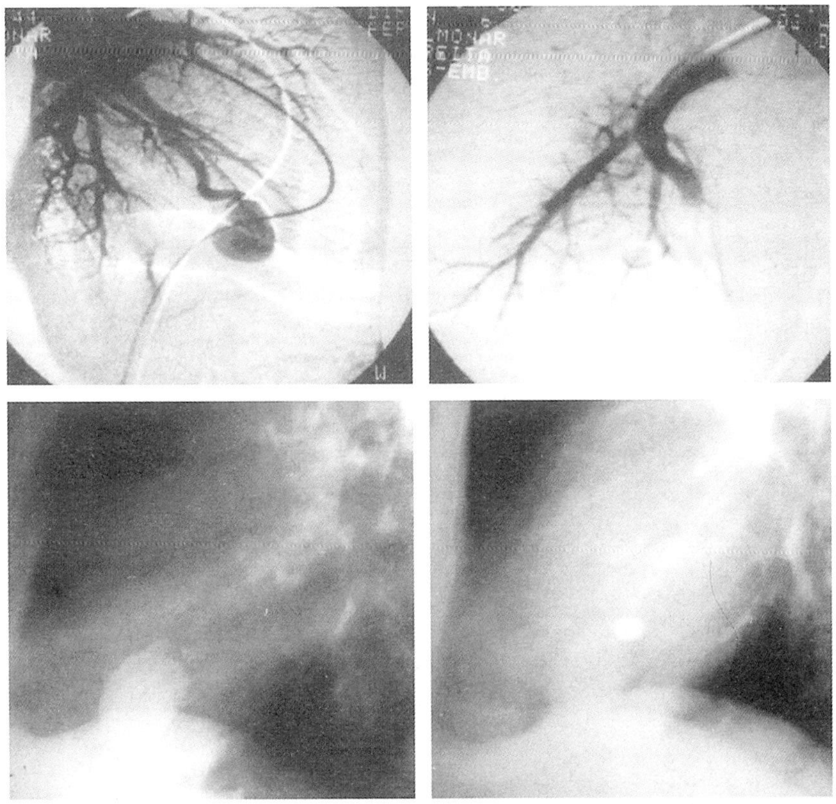

图 7.5(接上)

A: 前后位胸片显示靠近右心膈角的结节。B: 可见病人舌、唇和脸部多发毛细血管扩张，符合 HHT 的诊断。C: 传统的体层摄影显示与输出输入血管相连的动脉瘤。D, E: 静脉内注射对比剂增强,前、后 CT 扫描显示结节强化。F: 肺动脉造影正位观显示动静脉瘘（单纯型)与中叶中部一个大的动脉瘤。G: 动静脉瘘侧位观显示只有一支肺的供血动脉与动脉瘤相通，晚期只与一支引流静脉相连(未显示)。H: 用可分离球囊栓塞惟一的供血动脉,完全闭塞了动静脉瘘的血流。I, J: 胸部侧位观显示了栓塞前、后的动脉瘤。J 图中可显示球囊。可见动脉瘤体积逐渐减小。

评论: 肺部动静脉畸形是不常见的病变，可行手术或栓塞治疗。大多多发,但也可单发。临床表现不一。疲倦、气短是最常见的主要临床症状，可由于体循环分流时慢性低氧与心脏超负荷引起，或有逆行栓塞时，由神经源性因素引起。肺动静脉瘘分为单纯型和复合型。单纯型只有一支供血血管,发生于 79% 的病例。复合型有多支供血动脉和引流静脉,发生于 21% 的病例。分流明显时,可出现紫绀、杵状指、呼吸困难和红细胞增多症；然而，没有外周动静脉瘘引起的心脏血流动力学改变。

未经治疗的病人预后差,特别是合并 HHT 时。伴有 HHT 的病人因多发性毛细血管扩张而发生反复鼻出血、血尿、呕血。肺部动静脉瘘(PAVF)可引起咳血、肺部血肿、血胸及休克。33% ~41% 的 HHT 病人可发生脑脓肿和逆行栓塞,而不伴有 HHT 的病人发生率为 18% 。

用可分离球囊或 Gianturco 螺圈栓塞均可有效地控制分流，最大程度地保存肺实质功能。需要选择性地和仔细地进行栓塞操作，以使手术风险和并发症减少到最少。并发症包括体循环螺圈栓塞和球囊过早缩瘪，以及一过性休克和术中刺破心肌。较少见的并发症包括使用闭合器引起的持久气胸和并存肝内动静脉分流时严重的肺动脉高压。所有有症状的病人都应该行栓塞或手术治疗。即使病人没有临床症状，所有直径超过 3mm 的肺动静脉瘘也必须栓塞,以防止脑卒中或脑脓肿发生。

7.6 胸部和肺的栓塞治疗

病例 7.6:

32 岁女性，以前患有未被诊断的遗传性出血性毛细血管扩张症（HHT），慢性低氧，乏力，临床表现心衰及肝脏表面杂音，行肝血管造影检查。回顾其他医院为检查产后血胸原因所摄的胸片，显示肺外周有一个大的结节，提示肺动静脉瘘的诊断。检查发现病人面部多发毛细血管扩张，追述自幼即有反复鼻出血病史。

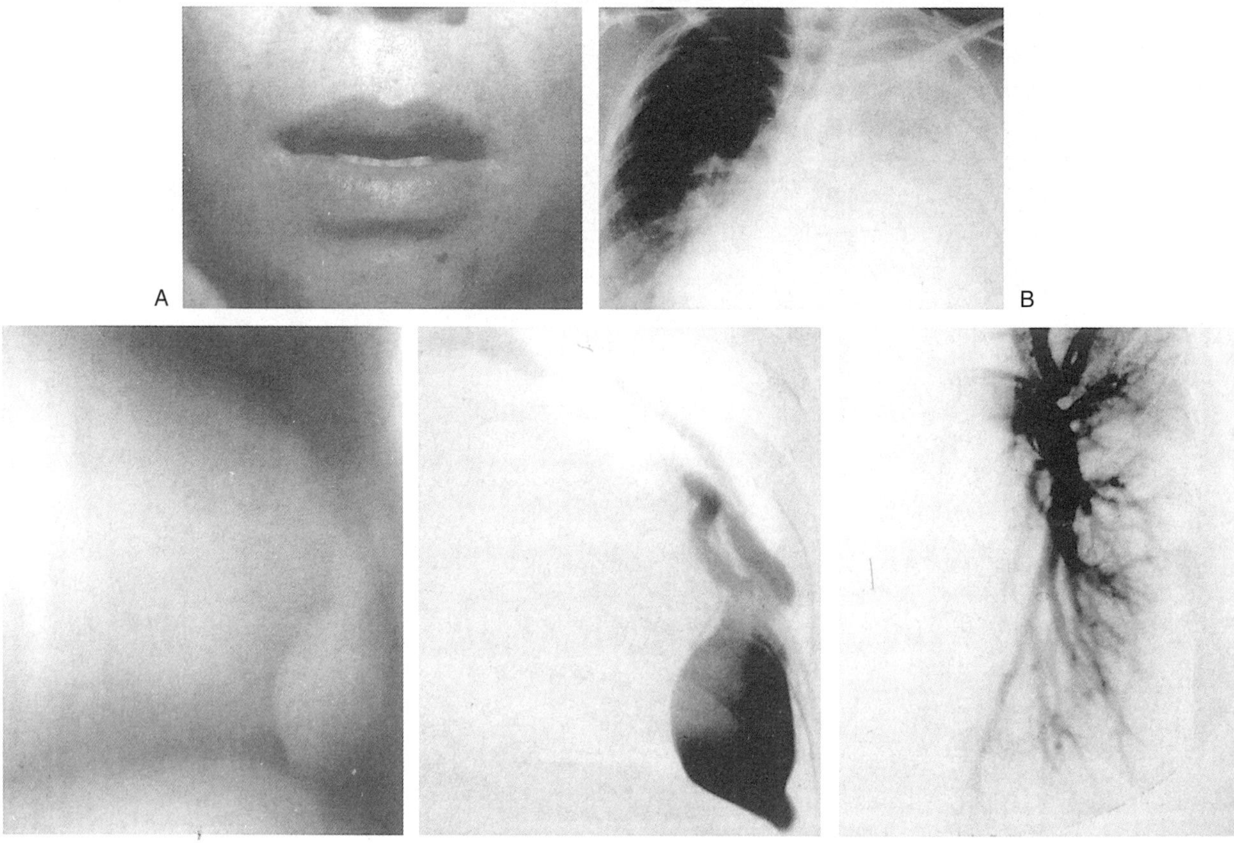

图 7.6

A: 可见病人唇及脸部多发毛细血管扩张，与 HHT 的诊断一致。B: 产后胸片显示大量胸腔积液（血胸），当时用较大引流管引流。C: 另一次胸片（未显示）和传统体层摄影显示左肺外周结节。D: 肺动脉造影显示动静脉瘘和动脉瘤。E: 用可分离球囊和安全的螺圈行近端栓塞。栓塞后肺动脉造影显示动静脉瘘完全闭塞。F, G: 右肝动脉造影显示巨大的、增粗的、扭曲的动脉及弥漫的毛细血管扩张（蜂窝状实质），由于动静脉分流，肝静脉在早期充盈。来自肠系膜上动脉及肾上腺动脉的多条侧支循环与肝动脉主干相连。H, I: 左侧肝动脉造影显示增粗的动脉血管和弥漫的毛细血管扩张。晚期显示动静脉分流伴肝静脉充盈（I）。J, K: 栓塞后肝总动脉造影显示经肝的动脉血流明显减少，动静脉分流减少。分两步栓塞，第 V 段和第 VI 段采用氰丙烯酸酯栓塞，其余肝段用聚乙烯醇 1 000m 栓塞。L, M: 肝组织学显示巨大的毛细血管扩张，毛细血管和窦间隙减少，增粗的动静脉直接相连。

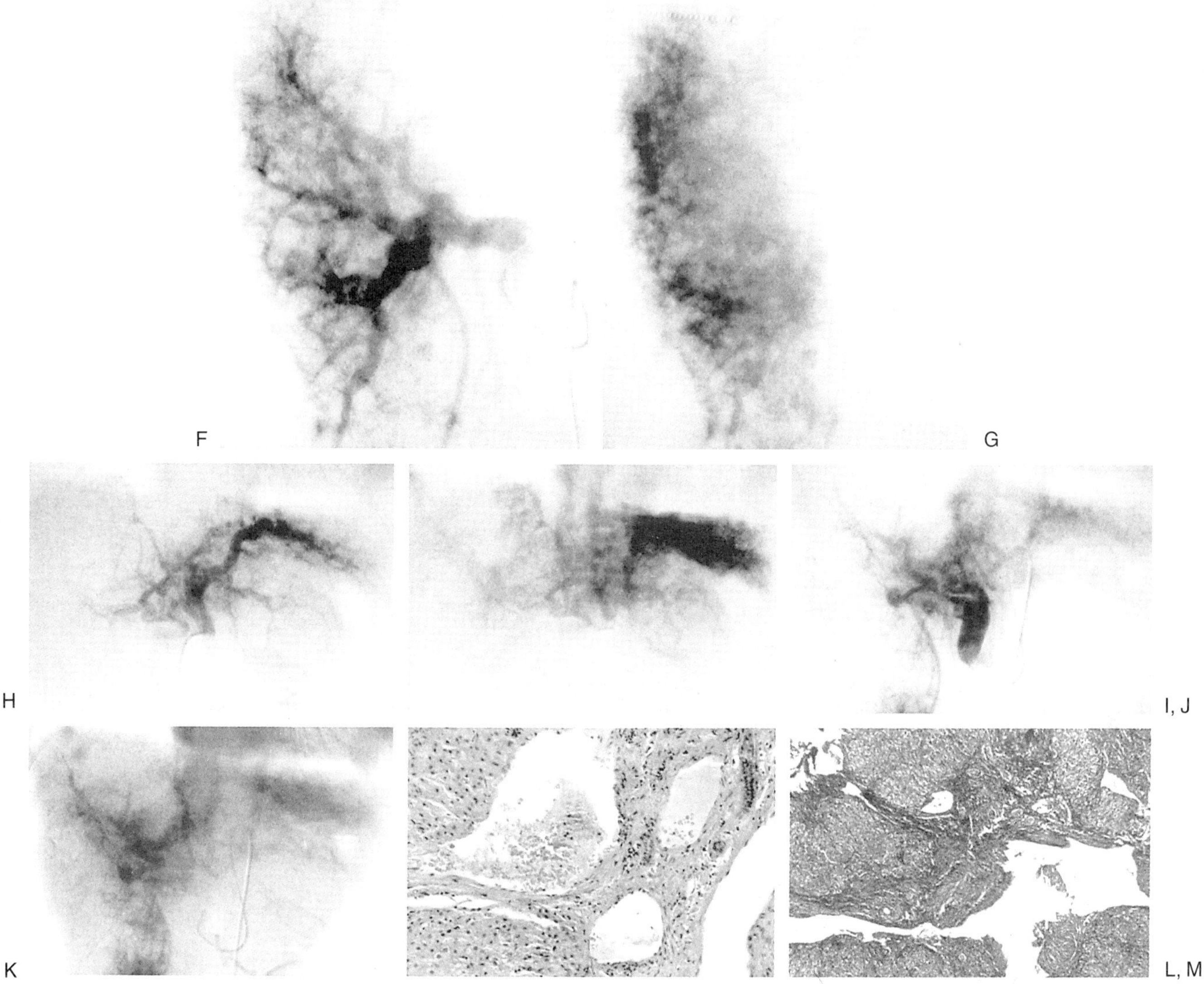

图 7.6(接上)

评论: HHT 的发病率比以前认为的高。可发生于不同种族及民族中，有报道发病率为 1/2 351～1/39 216，另一报道为十万分之一。目前所知的 HHT 表现均由血管结构异常引起，毛细血管扩张几乎是普遍的原因。据估计，60% 的肺动静脉畸形病人合并 HHT。反之，估计有 5%～15% 的 HHT 病人合并肺动静脉畸形。8%～31% 的病人肝脏受累。肺动静脉畸形可导致直接的右-左分流，可引起严重的呼吸困难、疲劳、紫绀或红细胞增多症。肝动静脉瘘和毛细血管扩张症可引起心脏超负荷及伴杂音的心衰。目前对肺动静脉畸形行栓塞治疗已经有丰富的经验。仅有 6 例病例报道了肝动静脉瘘栓塞，肝脏栓塞应该用比通常大的颗粒。对于巨大的动静脉瘘，可用 Gianturco 螺圈栓塞。对于小血管、伴有瘘的弥漫性肝毛细血管扩张症，采用直径 1mm 的聚乙烯醇微粒栓塞效果满意。有采用肝栓塞治疗 HHT 后发生肝梗死的报道。另一并发症是邻近肠管结构缺血，发展为溃疡和出血。用 ^{99m}Tc 硫磺胶体放射性标记的聚乙烯醇可用于估计肝动静脉瘘的大小，以选择适当大小的栓塞材料。肝内动静脉瘘可受激素影响，至少有一篇文献报道了 2 例 HHT 病人在怀孕期间发生了功能性、可复性肝动静脉瘘。病人产后自行恢复，充血性心衰也在 6 个月内纠正。

病例 7.7:

35 岁女性,7 年前因异位妊娠导致低血压及严重失血住院,行手术治疗。当时,床旁行锁骨下静脉中心静脉插管,报告说穿刺很困难,并且导管很难向前推进。此次住院,病人主诉颈部水肿、静脉充血、因心衰呼吸困难。体检于颈部可听到杂音。需行血管造影,必要时进行治疗。

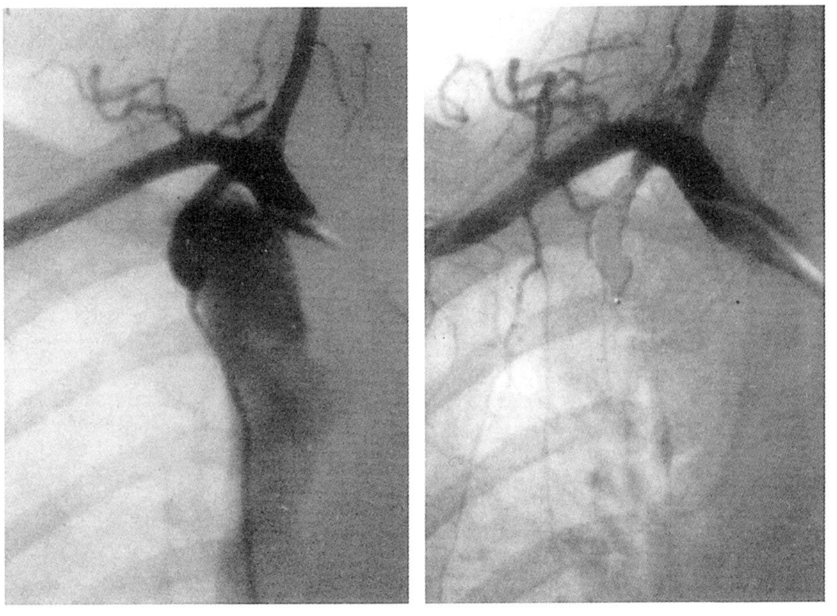

A B

图 7.7

A: 右锁骨下动脉血管造影显示在 IMA(乳内动脉)和头臂静脉间有动静脉瘘。可以看到显著增粗的静脉。B: 栓塞后血管造影显示动静脉瘘完全闭塞。使用了可分离乳胶球囊栓塞。可以看到球囊在瘘口处膨大及 IMA 远端的逆向充盈,但动静脉瘘完全栓塞。

评论: 因为 IMA 与锁骨下动脉及头臂静脉间的密切关系,所以用大口径针锁骨下穿刺有形成动脉或静脉撕裂并导致出血或动静脉瘘的风险。IMA 和头臂静脉同时撕裂,刺破点必定在内侧。在此部位穿刺也有形成气胸的危险。肿瘤、损伤及医源性疾病也可形成累及 IMA 的动静脉瘘。乳房切除术、留滞心包导管、胸骨切开术、中心静脉插管是此类动静脉瘘的主要医源性原因。已有很多中心静脉插管并发症的报告,但是动静脉瘘相对罕见。文献报道的几个病例,手术是主要治疗方式。少数采用了栓塞治疗,螺圈是最常用的栓塞材料。较小的栓塞材料不适用于此类高流量、高压的动静脉瘘,因为这些较小的栓塞材料可能穿过动静脉瘘引起肺栓塞。可分离球囊是血流导向的,可通过导管注射(对比剂)后染色的方式,在透视下监视瘘的阻塞,从而容许适当地调整球囊的位置,保留主要的血管结构,避免手术处理。尽管现在可用可分离螺圈,但我们还没有足够的用此材料治疗动静脉瘘的经验。通常用 8F 导管送入球囊,导管需沿着一支长的导丝交换。由于血流方向和仅需于近端放置导管,通常不需要进行超选择性插管。中心静脉通路应在 B 超导向下通过颈内静脉实施。

7.8 胸部和肺的栓塞治疗

病例 7.8:

26 岁女性，免疫缺陷病人，患带状疱疹、腹泻、脱水、视网膜剥离、疱疹性脑炎。在重症监护病房右锁骨下静脉放置中心静脉导管。锁骨下静脉穿刺期间操作困难，导致纵隔和胸腔内出血。胸片显示肺尖部巨大的肿块向胸腔内扩展，气管侧移。CT 扫描显示肿块呈现混杂密度，系由大的血凝块（血肿）构成。病人躁动，一般情况差，需全麻下进行血管造影检查。

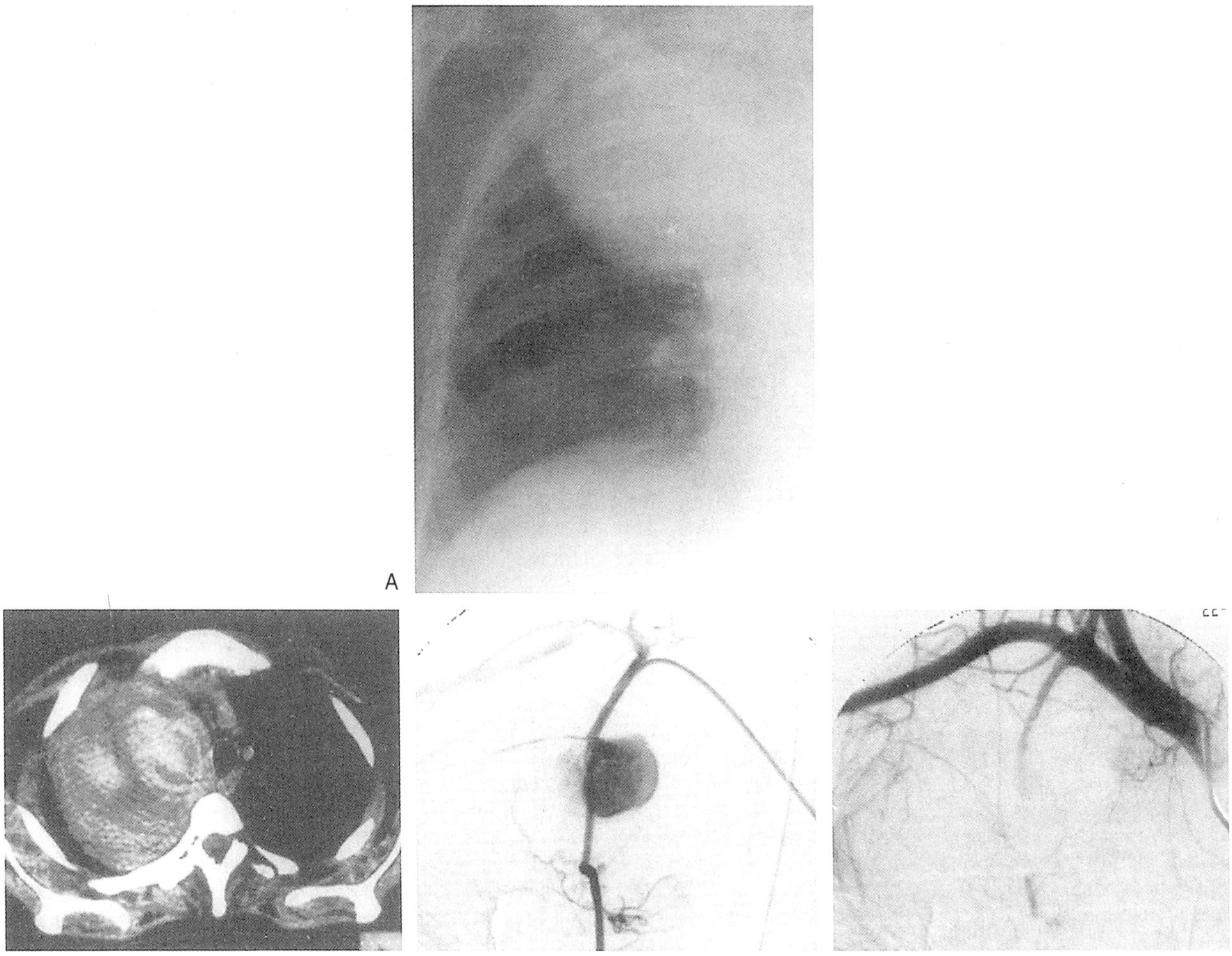

A

B, C

D

图 7.8

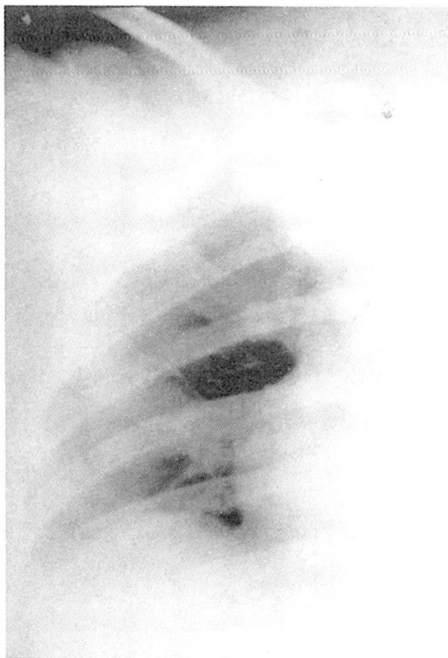
E

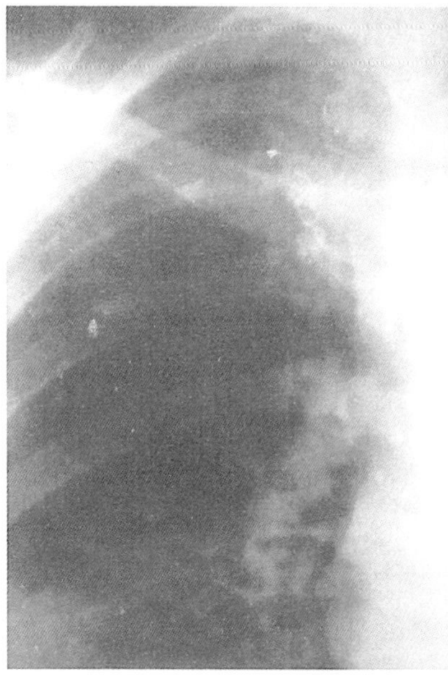
F

图 7.8(接上)

A: 胸片显示肺尖部一个大的肿块,气管移位。B: CT 扫描显示肿块内混杂密度,系由血肿及其中心的假性动脉瘤构成。C: 急诊血管造影显示起源于右乳内动脉(IMA)的大的假性动脉瘤。D: 用 Gianturco 螺圈完全栓塞了 IMA 和假性动脉瘤。E: 栓塞后约 1 个月的胸片显示肿块缩小。肿块内的螺圈隐约可见。显示大量的胸腔积液。F: 栓塞后 6 个月的胸片显示上纵隔肿块完全消失。病人在栓塞后大约 2 个月出院,恢复良好。

评论: 此病例提出了一个急症状况下病人病情严重与不配合的问题。血肿进行性增大,血细胞比容降低、临床状况恶化,不能行手术治疗。假性动脉瘤的诊断是由 CT 做出的,用选择性插管较容易地实施了栓塞术。用螺圈闭塞了 IMA。重要的是应注意沿 IMA 放置螺圈,在假性动脉瘤上方和下方闭塞 IMA,这样可阻止假性动脉瘤的逆向充盈。明胶海绵和聚乙烯醇适用于小动脉,但此病例动脉的大小不适用,且可能有瘘再通和不恰当闭塞的危险。文献中几乎没有 IMA 损伤的信息,应注意其他经皮穿刺胸腔的介入方法,如活检和引流术可引起 IMA 病变。

7.9 胸部和肺的栓塞治疗

病例 7.9:

49 岁男性,胸壁肿块,活检证实为肌肉肉瘤,术前需行栓塞治疗。

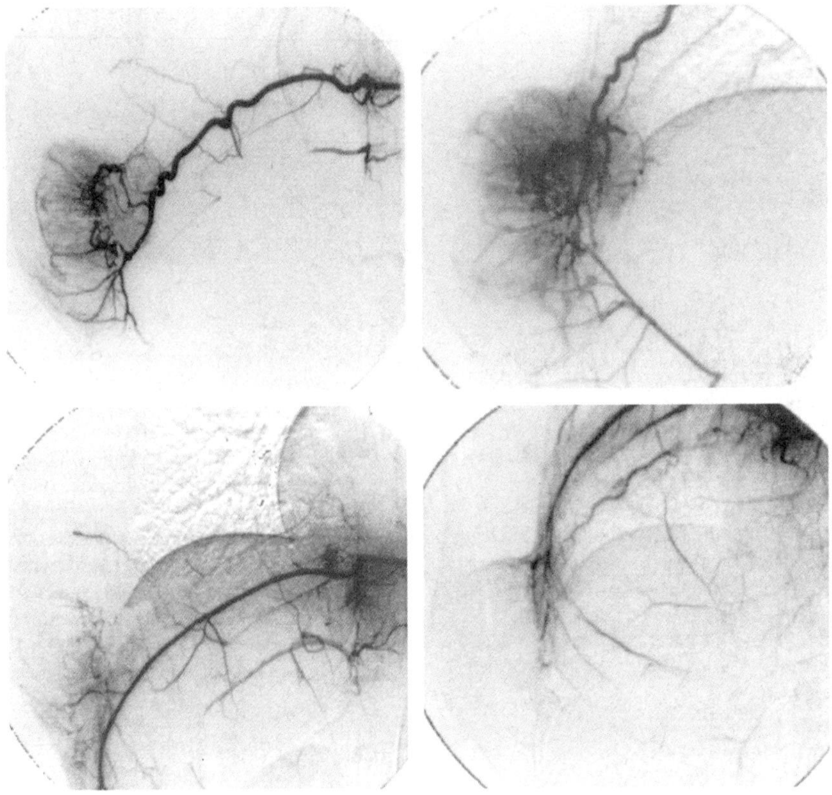

A　B　C　D

图 7.9

A, B: 第 8 和第 9 肋间动脉选择性血管造影显示胸壁巨大的富血管肿块,起源于肋间肌。C, D: 栓塞后肿瘤上、下方水平血管造影显示肿瘤血管明显减少。用聚乙烯醇 100m 栓塞。

评论:此病人的软组织肿瘤需要大范围切除,故术前需行栓塞治疗。栓塞治疗达到了显著控制出血的目的。切除术后病理学检查显示已无存活的细胞。对于此类可切除的肿瘤,手术是惟一的选择。但是,栓塞可能有助于肿瘤治疗,可减少失血及使手术易行。类似的病变所用栓塞材料必须是不可吸收的,如聚乙烯醇。明胶海绵适用于病灶的更近端,以启动或加速血栓形成。血管阻断的效果可以十分彻底,栓塞后的肿瘤在组织学上可变得不能识别。

(周海昱　译)

建议阅读

Buscarini E, Buscarini L, Civardi G, et al. Hepatic vascular malformations in hereditary hemorrhagic telangiectasia: imaging findings. *AJR* 1994; 163: 1105 – 1110.

Derauf BJ, Hunter DW, Sirr SA, et al. Peripheral embolization of diffuse hepatic arteriovenous malformations in a patient with hereditary hemorrhagic telangiectasia. *Cardiovasc Intervent Radiol* 1987; 10: 80 – 83.

Dutton JA, Jackson JE, Hughes JM, et al. Pulmonary arteriovenous malformations: results of treatment with coil embolization in 53 patients. *AJR* 1995; 165: 1119 – 1125.

Gothlin JH, Nordgard K, Jonsson K, et al. Hepatic telangiectasia in Osler's disease treated with arterial embolization. Report of 2 cases. *Eur J Radiol* 1982; 2: 27 – 30.

Guttmacher AE, Marchuk DA, White RI. Hereditary hemorrhagic telangiectasia. *N Engl J Med* 1995; 333: 918 – 924.

Haitjenma T, ten Berg JM, Overtoom TT, et al. Unusual complications after embolization of a pulmonary arteriovenous malformation. *Chest* 1996; 109: 1401 – 1404.

Hardy C, Wong J, Young JN, et al. Balloon occlusion scintigraphy of aortopulmonary collaterals. *Pediatr Cardiol* 1994; 15: 241 – 245.

Hartnell GG, Jackson JE, Allison DJ. Coil embolization of pulmonary arteriovenous malformations. *Cardiovasc Intervent Radiol* 1990; 13: 347 – 350.

John PR, Procter AE. Bronchial artery embolization for life threatening haemoptysis from an iatrogenic chronic pulmonary abscess. *Clin Radiol* 1992; 46: 206 – 208.

Krowka MJ. Hepatopulmonary syndrome: what are we learning from interventional radiology, liver transplantation, and other disorders? *Gastroenterology* 1995; 109: 1009 – 1013.

Livneh A, Langevitz P, Morag B. et al. Functionally reversible hepatic arteriovenous fistulas during pregnancy in patients with hereditary hemorrhagic telangiectasia. *South Med J* 1988; 81: 1047 – 1049.

Lois JF, Gomes AS, Smith DC, et al. Systemic-to-pulmonary collateral vessels and shunts: treatment with embolization. *Radiology* 1988; 169: 671 – 676.

Moura R, Ufiacker R, Yoshida WB, et al. Arteriovenous fistula between the right internal mammary artery and the subclavian vein: percutaneous closure with detachable balloon-catheter embolization. *Cardiovasc Surg* 1993; 1: 86 – 88.

Parker JA, Drum DE, Feldstein ML, et al. Lung scan evaluation of thrombolytic therapy for pulmonary embolism. *J Nucl Med* 1995; 36: 364 – 368.

Ramakantan R, Bandekar V, Gandhi M, et al. Massive hemoptysis due to pulmonary tuberculosis: control with bronchial artery embolization. *Radiology* 1996; 200: 691 – 694.

Remy-Jardin M, Wattinne L, Remy J. Transcatheter occlusion of pulmonary arterial circulation and collateral supply: failures, incidents, and complications. *Radiology* 1991; 180: 699 – 705.

René M, Sans J, Dominguez J, et al. Unilateral pulmonary artery agenesis presenting with hemoptysis: treatment by embolization of systemic collaterals. *Cardiovasc Intervent Radiol* 1995; 18: 251 – 254.

Roman CF, Cha SD, Incarvito J, et al. Transcatheter embolization of hepatic arteriovenous fistula in Osler-Weber-Rendu disease: a case report. *Angiology* 1987; 38: 483 – 488.

Uflacker R. Case of a patient with hemoptysis who suffered a bronchial embolization. *Cardiovasc Intervent Radiol* 1990; 13: 387.

Uflacker R, Kaemmerer A, Neves C, et al. Management of massive hemoptysis by bronchial artery embolization. *Radiology* 1983; 146: 627 – 634.

Uflacker R, Kaemmerer A, Picon PD, et al. Bronchial artery embolization in the management of hemoptysis: technical aspects and long-term results. *Radiology* 1985; 157: 637 – 644.

Uflacker R, Mourao GS, Piske RL. Treating complications of subclavian vein puncture by embolization of the internal mammary artery. *Cardiovasc Intervent Radiol* 1991; 14: 115 – 117.

Wedzicha JA, Pearson MC. Management of massive haemoptysis. *Respir Med* 1990; 84: 9 – 12.

White RI, Lynch-Nyhan A, Terry PB, et al. Pulmonary arteriovenous malformations: techniques and long-term outcome of embolotherapy. *Radiology* 1988; 169: 663 – 669.

White RI, Mitchell SE, Barth KH, et al. Angioarchitecture of pulmonary arteriovenous malformations: an important consideration before embolotherapy. *AJR* 1983; 140: 681 – 686.

Whiting JH, Morton KA, Datz FL, et al. Embolization of hepatic arteriovenous malformations using radiolabeled and non radiolabeled polyvinyl alcohol sponge in a patient with hereditary hemorrhagic telangiectasia: case report. *J Nucl Med* 1992; 33: 260 – 262.

Wong KP, Young N, Marksen G. Bronchial artery embolization to control haemoptysis. *Australas Radiol* 1994: 38; 256 – 259.

Yedlicka JW, Bjarnason H, Hunter DW, et al. Persistent pneumothorax following embolization of a pulmonary arteriovenous malformation. *J Vasc Interv Radiol* 1994; 5: 887 – 889.

第 8 章

创伤的栓塞治疗

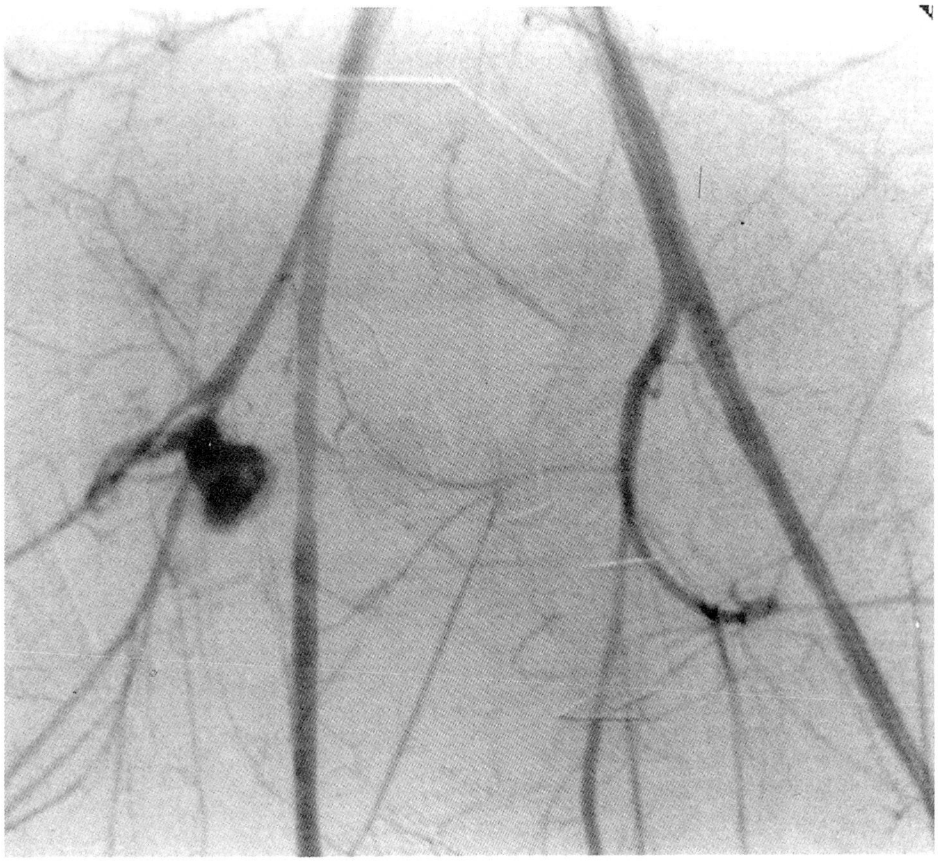

8.1 创伤的栓塞治疗

病例 8.1:

24 岁男性(体重约 91kg),盆腔和右腿枪伤,行盆腔外科探查术。没有见到明确的出血动脉。病人血流动力学情况恶化,迫使输入 8 个单位红细胞。需急诊行血管造影及治疗。

A, B

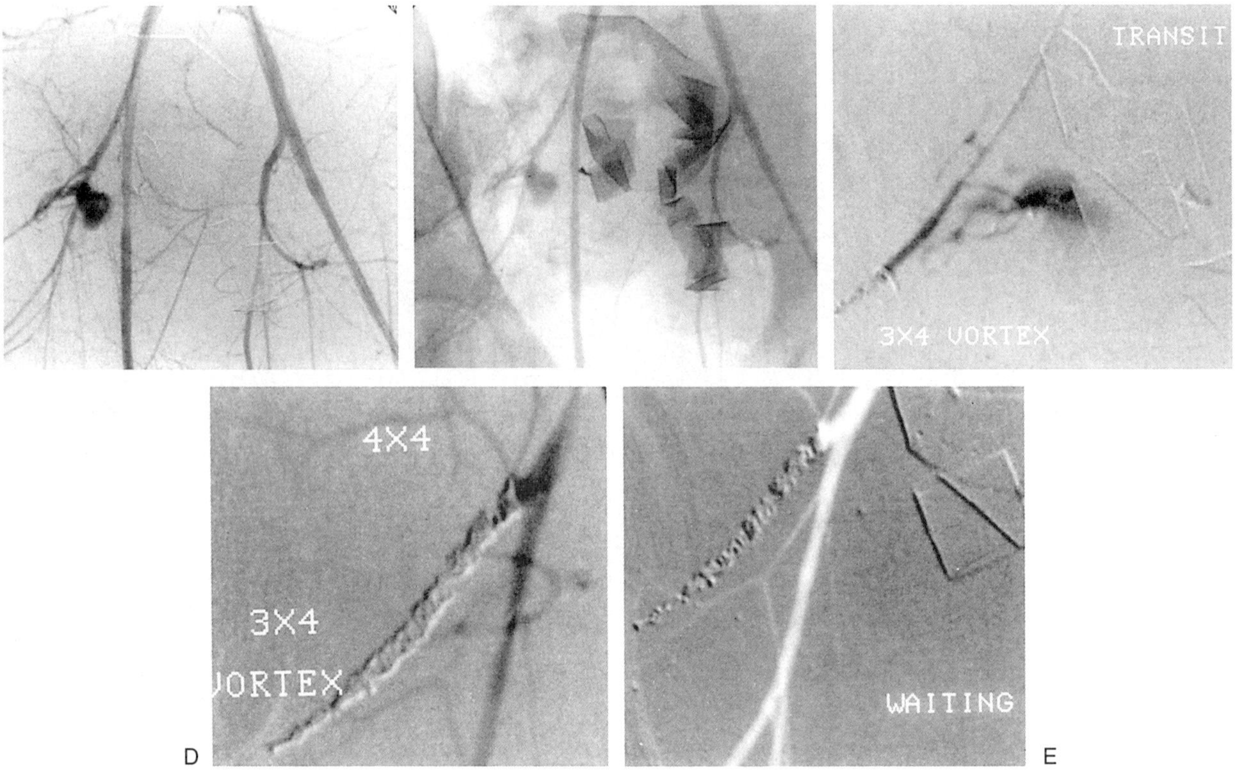

C

D

E

图 8.1

A, B: 盆腔血管造影斜位和骨窗减影影像,显示起自于右髂内动脉的臀上动脉分支有活动性血液外溢。注意病人的动脉直径与其身材比较显得纤细,提示严重休克及低血容量状态。通过 5F 的血管鞘,用一支 Omniflush 导管行盆腔血管造影,之后借助一根软头导丝帮助选择同侧的髂内动脉。C: 通过导丝将Omniflush 导管置换成 5F 的眼镜蛇导管,用以选择髂内动脉。用一支更小的 3F 导管推入臀动脉。血管造影显示了出血的部位。导管被推进通过了创伤部位进入臀上动脉。多个铂环微螺圈放置在病变远端以阻断并防止侧支循环供养病变。D: 另一些较大尺寸的微螺圈放置在近端,覆盖病变部位。当时尚没有较长的螺圈。注射(对比剂)显示有少量的血流通过螺圈。E: 大约 5min 后发生凝固,分支血管已被有效地闭塞。行对侧血管造影(未显示)以排除供养该病变部位的侧支循环以及其他供血支。

评论: 与传统的推荐使用明胶海绵栓塞创伤撕裂的血管和假性动脉瘤相反,我们提倡单独使用螺圈栓塞或大量出血时伴用明胶海绵(比如此病例)。在我们治疗的多个盆腔创伤的病例中,有 2 例单独使用明胶海绵栓塞后原血管损伤部位或附近再次出血,需要二次栓塞。通常这类重症病人常合并其他损伤,不能承受持续出血。因此,在初始阶段栓塞可识别的损伤非常重要。我们提倡更积极地使用螺圈栓塞。确定损伤动脉后,小心地推送微导管,通过外溢部位或假性动脉瘤,然后放入螺圈填塞血管直至病变近端。如果螺圈填塞不紧密,则有再通及再出血可能。另一种有用的技术是使用"螺圈 - 明胶海绵三明治",这是一种结合的方式,即于病变远端和近端放置螺圈,中间填塞明胶海绵。这种技术是 Panetta 和 Sclafani 提出的"螺圈阻塞"技术的改良,能选择性地分离和闭塞损伤的血管,而不用涉及远端的侧支循环。

8.2 创伤的栓塞治疗

病例 8.2:

45 岁男性，曾行冠状动脉成形术及支架置入，当时引起了腹股沟血肿并延伸至腹膜后区。股动脉有一个可疑的病变。需行急诊血管造影检查，必要时行栓塞或支架置入。

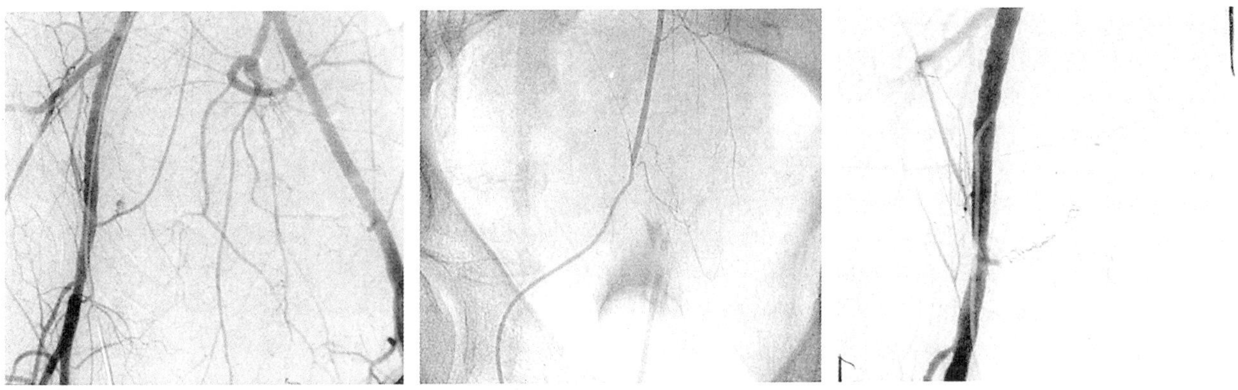

图 8.2

A: 盆腔动脉造影前后位及斜位观察显示股动脉和髂外动脉完好。右腹壁下动脉近端可见一假性动脉瘤，是由于极高位股动脉穿刺引起的。B: 将一根KUMP导管选择性顺行插入腹壁下动脉。在假性动脉瘤上、下水平分别放置微螺圈栓塞。C: 右侧髂动脉随访造影显示腹壁下动脉闭塞。控制了出血。撤出导管后压迫腹股沟，病人状态良好。

评论: 股总动脉的病变，如假性动脉瘤和对比剂外溢，不常以常规的股进路方式行诊断性血管造影。介入技术更复杂的发展需要更大的引导导管和全程抗凝，导致了更频繁的并发症发生。与操作相关的并发症是腹股沟血肿和较少发生的假性动脉瘤。在腹股沟韧带水平或其上方的更高部位穿刺可导致腹膜后血肿。高位穿刺不常引起腹壁下动脉破裂。此动脉起源的血肿可进入腹膜后间隙和前腹壁，病情可以很严重。此类并发症的栓塞治疗操作容易，并且大多数情况下能控制出血。股动脉穿刺的安全性是基于进入股总动脉的入口要在腹股沟韧带以下，此处血管搏动最易触及，而且容易压迫动脉来止血。偶见腹壁下动脉环与股总动脉重叠，穿刺疏忽或动脉撕破可引起严重的、未能识别的出血。必须选择在股动脉中部至下部穿刺才安全。股总动脉的假性动脉瘤较大且不适用栓塞术，但是可用超声探头加压、注射凝血剂或植入支架来治疗。使用闭合设施可以减少全肝素化病人的并发症。

8.3 创伤的栓塞治疗

病例 8.3:

55 岁男性,因车祸头和骨盆受伤。手术固定了骨折的骨盆。在重症监护期间病人出现了活动性盆腔出血症状,需行急诊动脉造影和可能的栓塞治疗。

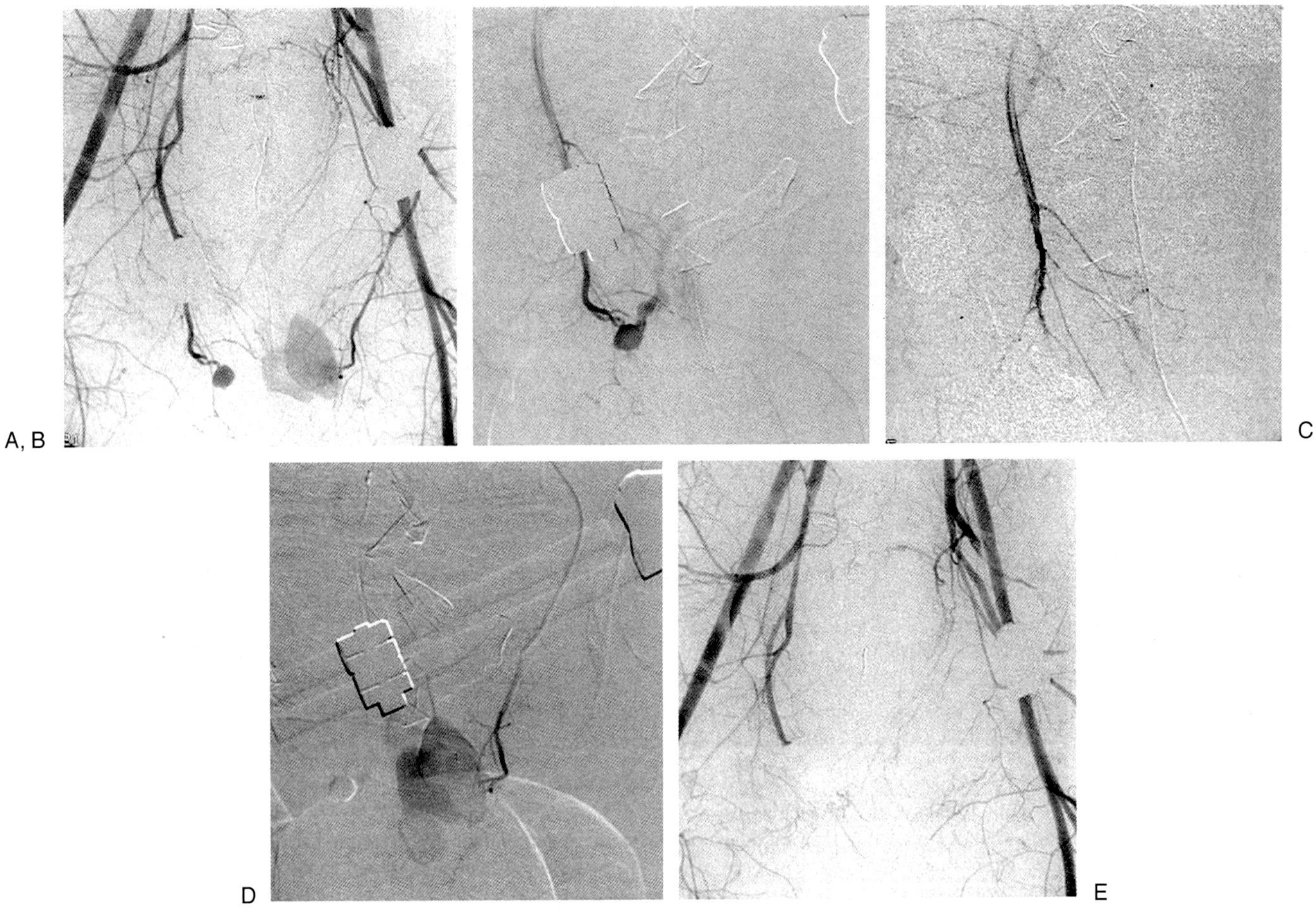

图 8.3

A: 盆腔动脉造影显示双侧闭孔动脉活动性出血。注意血管上方新固定材料的金属密度影。B: 右侧髂内动脉前支选择性造影显示出血来源于右侧闭孔动脉。C: 用螺圈和明胶海绵完全栓塞了闭孔动脉。D: 对侧造影显示左侧闭孔动脉大量活动性出血。用微螺圈和明胶海绵进行栓塞。E: 栓塞后随访血管造影显示血管完全闭塞，控制了出血，在血流动力学稳定的状态下病人的脑损伤得以恢复。

评论: 骨盆骨折是当代常见的损伤，大多数与机动车车祸有关。死亡率高，为 5% ~25% 。并发症，如骨盆骨折引起腹膜后出血，可增加并发症发生率和死亡率。因为有广泛的侧支动脉血供，手术结扎盆腔动脉来控制出血的效果非常令人失望。腹膜后腔有很大的容量来容纳血液，因此病人可在没有任何临床症状的情况下血容量迅速减少。早在 20 世纪 70 年代就已经试用栓塞治疗控制盆腔出血，事实证明有效。

在复杂的骨盆骨折或手术的早期即应施行诊断性血管造影，栓塞治疗则是造影检查的自然延续。由于腹股沟血肿，通过通常的股动脉入路可能有困难，也难以触及股动脉的搏动。此时应考虑将导管放置在主动脉分叉处之上行盆腔血管造影。然而，盆腔血管造影阴性并不足以排除出血。可能只有选择性造影才能发现小的出血部位。盆腔最易发生出血的部位是耻骨联合，因此必须仔细观察此区域。必须强制行选择性腹壁下动脉造影，若有血液外溢必须立即用微螺圈和（或）明胶海绵栓塞。螺圈必须栓塞病变远端，以减少远端血管的侧支充盈。更近端的栓塞必须用较大的明胶海绵。偶尔会遇到动静脉瘘，应使用不同的方法，如不可吸收的栓塞材料和尽量接近血管裂口处投放。

8.4 创伤的栓塞治疗

病例 8.4:

40 岁女性,因机动车车祸发生严重的耻骨联合处骨盆损伤。手术固定骨折的骨盆。术后 4 天发生了盆腔活动性出血,需行急诊血管造影检查,可能的话施行栓塞治疗。

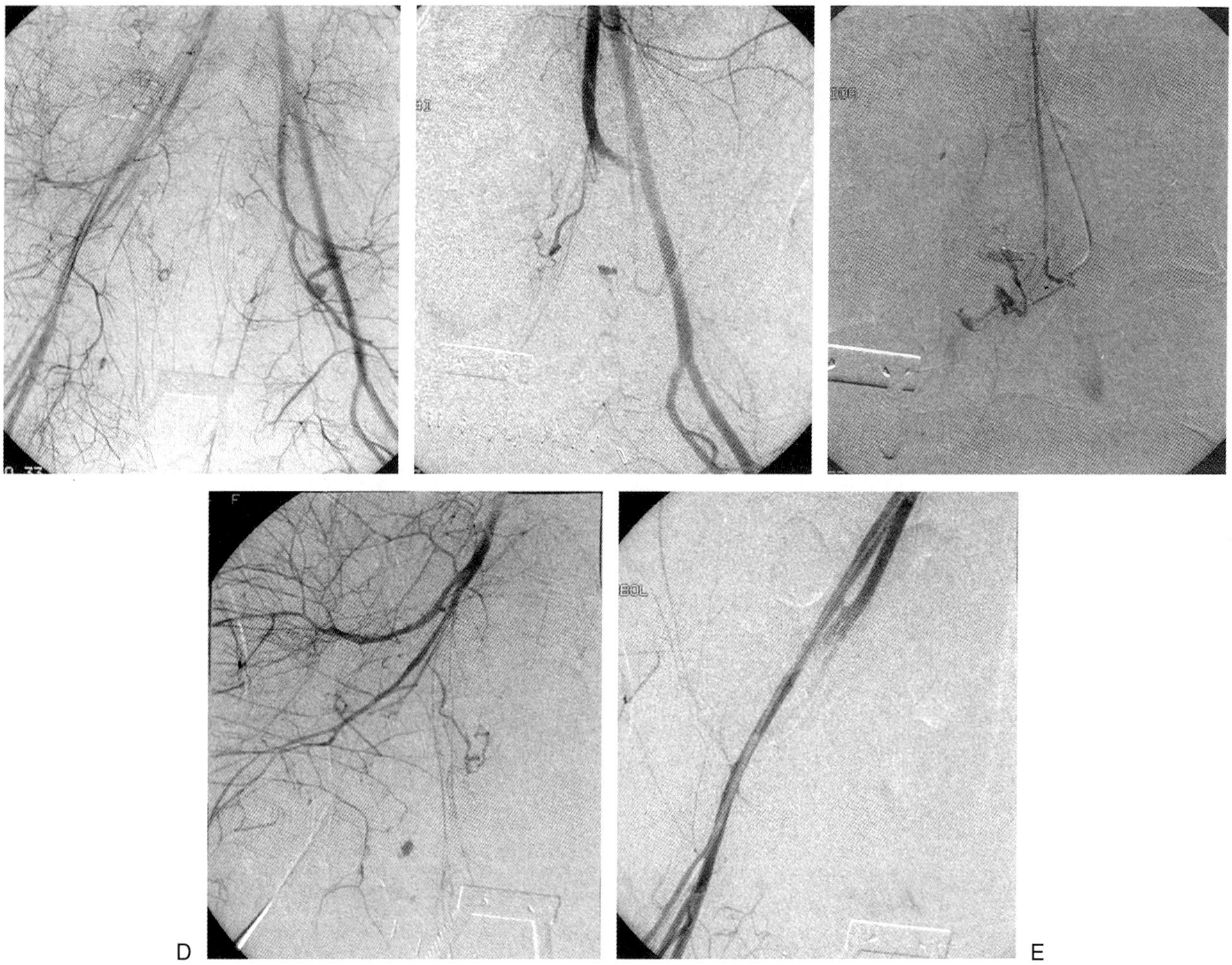

A, B　C　D　E

图 8.4

A: 盆腔血管造影显示来自左、右髂内动脉的两处血液外溢区。B: 栓塞后左侧髂内动脉造影显示一较小的但持续的出血区，起源于作为髂外动脉远端分支的左侧腹壁下动脉。C: 左腹壁下动脉选择性造影显示出血来源于内侧的耻骨分支。用明胶海绵栓塞并控制了出血。D: 右侧髂内动脉选择性血管造影显示一小的但持续的出血，也用明胶海绵栓塞。E: 实施完全到位的选择性插管是不可能的，用明胶海绵栓塞了右侧髂内动脉，控制了出血。

评论： 发生意外损伤或手术损伤后，一旦血管造影显示对比剂外溢，则是经导管栓塞盆腔创伤的指征。已知骨盆骨折的病人，当有腹膜后腔大出血的临床证据，且对最初的容量补充失去应答，或者临床证据支持创伤周围软组织出血时，应行血管造影检查。近期行矫形外科手术病人出现来自创口的不寻常量的出血时，应怀疑骨盆严重出血。

尽管栓塞后盆腔出血病人的死亡率仍很高，但是主要和其他损伤或并发症及其他系统的衰竭有关。栓塞后，出血的发生率明显降低，输血需求减少到最低。

选择性闭塞的动脉最好是检查时有血液外溢者。如果出于解剖学角度考虑不宜行超选择性插管和栓塞，可以闭塞出血侧的整支腹壁下动脉。此方法用于多支腹壁下动脉分支同时出血的病人，及病人不能经受过长时间手术时。一些盆腔器官缺血可导致严重后果，潜在的坐骨神经损伤导致的足下垂是严重的并发症，必须与出血的并发症发生率和死亡率进行权衡。

8.5 创伤的栓塞治疗

病例 8.5:

52 岁男性,因机动车事故引起严重的骨盆创伤,累及双髋。右侧髋部严重的断裂伴股骨头移位。曾行手术试图固定右髋,但没有成功,病人转入我院。行手术固定盆腔骨折,但需放置一个闭塞球囊导管以减少大出血的危险。

A, B 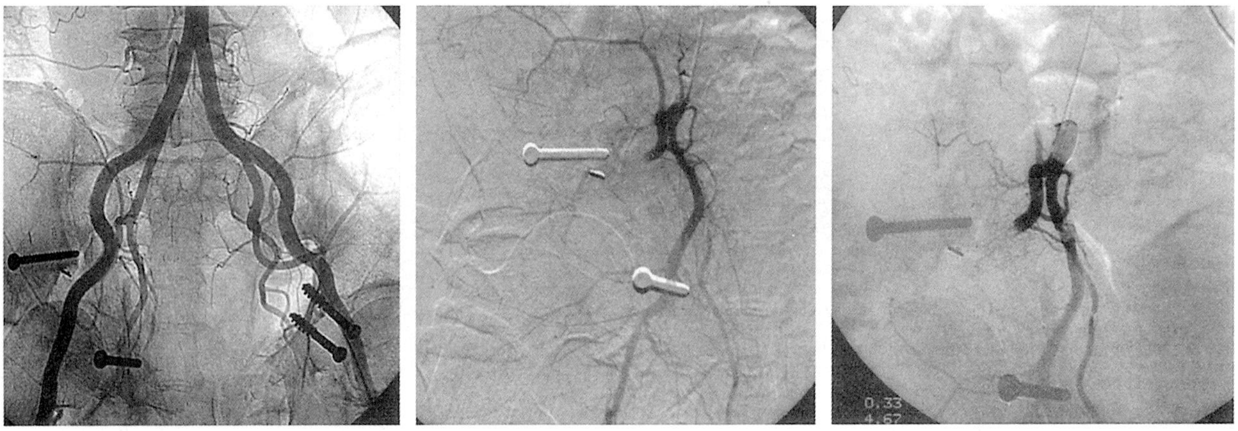

C

图 8.5

A: 盆腔动脉造影显示严重的骨断裂和右臀动脉的闭塞。B: 选择性右髂内动脉造影显示臀动脉没有对比剂外溢和血栓形成。C: 使用一根 8.5mm 的球囊导管闭塞了髂内动脉。成功地实施了手术治疗而没有明显出血。

评论: 控制盆腔出血可单独用可吸收的颗粒和球囊闭塞以暂时控制出血，或用金属螺圈或可分离球囊做永久性闭塞。有几种类型的闭塞球囊可用来暂时闭塞靶血管。最初使用 Fogarty 球囊导管,但是因为不能沿着导丝推送，故更愿意使用其他可沿导丝推送的闭塞球囊。近些年,已有可沿导丝推送的 Fogarty 球囊面市。球囊闭塞的结果更容易被接受，而且闭塞是可再通的。

8.6 创伤的栓塞治疗

病例 8.6:

49 岁男性，机动车事故造成软组织和骨性骨盆损伤，特别是右侧臀肌。疼痛剧烈，需行动脉造影检查。

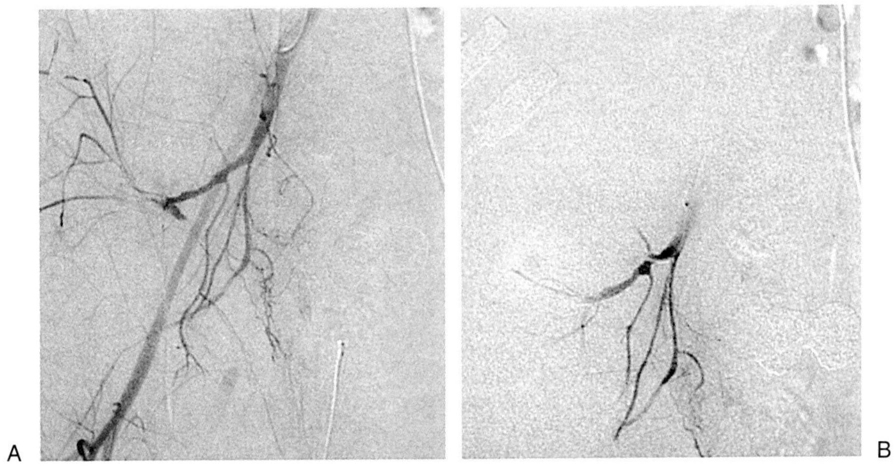

图 8.6

A: 右侧髂内动脉造影显示来自右侧臀上动脉的活动性对比剂外溢。动脉造影晚期(未显示)显示损伤部位有残存的外溢。B: 用明胶海绵栓塞臀上动脉使出血永久停止。

评论: 伴活动性出血的骨盆创伤通常较严重，且并发症发生率和死亡率高。使用微粒材料栓塞是控制出血最容易的方法，且创伤最小。对于这样的病例，栓塞治疗可能的并发症有非靶血管缺血、神经学损伤、坐骨神经的缺血性病变和因一些颗粒从腹壁下动脉反流入股动脉造成的远端缺血。由于严重外伤病人必须长期卧床，因此行臀上动脉栓塞的病人取俯卧位，以免引起难治性骶部和臀部瘢痕。

对于盆腔出血注射血管收缩药不是有效的治疗方法，最终也需要栓塞治疗。对于年轻男性保存阴部内动脉很重要，应使用可吸收的颗粒材料以利于栓塞血管的再通。

8.7 创伤的栓塞治疗

病例 8.7:

48 岁男性,跌倒和因支撑致肱骨骨折。随着软组织水肿增加疼痛加重,需行动脉造影检查。

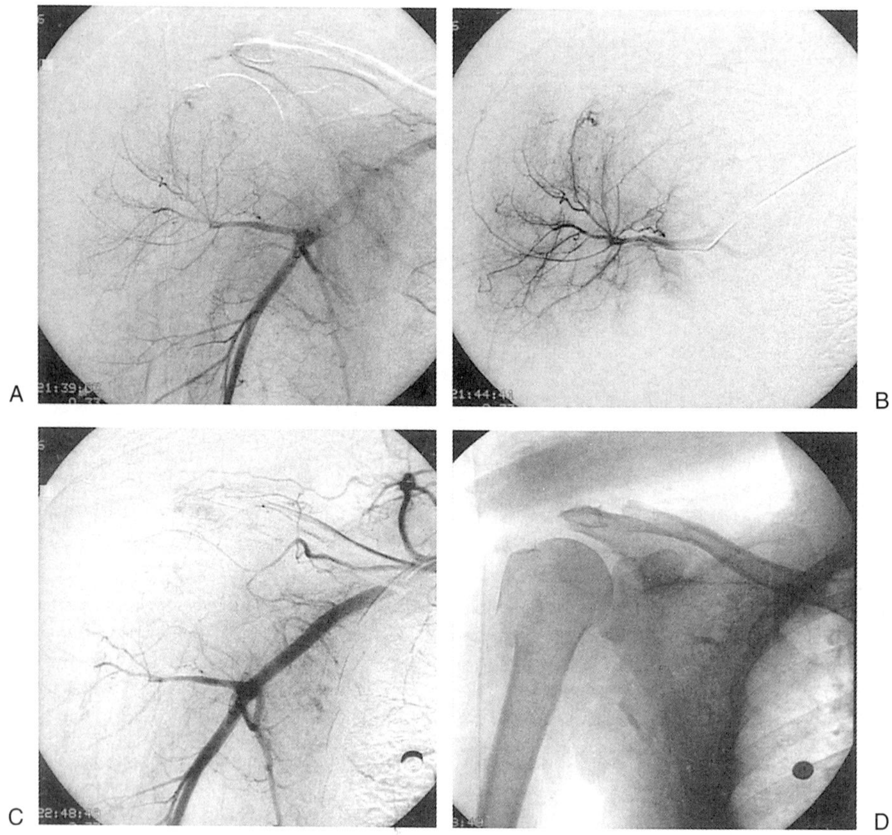

图 8.7

A: 腋动脉造影显示恰于肱骨头周围的小面积出血,起源于肱旋动脉。B: 肱旋动脉选择性血管造影显示若干小的点状对比剂外溢。C: 用聚乙烯醇颗粒和明胶海绵栓塞旋动脉,有效地控制了出血。D: 未减影的 X 线片显示肱骨头骨折。

评论: 伴活动性出血的四肢创伤通常由穿通伤造成。较少数的情况,如同此病例,可由于挫伤或骨折引起。急性病变是血管撕裂伴出血,血栓形成,或急性假性动脉瘤或动静脉瘘形成。这些病变在下肢更常见。慢性病变通常是假性动脉瘤和动静脉瘘,可在首诊时被漏掉或随时间而进展。创伤性动静脉瘘倾向于随时间进展分流量增大,由于窃血而导致远端缺血。

急性出血由于短时间内失血过多而成为问题,假性动脉瘤和血肿的膨大可引起剧烈疼痛。

8.8 创伤的栓塞治疗

病例 8.8:

42 岁男性,机动车事故造成外伤。病人步行时被车撞倒,大腿处巨大血肿,入院时疼痛剧烈,需行动脉造影检查。

A, B 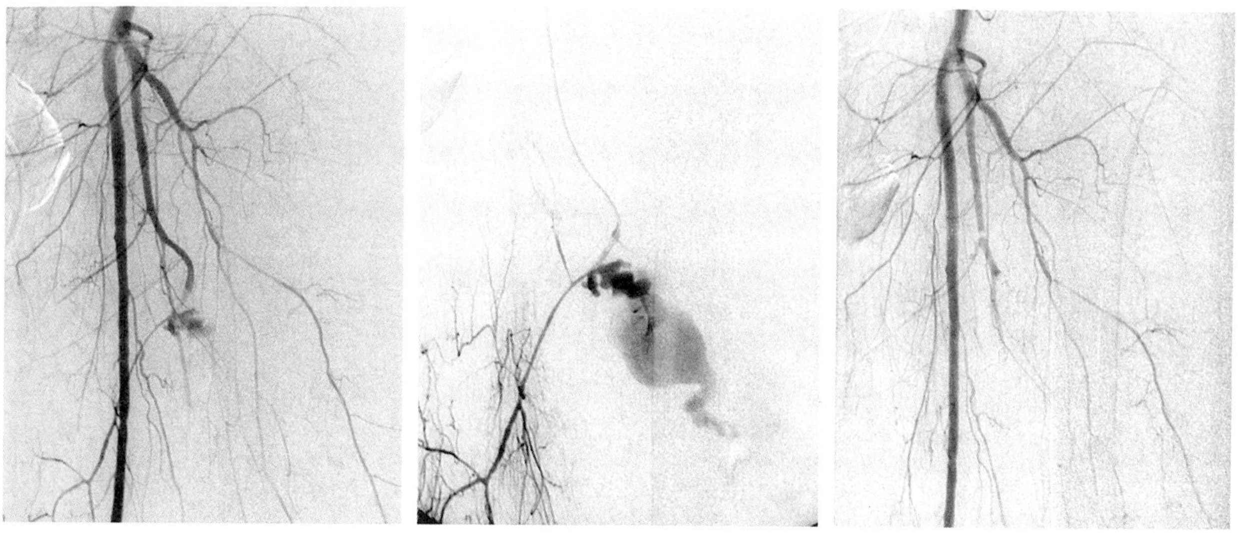 C

图 8.8

A: 股动脉和股深动脉选择性血管造影显示股深动脉撕裂伴严重痉挛。B: 超选择性造影显示一个大的假性动脉瘤充盈伴大量外溢。C: 用 4 个 3cm × 5mm 的微螺圈栓塞。完全闭塞了出血分支并控制了出血。

评论: 现代社会由于车祸造成的创伤,或与暴力相关的创伤,如刺伤或枪伤、下肢穿通伤比较常见。当撕裂是在终支或二级肌肉分支时,容易行栓塞术且有效。此处报告的病例,撕裂是与挫伤而不是与穿通伤有关,但是形成了一个大的假性动脉瘤,疼痛剧烈,需要立即治疗。如果没有血管造影影像,手术处理需要大范围探查。即使在最好的情况下,手术探查也很不容易,在大的、未控制的血肿内识别血管性病变特别困难,况且还伴有广泛的组织浸润。分隔症状是闭合性出血的另一个并发症,可导致远端缺血,需行筋膜切开术。进展较慢的肢体病变是动静脉瘘和(或)假性动脉瘤,在最初检查时可能不易被发现,日后病变则进一步发展。

8.9 创伤的栓塞治疗

病例 8.9:

7 岁女孩,因漏斗胸畸形行微创外科矫正术,使用临时的 Walter Lorenz 金属支撑器,其于胸骨后、胸腔前横穿胸部。手术中不掀开或切除胸骨。术后几天,病人发生左侧胸疼,胸壁上血肿增大。需行急诊血管造影检查,必要时行栓塞治疗。

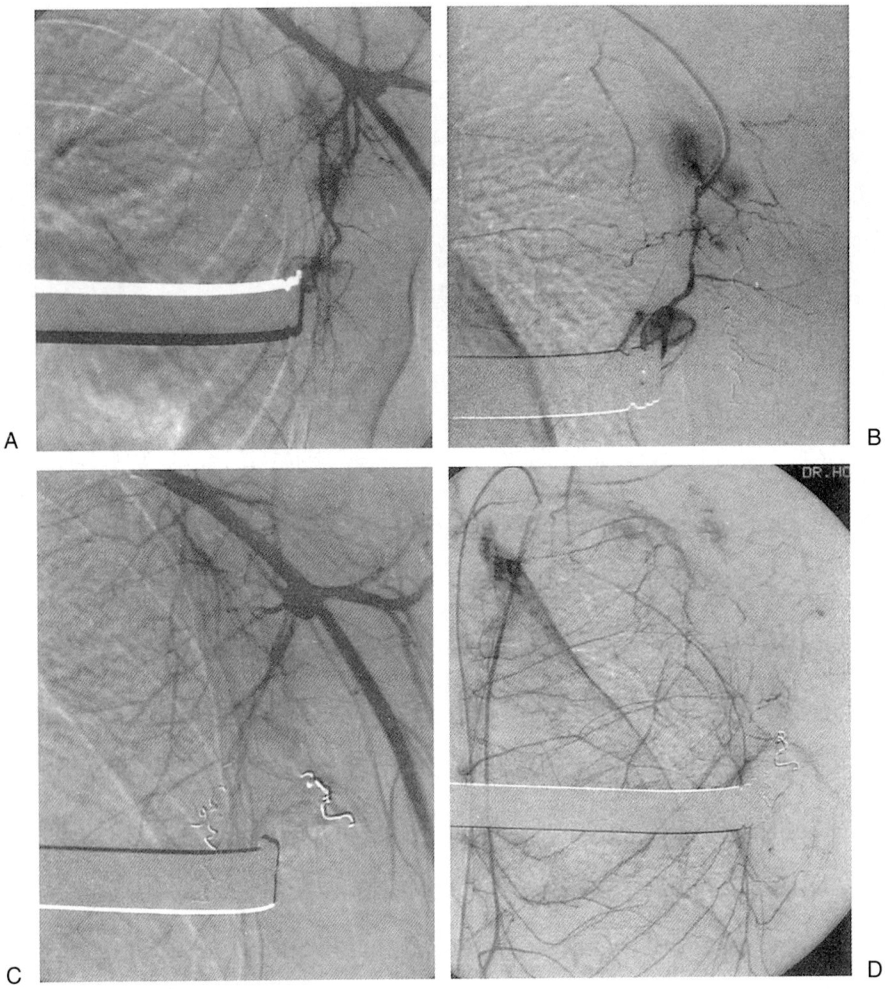

图 8.9

A: 左锁骨下动脉造影显示一个起源于胸廓外侧动脉的假性动脉瘤。B: 假性动脉瘤所在分支的超选择性血管造影显示这个大病变邻近金属边缘。可以看到在胸廓背动脉分支内的螺圈, 该动脉被栓塞以减少侧支循环充盈假性动脉瘤的可能。C: 栓塞后血管造影显示假性动脉瘤闭塞并控制了出血。D: 栓塞后左乳内动脉造影显示前肋间动脉充盈, 以及被正常血管分支包绕的血肿。没有通过其他侧支循环充盈假性动脉瘤。可以看到螺圈。

评论: 由此种新装置引起的胸廓内动脉创伤性撕裂是一个会产生严重后果的问题。这是首次描述这样的病例。Walter Lorenz 金属支撑器是被置于胸骨后、胸腔前的皮下装置。推测使用这种装置比常规手术要安全。装置于 1 ~ 2 年后取出。治疗决策中关键是病变的识别。栓塞治疗安全、迅速地控制了出血,且创伤小。

因为病人年龄小, 此项操作需要全身麻醉。但只需要几分钟即可完成。术后立即控制了疼痛, 没有后遗症。

8.10 创伤的栓塞治疗

病例 8.10:

16 岁男性,因漏斗胸采用胸骨倒置和胸骨后放置金属支架的常规手术方式治疗。术后 4 天,病人发生了胸壁血肿和严重疼痛。需行血管造影,必要时行栓塞治疗。

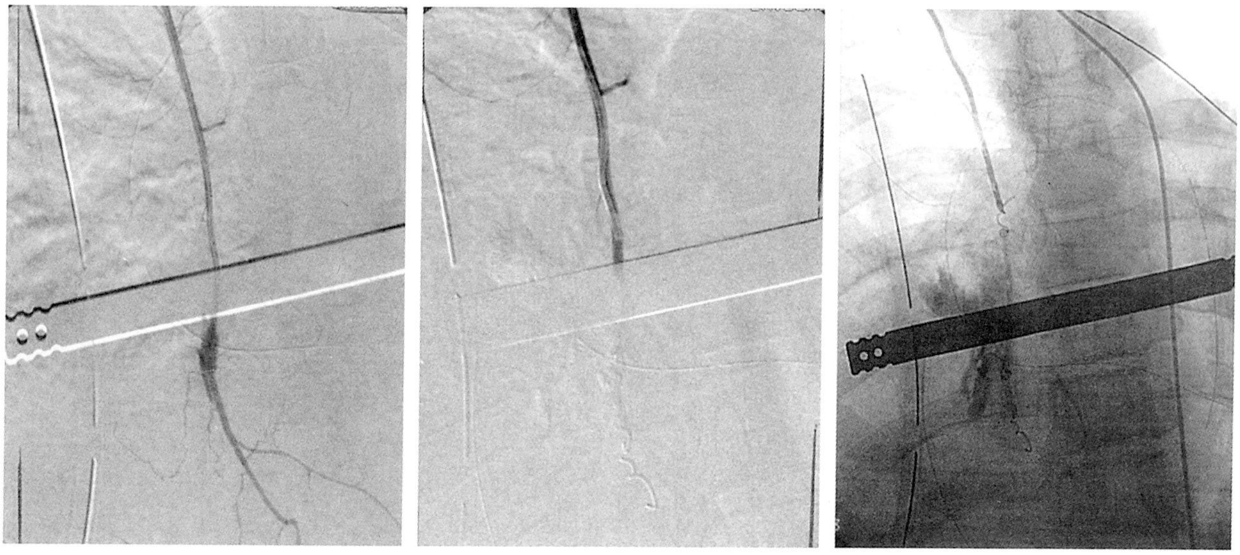

A B, C

图 8.10

A: 最初的主动脉造影全景观上胸壁血管没有发现任何异常(未显示)。选择性右乳内动脉造影后,可见一个乳内动脉的梭形假性动脉瘤,恰位于金属架下方。B: 在假性动脉瘤之前和之后的水平栓塞了乳内动脉,闭塞了假性动脉瘤。C: 对侧乳内动脉造影没有显示与同侧者在中线处有吻合或充盈假性动脉瘤。注意在栓塞后未减影的影像上残存的血管周围对比剂外溢。

评论:乳内动脉病变罕见。胸骨手术和经皮经胸针吸活检是此部位最常见的血管损伤原因,可引起血管撕裂,出血进入胸腔和胸壁。外科处理需开胸探查,有一定的死亡率。选择性栓塞是最容易的和损伤较小的治疗此类创伤的方法。此病例 CT 扫描显示胸骨旁血肿(未显示),但没显示有关动脉撕裂的特异征象。另一个可引起乳内动脉病变的原因是胸骨旁前入路经皮穿刺针吸活检。CT 扫描时注意乳内动脉的位置,操作时避免损伤它很重要。乳内动脉位于胸壁内表面,位置非常表浅,仅由一薄层软的结缔组织和壁层胸膜覆盖。如果没有及时发现出血源,大量出血可能进入胸腔。

8.11 创伤的栓塞治疗

病例 8.11:

22 岁男性，因正面撞车胸部直接受方向盘撞击。CT 扫描发现胸骨骨折（未显示），有纵隔出血和增大的征象。需行急诊主动脉弓造影检查，以定位胸主动脉撕裂部位。

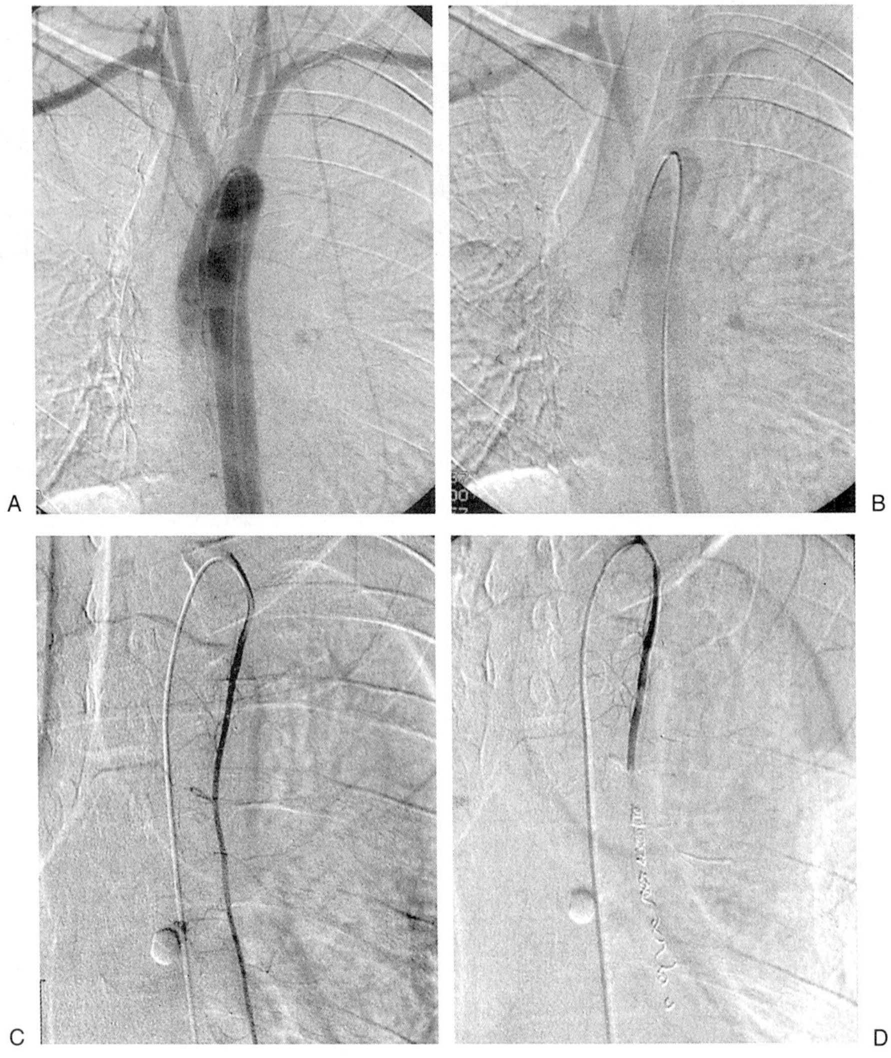

图 8.11

A: 胸主动脉造影右前斜位未发现主动脉有创伤性病变。但是，可见胸骨和左乳内动脉间有小面积的对比剂外溢区。B: 血管造影晚期证实有对比剂在软组织内聚集。C: 左侧乳内动脉选择性造影显示外溢与胸骨有关，由来自左侧乳内动脉的小的内侧分支供血。注意前肋间动脉严重痉挛。D: 实施了螺圈栓塞。栓塞后血管造影显示左侧乳内动脉闭塞，控制了出血。用2.8F 的微导管在出血分支水平投放了若干个微螺圈，闭塞了左乳内动脉中段。

评论：胸骨的直接创伤是另外一个引起纵隔出血的原因。胸骨的血供来源于乳内动脉、腹壁上动脉、邻近的胸膜动脉和心包及支气管动脉的纵隔分支。其主要血供来源于乳内动脉。血管撕裂可引起出血进入纵隔周围结构，多发性创伤病人常伴有严重临床症状及潜在的死亡率，如此例病例报道，病人伴有头部创伤。血管造影可以迅速明确出血部位，并可单独用栓塞治疗。

8.12 创伤的栓塞治疗

病例 8.12:

39 岁男性,因车祸导致左侧胸壁直接挫伤。皮下软组织发生了一个大血肿,但是没有见到肋骨骨折。需行急诊血管造影检查进行诊断,必要时行栓塞治疗。

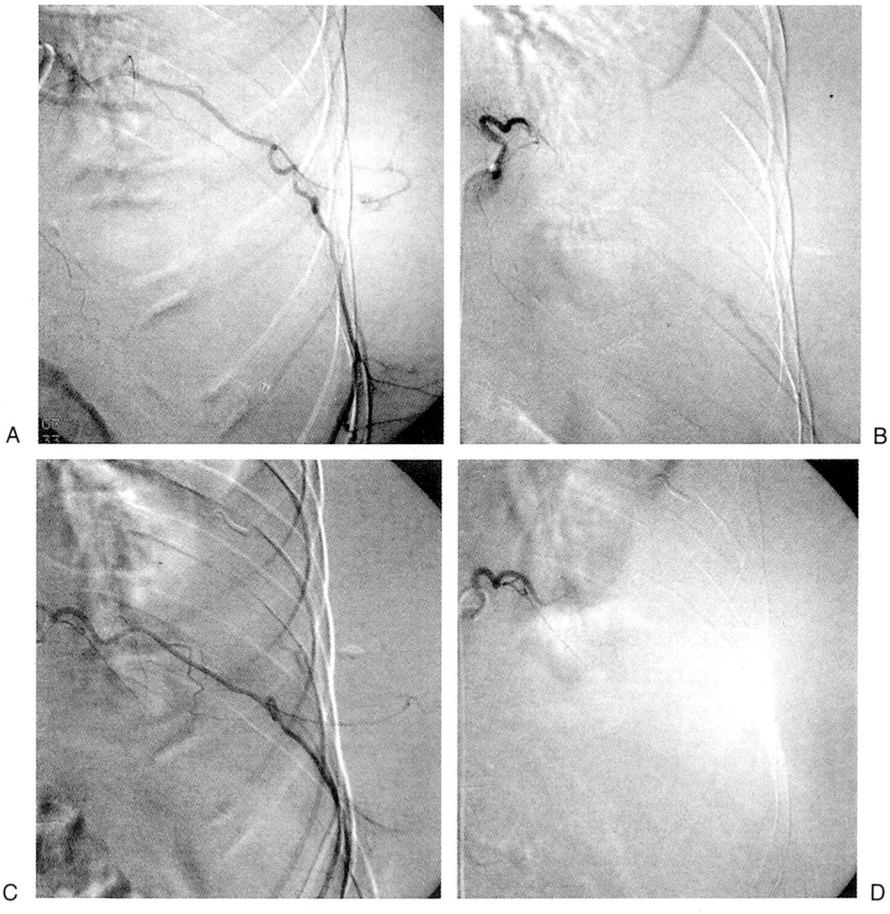

图 8.12

A: 主动脉造影没有显示任何活动性出血(未显示)。实施了第 7、8、9 肋间动脉选择性造影。第 8 肋间动脉造影显示外周的皮下分支受胸壁血肿和在中部的假性动脉瘤压迫而弯曲。B: 将导管置于动脉起始部近端实施明胶海绵栓塞。随访血管造影显示第 8 肋间动脉闭塞。C: 第 9 肋间动脉造影显示没有出血,但也实施了栓塞治疗。D: 出血水平之上(第 7 肋间)和之下(第 9 肋间)的动脉也实施了栓塞治疗。

评论: 胸壁挫伤通常引起肋骨骨折,出血通常与骨折相关。这样的病例很少发生假性动脉瘤。用明胶海绵颗粒栓塞了损伤的动脉(第 8 肋间动脉)。出血水平之上的和之下的动脉也同时进行了栓塞以减少重建血流进入第 8 肋间动脉远端的风险。肋间动脉在所有水平均有广泛的侧支循环交通。假性动脉瘤或远端分支可以很容易地从与创伤水平平行的上方或下方的动脉获得血供。

8.13 创伤的栓塞治疗

病例 8.13:

42 岁男性，左后胸壁约第 6 肋间水平刺伤。出现气胸，随后出现低血压。到达急诊室时，为治疗气胸放置了胸部引流管。但是通过引流管有相当量的出血。估计主动脉已被刀割伤，为确诊需行急诊血管造影检查。

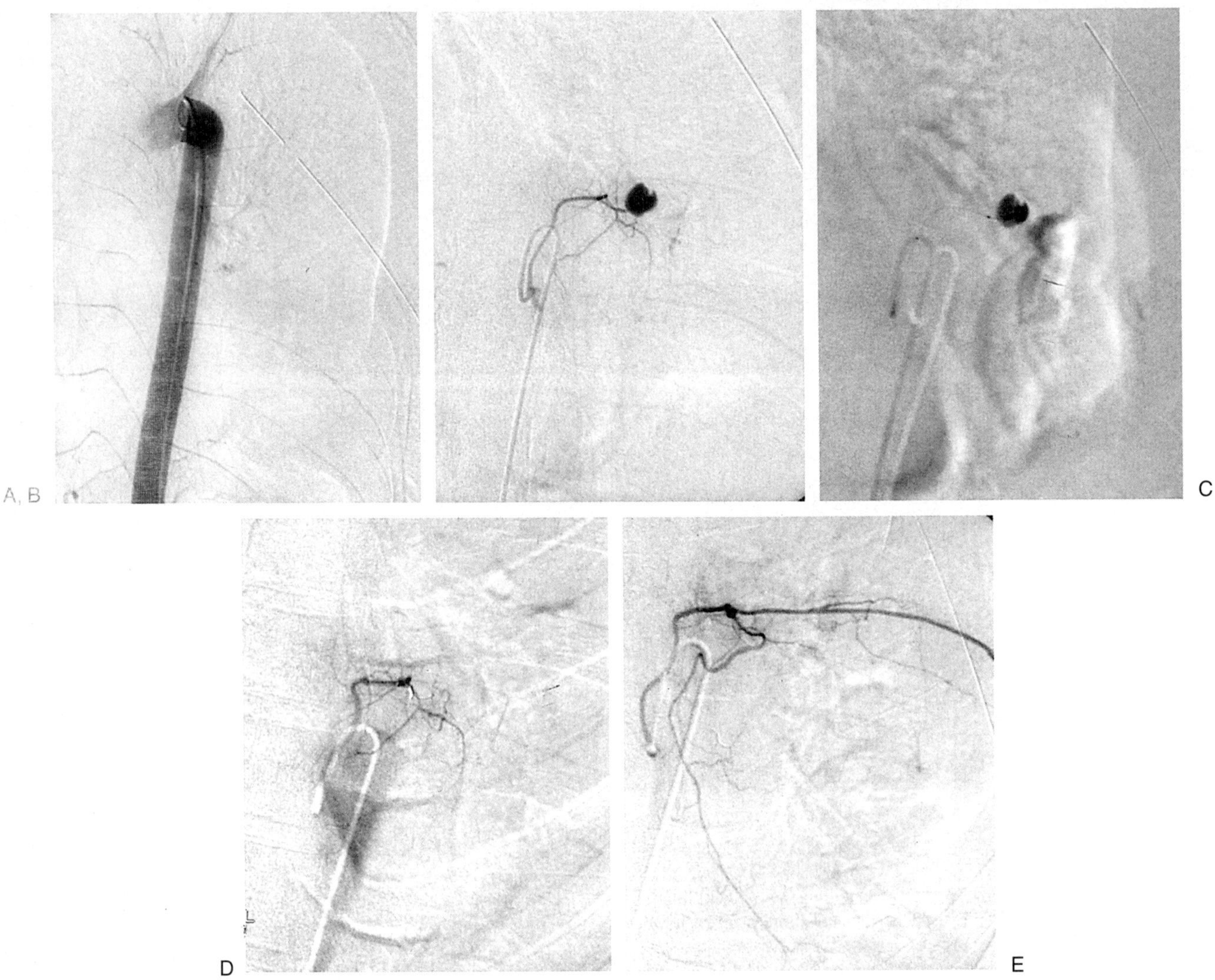

图 8.13

A: 胸主动脉造影显示出血来源于左侧第 6 肋间动脉。B: 第 6 肋间动脉选择性造影显示肋间动脉近侧段假性动脉瘤。C: 动脉造影晚期显示对比剂外溢入胸腔。注意微导管正好位于病变的边缘。D: 用 2 个弯曲的、短的微螺圈栓塞。栓塞后血管造影显示破裂的动脉已闭塞。E: 行病变上、下方水平的血管造影，以寻找任何可能供养假性动脉瘤的吻合支。显示的血管造影片从第 5 肋间水平开始。出血被控制，栓塞后病人症状改善。

评论: 此例病人比较幸运，主动脉没有损伤而只是肋间动脉撕裂。刺伤后继发大量出血。放置胸腔减压导管，病人情况变得不稳定，需行紧急血管造影。栓塞治疗可相对迅速而有效地施行。这类伴活动性出血病变的栓塞必须采用低压投放系统，如螺圈，以使栓塞期间发生破裂性出血的可能减少到最小。此类情况下螺圈是栓塞的良好材料。它们能用低压系统精确地投放，并能形成血栓足以控制出血。明胶海绵更容易形成血栓，但是对其投放的控制要差得多，并且明胶海绵容易破碎。但是，如果动脉需要再通，就应使用可吸收的颗粒材料，如明胶海绵。

（周海昱　译）

建议阅读

Ben-Menachem, Coldwell DM, Young JWR, et al. Hemorrhage associated with pelvic fractures: causes, diagnosis and emergent management. *AJR* 1991; 157: 1005 - 1014.

Berger JJ, Britt LD. Pelvic fracture hemorrhage. Current strategies in diagnosis and management. *Surg Ann* 1995; 27: 107 - 112.

Feliciano DV, Bitondo CG, Mattox KL, et al. Civilian trauma in the 1980's: a 1 year experience with 456 vascular and cardiac injuries. *Ann Surg* 1984; 199: 717 - 721.

Moura R, Ufiacker R, Yoshida WB. et al. Arteriovenous fistula between the right internal mammary artery and the subclavian vein: percutaneous closure with detachable balloon-catheter embolization. *Cardiovasc Surg* 1993; 1: 86 - 88.

Panetta T, Sclafani SJA, Goldstein AS, et al. Percutaneous transcatheter embolization for massive bleeding from pelvic fractures. *J Trauma* 1985; 25: 1021 - 1029.

Saueracker AJ, McCroskey BL, Moore EE, et al. Intraoperative hypogastric artery embolization for life-threatening pelvic hemorrhage: a preliminary report. *J Trauma* 1987; 27: 1127 - 1129.

Sclafani SJA, Shaftan GW, Scalea TM, et al. Nonoperative salvage of computed tomography-diagnosed splenic injuries: utilization of angiography for triage and embolization for hemostasis. *J Trauma* 1989; 39: 818 - 825.

Selby JB. Interventional radiology of trauma. *Radiol Clin North Am* 1992; 30: 427 - 439.

Seppänen SK, Leppänen MJ, Pimenoff G, et al. Microcatheter embolization of hemorrhages. *Cardiovasc Intervent Radiol* 1997; 20: 174 - 179.

Uflacker R, Mourao GS, Piske RL. Treating complications of subclavian vein puncture by embolization of the internal mammary artery. *Cardiovasc Intervent Radiol* 1991; 14: 115 - 117.

Uflacker R. Transcatheter embolisation of arterial aneurysms. *Br J Radiol* 1986; 59: 317 - 324.

第 9 章

盆腔器官和下泌尿生殖道的栓塞治疗

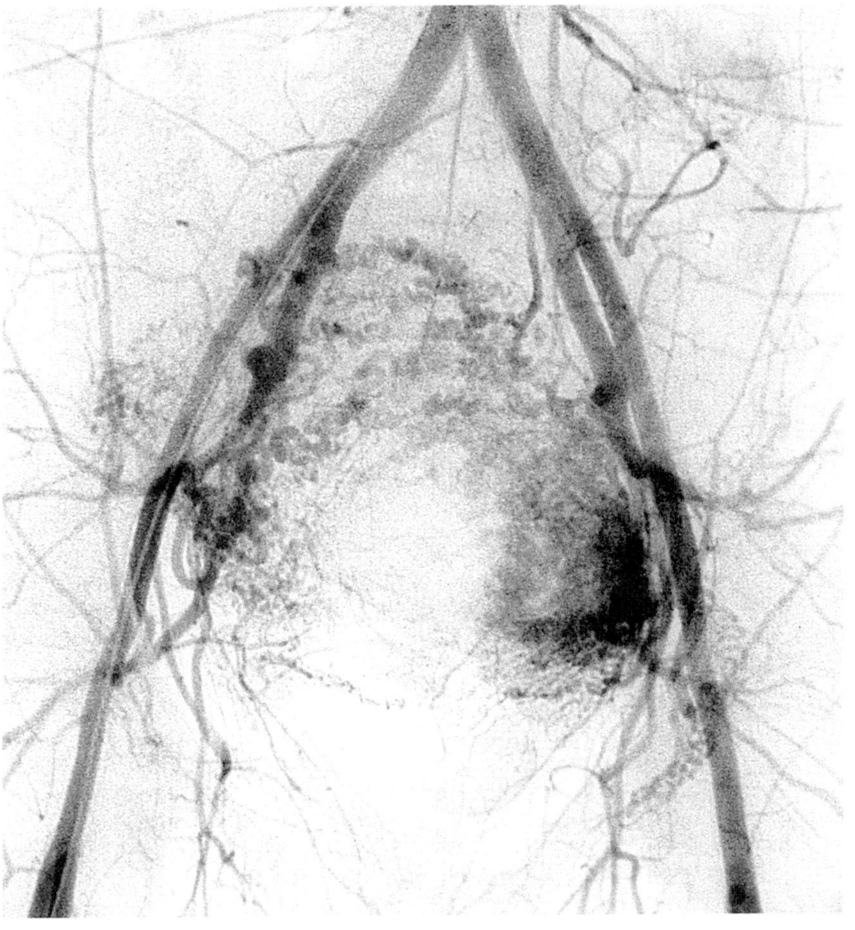

9.1 盆腔和泌尿生殖道的栓塞治疗

病例 9.1:

39 岁男性,因原发性高血流性阴茎持续勃起症行选择性动脉栓塞。

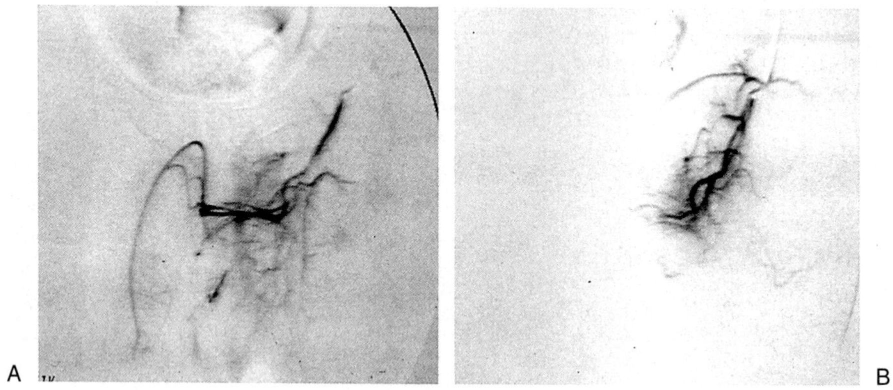

图 9.1

选择性海绵体动脉的数字减影血管造影。A:海绵体动脉的栓塞前研究。B:明胶海绵栓塞后显示海绵体动脉已闭塞。

评论: 阴茎持续勃起症是指无性欲时阴茎长时间持续勃起（超过 6h）。阴茎持续勃起症主要有两种类型:①静脉阻塞性;②高血流或动脉性。静脉阻塞性勃起症比动脉因素所致的勃起症更常见。动脉性高血流性勃起，通常由外伤后动脉系统直接与海绵体相交通所致。低血流量静脉性勃起症最常见的病因包括血液高凝状态、静脉内滥用药物、镰状细胞性贫血、白血病、血管炎,以及类固醇、抗精神病药或抗高血压药物治疗。这些病因中的一些因素对高血流性勃起症的发生也有一定作用。原发性阴茎持续勃起症的诊断需依靠病史，并排除其他的可能性。阴茎持续勃起症可导致组织缺血和酸中毒，造成溃疡和坏疽，并可能导致阴茎切除。阴茎持续勃起症的早期治疗包括对海绵体的抽吸和冲洗。如果这些治疗失败，可应用硬膜外麻醉或海绵体内注射氯胺酮。上述治疗无效的病例可试用外科分流术，但效果不确定。栓塞治疗是相对较新的治疗方法，于 1977 年由 Wear 等首次开展。可用自体血凝块或明胶海绵做栓塞剂，这两种栓塞剂都是可吸收的。一些病人治疗几个月后可恢复勃起功能。此病例无外伤史、应用药物或其他病因。在抽吸、冲洗、局部和全身麻醉失败后进行栓塞治疗。栓塞后症状很快出现改善。阴茎勃起功能在 2 个月内恢复，并能够进行正常性生活。

9.2 盆腔和泌尿生殖道的栓塞治疗

病例 9.2:

31 岁男性，3 个月前有直接会阴部外伤史，出现高血流性阴茎持续勃起症。多普勒超声发现海绵体局部的高血流性湍流。

A 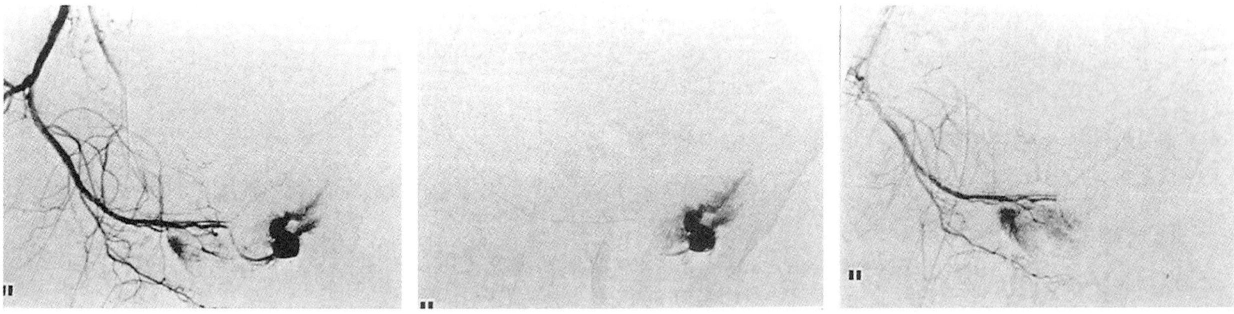 B, C

图 9.2

A：选择性右阴部内动脉造影显示对比剂从海绵体动脉外溢至海绵体内。B：在栓塞前将一2.5F Tracker导管同轴地送至海绵体动脉。超选择性动脉造影显示对比济外溢。C：采用 2mm 海绵颗粒选择性栓塞后，活动性外溢消失。阴茎背动脉与球动脉保持相对完整。几个月后性功能恢复。

评论：阴茎持续勃起症的定义是阴茎过长时间并且通常疼痛性勃起，勃起可以不完全但是持续，与性刺激无关。从血流动力学角度讲，大多数病例的病因是内在或外在因素导致的静脉流出道阻塞引起的海绵体扩大，即为静脉阻塞性阴茎持续勃起症。然而，少数病人的病因与失控的动脉流入有关，通常是由于直接的会阴或阴茎创伤，导致某一海绵体动脉撕裂，血液外渗到血管外的勃起组织间隙（形成动脉 - 腔隙瘘）。这种病因造成的阴茎异常勃起叫做高血流或动脉性阴茎持续勃起。动脉性勃起症是由于缺乏神经调控的松弛，并且通过与海绵体动脉损伤有关的高氧压和剪切压力来维持。外伤后勃起症的病人，应该考虑高动脉血流的因素，进一步通过彩色多普勒超声检查和选择性阴茎动脉造影来确诊。及时确诊可避免不必要的外科分流，允许通过选择性栓塞来治疗。对高血流性勃起症理想的治疗目标是阻止异常的失控动脉血流，但保持正常的勃起功能。用暂时性颗粒栓塞材料（自体血凝块或明胶海绵）选择性栓塞治疗可有效地改善病理生理状态，快速恢复正常血流，减少并发症并有望恢复正常性功能。

9.3 盆腔和泌尿生殖道的栓塞治疗

病例 9.3:

25 岁女性,于剖宫产术后盆腔和腹壁出血,需行盆腔动脉造影,必要时行栓塞治疗。

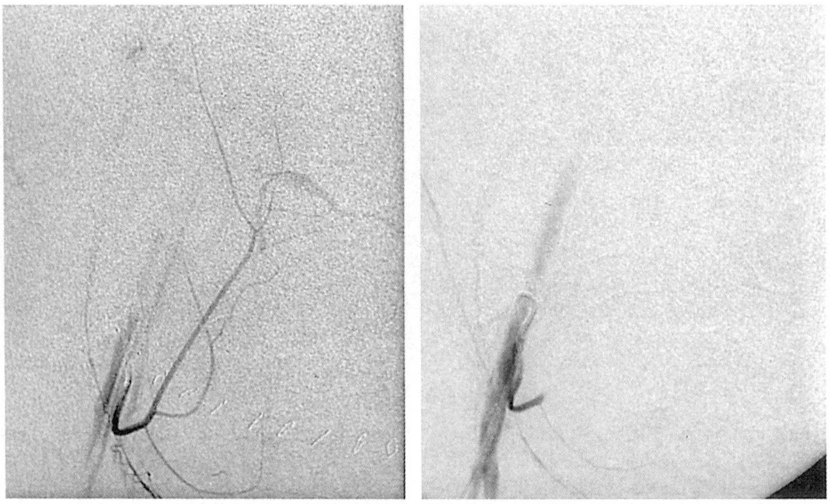

A B

图 9.3

髂动脉造影未见与下腹壁动脉相关的出血(未显示)。A:右髂外动脉造影显示右上方的腹壁下动脉在腹壁内沿剖宫产术切口出血,而不是在子宫有出血。B:使用 Sos Omni 导管超选择性插管至上方的腹壁下动脉内,而后用明胶海绵颗粒栓塞。出血得到了控制。上方的腹壁下动脉栓塞后 12h 病人再次出现阴道出血,需行右髂内动脉栓塞。

评论:产后出血并不常见。出血可能非常严重,导致凝血功能障碍和死亡。血管造影可显示出血的部位,并且此操作的导管可用于行栓塞治疗。对于临床无法控制的阴道出血的病例,和不能、不可行或不愿进行手术的病例,经导管栓塞盆腔血管已证实非常有效。在这个特殊病例中,开始的照片是与上方的腹壁下动脉相关的腹壁出血,并进行了栓塞治疗。

栓塞腹壁下动脉控制盆腔和子宫出血较外科结扎具有优势,这在很久前即已被认识到。选择性栓塞可阻断较小直径的血管,这样可清除侧支血管丛。

9.4 盆腔和泌尿生殖道的栓塞治疗

病例 9.4:

38 岁女性,1 天前行剖宫产手术,由于子宫收缩不良出现阴道出血。超声显示扩张的子宫腔内充满血凝块。需行血管造影,必要时行栓塞治疗。

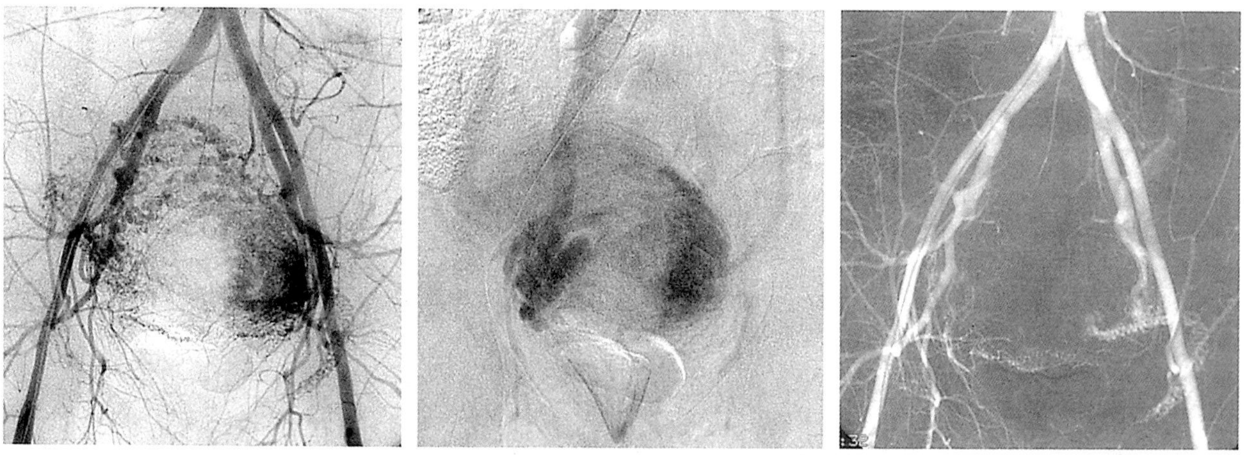

A　B, C

图 9.4

A:盆腔血管造影显示子宫增大,伴子宫内膜增厚导致的血管明显增多。B:血管造影晚期显示子宫粘膜强化和大的引流静脉。C:用明胶海绵进行了双侧髂内动脉栓塞治疗,血管明显减少,而后出血得到控制。

评论: Burchel 证实,在双侧手术结扎后,由于盆腔存在丰富的侧支循环,脉压下降 85%,但血流只减少了 48%。应尽早行子宫栓塞以减少病人发展为凝血功能障碍的可能,从而避免出现更严重和难以控制的情况。盆腔血管的解剖有利于经导管栓塞治疗,但是栓塞可导致许多非目标的周边分支血管的闭塞。过多的外周盆腔动脉闭塞可引起盆腔器官缺血、子宫壁坏死及坐骨神经的缺血性损伤。栓塞的位置越靠近侧,分流到体循环的可能性越大。

9.5 盆腔和泌尿生殖道的栓塞治疗

病例 9.5:

26 岁女性,由于双胞胎曾行剖宫产术,术后出现了阴道大出血。需行盆腔动脉造影和栓塞治疗。

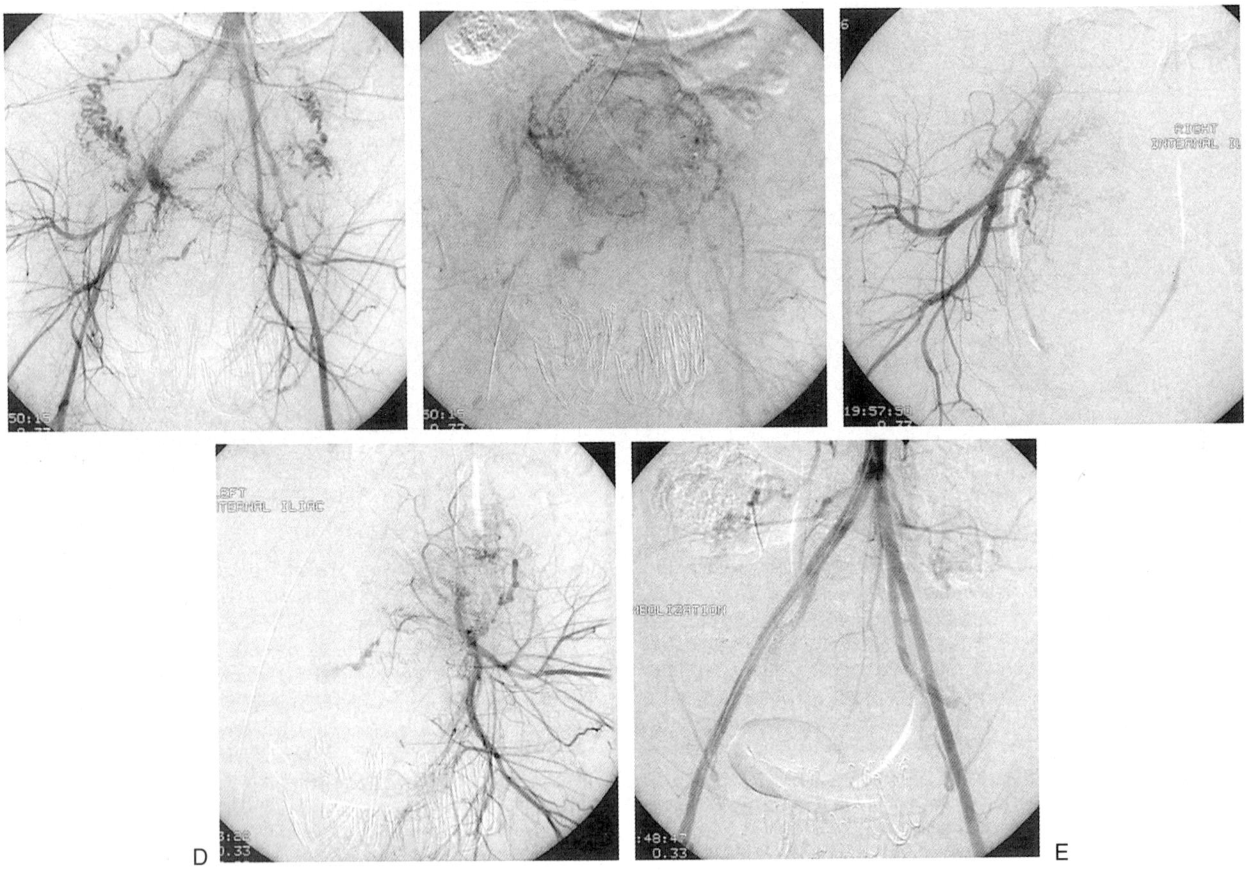

A, B C D E

图 9.5

A:盆腔动脉造影显示子宫增大,伴增粗的血管和近结肠侧子宫的活动性出血。B:晚期盆腔血管造影显示出血分布至子宫腔,增厚的子宫内膜有一定程度的强化。C:右髂内动脉选择性造影未见活动性出血。D:左髂内动脉选择性造影可见左子宫动脉的活动性出血。E:用明胶海绵和螺圈主要在双侧髂内动脉的前段进行栓塞治疗。成功地控制了出血,使病人避免了子宫切除术。盆腔血管造影显示双侧髂内动脉已闭塞。

评论: 插管应尽量准确,要尽可能保留髂内动脉后段。栓塞治疗最好为单侧,通常可以控制出血。栓塞的并发症取决于栓塞材料和相关的解剖结构。可能的并发症是下肢缺血、臀肌坏死、骨坏死、坐骨神经与股神经的损伤。由于侧支血管的明显增粗,将来受孕还是可能的。

9.6 盆腔和泌尿生殖道的栓塞治疗

病例 9.6:

8 岁女孩，因急性阑尾炎行阑尾切除术，术后出现盆腔脓肿，导致发热和疼痛。进行了 CT 引导的经臀肌引流，留置引流管 1 周。拔管后出现大出血。行急诊血管造影以控制出血。

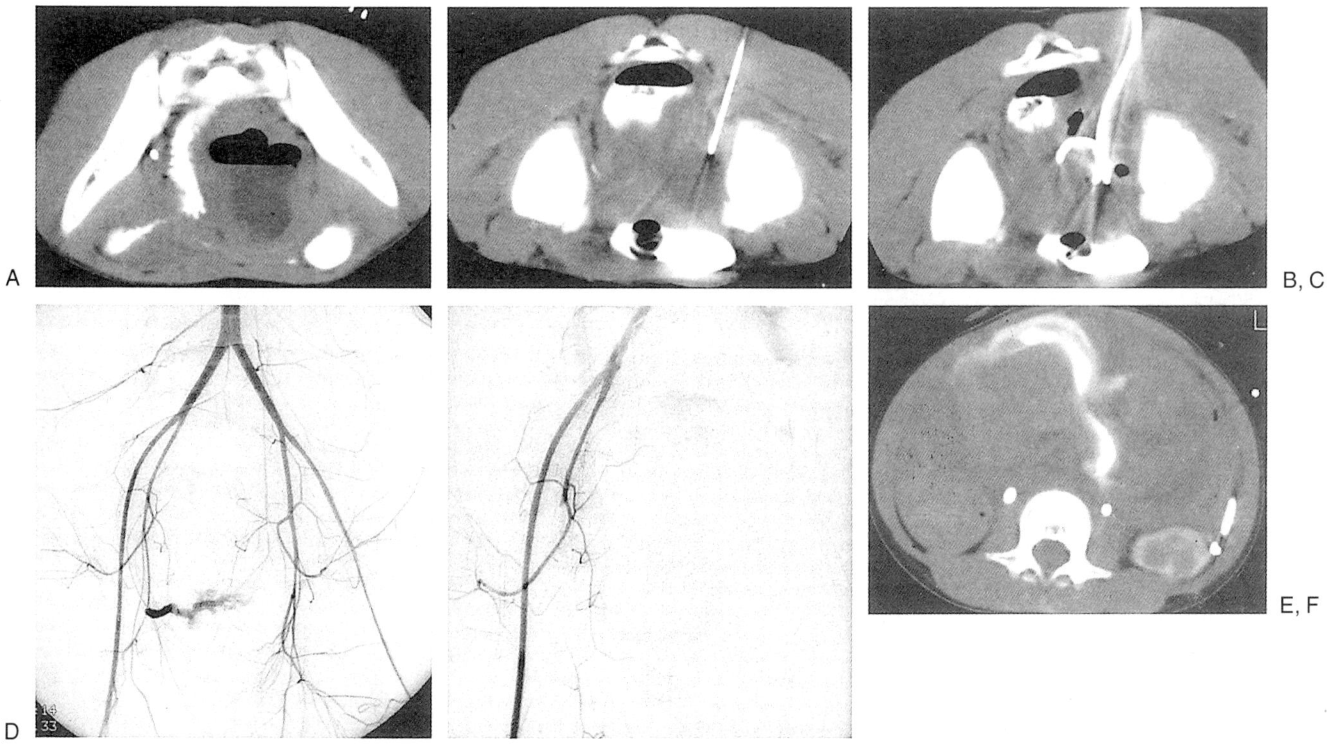

图 9.6

A:俯卧位盆腔 CT 扫描显示盆腔大量积液，其内伴气液平面。在右臀髂骨水平可见不透 X 线的标记。B:用 19 号针行经臀穿刺引流。可见穿刺针的送入位置过于靠外侧。正确的进针路径应更接近骶骨，刚好经直肠壁的旁边，以避开盆腔的神经和血管。在引流时，发现穿刺针的位置不正确。C:引流后的 CT 扫描显示，脓腔内的 8F 导管有效地引流了积液。引流 1 周后，病人症状明显改善，拔除了引流管。拔管后在穿刺孔有明显出血。病人出现了明显的腹腔出血与低血压，需要输血和输液。D:行急诊盆腔血管造影，臀下动脉可见明显的出血，立即采用微导管插管至臀下动脉，采用微螺圈进行了栓塞。E:出血的动脉完全闭塞，完全控制了出血，病人血压稳定。F:栓塞后的 CT 扫描显示腹腔内充满血凝块和外溢的对比剂。由于栓塞后 2 天出现发热，最终施行了开腹手术以清除血凝块。栓塞后 7 天病人出院。

评论:经臀盆腔脓肿引流的技术错误导致了这个不必要的并发症。尽管有可能由于感染或接触导管导致了动脉的病变，但在此病例中可能性很小。如果感染是血管病变的原因，大多可能形成假性动脉瘤。像此例病人出现的急性出血更可能与针直接刺穿或放置导管有关。当经臀入路穿刺盆腔积液时应极其小心。有两方面的危险：如本病例所见，损伤盆腔动脉；坐骨神经及其分支的损伤。正确的操作是小心地、逐步地刚好在梨状肌的上面穿过坐骨大孔，靠近骶骨进针，最好用 CT 透视导向。引流管可能压到了动脉病变，拔管时才出现大出血。超选择性栓塞臀下动脉控制了出血，否则将很难进行外科治疗。应用微螺圈是一个较好的选择，因为微螺圈栓塞治疗迅速且持久。不幸的是，由于病人出现发热必须手术清除腹腔积血。

9.7 盆腔和泌尿生殖道的栓塞治疗

病例 9.7：

38 岁男性，因摩托车事故造成腹部创伤，出现腹部创伤伴肝、脾损伤和骨盆骨折，并且病情进展，出现骶髂关节骨髓炎。外院 CT 发现盆腔积液，需要行 CT 引导下的盆腔引流。

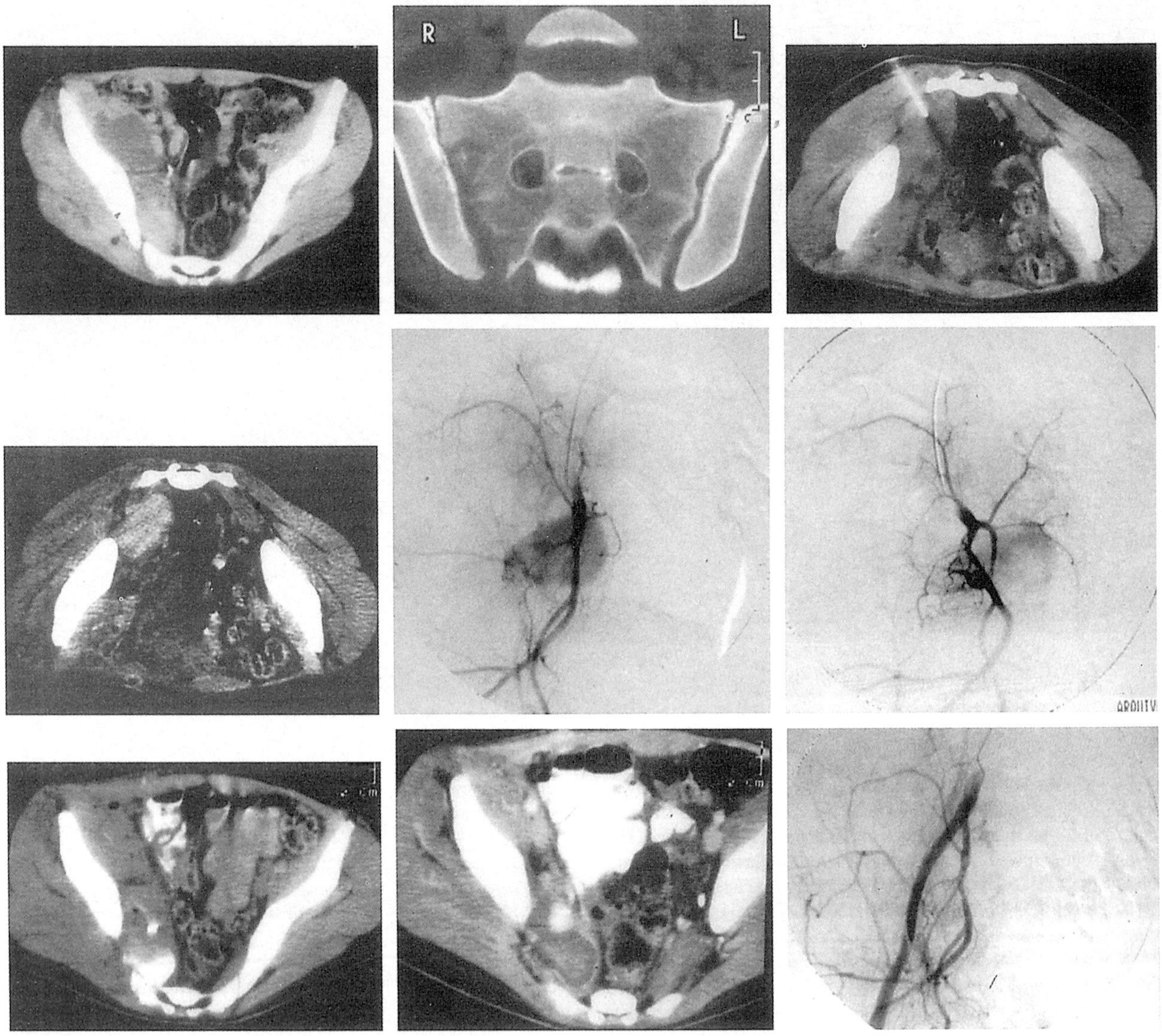

A, B　C　D, E　F　G, H　I

图 9.7

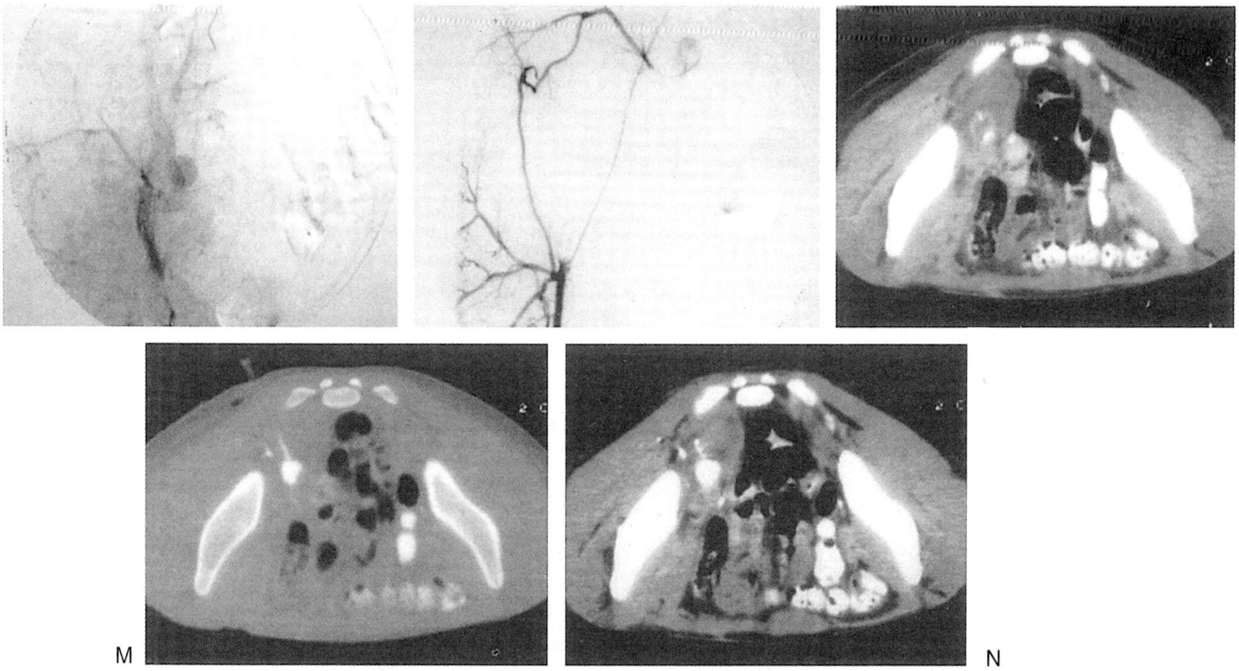

图 9.7(接上)

A, B:骨盆与骶骨 CT 扫描显示盆腔积液和骨质侵蚀,与骶髂关节骨髓炎的表现相符。10 天后,又诊断出右膝化脓性关节炎并经皮引流(未显示)。因为盆腔疼痛加重,并延伸至右腿,膝关节引流 10 天后要求行盆腔引流。C:直接经臀穿刺积液抽出鲜红血液,与动脉血相一致。D:再次对比增强 CT 扫描显示病灶明显强化,提示假性动脉瘤。E:诊断后立即行动脉造影,显示臀上动脉一个大的假性动脉瘤。用螺圈进行了栓塞。F:随访血管造影显示假性动脉瘤内已无充盈,病人疼痛逐渐缓解。G:第二天早晨随访 CT 扫描显示假性动脉瘤内无充盈,腔内可见对比剂残留。病人状况好转,栓塞后 3 天出院。几天后出现疼痛并逐渐加重。H:大约栓塞后 20 天,疼痛加剧到病人不能站立、行走或背部仰卧的程度。病人再次入院,静脉内注射对比剂后再次行 CT 扫描。扫描显示血肿部分消失,邻近有一个直径较小的假性动脉瘤。I, J:立即重新行血管造影,显示假性动脉瘤并没有通过臀动脉充盈,而是通过小的侧支循环充盈。K:经旋髂动脉造影显示假性动脉瘤通过臀上动脉远支反流而充盈。尝试经侧支血管栓塞,但没能闭塞假性动脉瘤。进行了 CT 导向下的假性动脉瘤直接穿刺,尝试栓塞治疗。L:用 18 号针行假性动脉瘤直接穿刺。可见针尖在假性动脉瘤内。M:用组织胶混合碘油进行栓塞。可见针尖在病灶内,假性动脉瘤内充满不透 X 线的组织胶。N:栓塞后 2 天随访 CT 显示假性动脉瘤内充满凝胶,针道内可见不透 X 线物质。

评论: 这个病例提示,对创伤严重难以进行外科处理的病人有必要进行少创性处理。骨髓炎引起血管病变,发展出现臀动脉的假性动脉瘤,位于外科治疗入路困难的区域。开始未做出诊断,无意中对假性动脉瘤进行了穿刺。经动脉栓塞治疗闭塞了假性动脉瘤。但是,经臀上动脉远支与病灶腔隙再通,导致症状复发,并增加了出血和神经损伤的机会。由于很难由侧支进入病灶,导致第二次栓塞失败。故选择采用经臀穿刺直接入路进行栓塞,用组织胶进行了栓塞,持久性地闭塞了假性动脉瘤瘤腔。组织胶现在已被允许在美国使用,是较好的永久性栓塞剂,在该病例中证明是最佳选择,没有发生组织坏死或其他并发症。另外也可在假性动脉瘤内放置多个螺圈。化脓性关节炎的经皮引流也是一个先前未报道过的独特办法,已证实非常有效。

9.8 盆腔和泌尿生殖道的栓塞治疗

病例 9.8:

77 岁男性,出现盆腔疼痛和左下肢跛行。行左股浅动脉成形术治疗跛行。几年前行主动脉与双髂动脉搭桥术治疗腹主动脉瘤。

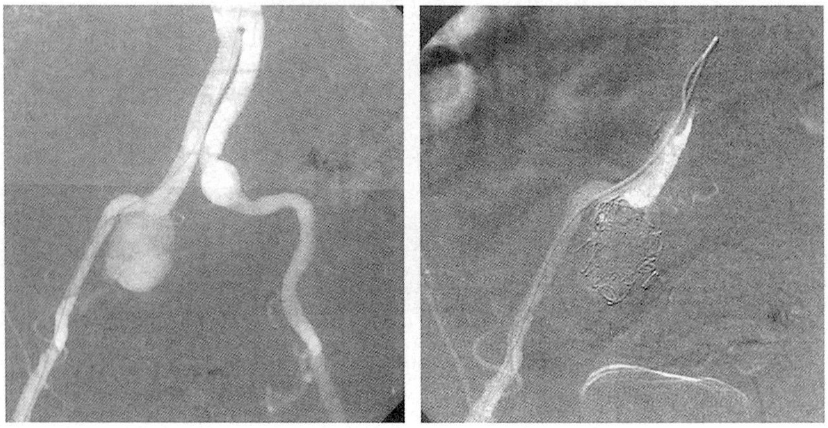

图 9.8

A:髂动脉造影显示右髂内动脉有一个大的假性动脉瘤,与远侧分支相连。诊断性 CT 扫描可见病灶的整个外径比动脉造影显示的血管腔要大许多, 这可以解释盆腔疼痛的症状。B:选择性插管至动脉瘤,而后放置了 20 个不同大小的螺圈, 使动脉瘤完全闭塞。栓塞后髂动脉造影显示动脉瘤完全闭塞,几天后疼痛缓解。

评论: 大的髂内动脉动脉瘤由于不断增大和搏动性压迫周围组织产生症状。神经压迫可致功能障碍和严重的疼痛。这类病灶另一个大的危险就是破裂。髂动脉动脉瘤的进行性增大可导致破裂或突然增大, 可伴或不伴有远端栓塞引起的蓝趾综合征和臀肌与皮肤的缺血。

栓塞治疗这类病变通常是有效的, 并且可以有效地将动脉瘤从主要的供养血管上分离。阻塞动脉瘤需要大量的螺圈, 并且远端动脉的流出道也应被专门阻断。即使应用了连接支架或覆膜支架分离开动脉瘤与供养血管, 也必须用螺圈或可分离球囊来阻断和填塞动脉瘤。

9.9 盆腔和泌尿生殖道的栓塞治疗

病例 9.9:

24 岁女性，因慢性肾功能衰竭在右侧盆腔接受了一个移植肾，由于排异反应最终需行肾切除术。在左侧盆腔又移植了一个新的肾脏。手术后几周病人出现了盆腔疼痛。移植后的一次超声随访检查发现右髂外动脉有一个假性动脉瘤,需行动脉造影和必要的治疗。

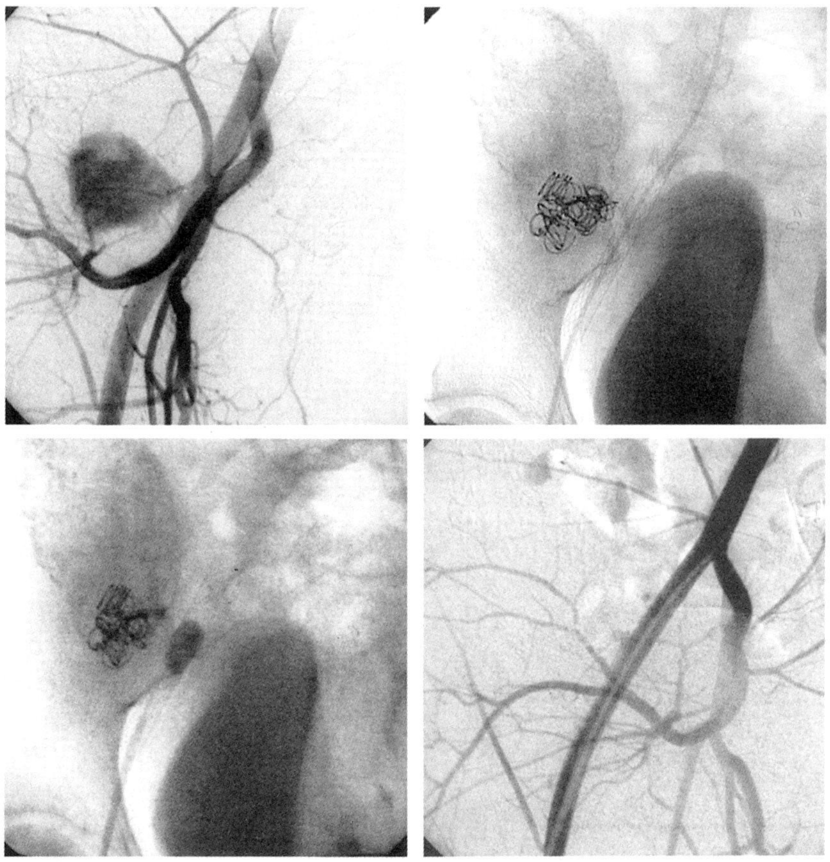

图 9.9

A：经对侧股动脉插管行右髂总动脉选择性造影，可发现右髂外动脉有一个大的假性动脉瘤，相当于第一次肾移植血管吻合口的位置。B：经同侧入路通过一个 12mm × 40mm 的 Wallstent 支架的网孔将导管送入假性动脉瘤，并在瘤腔内放置了多个螺圈。C：用阻塞性球囊在假性动脉瘤的入口处阻断血流 20min，使假性动脉瘤内形成血栓。D：栓塞后右髂动脉造影显示假性动脉瘤已闭塞，随后疼痛缓解。

评论：这是一个典型的使用覆膜支架的病例，如可能实施的话，使用覆膜支架是治疗假性动脉瘤并维持供养血管主干通畅的最佳方法。选择性栓塞假性动瘤瘤腔，用裸支架保护假性动脉的瘤颈和供养血管管腔是可行的。然而，因为与动脉血流/压力间仍有交通，并不能保证假性动脉瘤内的血栓形成。需要许多螺圈来充填这类病灶的瘤腔，但总是存在不能充分处理假性动脉瘤颈部的危险。球囊阻塞引起的供养动脉血流停滞也会促进血栓形成。

9.10 盆腔和泌尿生殖道的栓塞治疗

病例 9.10：

24岁女性，患子宫癌，在外科根治术后接受了放射治疗。结果缝合处撕裂，出现了阴道出血与手术切口出血。手术探查显示右髂外动脉假性动脉瘤，在病变上、下段结扎髂外动脉，但病人情况进一步恶化，出现阴道出血和缝合伤口的粪漏。病人开始出现血流动力学状态不稳定，由于外科处理困难，需行血管造影，以进行必要的栓塞治疗。

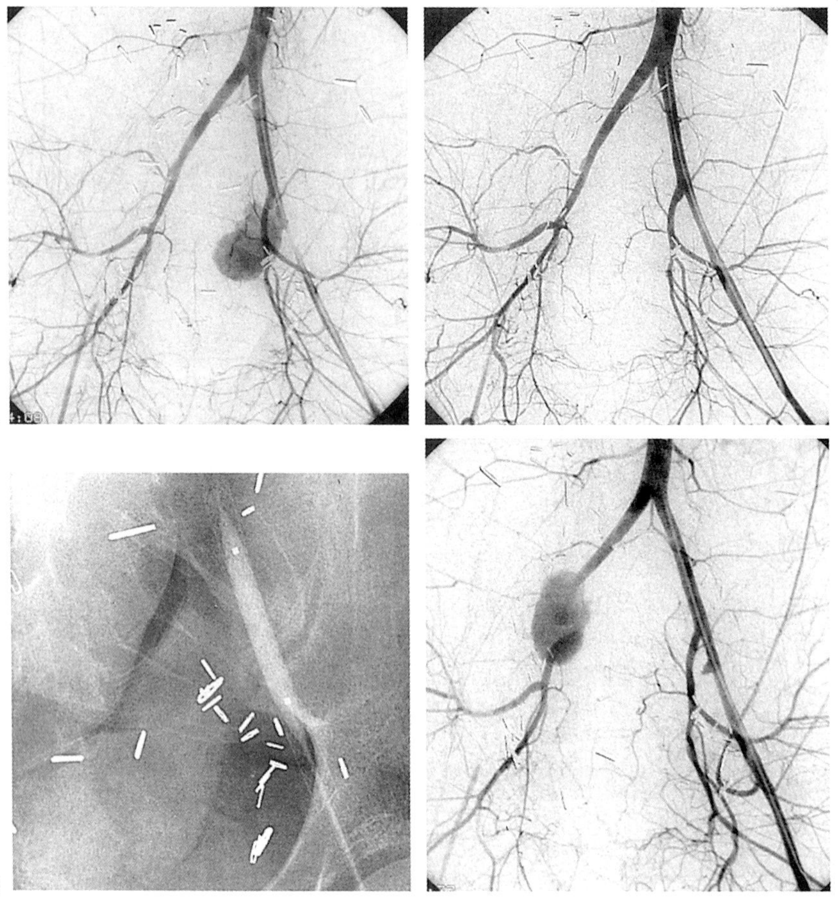

A B C D

图 9.10

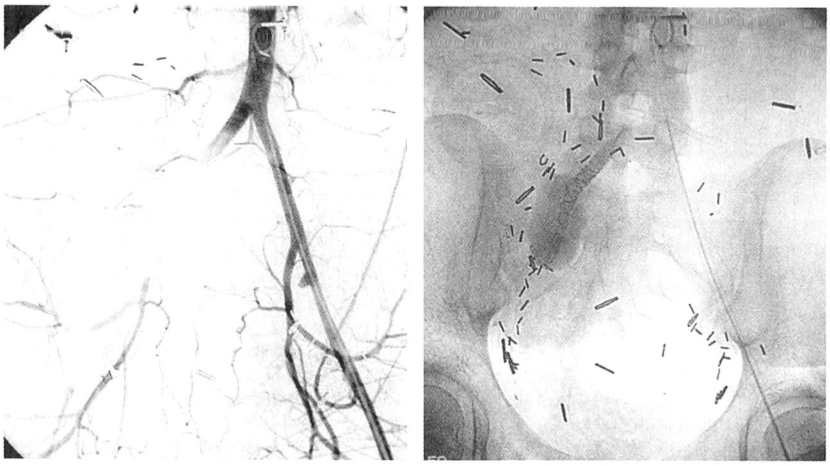

图 9.10(接上)

A：盆腔动脉造影显示右髂外动脉因原来的结扎而闭塞，在左髂外动脉发现了一个大的假性动脉瘤，伴供养血管近段的严重痉挛。B：在动脉内假性动脉瘤水平放置了一个 Wallstent 支架（8mm × 40mm）。可见假性动脉瘤完全闭塞。C：应用血管成形球囊阻断动脉和假性动脉瘤内的血流 20min。D：支架放置约 1 周后再次出现出血。新的盆腔血管造影显示左侧假性动脉瘤闭塞，伴一小段的充盈。结扎的右髂外动脉的根部有一个新的大的假性动脉瘤，髂内动脉通畅，右股动脉重新显影。E：经对侧入路进入假性动脉瘤，于右髂外动脉根部和右髂内动脉近端用多个螺圈进行了栓塞。随访血管造影显示假性动脉瘤已完全闭塞，髂内动脉和股动脉血流正常。F：未减影的盆腔影像显示假性动脉瘤内残留的对比剂和阻塞的血管内的螺圈。尽管出血得到了控制，病人出现肾衰和难以治疗的败血症，栓塞后 25 天病人死亡。

评论：通常认为假性动脉瘤用覆膜支架治疗较好，然而，目前覆膜支架并没有广泛使用。而且，并不知道在存在感染时使用覆膜支架是否安全与有效，正如此病例中感染是非常明显的。有较紧密网眼的裸支架可于管壁跨越动脉瘤或假性动脉瘤的开口处使用，促进病灶内血栓形成。阻断供养血管和动脉瘤内血流是有益的。在这个病例中，证明裸支架对于控制出血是有效的。不幸的是，病人在另一位置再次出现了假性动脉瘤，需要栓塞治疗。栓塞可通过支架的网眼进行，正如图 9.9D 所示，这样更为安全。在不同的临床情况下，还可选择使用凝胶、螺圈或球囊来填充假性动脉瘤瘤腔。当动脉远端血流所供给的周围组织可忽略或不重要时，栓塞供养血管也是非常有效的。在这个病例中，由于放射治疗、感染和出血导致了盆腔明显变化，所以不能选择手术。栓塞治疗在一定程度上对延长该病人的生命起到了重要作用。

（韩淑杰　译）

建议阅读

Bastuba MD, Saenz de Tejada I, Dinlenc CZ, et al. Arterial priapism: diagnosis, treatment, and follow-up. *J Urol* 1994; 151: 1231 – 1237.

Belgrano E, Puppo P, Quattrini S, et al. Percutaneous temporary embolization of the internal pudendal arteries in idiopathic priapism: 2 additional cases. *J Urol* 1984; 131: 756 – 758.

Carmignani G, Belgrano E, Puppo P. Idiopathic priapism successfully treated by unilateral embolization of internal pudendal artery. *J Urol* 1984; 131: 553 – 554.

Cohen G, Braunstein L, Ball D, et al. Selective arterial embolization of idiopathic priapism. *Cardiovasc Intervent Radiol* 1996; 19: 47 – 49.

Hollis H, Luethke J, Yakes W, et al. Percutaneous embolization of an internal iliac artery aneurysm: technical considerations and literature review. *J Vasc Interv Radiol* 1994; 5: 449 – 451.

Ito M, Matsui K, Mabe K, et al. Transcatheter embolization of pelvic arteries as the safest method for postpartum hemorrhage. *Iht J Gynaecol Obstet* 1986; 24: 373 – 378.

Lazinger M, Beckman C, Cossi A, et al. Selective embolization of bilateral arterial cavernous fistulas for posttraumatic penile arterial priapism. *Cardiovasc Intervent Radiol* 1996; 19: 281 – 284.

Puppo P, Belgrano E, Germinale F, et al. Angiographic treatment of high-flow priapism. *Eur Urol* 1985; 11: 397 – 400.

Walker WJ. Case report: successful internal iliac artery embolisation with glue in a case of massive obstetric haemorrhage. *Clin Radiol* 1996; 51: 442 – 444.

Walker TG, Grant PW, Goldstein I, et al. High-flow priapism: treatment with superselective transcatheter embolization. *Radiology* 1990; 1053 – 1054.

Wear JB, Crummy AB, Munson BO. Post traumatic priapism: successful treatment with autologous clot embolization. *AJR* 1979; 133: 329 – 334.

Winter CC, McDowell G. Experience with 105 patients with priapism: update review of all aspects. *J Urol* 1988; 140: 980 – 983.

Yamashita Y, Harada M, Yamamoto H, et al. Transcatheter arterial embolization, of obstetric and gynaecological bleeding: efficacy and clinical outcome. *Br J Radiol* 1994; 67: 530 – 534.

第 10 章

骨肌系统病变的栓塞、血流阻断与灌注治疗

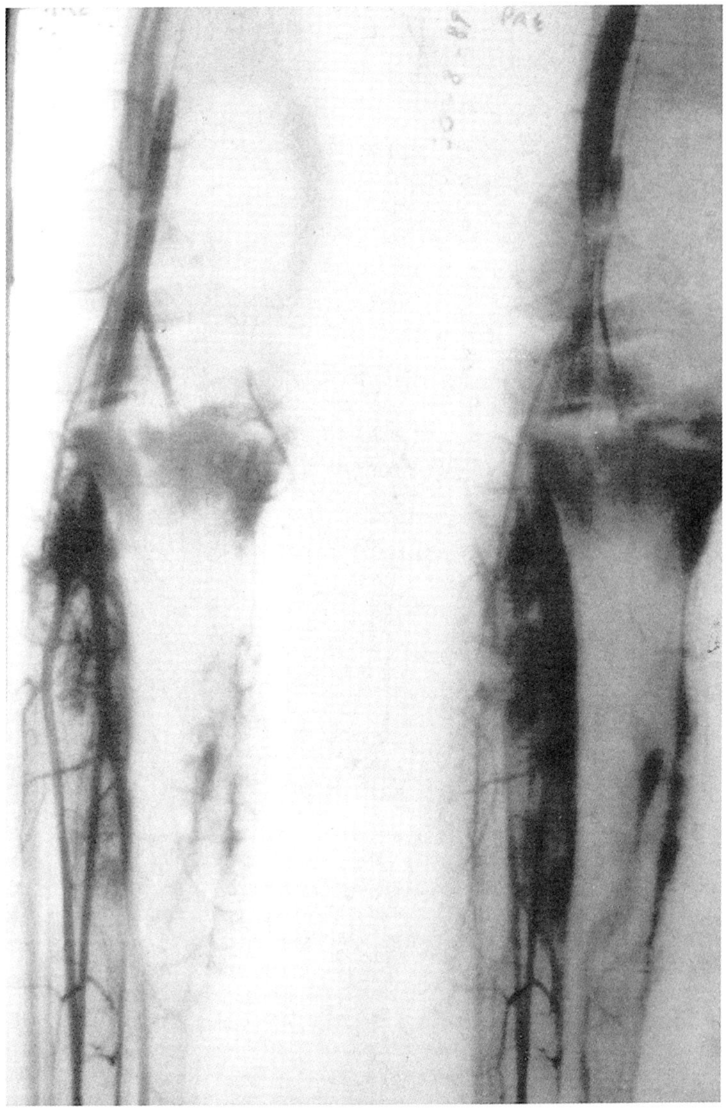

10.1 骨肌系统的栓塞治疗

病例 10.1:

13 岁男性,发现右胫骨骨肉瘤,伴剧烈疼痛和行走困难。

A, B

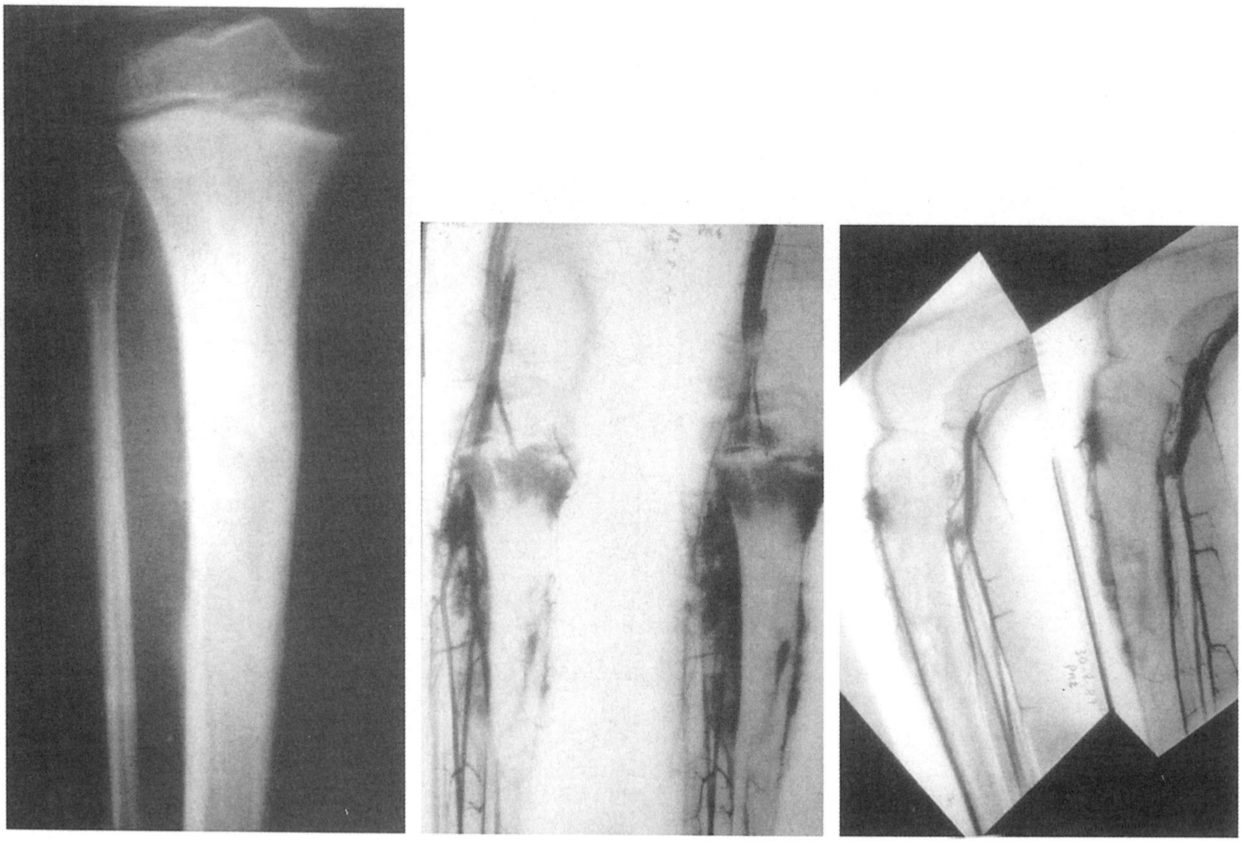

C

图 10.1

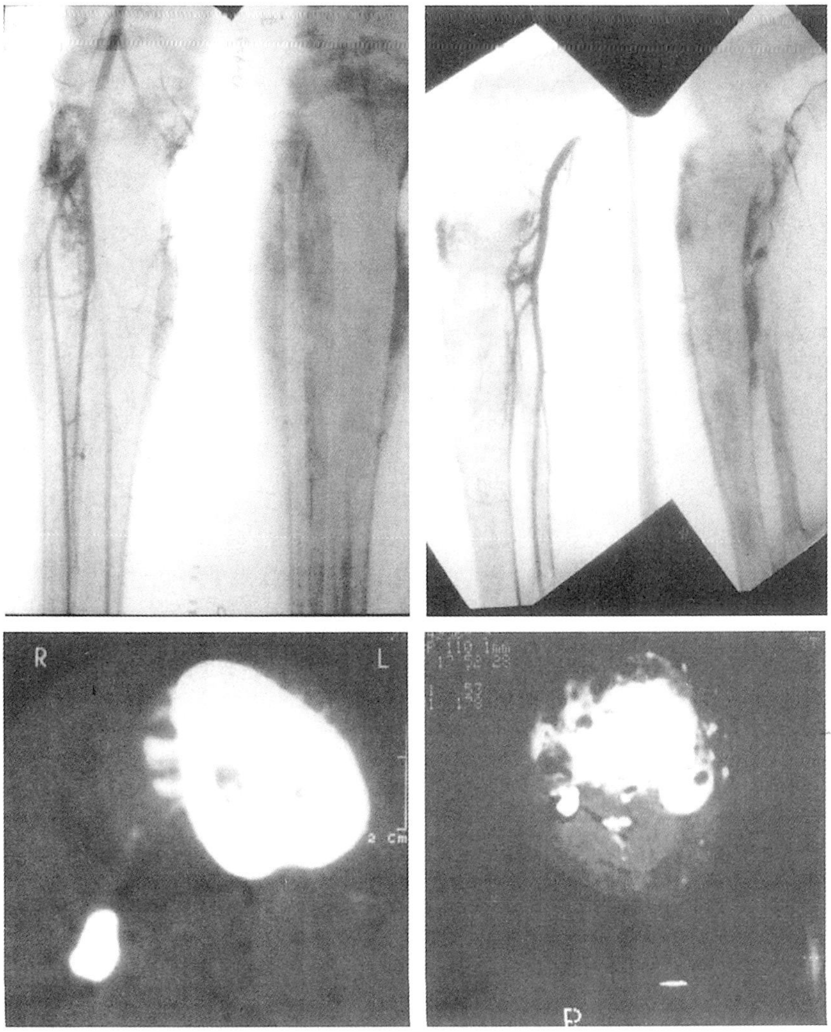

图 10.1(接上)

A:右腿 X 线平片显示骨肿瘤伴钙化。B,C:灌注前动脉造影前后位与侧位显示胫骨近端有一个大的、富血供的肿物。D,E:第二次注射顺铂后,动脉造影显示新生血管明显减少。F,G:比较注射顺铂前、后的 CT 扫描,显示肿瘤体积已减小,病灶内钙化增加。治疗后疼痛明显缓解。

评论:髓性骨肉瘤病人只进行外科治疗或外科治疗联合放疗的 3 年存活率通常是 20%，最多不超过 40%。系统性化疗，大剂量氨甲蝶呤与其他药物联合应用，或用阿霉素作为单一制剂或联合制剂的成分，可清除已形成的转移肿瘤,破坏原发肿瘤,使病人的 3 年存活率提高到 55%。选择性动脉内灌注系统化疗药，可潜在地增加药物的有效性，通过清除肿瘤骨并植入内置假体而保存肢体。肢体髓样骨肉瘤的病人被认为适用于通过动脉内灌注化疗药物的疗法来挽救患肢。57% 的病人血管造影有改善，表现为肿瘤血管减少或消失，显示病灶部分或完全清除，较全身应用二氨二氯顺铂效果好。对另一组应用化疗药物(顺铂)与传统手术治疗的病人，大部分病人疼痛缓解，40 个病人中有 24 个保留了患肢；2 年随访 72% 的病人未复发。顺铂的剂量是 120 ~ 200mg/m^2，溶于 300ml 生理盐水中 2 ~ 24h 输完,2 周 1 次,共 5 ~ 7 次。在药物灌注时必需同时进行脱水治疗,用甘露醇强制利尿。

10.2 骨肌系统的栓塞治疗

病例 10.2:

24 岁女性,发现胫骨近端骨肉瘤,疼痛剧烈,致使不能行走。

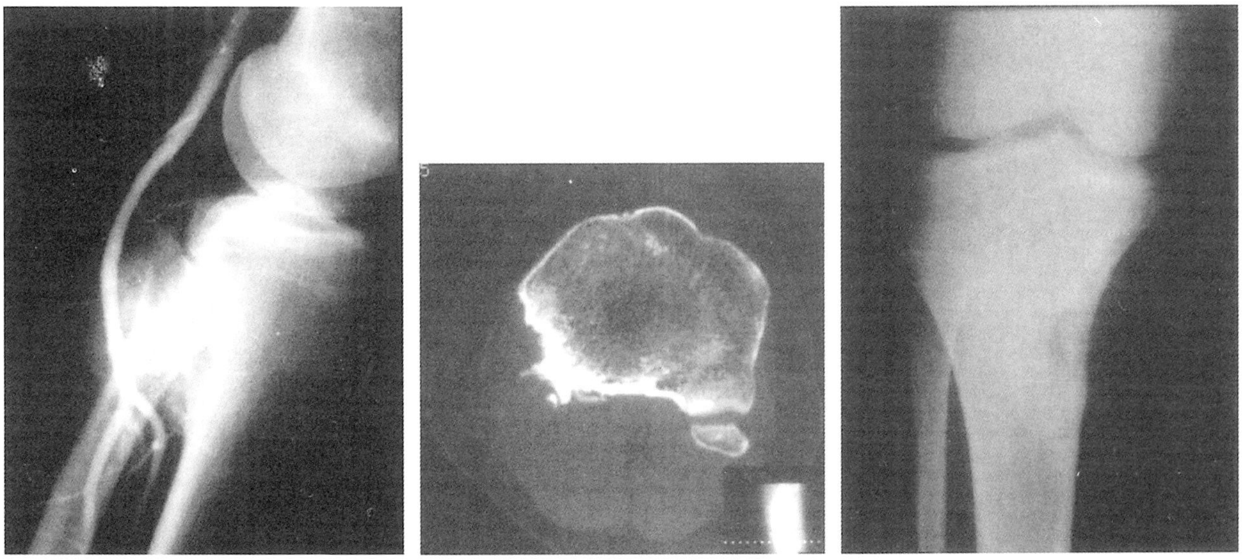

A B, C

图 10.2

A:血管造影侧位显示膝关节下肿物。可见血管增生,用顺铂进行了灌注治疗。B:随访 CT 扫描显示肿物缩小,钙化增加。C:胫骨近端平片显示病灶密度增加,体积减小。

评论:确定骨肿瘤的治疗反应是很难的。动脉内灌注的疗效由临床检查结果确定,如温度、压痛、疼痛减轻和肿块减少;传统放射学和 CT 扫描显示软组织肿块的改变和钙化增加;血管造影显示肿瘤血管与肿瘤染色密度的改变;组织病理学检查中肿瘤破坏与纤维血管再生的比例,据之情况进行判断。

完全恢复的定义为肿瘤所有的征象与症状消失,并且 60% ~100% 的肿瘤组织破坏区有可见的纤维血管活性的证据。部分恢复定义为软组织肿块减少 50% 或更多,血管造影和 CT 扫描可见不同程度的改善。

动脉内灌注治疗骨肉瘤通过选择性插管到供养血管来完成。全身肝素化可减少血栓栓塞。顺铂灌注的毒性反应包括肾功能障碍、血常规抑制、高频听力丧失、恶心与呕吐。

10.3 骨肌系统的栓塞治疗

病例 10.3:

20 岁男性，右腿纤维肉瘤。可见大肿块，伴疼痛和肿胀。需要进行栓塞治疗，以减少术中出血，并使肿瘤易于切除。

A, B

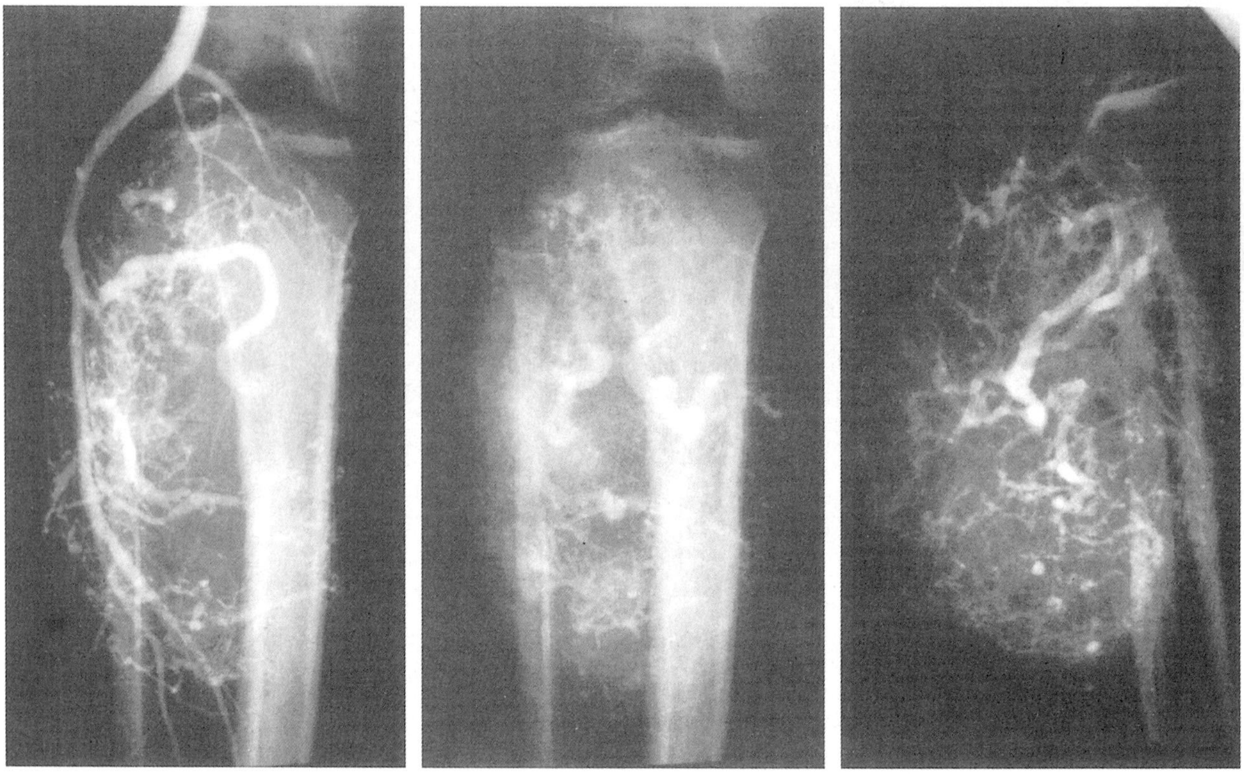

C

图 10.3

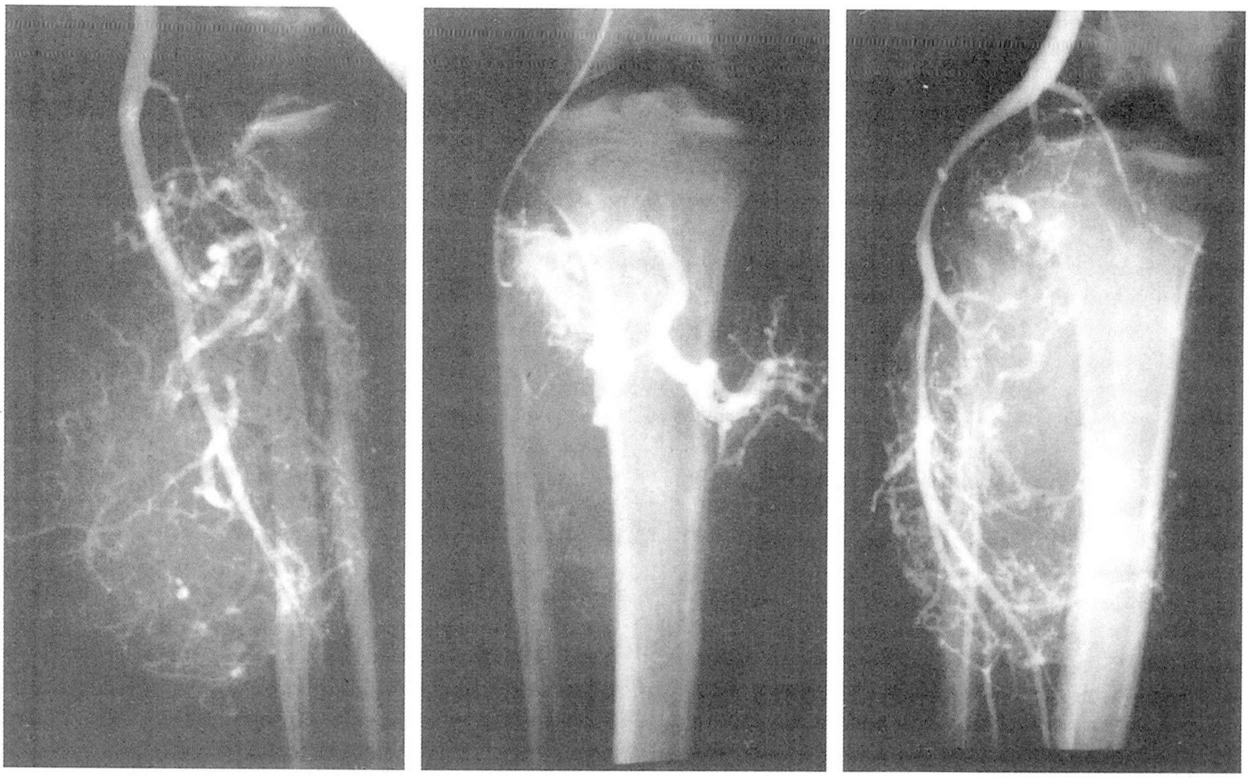

D　　E, F

图 10.3(接上)

A:腿部大的软组织肿块的血管造影,显示血管增生和肿瘤血管。B:动脉造影晚期显示血管湖与静脉回流。C~E:进行了选择性造影,而后用聚乙烯醇和明胶颗粒进行了栓塞。F:栓塞后的动脉造影显示肿瘤内血管明显减少。进行了广泛的手术切除,减少了失血。

评论:动脉栓塞治疗骨肿瘤的机制并不明确。一般认为，栓塞可使肿瘤体积减小并减慢其进展，尤其是对富血供肿瘤。反之，这种作用可减少扩张或延伸到周围结构的压力，例如含神经纤维的骨膜，此正是引起疼痛的部分原因。栓塞治疗软组织肿瘤的主要作用是改善可切除性，然而，在一些病例肿可能会引起病灶的大部分或完全坏死。

10.4 骨肌系统的栓塞治疗

病例 10.4:

45 岁男性，发现骶骨浆细胞瘤。严重疼痛和失稳限制了正常活动。需行经皮穿刺活检和栓塞治疗。

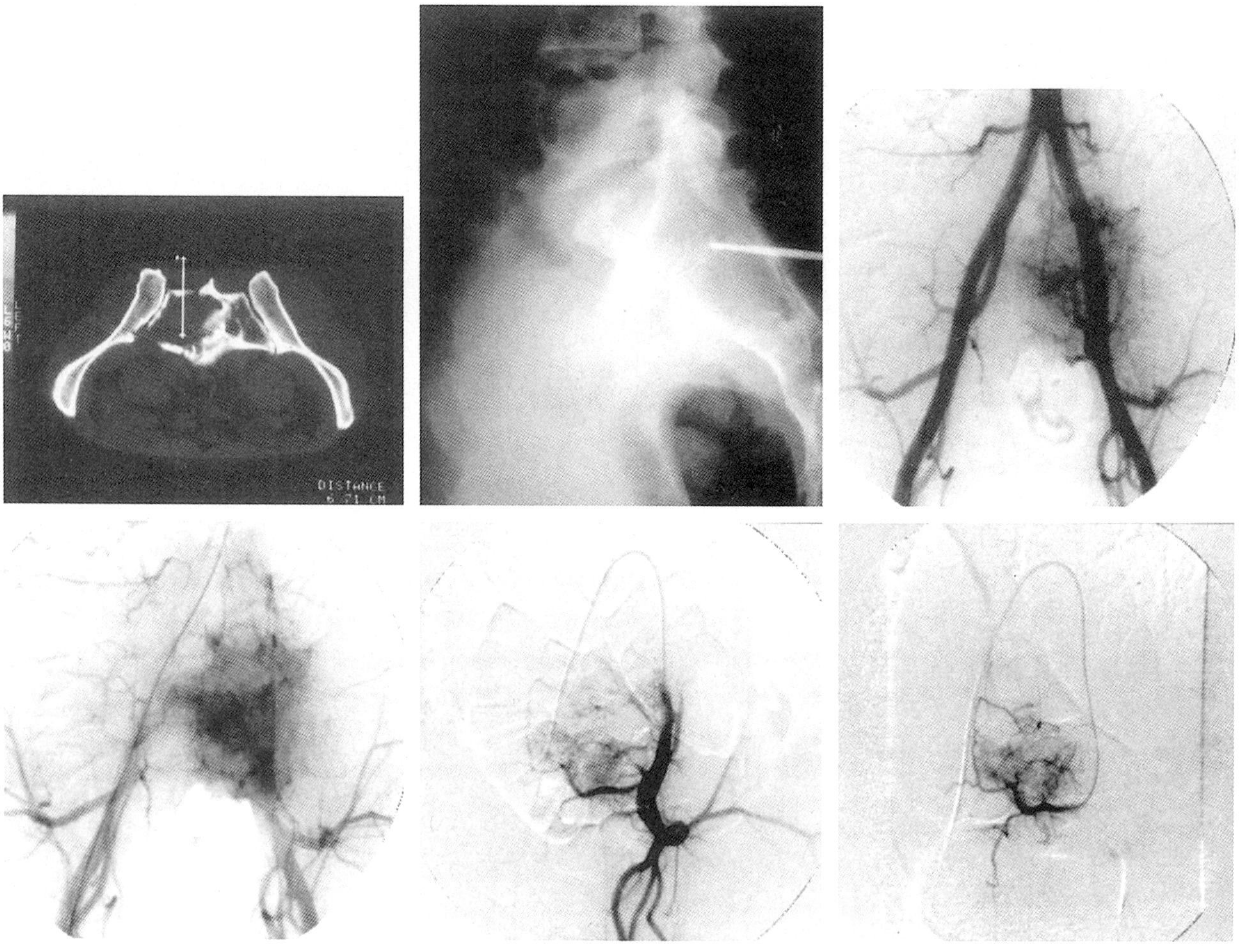

A, B C

D, E F

图 10.4

G 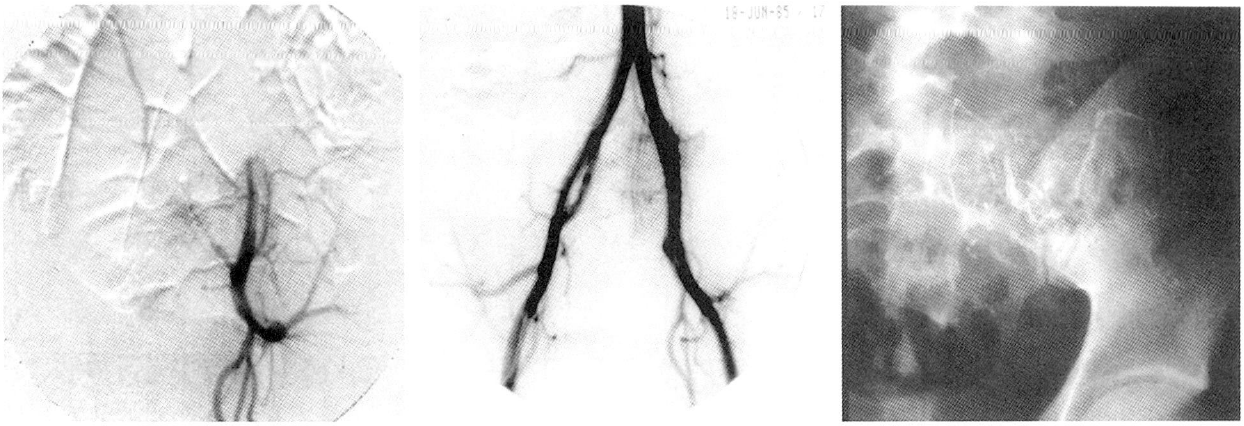 H, I

图 10.4(接上)

A:行骶骨 CT 扫描以进行骨活检。可见左骶骨翼的大的溶骨性病灶。B:骶骨侧位像显示骨活检针的位置适当。C,D:盆腔动脉造影显示左骶骨有一个大的、富血供肿物。E,F:左髂内动脉及其分支进行选择性动脉造影后,用氰丙烯酸酯进行了栓塞。G:栓塞后左髂内动脉造影显示肿瘤血管已明显减少。H:盆腔动脉造影显示骶部肿瘤已完全无血管。I:骨盆平片显示肿瘤血管内的不透 X 线的氰丙烯酸酯。栓塞后进行手术切除,用金属支架稳定脊柱和骨盆。

评论:动脉造影可对有血管异常的椎体和脊柱的肿瘤进行定位,确定肿瘤的大小和骨外延伸。然而,动脉造影的鉴别诊断价值有限。转移瘤、肉瘤和骨髓瘤都是富血供的,均可由不规则的动脉供血,伴有血管湖和动静脉分流。其他肿瘤,如血管外皮旁细胞瘤、动脉瘤样骨囊肿和巨细胞瘤,可有相似的血管造影表现。椎体血管瘤动脉造影表现典型,可见到来自同侧和对侧半个椎体充盈的血管湖。

选择性动脉造影评估后,可用小颗粒材料,如聚乙烯醇、硬膜或氰丙烯酸酯栓塞。对富血供的脊柱肿瘤进行栓塞通常有利于手术和改善症状,同时也是减少对周围结构或脊髓压迫的一种姑息性措施。脊柱病变的恶性度可以逆转,有时可有受累骨结构的再次钙化。

10.5 骨肌系统的栓塞治疗

病例 10.5:

35 岁男性，发现 L_2 椎体软骨肉瘤，严重疼痛伴脊髓压迫。需行术前栓塞。

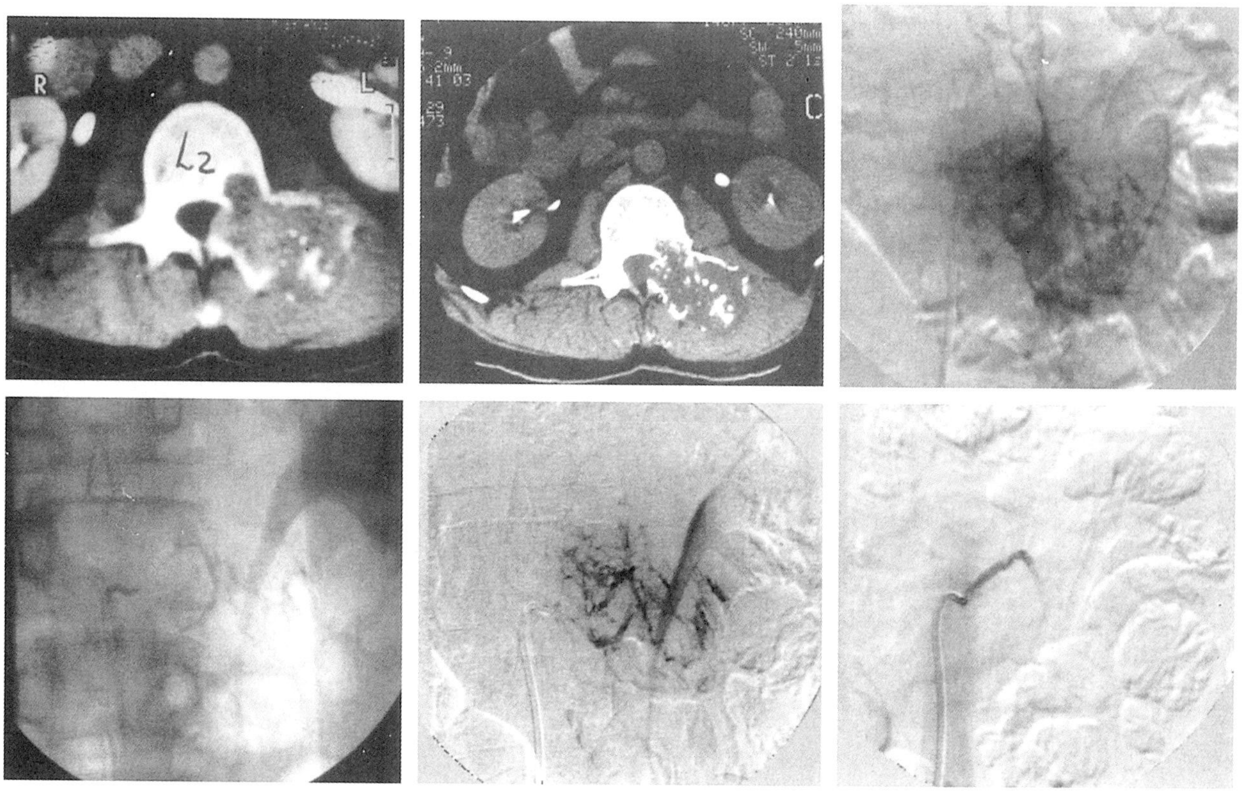

A, B　C

D, E　F

图 10.5

A：栓塞前的 CT 扫描显示 L_2 肿块，内部有钙化。B：栓塞后的 CT 扫描显示病灶内不透 X 线的氰丙烯酸酯。C：左第二腰动脉选择性造影显示了一个富血供的肿块，超出了椎体边缘。D：将微导管送入腰动脉后用氰丙烯酸酯进行了栓塞。E：进行栓塞治疗后，成功地阻断了肿瘤血管。F：栓塞后动脉造影显示肿瘤血管已完全闭塞，栓塞治疗后几天进行了肿瘤切除。

评论：栓塞治疗是骨肿瘤的重要辅助治疗方法。进行栓塞通常是为了利于手术切除。姑息治疗也很重要，因为许多这样的肿瘤对栓塞治疗反应良好。单纯栓塞可使病人症状缓解，并可使肿瘤真正坏死。坏死肿瘤的钙化有利于保持肿瘤的稳定性和减少肿瘤对周围结构的压迫。

10.6 骨肌系统的栓塞治疗

病例 10.6:

35 岁女性,发现耻骨巨细胞瘤并延伸到右髋关节,伴严重疼痛和行走困难。

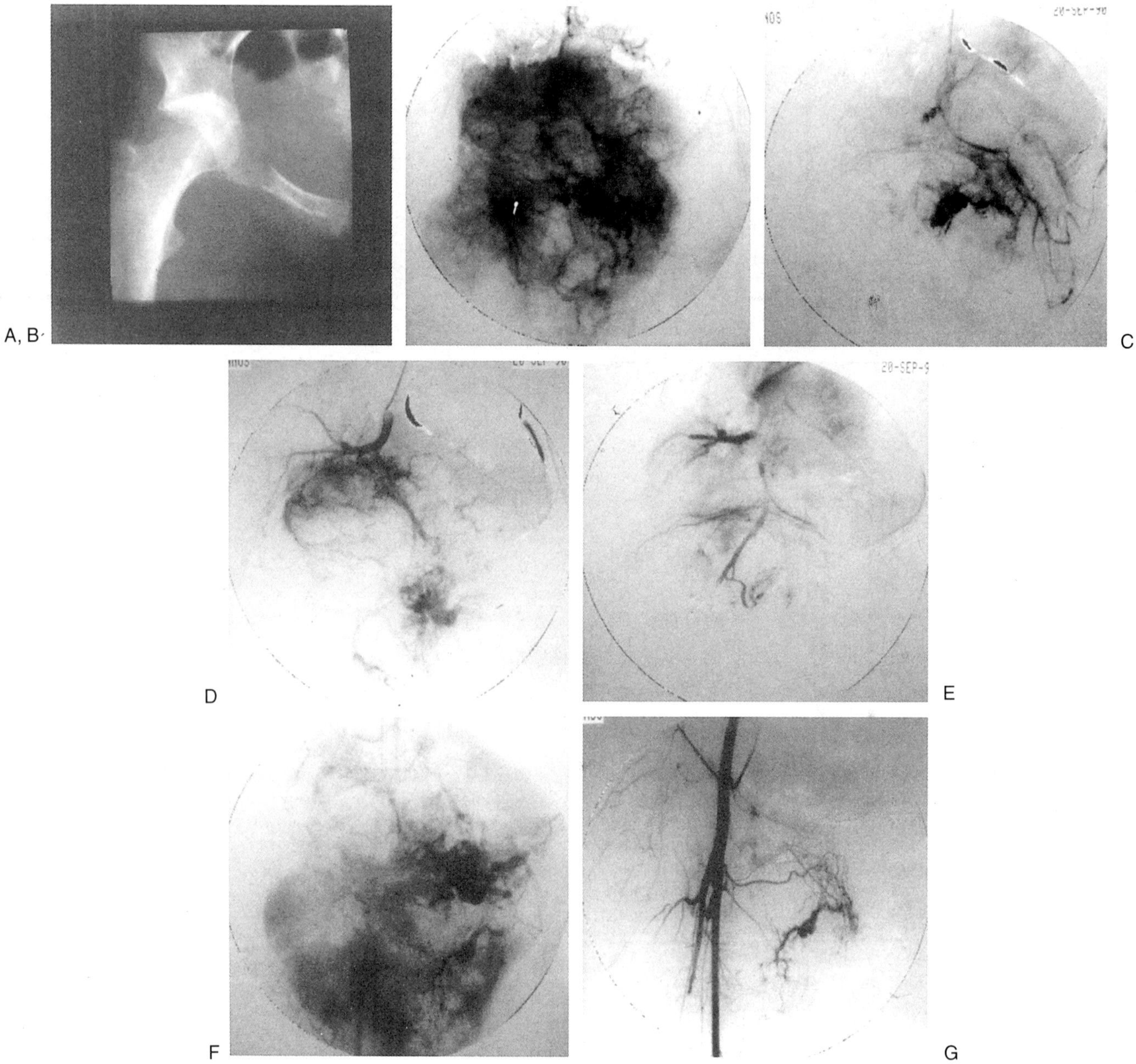

图 10.6

A：右髋 X 线平片显示了一个边界清晰的溶骨性病灶，伴大的软组织肿块。B：右髂内动脉造影显示一个大的、富血供肿块。C：使用聚乙烯醇和明胶海绵进行了栓塞。D：臀上动脉造影显示富血供病灶的上部。E：应用聚乙烯醇和明胶海绵进行了栓塞。F：股总动脉造影显示肿块的下部分仍然是开放的，呈明显的富血供状态。G：用聚乙烯醇与明胶海绵对几个分支进行了栓塞。

评论：栓塞治疗可控制骨巨细胞瘤的症状，可使手术治疗、放疗、化疗无效病人的疼痛缓解。栓塞后 1 周通常疼痛可缓解，伴肿瘤体积缩小和钙化增加。栓塞后由于肿瘤体积缩小，更容易进行外科切除。在一组 21 例骨巨细胞瘤的病人中，67% 的病人对治疗有反应。尽管有 4 个病人在平均 45 个月时复发，但 42% 的病人在 1～7 年（平均 25 个月）内症状得到控制，19% 的病人仅有轻微症状改善。

（韩淑杰　译）

建议阅读

Ekelund L, Laurin S, Lunderquist A. Comparison of a vasoconstrictor and vasodilator in pharmacoangiography of bone and soft-tissue tumors. *Radiology* 1977; 122: 95.

Feldman F, Casarella WJ, Dick HM, et al. Selective intra-arterial embolization of bone tumors: a useful adjunct in the management of selected lesions. *AJR* 1975; 123: 130.

Loring L, Hallisey M. Arteriography and interventional therapy for diseases of the hand. *Radiographics* 1995; 15: 1299 – 1310.

Wallace S, Granmayeh M, de Santos LA, et al. Arterial occlusion of pelvic bone tumors. *Cancer* 1979; 43: 322.

第 11 章

血管瘤、动静脉畸形与动静脉瘘的栓塞治疗

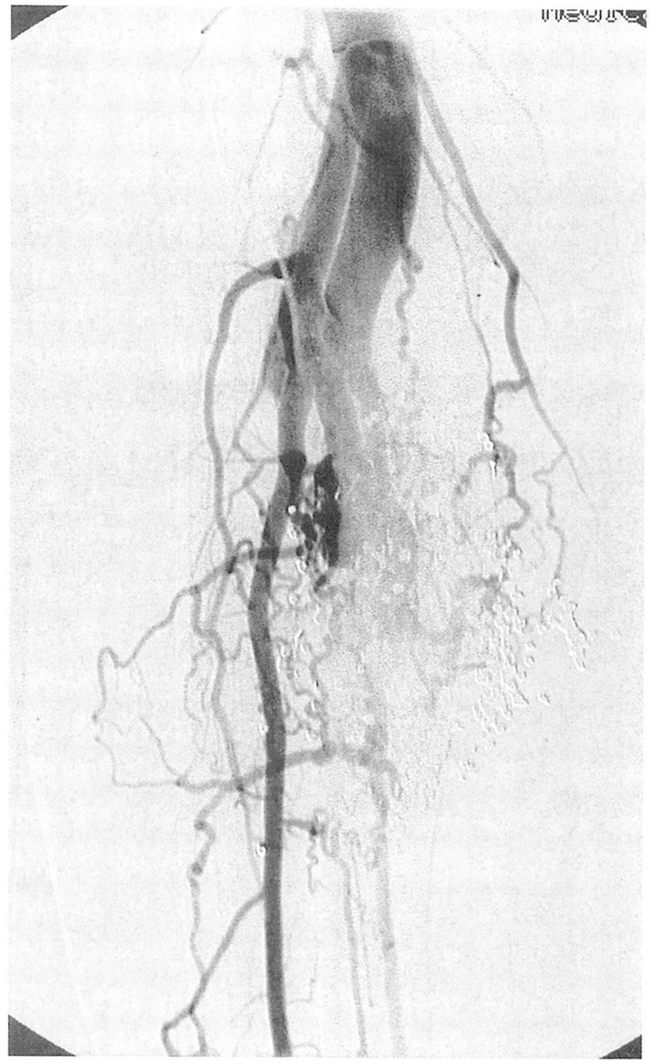

11.1 动静脉畸形与瘘的栓塞治疗

病例 11.1:

42 岁女性,曾行 $L_5 \sim S_1$ 椎间盘脱出治疗术。术后几个月,盆腔可听到血管杂音,伴左下肢静脉血流淤滞。需行动脉造影诊断,以便行外科治疗。

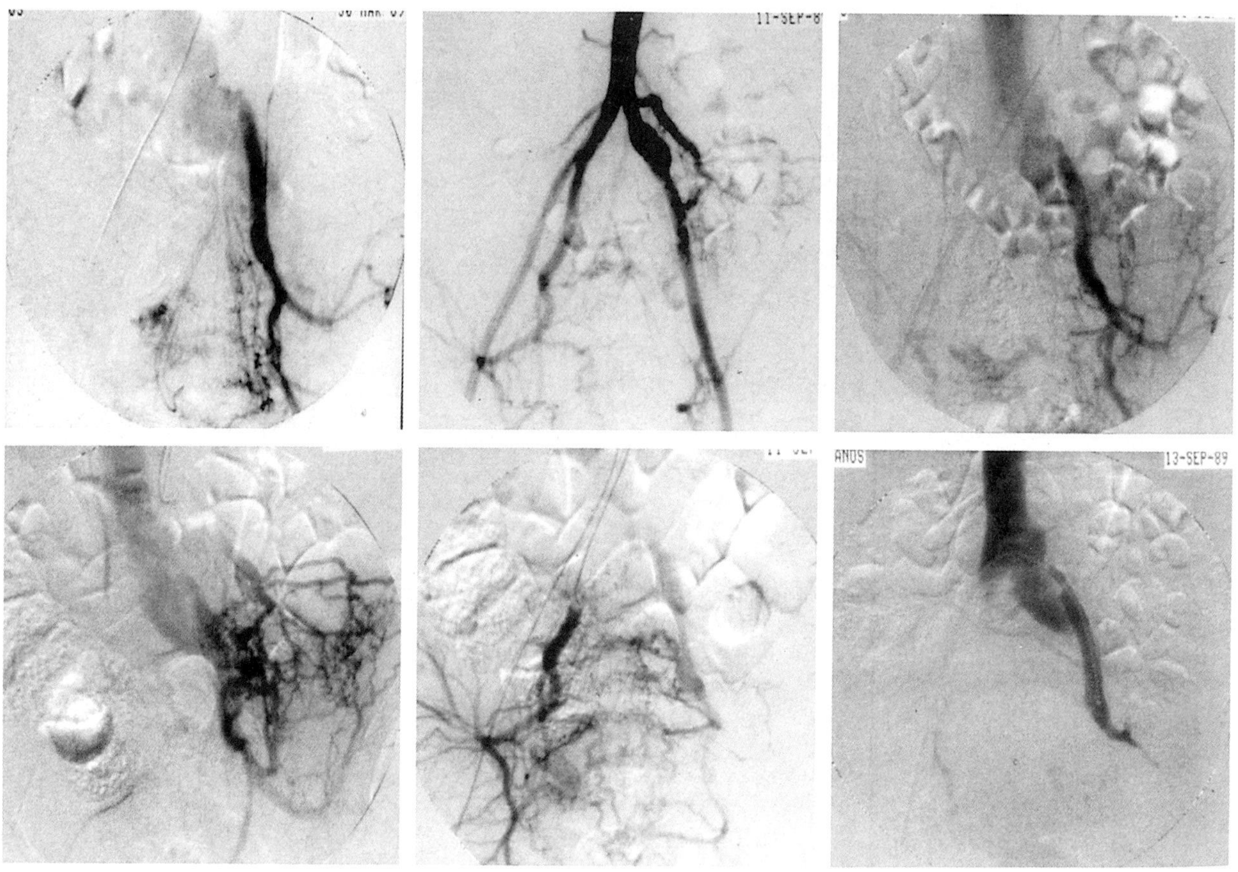

A, B C D, E F

图 11.1

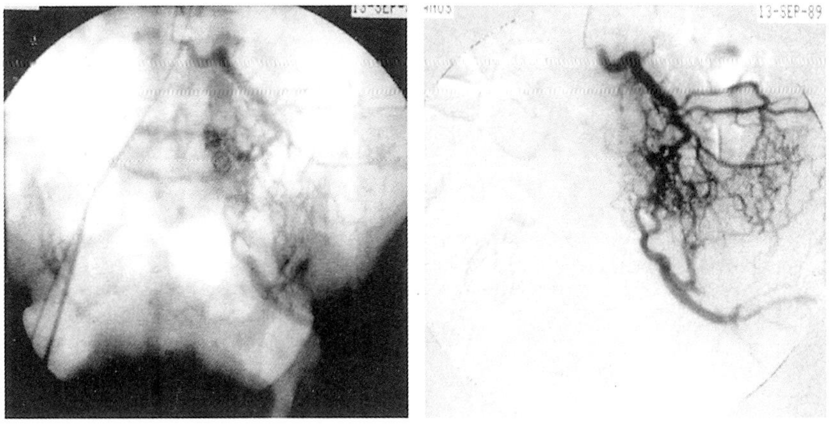

G　　H

图 11.1(接上)

A:盆腔血管造影显示在左髂内动脉与左髂总静脉间有一个直接的动静脉(A-V)瘘。血管造影晚期显示左髂内动脉远端有逆向充盈，通过动静脉瘘与髂总静脉相连。此时，基于动静脉瘘，决定送病人去外科，并于左髂内静脉起始处关闭动静脉瘘，缝合了一个聚四氟乙烯(PTFE)通道。B:术后 6 个月，病人再次出现盆腔动静脉瘘的症状。盆腔动脉造影显示左髂内动脉起始处闭塞，左髂总动脉瘤样扩张。C:术后动脉造影晚期显示左髂内动脉远端逆向充盈，现与髂动脉起始处分离，血流方向来自增粗的左腰动脉，引流到动静脉瘘。D:左侧第 4 腰动脉选择性造影显示臀上动脉和左髂内动脉充盈，可显示动静脉瘘。E:右髂内动脉造影显示对侧的左髂内动脉分支充盈和动静脉瘘。F:因为没有通过动脉实施栓塞治疗的入路，就选择了静脉系统。通过右髂静脉，推送一根导管越过髂静脉汇合处通过瘘口，导管被推送至孤立的左侧髂内动脉。可见狭窄位于瘘管水平。G:在瘘管以上，动静脉瘘的动脉段用螺圈施行了栓塞。未减影的动脉造影显示螺圈在动脉内。H:栓塞后于左第 4 腰动脉选择性造影，显示臀上动脉与左髂内动脉充盈、动静脉瘘已闭塞，螺圈几乎看不见。

评论:动静脉瘘是动脉与静脉之间的异常交通。先天性动静脉瘘是由于胚胎发育停止所致，晚于形成海绵状血管瘤的胎儿期。获得性动静脉瘘通常由穿通伤所致。尽管其他局部作用可能与动静脉瘘的位置有关，先天性病变由于高心排血量通常并不引起严重的心衰。外伤性动静脉瘤由于心脏负荷过重常引起心衰，所以急需治疗。可通过外科或介入方法治疗动静脉瘘。手术结扎动静脉瘘需要广泛分离，用补丁缝合或关闭瘘口，正如这个病例开始时的处置。如果没有分离血管且未仔细分析其解剖结构，则手术可能失败，动静脉瘘还是开放的。本病例是左髂内动脉与髂内静脉的侧 - 侧动静脉瘘。外科处理的只是髂内动脉的开口，而不是真正的瘘口。通过闭塞腹壁下动脉开口，此病例的外科手术排除了可以用于栓塞治疗的直接入路。正如这个病例，对一个病变的介入治疗可通过两种不同的技术完成。一种方法是直接栓塞瘘管(本例病人并没有做这样的处理)或栓塞主干血管；另一种方法是放置覆膜支架闭塞瘘口，主要用于侧 - 侧吻合的瘘管。当动静脉瘘累及终末端血管或与侧支有通道相连时，建议行瘘管至瘘口处的栓塞。在本病例中，手术后动脉侧没有直接的通路，所以逆行通过动静脉交通经静脉入路闭塞了动脉。用 Gianturco 螺圈栓塞动脉可实现动静脉瘘的闭塞。

11.2 动静脉畸形与瘘的栓塞治疗

病例 11.2:

43 岁男性，右腿枪击伤，出现动静脉瘘，静脉充血、水肿，踝部溃疡病灶处可听到杂音，伴严重肿胀。为诊断需要行血管造影，可能的话施行栓塞治疗。

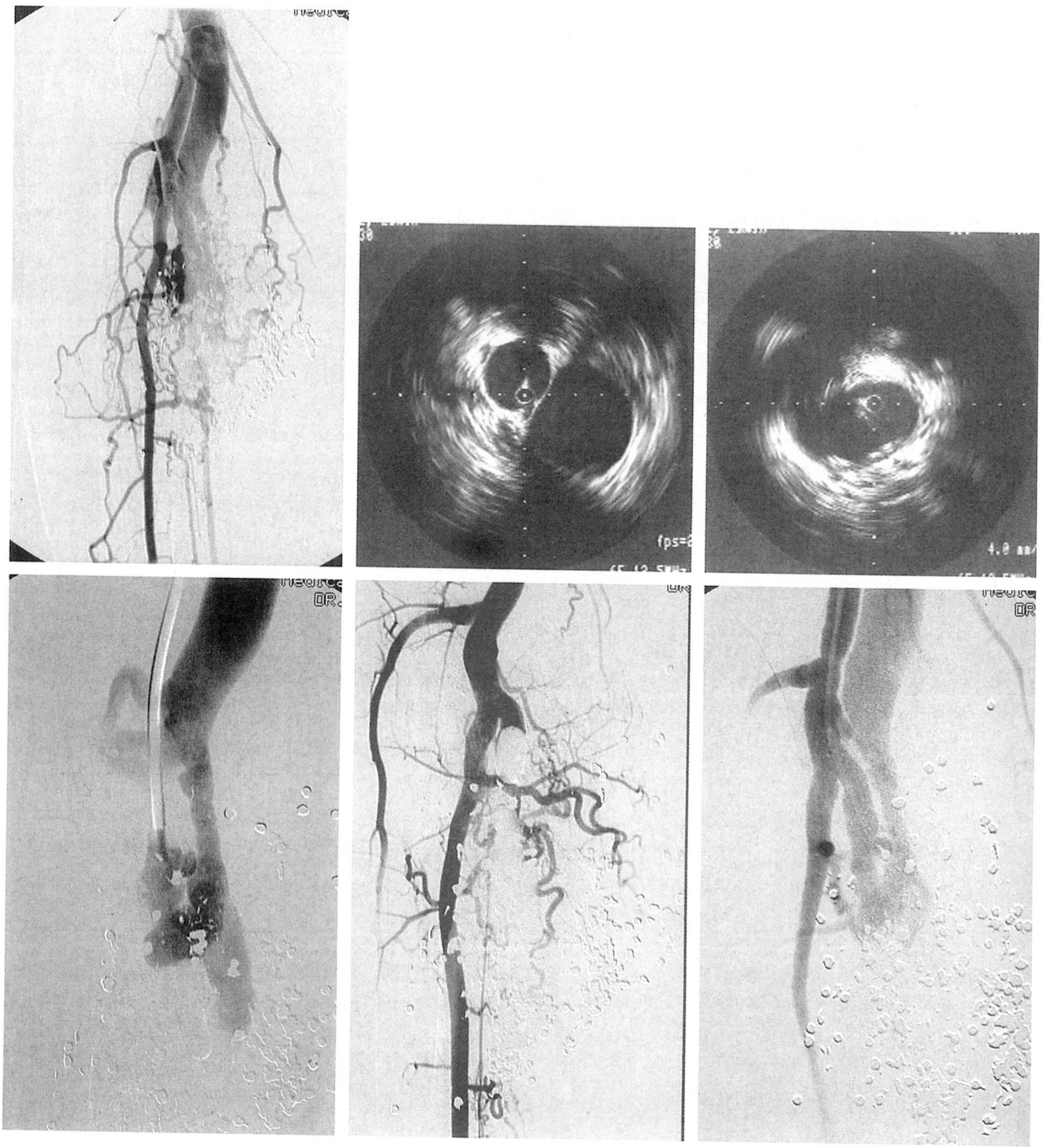

A, B　C　D, E　F

图 11.2

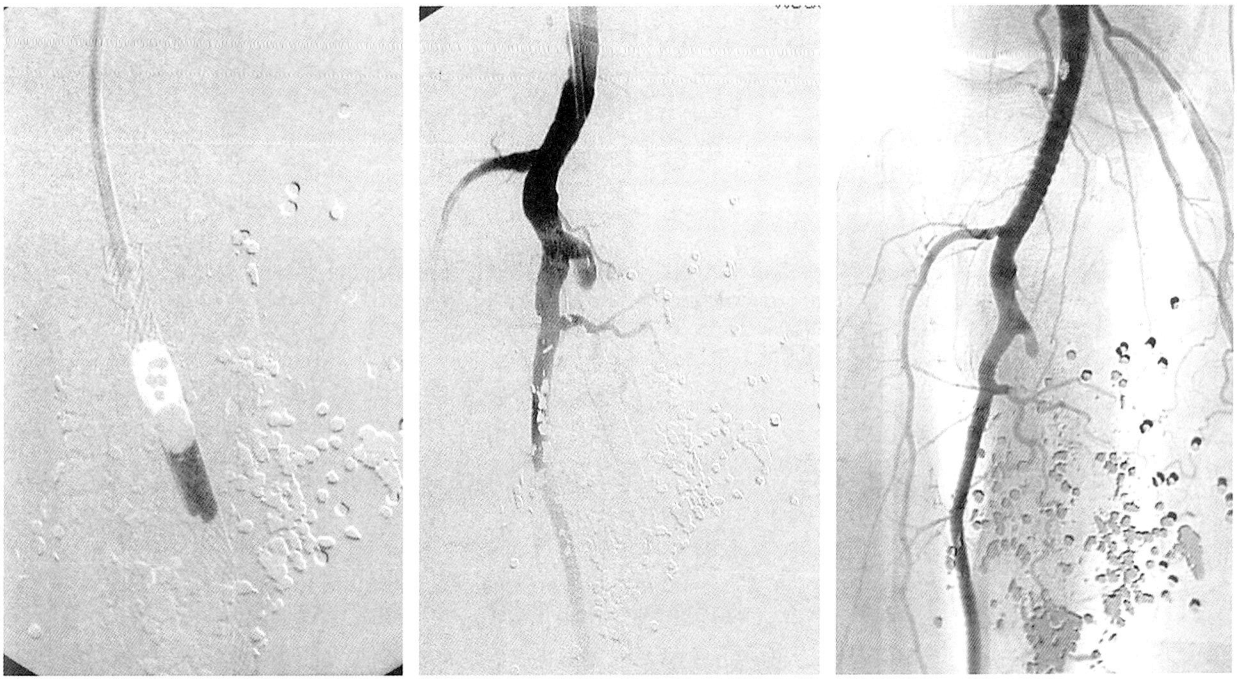

G　　　　H, I

图 11.2(接上)

A:顺行性经右股动脉入路行血管造影。显示胫后动脉与一支胫后静脉间的侧－侧动静脉瘘。可见血管病变周围有多个铅丸。由于动静脉之间的交通比较粗大,决定应用可分离球囊栓塞。B:血管内超声显示动脉和静脉增宽。C:可见动静脉之间的直接交通,测量直径超过 8mm。D:胫后动脉远段是通畅的。在漏口以上远端的水平投放了一个可分离球囊。通过一根 7F 的引导导管注射对比剂,显示有一个很大的动静脉瘘。E:用 3 个球囊来闭塞动静脉瘘。可以看到动静脉瘘已完全闭塞。其中,一个球囊在瘘的远侧,一个在瘘的水平,一个在瘘交通处的近侧,用来完全闭塞瘘。仅存的远端供血动脉是胫前动脉。F:症状出现复发。1 个月后,随访血管造影显示动静脉瘘又开放,没见有球囊。一个球囊移到了左下肺动脉。使用一个 23 号、15cm 的千叶针经皮穿刺使球囊塌陷。又进行了新的栓塞。G:应用一个 8mm × 6cm 的 Wallstent 支架连接动脉壁的缺损,支架内投放了可分离球囊。H:栓塞后血管造影显示动静脉瘘完全闭塞,没有静脉充盈。可以看到胫后动脉内的支架影。I:3 个月后随访血管造影显示动静脉瘘被持久闭塞。右下肢水肿有明显改善,随访时踝部溃疡已部分愈合。

评论:直接的侧－侧动静脉瘘给介入学家提出了一个难题。两支血管间存在通道时,通常可以用螺圈和球囊栓塞治疗,而不损伤主干血管。这种情况下,存在通道时,可在通道内应用栓塞材料,阻塞通道而不损伤动静脉。不存在通道时,只能通过栓塞阻断主干动脉来阻断瘘。最近,开始使用覆膜支架,这是阻断侧－侧动静脉瘘的理想装置,从而保护了主干动脉。没有覆膜支架或支架移植物时,可应用裸支架在需要的位置牵拉可分离球囊,而不必经过瘘口。主干动脉将被闭塞,但这仍是永久性地治疗动静脉瘘的安全方法,并可避免栓塞材料通过瘘口,如本病例首次进行的治疗。

11.3 动静脉畸形与瘘的栓塞治疗

病例 11.3:

16 岁女孩，出现背部包块，开始时认为与体育锻炼时的过度运动有关，但是病灶开始疼痛，需要治疗。病灶处可听到杂音，可以建立动静脉瘘与动静脉畸形的诊断。需行血管造影诊断，然后进行栓塞治疗。

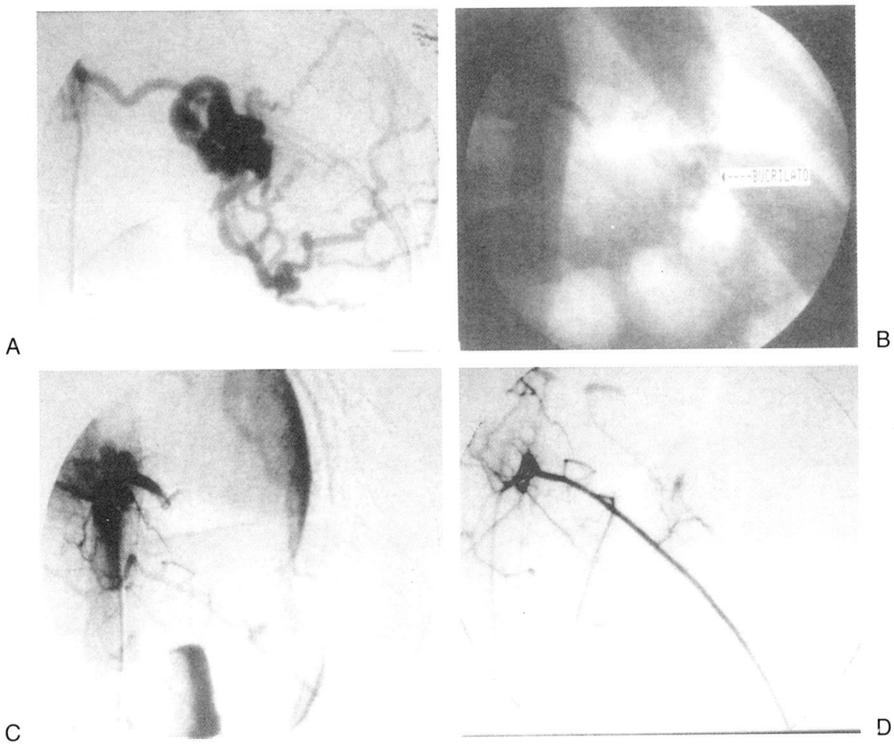

图 11.3

A:左侧第 9 肋间动脉选择性造影显示有一个巨大的动静脉瘘，由单支动脉供血，引流到一根复杂、增粗的肋间静脉，并与多个更表浅的引流静脉相交通。B:应用一根 1.8F 的微导管，注入氰丙烯酸酯来闭塞瘘管。可以看到与碘化油合用的不透 X 线的聚合物。C:栓塞后血管造影可见已完全闭塞了动静脉瘘。D:栓塞后经第 8、10 肋间动脉血管造影，未见与动静脉瘘间有任何交通。

评论: 这是一例先天性动静脉瘘、于过度运动后出现症状的病例。但是，不像外伤所致的动静脉瘘。另外，病人年轻，激素水平的变化可能对静脉瘘增大起了作用。尽管可选择外科治疗，但这种病变最好用栓塞治疗。考虑到美观的因素，这位年轻的病人拒绝对病灶行手术治疗。本来还可使用 Gianturco 螺圈，但这个病例选用了氰丙烯酸酯作为栓塞材料，治疗很有效，使瘘管立即闭塞。

11.4 动静脉畸形与瘘的栓塞治疗

病例 11.4:

9 岁男孩,颅底、颈部出现了动静脉瘘。瘘位于左椎动脉和左椎静脉之间,病人感觉疼痛,左耳部可闻及持续杂音。

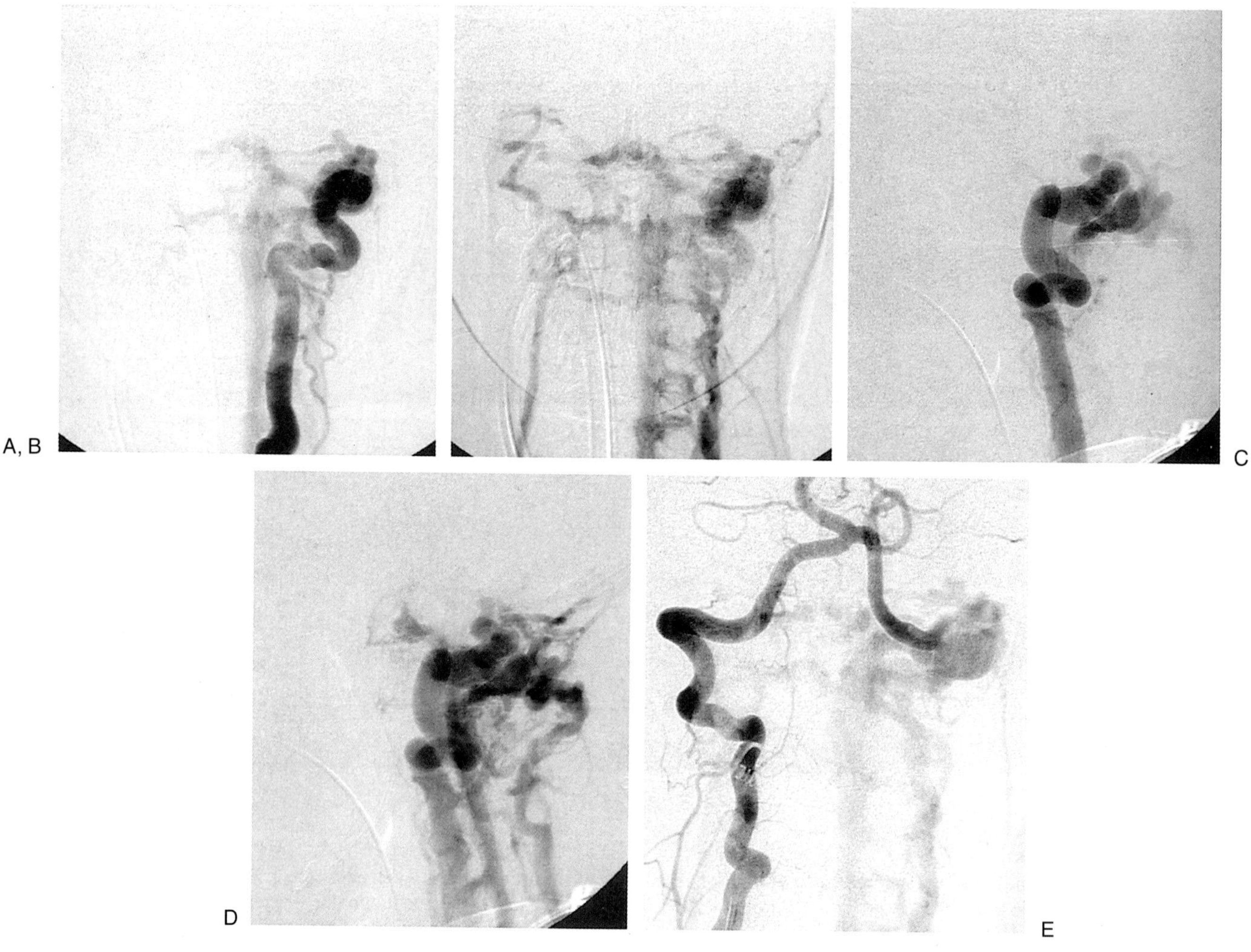

图 11.4

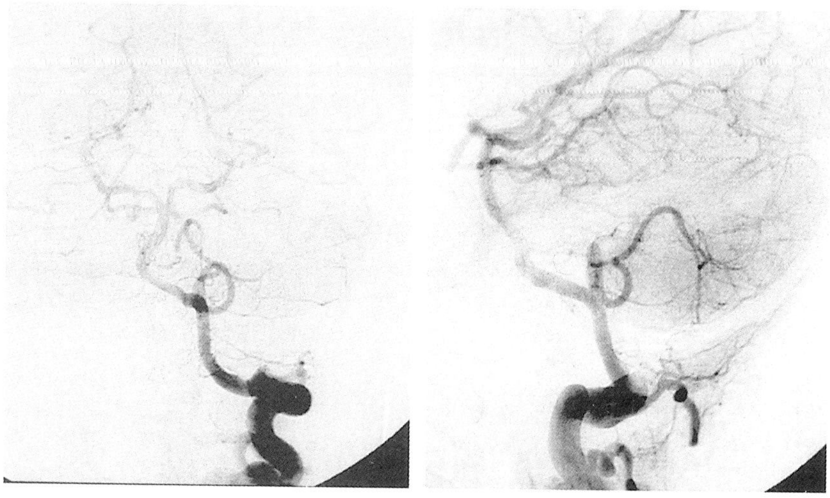

图 11.4(接上)

A：选择性左椎动脉造影显示一个巨大的动静脉瘘引流到左椎静脉内。B：血管造影晚期可见椎旁颈静脉系统充盈。C，D：左椎动脉造影侧位片可见动静脉瘘和粗大的静脉引流。E：对侧椎动脉造影显示左椎动脉远端逆行充盈和动静脉瘘。可见一个大的静脉性血管瘤。F：应用可分离球囊闭塞动静脉瘘。左椎动脉前后位片显示重建的顺行血流进入了大脑及闭塞的瘘口。G：左椎动脉造影侧位片显示动静脉瘘完全闭塞，并且静脉系统无充盈。

评论：这个病例展示的是栓塞治疗动静脉瘘的最佳情况。在动静脉间有高流量的交通，但由一个短的瘘管相连，可以投放可分离球囊。这种类型的动静脉瘘，可保留主干血管并保证脑血流。由于椎动脉迂曲，较难应用覆膜支架治疗。也可以阻断主干血管，然而必须保证对侧动脉血流足以供应大脑。当主干动脉被闭塞时，重要的是要保证阻塞段以及瘘口上端没有能保持瘘开放的侧支血管或交通。所以，在确定安置球囊前行试验性闭塞以确认栓塞的可能性很重要。可分离球囊是允许试验性闭塞的惟一装置，也可采用螺圈，但即便是较先进的可分离螺圈也不能进行很好的试验性闭塞，因为在应用螺圈时并不能立即闭塞动静脉瘘。

11.5 动静脉畸形与瘘的栓塞治疗

病例 11.5:

51 岁女性,右手中指出现大的动静脉畸形。手指功能障碍,疼痛,指尖有缺血症状,伴明显的萎缩与颜色改变。要求行栓塞治疗以避免截指。

A, B

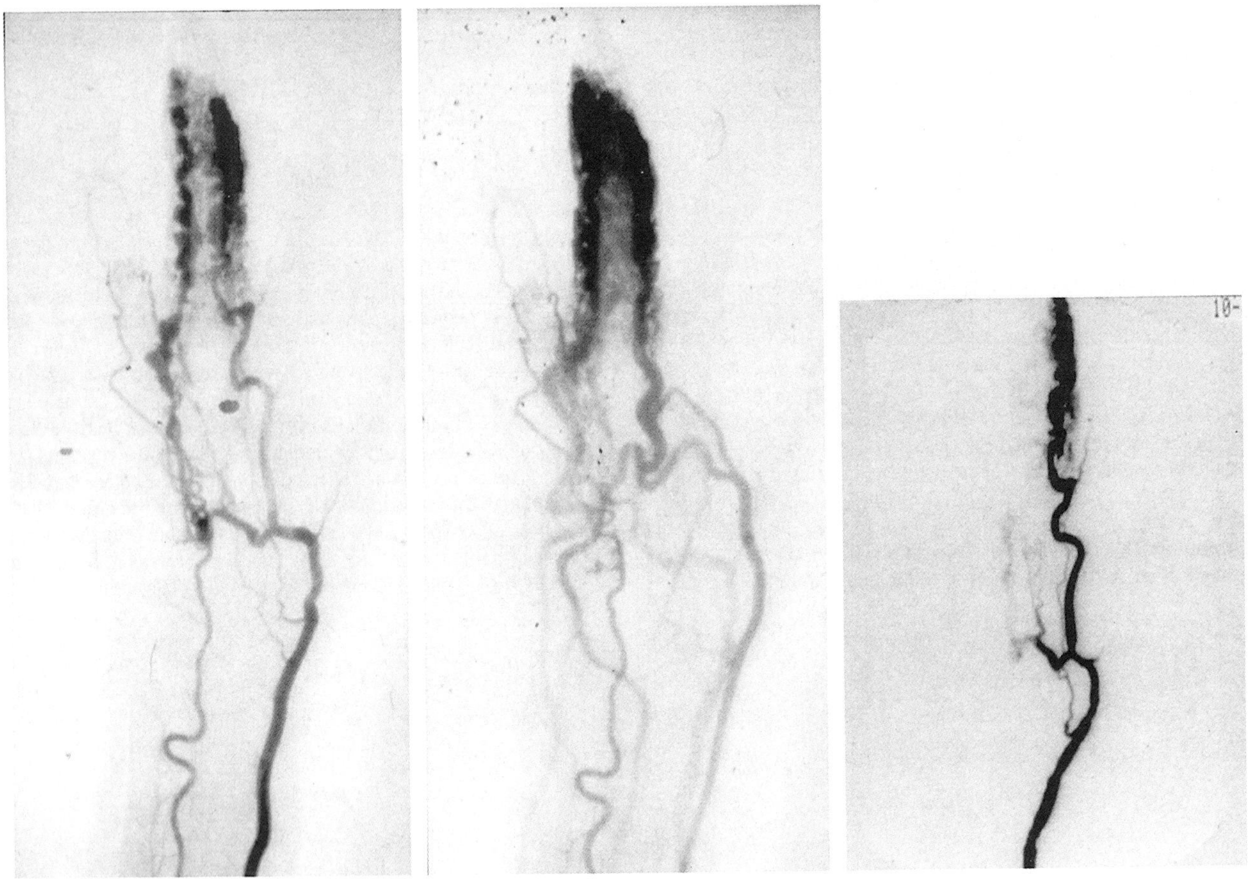

C

图 11.5

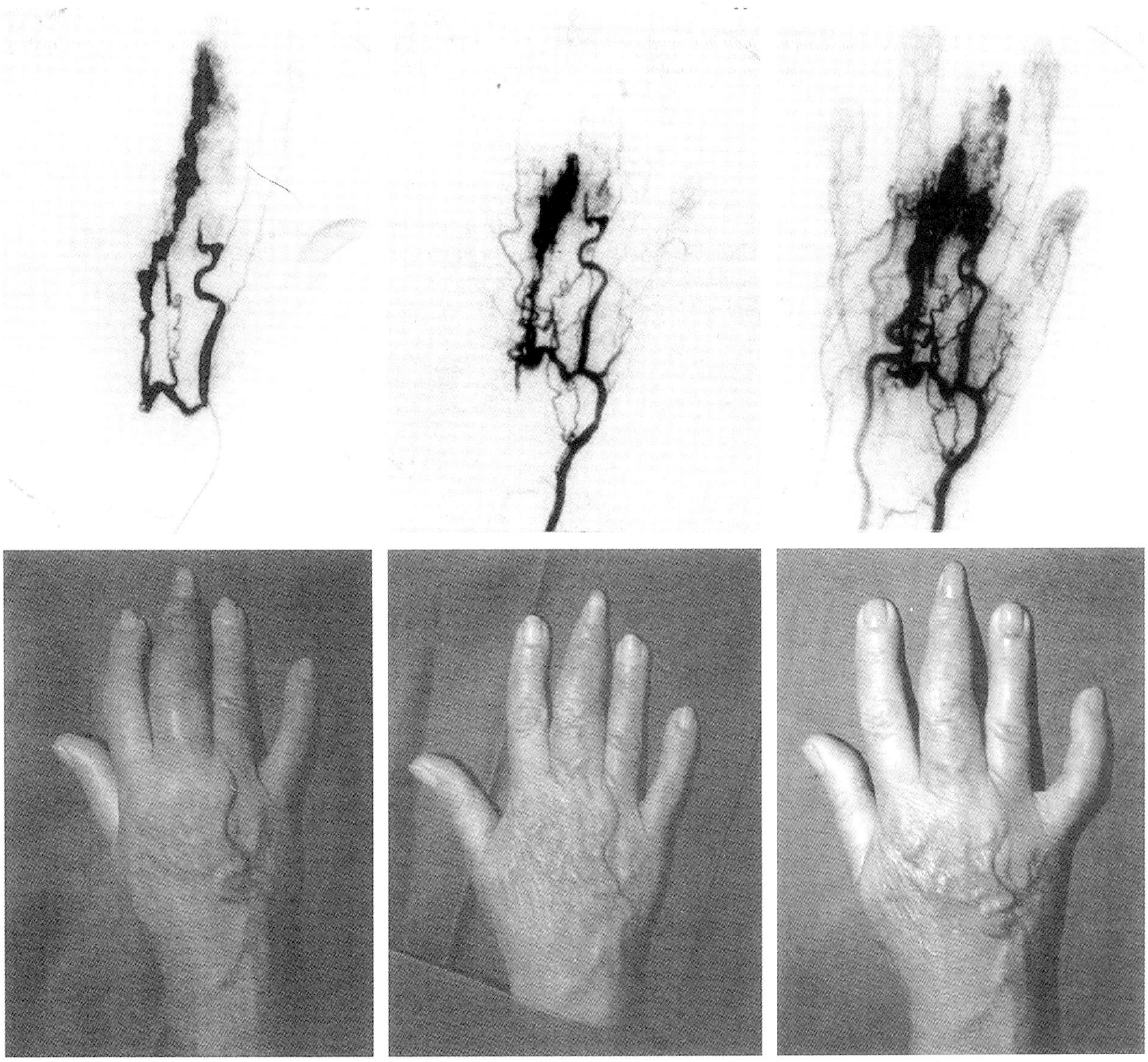

D E, F G H, I

图 11.5(接上)

A:初始的右手血管造影,中指有一个大的富血流动静脉畸形,手指尖仍有血流。B:手动脉造影静脉期可见浓密的染色和许多引流静脉。C:指动脉超选择性造影后,用聚乙烯醇颗粒进行了栓塞。D:栓塞后指动脉造影侧位片显示血流已明显减少。E:栓塞后血管造影显示主要供血动脉的血流已减少。F:栓塞后最终的血管造影可见动静脉畸形近端充盈,中指尖远端正常血管的充盈得到改善。G:栓塞前的右手照片。可以看到手指增粗,指尖细。H:栓塞后 1 个月的血管造影可见手指的大小与活动性改善。I:两处栓塞后 6 个月,手指功能恢复,形态基本正常。

评论:在医疗实践中,动静脉畸形的诊断与治疗是最棘手的。血管瘤和动静脉畸形的鉴别诊断很重要。血管瘤在出生时通常并不存在,呈鲜红色并逐渐消失。血管瘤是婴儿时良性的,以内皮细胞增生为特点的肿块。血管畸形是血管形态的缺陷或血管异常。动静脉畸形依据供血动脉、毛细血管、静脉或淋巴中占优势的成分而具有持续的颜色。MR 可准确地区分高血流与低血流畸形。另外,与周围解剖结构,如肌肉、神经和器官的关系,也较容易确定。高血流畸形在许多 MR 序列中典型的表现为流空信号。为评估治疗是否正确应考虑许多因素。控制症状与恢复生理功能是治疗的重要目标,而不是美观的因素。外观畸形的动静脉畸形的治疗应该在仔细筛选的病人中进行。此病例显示了一例手指严重畸形、伴有疼痛、远端缺血的高血流动静脉畸形病人的治疗指征。用聚乙烯醇颗粒进行栓塞治疗,闭塞了大部分畸形的血管,改善了疼痛与肿胀,随后功能明显改善。

11.6 动静脉畸形与瘘的栓塞治疗

病例 11.6:

40 岁男性,右手大的动静脉畸形,有严重的功能障碍并疼痛,由于缺血手背出现了大的出血性溃疡。以前已经切除了两个手指。需行栓塞以改善溃疡、控制出血并避免再次截指。

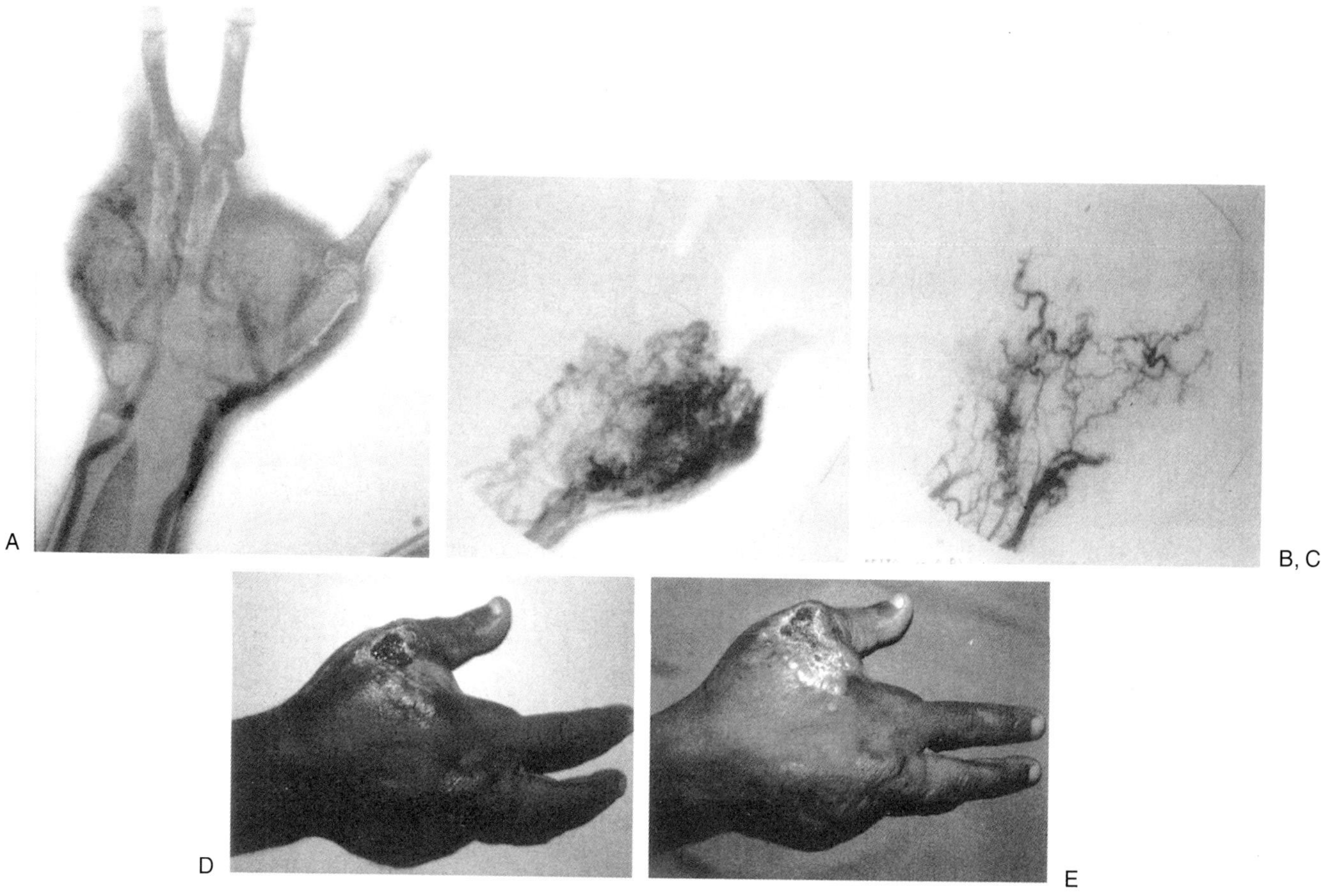

图 11.6

A:以往的血管造影晚期显示右手巨大的富血管病灶,主要位于两侧。可以看到两个手指缺失 B:桡动脉选择性造影显示大的复杂的动静脉畸形。C:用氰丙烯酸酯栓塞,阻断了大部分起源于桡动脉的病灶。D:栓塞前右手照片,显示手背侧大片溃疡。E:栓塞后的照片显示溃疡已改善,逐渐愈合并控制了出血。又施行了一次栓塞,结果症状进一步改善。

评论:这一病例的栓塞是为了控制出血并改善溃疡。闭塞病灶的主要部分通常足以减少从皮肤的窃血,并改善缺血性溃疡。可应用小的微导管到达远端分支,注射组织粘合剂。应该谨慎,以避免闭塞手指正常血管。除应用氰丙烯酸酯栓塞,还有许多其他选择。直接穿刺向病灶内注入酒精也是一个有效的办法。向大的动静脉畸形中注入纯酒精时,应该使用导管并进行动脉血压的监测。注射时,应持续监测肺动脉压。所有成年病人在操作前静脉内给予 Decadron(地塞米松盐溶液)10mg。心肺衰竭比较少见,但确是可怕的并发症,肺动脉压的监测非常重要。毛细血管前痉挛导致的肺高压是一过性的,但有潜在致命的危险。注射硝酸甘油有助于降低升高的肺动脉压。

11.7 动静脉畸形与瘘的栓塞治疗

病例 11.7:

38 岁男性，左手出现了一个大的伴剧烈疼痛的动静脉畸形，延伸到第 1、2 手指。食指功能严重障碍、僵硬、疼痛，引起病人工作困难。末节食指已被截除，伤口不愈合。左手掌指段皮肤广泛溃疡，一直延伸到第 1、2 手指。为避免手术截指，需行栓塞治疗。

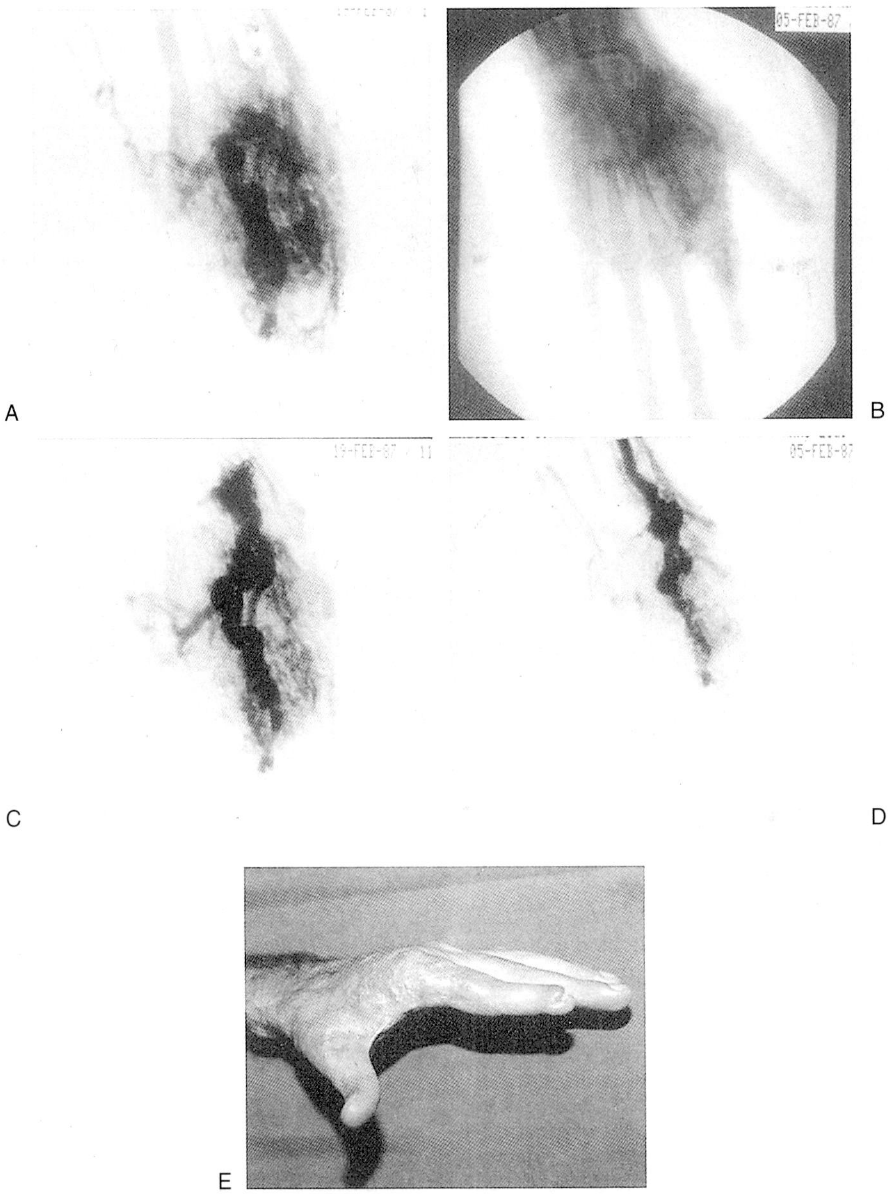

图 11.7

A：左手动脉造影晚期显示富血管病变，从左手手腕到掌指段以及左手食指。第1、2、3指的指动脉由于动静脉畸形高血流的窃血而未充盈。B：未减影的左手照片可见动静脉畸形相对于手指的位置。C：供血动脉超选择性造影可见动静脉畸形内的畸形动脉。D：用聚乙烯醇进行了栓塞，如同在随访的血管造影中见到的，已使病灶内血管明显减少。远端动脉血流改善（未显示）。E：栓塞后2个月，食指尖和掌指处的皮肤愈合。

评论：在决定治疗前总是经血管造影来确定动静脉畸形的血管结构。决定治疗方案时，应着重考虑病变位置、供血动脉和引流静脉。选择分支动脉穿刺以到达手的血管系统。应用微导管可从桡、尺动脉进入手的分支血管。通过多次超选择性造影来确定供血血管。此例病人应用了聚乙烯醇栓塞以减少动静脉畸形的高血流。病灶血流明显减少，血管造影可见到远端的手指动脉。聚乙烯醇是不可吸收的颗粒，沿血液流动的方向栓塞了血管，手指灌注和皮肤溃疡明显的改善，促进了溃疡病灶和食指尖、掌指区域的愈合。2个月后，临床随访显示全部病灶已愈合，疼痛缓解，手部恢复运动。经过理疗，病人可以重新控制手部活动，并可用食指与拇指对掌抓取物体并工作。病灶进展的一个令人吃惊的发现是一些聚乙烯醇颗粒通过手部皮肤外渗。从以上的黑白图片中不可能看到，但在小血管中见到了小白颗粒，很可能是经病变本身再通形成的通道溢出的。

11.8 动静脉畸形与瘘的栓塞治疗

病例 11.8:

42 岁女性,左足内侧和跖面动静脉畸形,伴疼痛。左足尚有功能,但行走困难。要求栓塞治疗以改善症状。

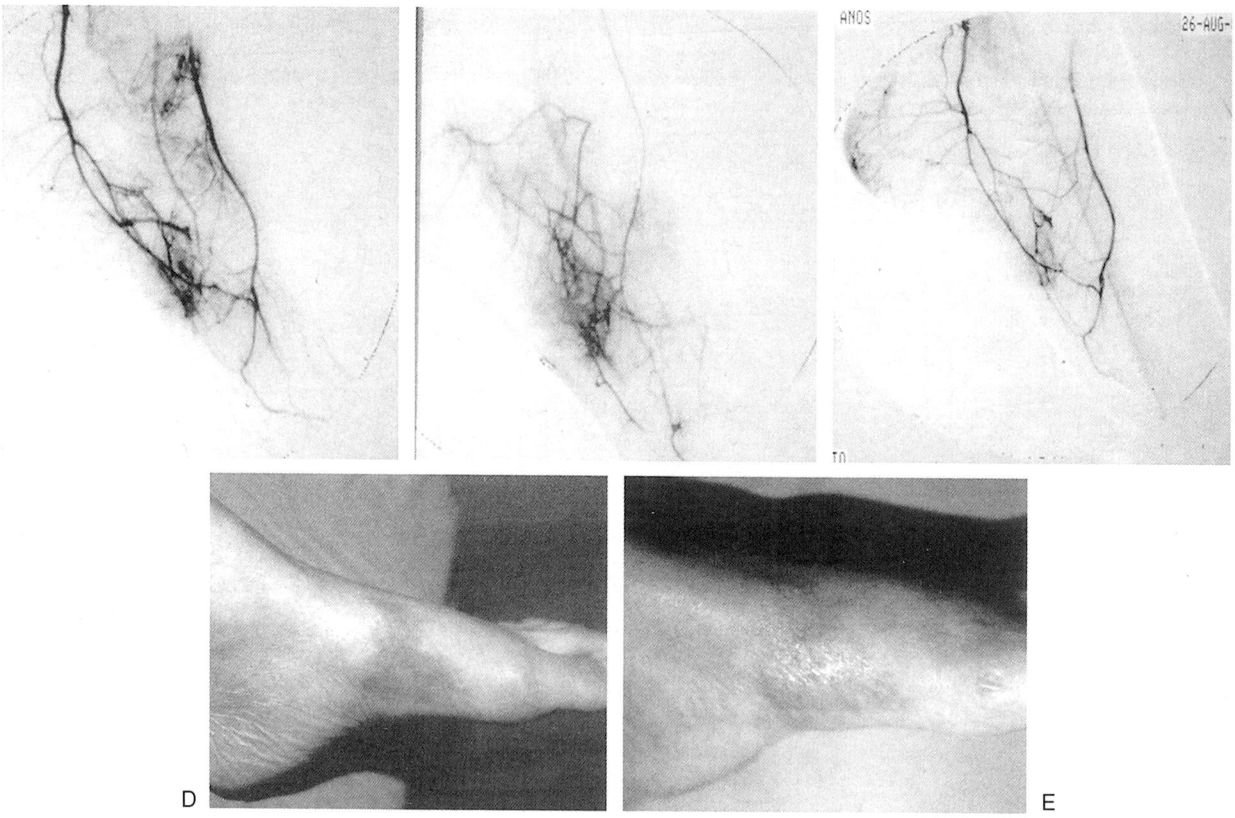

A, B C D E

图 11.8

A:胫前动脉和足背动脉选择性造影显示,足内侧有一个中等程度的、富血供的动静脉畸形,主要由跗内动脉供血。B:用聚乙烯醇 100m 微粒栓塞后行跗内动脉超选择性造影。C:栓塞后经足背动脉注射对比剂的血管造影显示跖弓动脉与跖外侧动脉清晰,但是病灶大部分已消融。D:左足动静脉畸形栓塞前情况。E:左足动静脉畸形栓塞后 2 周。

评论:此处报道的病例是相对较难以处理的情况。需要用小微粒对几支小动脉进行超选择性插管和栓塞。若闭塞了邻近的趾动脉可引起趾端缺血。用小微粒沿血流方向栓塞是治疗这类病灶的最佳选择。可以使用凝胶,但需要格外谨慎,以避免反流到邻近的动脉内。这个病例中,微螺圈并不是很好的选择,因为治疗的目的主要是保存主干血管和闭塞病灶。其他液体,如乙醇,由于可引起肌肉和皮肤坏死而非常危险。图 11.8D 可见皮肤色素沉着。2 个月后的随访照片显示病变已改善,皮肤病灶已缩小,颜色改变。病人症状有了明显的改善。

(韩淑杰 译)

建议阅读

Gomes AS, Busutil RW, Baker JD, et al. Congenital AVMs: the role of transcatheter arterial embolization. *Arch Surg* 1983: 118: 817 – 825.

Jackson JE. Successful management of pelvic arteriovenous malformation by repeated particulate intra-arterial embolization. *Br J Urol* 1996; 77: 169 – 172.

Kaufaman SL, Kumar AAJ, Roland JMA, et al. Transcatheter embolotherapy in the management of congenital arteriovenous malformations. *Radiology* 1980; 137: 21 – 29.

Ufiacker R, Saadi J. Transcatheter embolization of superior mesenteric arteriovenous fistula. *AJR* 1982; 139: 1212 – 1214.

Widlus DM, Murray RR, White RI, et al. Congenital arteriovenous malformations: tailored embolotherapy. *Radiology* 1988; 169; 511 – 516.

Yakes W, Rossi P, Odink H. Arteriovenous malformation management. *Cardiovasc Intervent Radiol* 1996; 19: 65 – 71.

Yakes WF, Haas DK, Parker SH, et al. Symptomatic vascular malformations: ethanol embolotherapy. *Radiology* 1989; 170: 1059 – 1066.

Yakes WF, Parker SH, Gibson MD, et al. Alcohol embolotherapy of vascular malformations. *Semin Interv Radiol* 1989; 6: 146 – 161.

Yakes WF, Pevsner PH, Reed MD, et al. Serial embolization of an extremity arteriovenous malformation with alcohol via direct percutaneous puncture. *AJR* 1986; 146: 1038 – 1040.

第 12 章

头和颈部病变的栓塞治疗

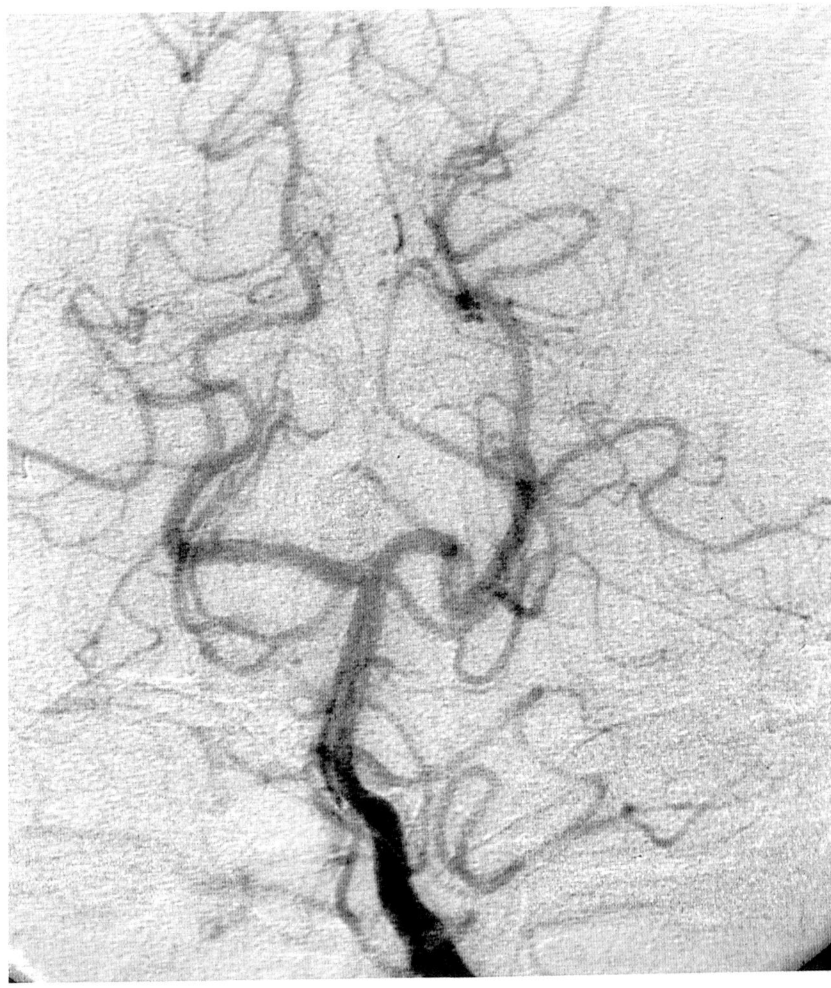

12.1 头和颈部病变的栓塞治疗

病例 12.1:

61 岁男性，蛛网膜下隙出血，前交通动脉有一个大的囊状动脉瘤，需行动脉造影和栓塞治疗。应用 Guglielmo 可分离螺圈(GDC)栓塞了动脉瘤。

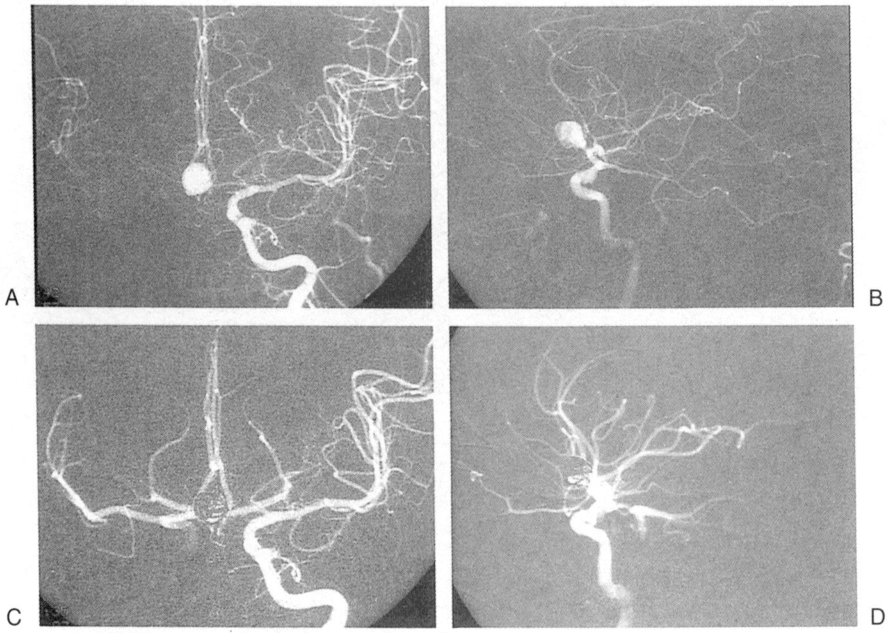

图 12.1

A：选择性左颈内动脉造影前后位观，可见前交通动脉处一个大的动脉瘤。B：选择性左颈内动脉造影斜位观，可见伸向前方的大动脉瘤，具有小的瘤颈。C：压迫右颈动脉进行左颈动脉造影，显示 GDC 栓塞后动脉瘤闭塞。注意前交通动脉通畅，颅内循环灌注良好。D：左颈动脉造影侧位观显示已闭塞的动脉瘤。

评论：动脉瘤引起的蛛网膜下隙出血有高达 50% 的死亡率。预后不良的主要原因是再出血，大多发生在 24h 内，需要早期诊断和治疗。颅内动脉瘤的手术治疗取决于时间。最近，对于窄颈的、较大的动脉瘤，螺圈栓塞已经成为代替手术的创伤性小、成功率相对较高的方法。重要的是要闭塞动脉瘤的整个瘤腔，因为动脉瘤内的任何空隙都可能有出血的危险。

病例 12.2:

35 岁男性，急性蛛网膜下隙出血，昏迷，需行气管插管。外科不能除外动脉瘤。

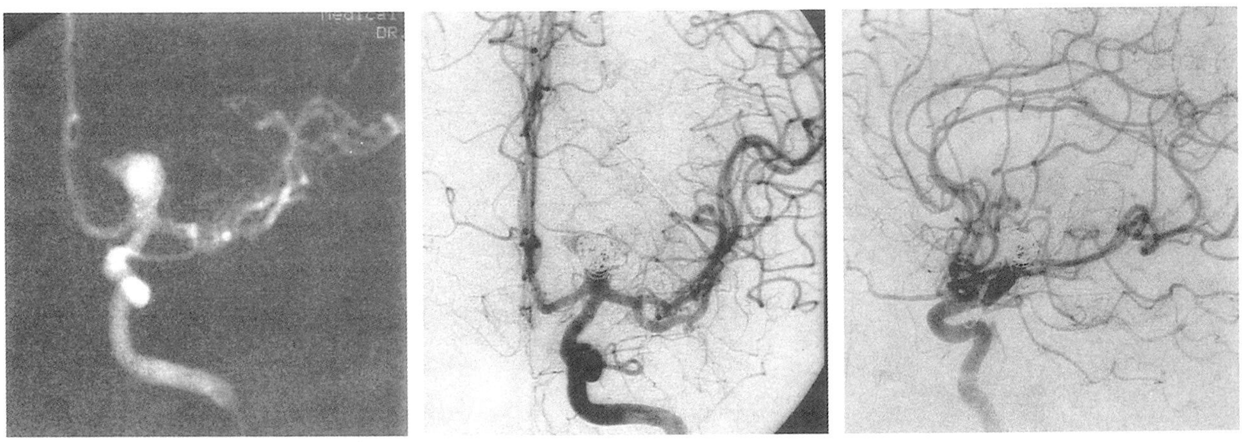

A　　B, C

图 12.2

A：施行了左颈内动脉选择性插管，在颈部颈总动脉的水平剪切。动脉造影显示在左颈动脉分叉处有一个大的囊状动脉瘤，伴漏斗样扩张。注意动脉瘤内侧不规则。进行了栓塞治疗。B：GDC 栓塞后左颈动脉造影前后位像。动脉瘤只是部分地被螺圈充填，内侧尚有很大空间。C：栓塞后血管造影动脉瘤的侧位观。注意动脉附近的金属夹。

评论：轮廓不规则的动脉瘤比轮廓规则的动脉瘤更容易发生再出血。此例动脉瘤大的颈部提示血管内治疗严重受限，因为栓塞动脉瘤的机会减少了。病人持续昏迷，栓塞后 2 天死亡。

12.3 头和颈部病变的栓塞治疗

病例 12.3:

44 岁男性,基底动脉顶端动脉瘤,头痛但未合并出血。

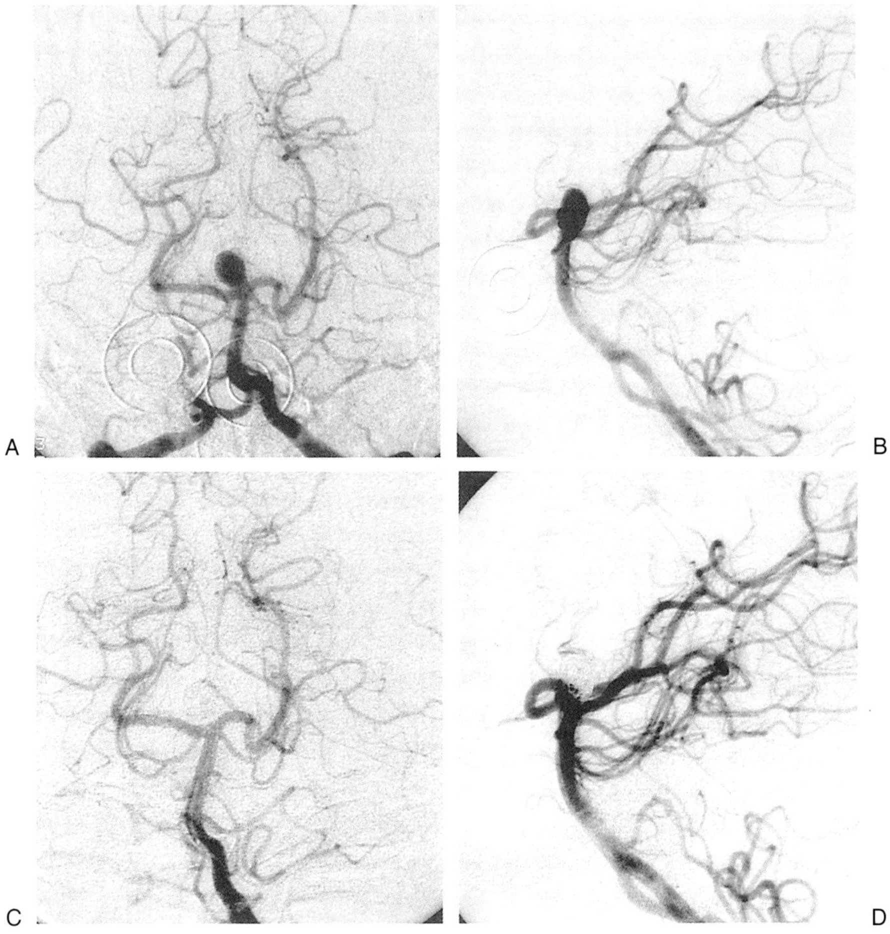

图 12.3

A:选择性左椎动脉数字血管造影前后位观可见基底动脉顶端的一个较大的动脉瘤,无腔内血栓形成,瘤颈较大。B:基底动脉侧位观可见基底动脉顶端的动脉瘤指向上方。C:栓塞后基底动脉和大脑后动脉造影显示动脉瘤被 GDC 完全闭塞。应用了长 30cm、宽 10mm 的 GDC 进行栓塞。D: 基底动脉造影侧位观可见基底动脉顶端动脉瘤被消除。

评论: 基底动脉顶端动脉瘤的手术治疗非常危险,有很高的致残和致死率。目前,螺圈栓塞是治疗这类动脉瘤可取的方法。栓塞的成功率高,当解剖结构允许时,是直接的治疗办法。入路动脉的痉挛是 GDC 栓塞治疗失败的主要原因,因为痉挛使螺圈不能放置。

12.4 头和颈部病变的栓塞治疗

病例 12.4:

36 岁女性,面部枪击伤后 2 个月,发生了颈动脉海绵窦瘘(CCF),需行栓塞治疗。

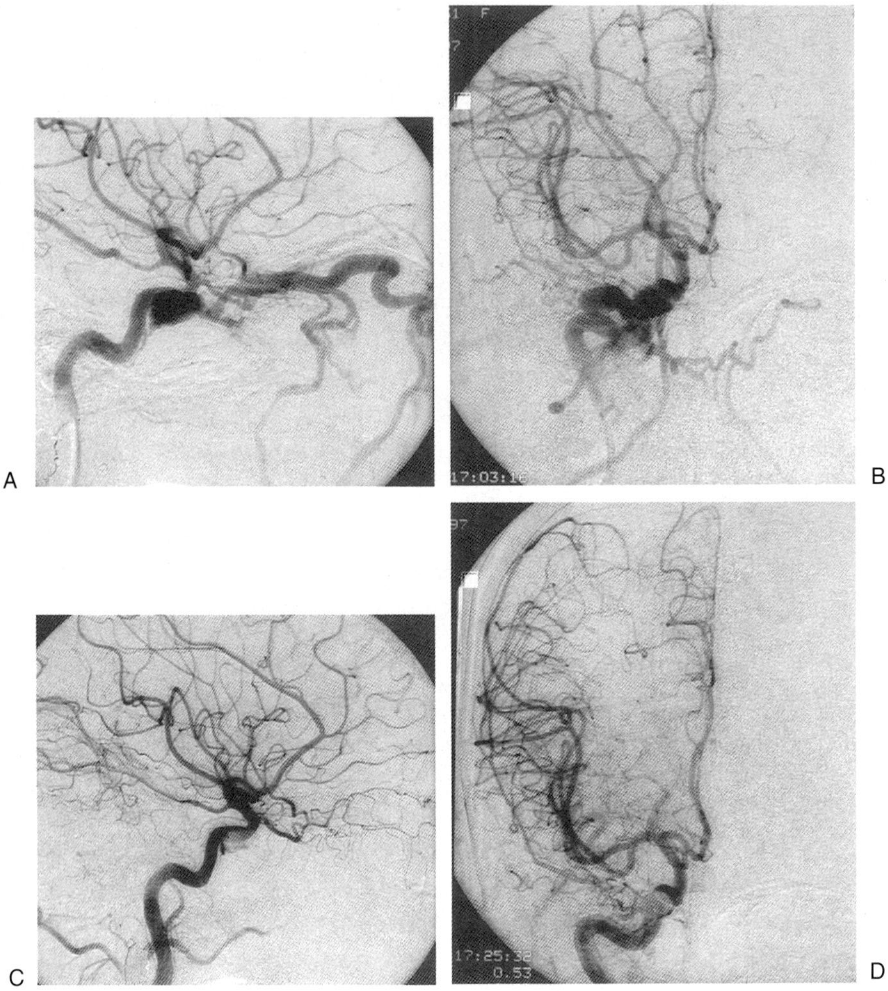

图 12.4

A：右颈内动脉造影侧位观显示颈内动脉海绵窦段水平有一个假性动脉瘤，与海绵窦有直接交通，眼静脉与面静脉有向心性血流。注意在照片底部颈内动脉后可见弹丸的模糊影像。B：右颈内动脉造影前后位观可见 CCF 与面静脉，同时有对侧面静脉充盈。C：栓塞后动脉造影侧位观显示，用 ITC 硅可分离球囊闭塞了瘘口后，CCF 完全闭塞。注意周围小的瘘口充盈了假性动脉瘤，但不是瘘。D：CCF 栓塞后颈动脉造影前后位观，显示 CCF 已经完全闭塞，无面静脉充盈。

评论：CCF 是颈内动脉海绵窦段和海绵窦间直接的异常交通，伴或不伴颅底骨折。海绵窦内的颈内动脉破裂可导致高流速高压血流进入低压的静脉窦内。静脉逆流入眼静脉可引起面部与眼眶的静脉高压，产生搏动性突眼、视力缺损与球结膜水肿。由于Ⅲ、Ⅳ、Ⅵ对脑神经位置较近，可引起眼麻痹。血管造影程序应包括颈内、颈外动脉与椎动脉注射（对比剂）。必须估计前交通动脉的通畅性。治疗期间如果有必要的话可牺牲颈内动脉，但必须明确单侧颈动脉是否可保证脑的血供。栓塞的疗效很好，仅行栓塞治疗就可完全治愈 CCF。最重要的预防措施是在闭塞 CCF 时保证所起源的血管是开放的。经眼静脉穿刺或切开的逆行入路实施栓塞也很有效。

12.5 头和颈部病变的栓塞治疗

病例 12.5:

29 岁女性，摩托车意造成外脸部创伤，2 个月后出现颈动脉海绵窦瘘(CCF),需行诊断性血管造影与栓塞治疗。

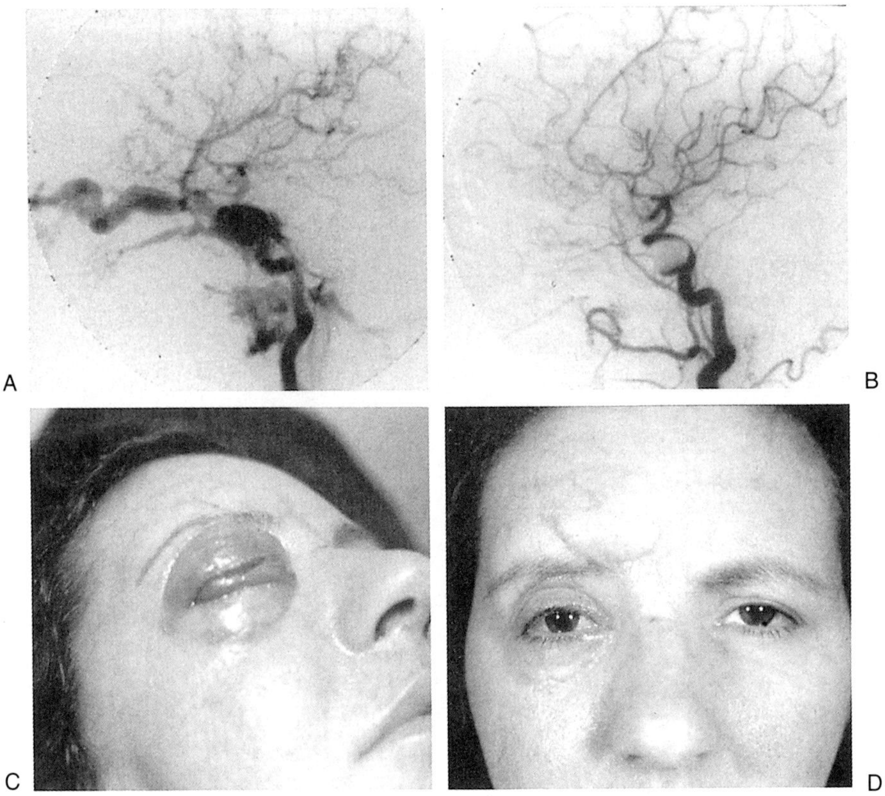

图 12.5

A:右颈动脉造影显示了 CCF,伴眼静脉通过海绵窦显著充盈和岩窦逆向充盈。B:用可分离球囊闭塞了 CCF 的瘘口,同时保持颈内动脉通畅。但是,可观察到由球囊的大小和高密度引起的充盈缺损。注意颅内循环已改善。C:病人眼眶水肿和球结膜水肿。D:治疗后,可见病人眼眶水肿与球结膜水肿消退。但仍存在轻微的眼麻痹。注意外伤后前额的伤疤。

评论: CCF 的治疗目的是闭塞瘘而保持颈动脉血流。手术治疗 CCF 很困难。手术结扎海绵窦内或海绵窦上的颈动脉陷阱技术对一些病例可能有用；然而，这系一有创性技术，并且不如可分离球囊栓塞可靠。应用 6F 或 7F 导管与可分离球囊栓塞是首选的治疗方法。阻断 CCF 常常需要不止一个球囊。并不总是可能保证颈动脉的血流。当必需闭塞颈动脉时，必须确认交通动脉的通畅性。如果治疗恰当，可获得出色的临床效果。几小时内水肿与球结膜水肿就可消退，病人可于数日内恢复。对以前曾行动脉结扎的病例，可以通过在眼眶的内上边缘经手术暴露的眼上静脉，经逆行静脉入路到达 CCF。随着眼球减压，失明通常可于几天或几周内消失。神经麻痹和复视可能持续较长时间或可能永久存在。

12.6 头和颈部病变的栓塞治疗

病例 12.6:

26 岁女性，创伤后出现额部动静脉(A-V)瘘。

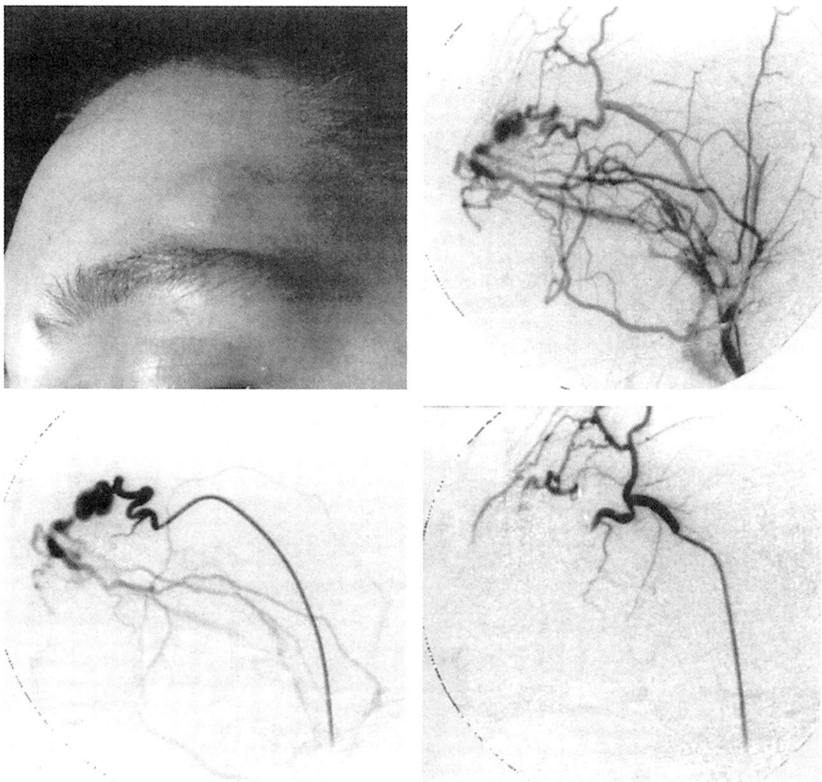

A B C D

图 12.6

A:病人额部的病变。B:颈外动脉造影显示了由颞浅动脉供血的动静脉瘘。C:选择性颞浅动脉造影。D:输入支的超选择性插管和血管造影。栓塞后几天出现了一个小的皮肤溃疡，以后愈合且无明显瘢痕形成。

评论: 脸部创伤性动静脉瘘相对罕见。高流量病变将引起引流静脉增粗和皮肤轮廓畸形。动静脉瘘的震颤可引起颅内杂音，正如本例的年轻病人。直接栓塞动静脉瘘需要超选择性插管和闭塞瘘管。在给此例病人施行栓塞治疗时还没有微导管，所以使用了 4F 导管。对于本病例可用微螺圈进行栓塞，但在皮下可感觉到螺圈的存在。氰丙烯酸酯可能是这种情况下用于治疗的最佳选择。应用细的 4F 导管尽可能接近病变，注入胶体，利用血流导向栓塞。氰丙烯酸酯需要使用非离子性溶液注射以在导管中推动胶体。

12.7 头和颈部病变的栓塞治疗

病例 12.7:

2 岁儿童,硬膜血管畸形和动静脉瘘。

A

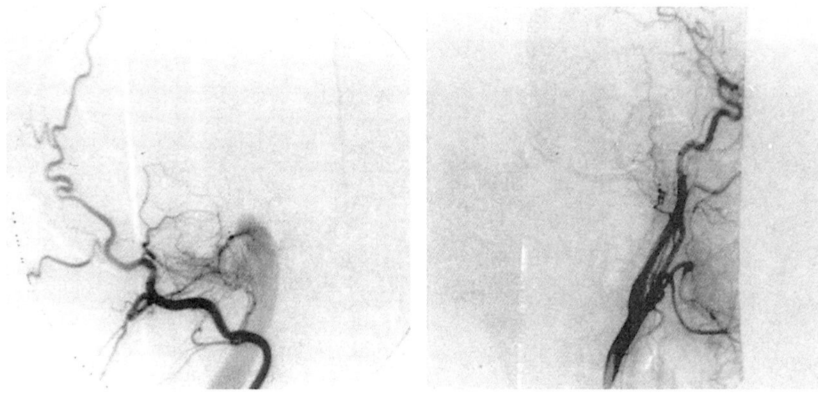

B

图 12.7

A:右枕动脉超选择性动脉造影显示直接从枕动脉通过脑膜支到乙状窦的动静脉瘘。B:栓塞后右颈总动脉造影显示动静脉硬膜瘘已闭塞。应用了胶原复合物进行栓塞治疗。

评论:硬膜动静脉瘘相对常见,表现各异。栓塞是最好的治疗办法,氰丙烯酸酯可能是最好的选择。在这个病例中应用了正在试验阶段的胶原复合物。

12.8 头和颈部病变的栓塞治疗

病例 12.8:

23 岁男性,经蝶窦手术治疗垂体腺瘤后出现颈内动脉假性动脉瘤伴大出血。

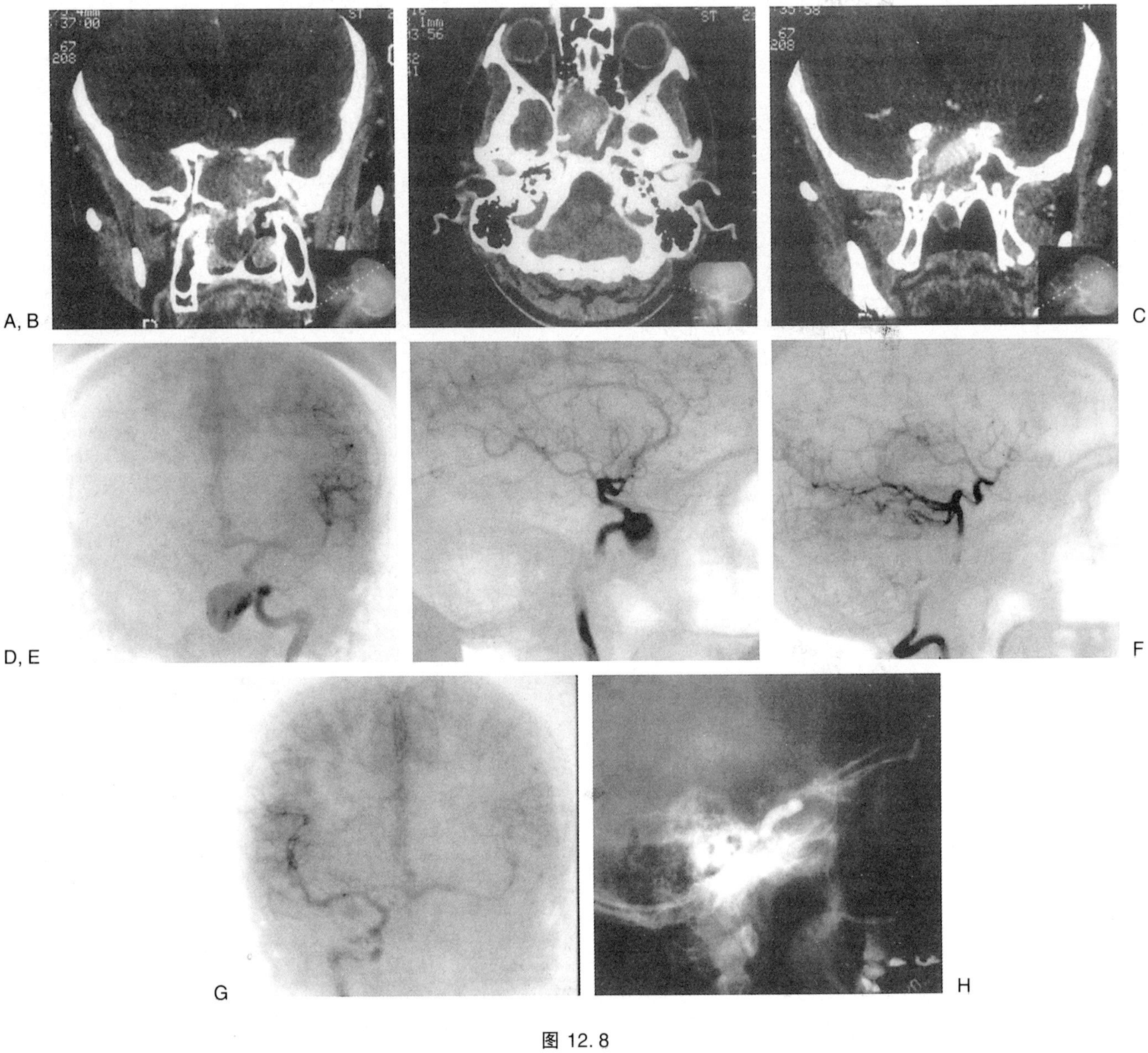

图 12.8

A ~ C：横断与冠状面 CT 扫描显示蝶鞍内假性动脉瘤与出血。D：左颈动脉造影前后位观显示在蝶鞍水平起源于颈内动脉的大的假性动脉瘤。E：左颈动脉造影侧位观可见假性动脉瘤指向前方。F：用可分离球囊闭塞了颈内动脉。椎动脉造影显示后交通动脉是通畅的，左大脑中动脉充盈。G：右颈动脉造影显示前交通动脉是通畅的，左大脑中动脉充盈，注意无血液反流入已闭塞的左颈内动脉。H：应用可分离乳胶球囊进行了栓塞，在假性动脉瘤水平闭塞了颈内动脉，把一个安全的闭塞性可分离球囊放到了颈内动脉。出血得到控制，病人完全恢复，无神经系统并发症。

评论：病人经蝶窦行垂体手术后几天出现了颈内动脉大的、出血性假性动脉瘤，这种情况可危及生命。出血通常位于鼻咽，容易察觉。就目前的技术来说，栓塞并保证颈内动脉通畅是不可能的。如果可能的话，这个病例可应用小纵断面的支架系统代替；然而，颈内动脉的迂曲与从腹股沟到局部的长度大大降低了这种技术的成功率。

12.9 头和颈部病变的栓塞治疗

病例 12.9:

62 岁女性,大的垂体肿瘤,经蝶窦手术后出现鼻咽部出血。

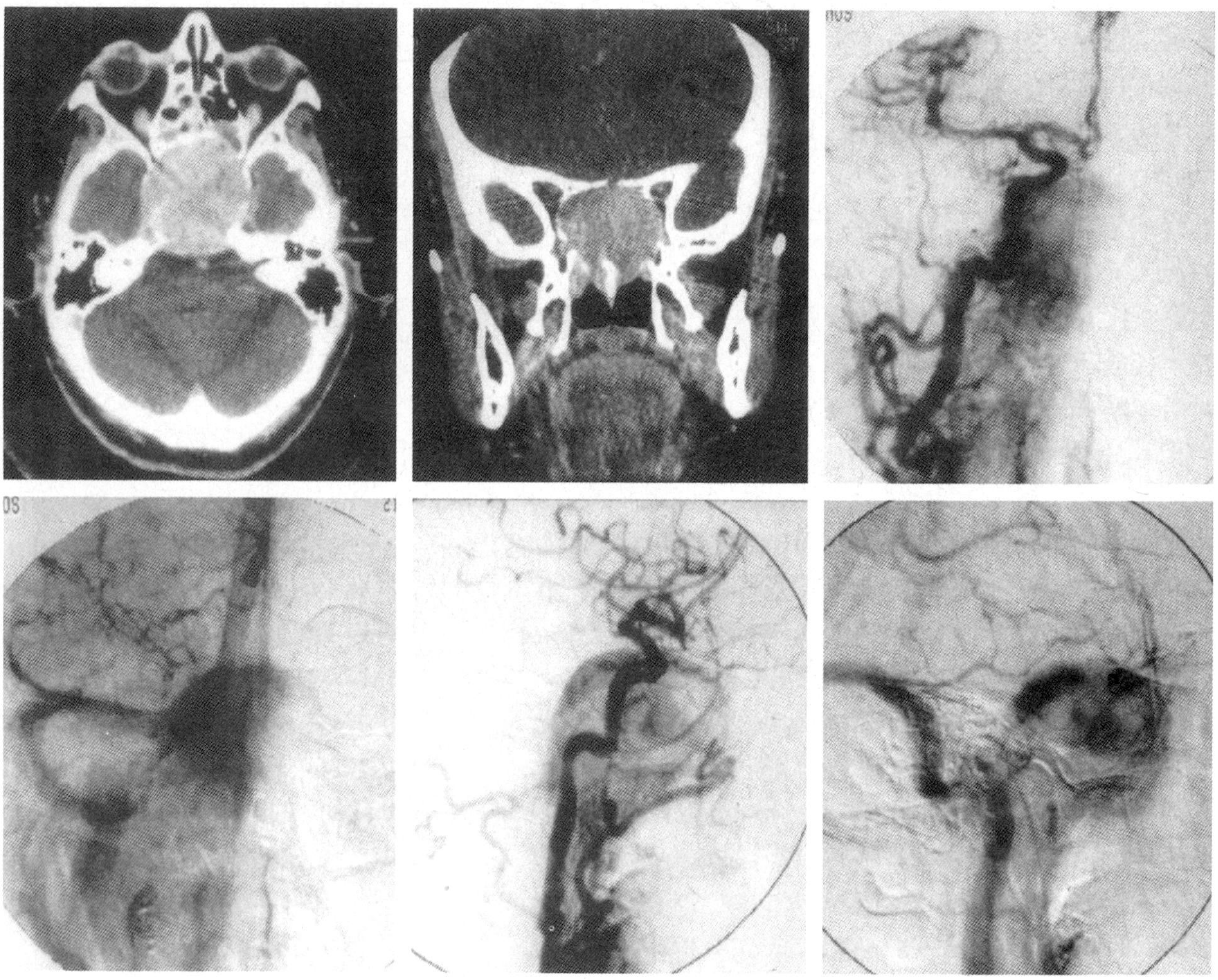

A, B C D, E F

图 12.9

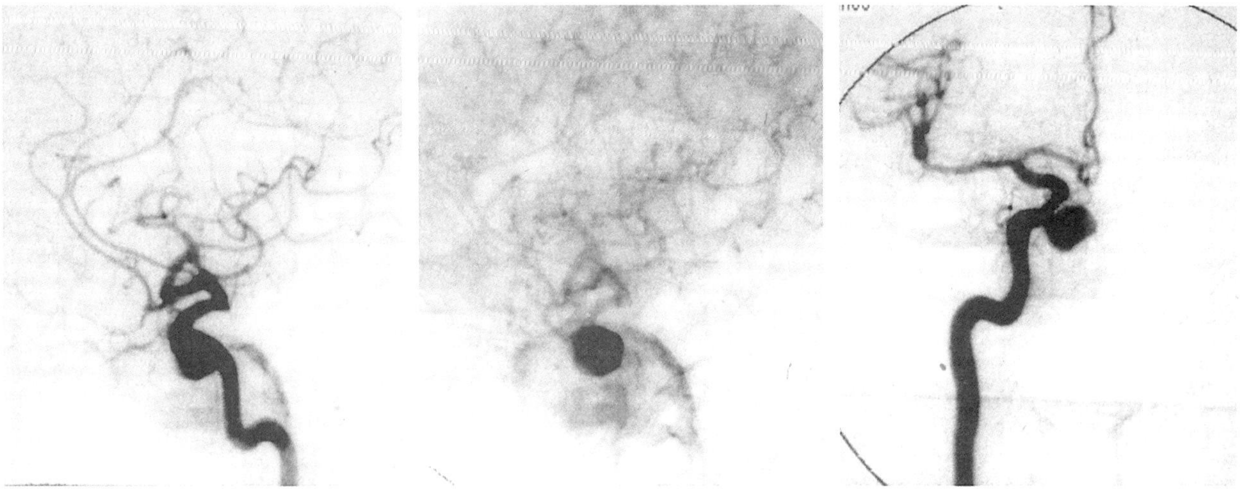

G　　H, I

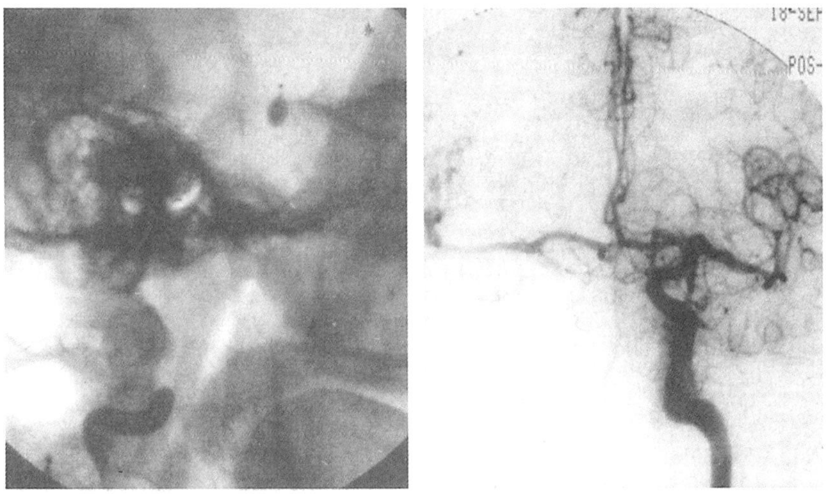

J　　K

图 12.9(接上)

A, B: 横断与冠状面 CT 扫描显示一个大的垂体肿瘤。C ~ F: 右颈动脉造影前后位与侧位观显示富血供的鞍区肿瘤。施行了经蝶窦肿瘤切除，结果部分切除了肿瘤,但手术后出现咽部出血。G,H:右颈动脉造影侧位观显示假性动脉瘤在蝶鞍水平起源于颈内动脉。I:右颈动脉造影正位观显示假性动脉瘤向内侧突出。J:头颅侧位 X 线照片显示一个较小的球囊在近颈动脉分叉处闭塞了远端的颈内动脉，一个大的安全性球囊位于颈内动脉的近端。K:栓塞后左颈动脉造影前后位观显示右颈动脉闭塞，右大脑中动脉通过前交通动脉充盈。

评论:用可分离球囊闭塞颈内动脉可用来治疗此类假性动脉瘤，尽管这样牺牲了颈动脉的通畅。重要的是必须明确前后交通动脉通畅，以保证脑的足够血供。鞍部病变越大,伤及大血管的机会越多。尽管比较少见，但是当病人经蝶窦手术后出现鼻咽部出血时，应想到发生这类血管疾病的可能。

12.10 头和颈部病变的栓塞治疗

病例 12.10:

60 岁男性,手术切除右侧扁桃体后,鼻口咽广泛出血,需行诊断性血管造影。

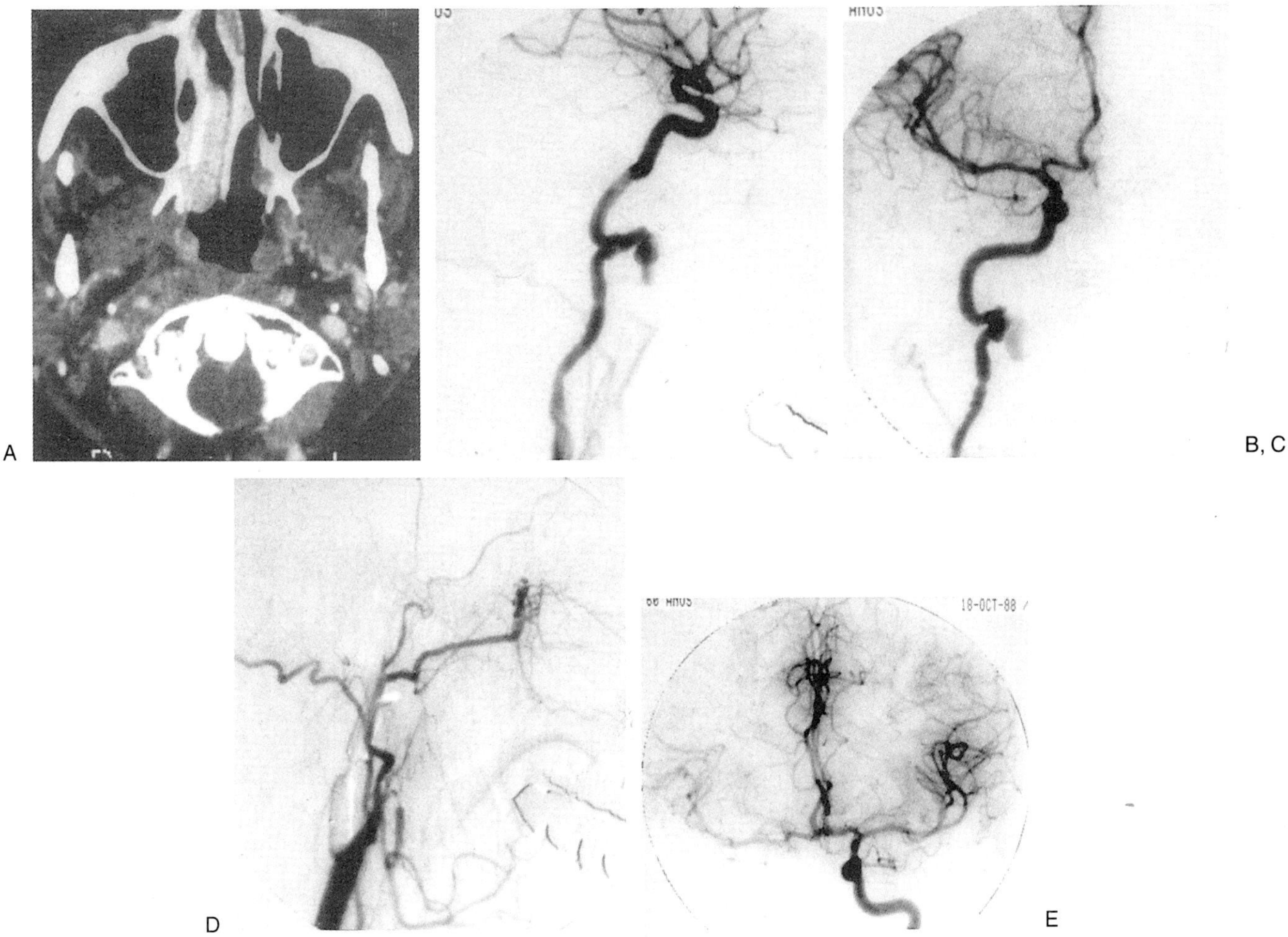

图 12.10

A:颅底横断面 CT 扫描显示咽后软组织肿胀。B:右颈动脉造影侧位观显示一明显的指向前方的颈内动脉假性动脉瘤。C:颈动脉造影前后位观显示假性动脉瘤突向内侧。D:用可分离球囊栓塞颈内动脉,控制了出血。注意颈外动脉充盈和在不同水平的两个球囊。E:左颈动脉造影显示颅内循环正常充盈,证实前交通动脉通畅。

评论:本病例中手术切除引起的颈内动脉直接损伤可导致严重的血管病变。注意动脉是迂曲的,位于血管袢的尖部,位于右侧扁桃体后方,非常表浅。如果可能的话,应用一支小纵断面支架或覆膜支架将是治疗这类病变的有效方法,尤其是没有感染时。此时,可分离球囊栓塞是最佳的治疗方法。

12.11 头和颈部病变的栓塞治疗

病例 12.11:

44 岁女性，严重的咽后感染，左颈内动脉发生了一个假性动脉瘤。

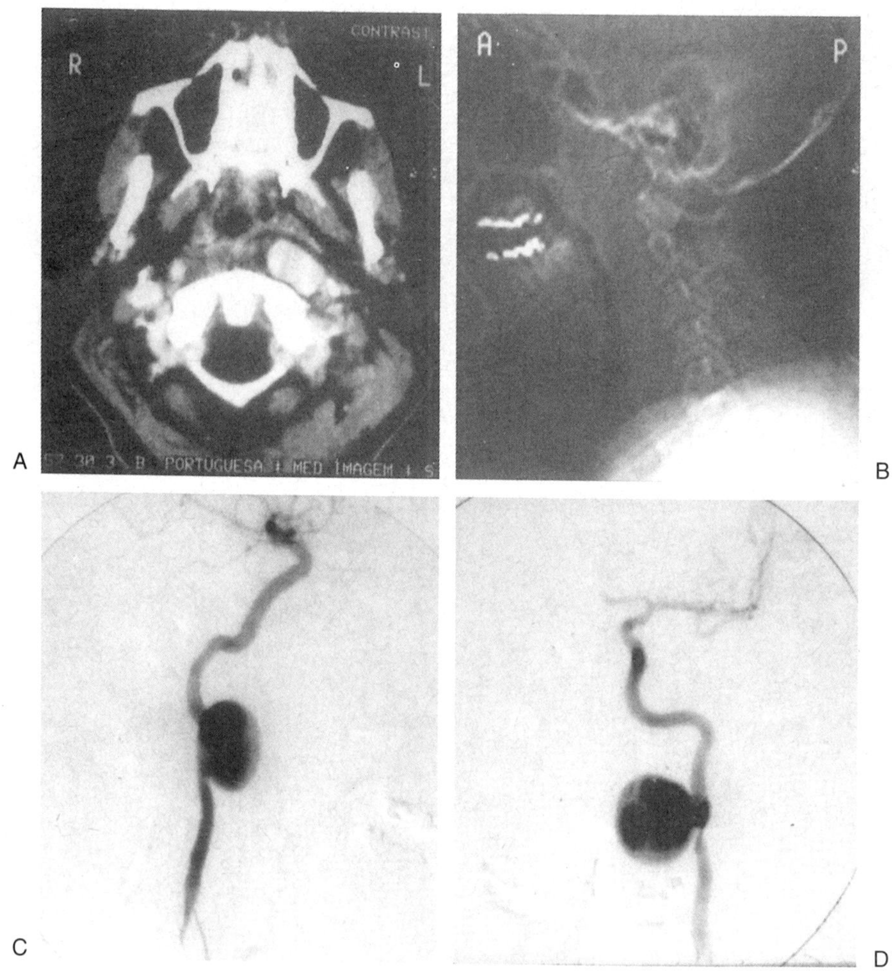

图 12.11

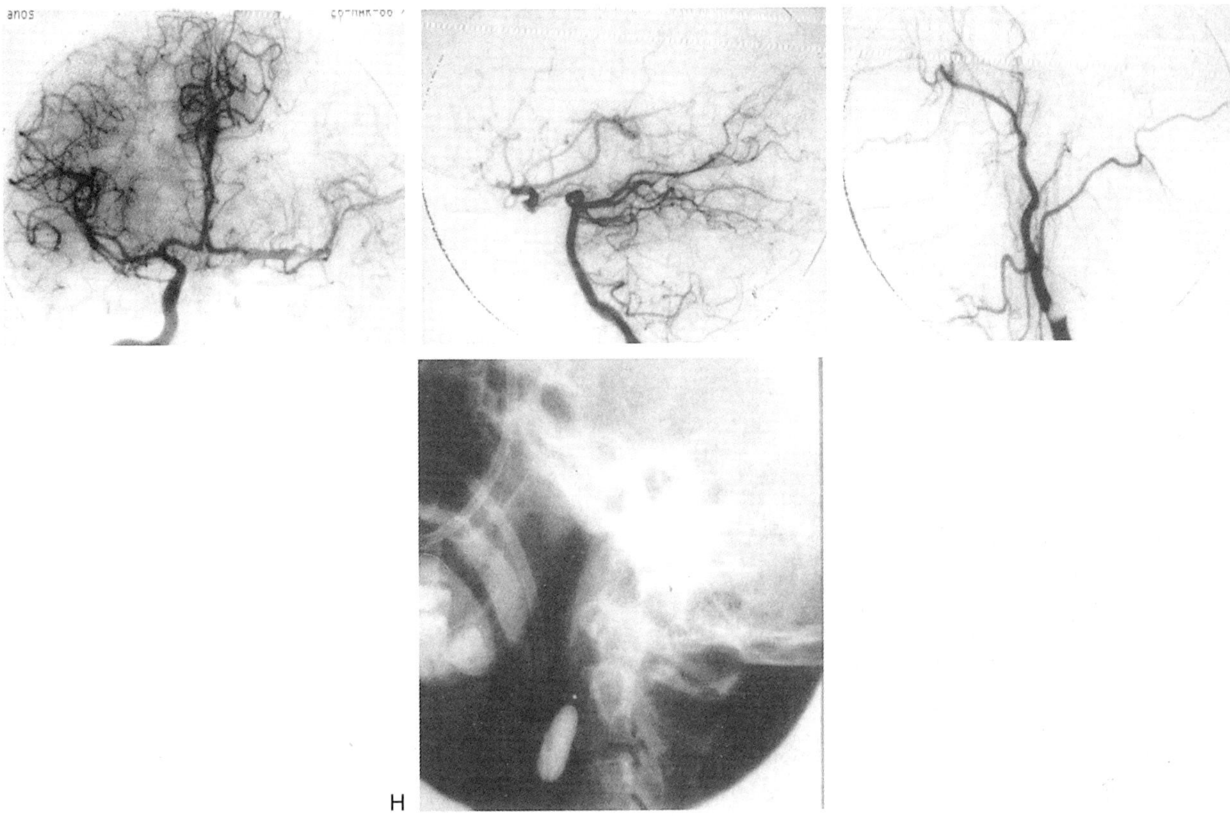
E F, G H

图 12.11(接上)

A:横断面 CT 扫描显示咽后组织增厚、血管增强,提示假性动脉瘤。B:颅颈区数字 X 线照片侧位观显示显著增厚的软组织。C:颈动脉造影侧位观显示颅底水平颈内动脉的一个大的假性动脉瘤。D:颈内动脉造影正位观显示假性动脉瘤向内侧突出。E:用可分离球囊栓塞了颈内动脉的动脉瘤,右颈动脉造影显示前交通动脉通畅,左大脑中动脉充盈。F:椎动脉造影侧位观显示后交通动脉通畅,左大脑中动脉的一些分支充盈。G:栓塞后左颈动脉造影显示颈外动脉通畅,颈总动脉分叉处一个小的充盈缺损。H:栓塞后 X 线片显示动脉瘤水平上、下的两个可分离球囊。注意咽后软组织增厚已明显减轻。

评论:如同这个年轻的女性病人,感染可以引起动脉病变和假性动脉瘤形成。尽管支架替代手术是治疗这类病人的极好方法,但当时却没有。用可分离球囊栓塞是当时可采用的最佳方式。为了适当地治疗和使假性动脉瘤内血栓形成,有必要在病灶上下各放置一个球囊。

12.12 头和颈部病变的栓塞治疗

病例 12.12:

11 岁男孩,颈部枪击伤致大出血和休克。

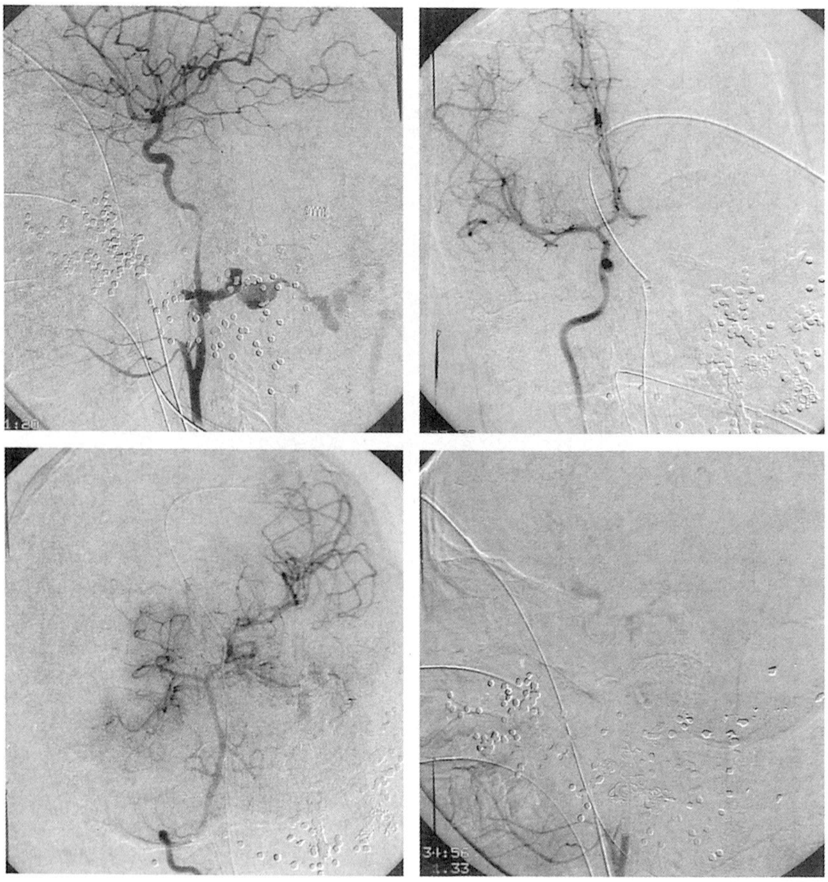

图 12.12

A:左颈总动脉造影侧位观显示颈外动脉闭塞,颈内动脉严重痉挛,颈内动脉近端破裂伴对比剂外溢,流向背侧积聚在血管床表面。B:右颈动脉造影显示前交通动脉通畅。C:椎动脉造影显示后交通动脉通畅,大脑中动脉边缘支充盈。D:应用多个螺圈栓塞了左颈内动脉,造成颈动脉完全闭塞,左颈总动脉造影侧位观显示了闭塞。注意在血管、血管周围及软组织内的螺圈。颅内血管由于对比剂反流到左椎动脉而有充盈。

评论:这是一例开放性创伤引起大出血的病例。尽管颈动脉栓塞的治疗效果并不理想,但这是止血和控制病人症状的最快办法。栓塞后无神经系统并发症发生;然而,病人需要输若干单位的血,并且会出现一定程度的肾功能衰竭。

如果当时有支架或覆膜支架的话,可能是封堵破裂血管的最好选择。

(韩淑杰　译)

建议阅读

Cognard C, Pierot L, Boulin A, et al. Intracranial aneurysms: endovascular treatment with mechanical detachable spirals in 60 aneurysms. *Radiology* 1997; 202: 783 – 792.

Tournade A, Courtheoux P, Sengel C, et al. Saccular intracranial aneurysms: endovascular treatment with mechanical detachable spiral coils. *Radiology* 1997; 202: 481 – 486.

Uflacker R, Lima S, Ribas GC, et al. Carotid-cavernous fistulas: embolization through the superior ophthalmic vein approach. *Radiology* 1986; 159: 175 – 179.

Vinuela F, Duckwiler G, Mawad N. Guglielmi detachable coil embolization of acute intracranial aneurysms: perioperative anatomical and clinical outcome in 403 patients. *J Neurosurg* 1997; 86: 475 – 482.

第二部分

非血管疾病的经皮治疗

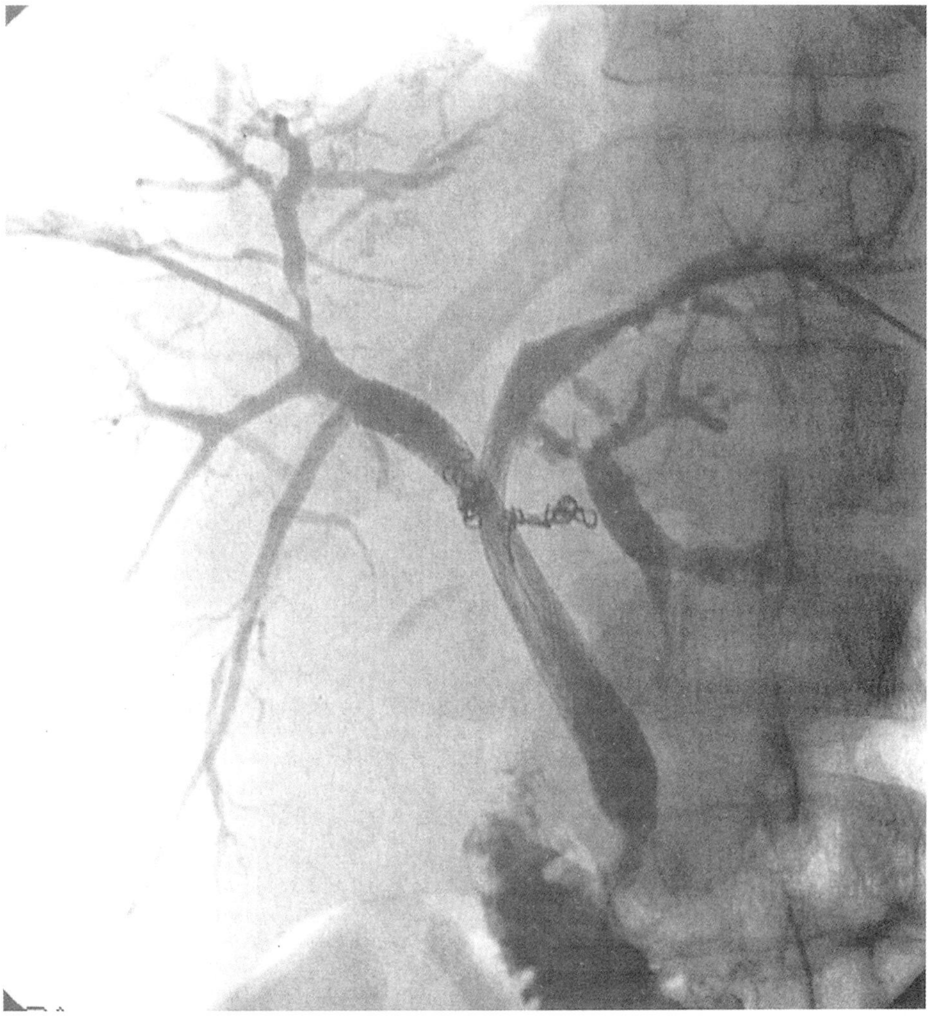

第 13 章

介入性泌尿放射学

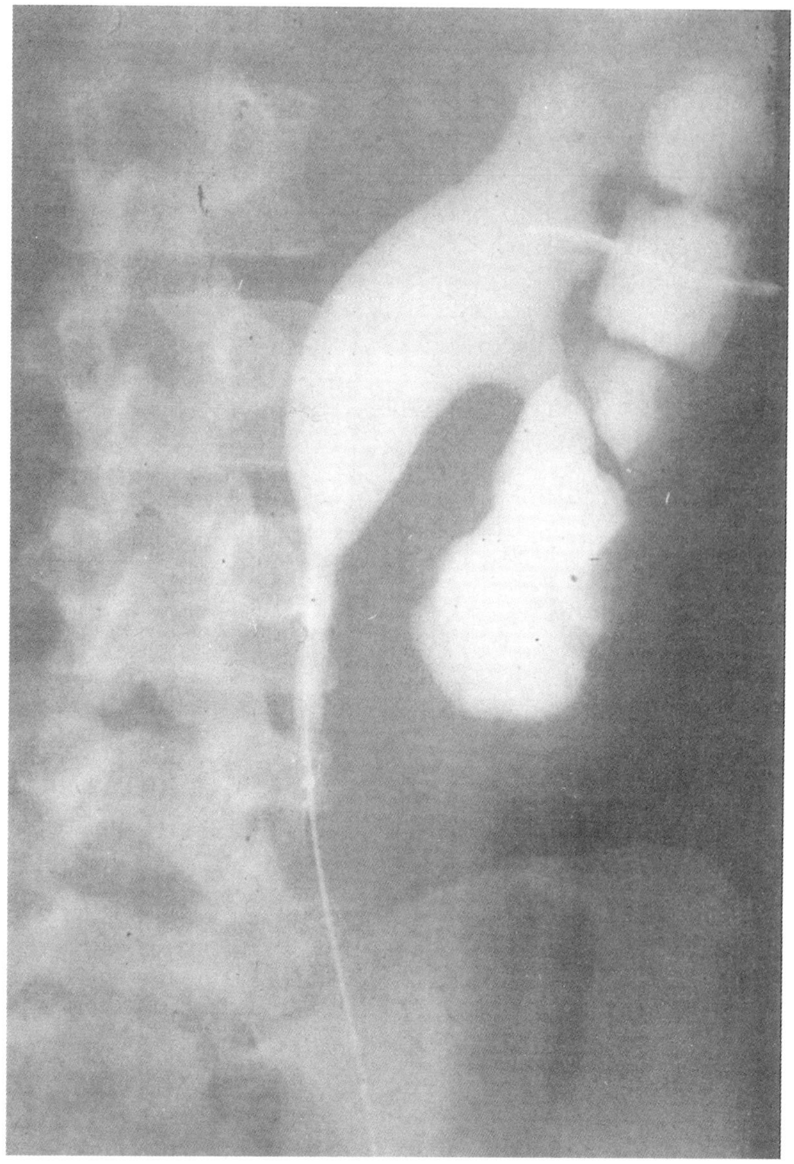

13.1.1 经皮肾造口术

病例 13.1.1:

34 岁女性,右肾下盏内有一个大的结石,需行经皮入路取石术。

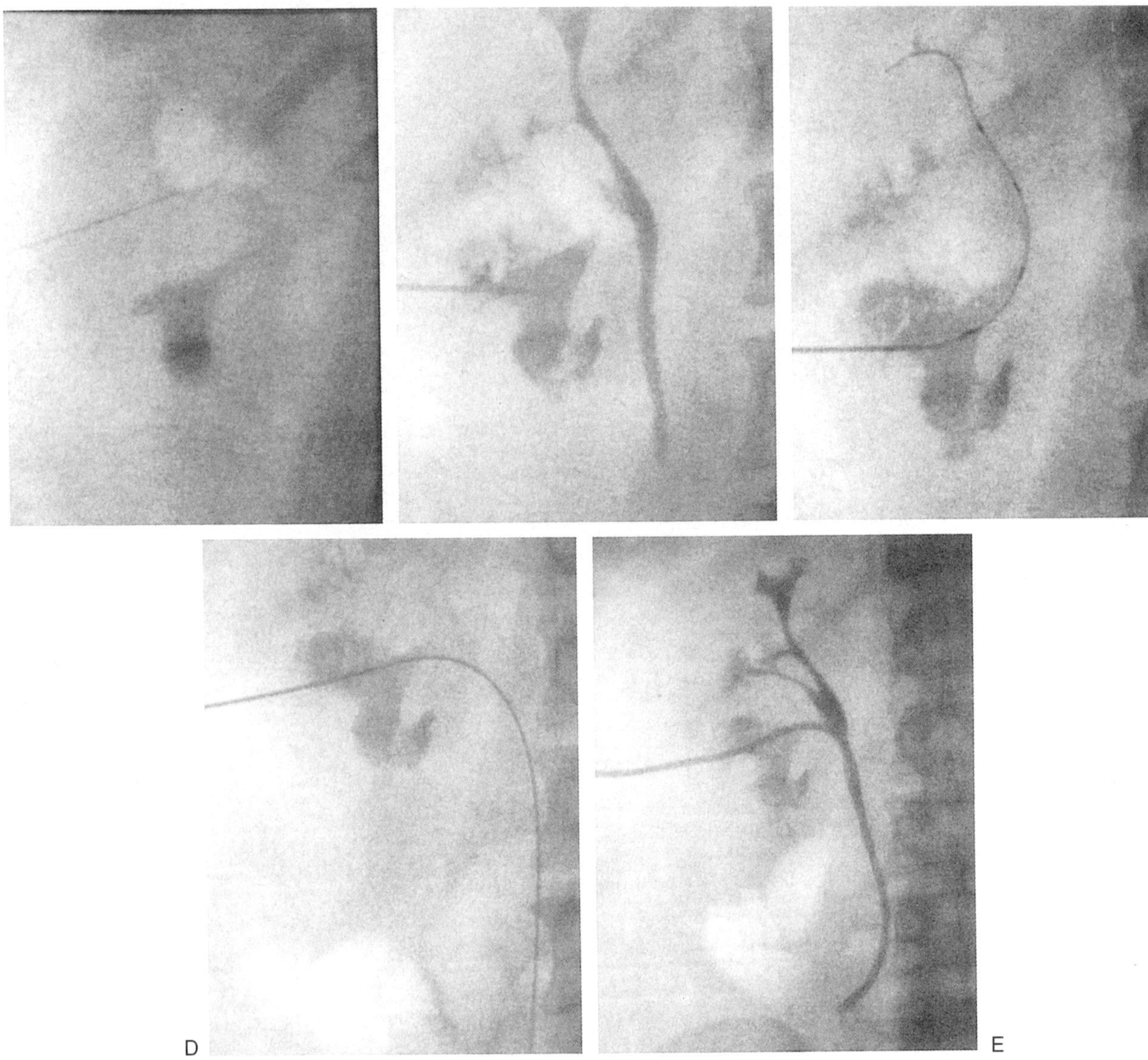

图 13.1.1

A：用23号千叶针实施经皮肾造口造影，显示右肾下盏扩张伴漏斗部狭窄。B：将一根18号套管针直接刺入右肾下盏内以便引入导丝。C：将一根可控的Lunderquist导丝引入到变小了的肾盂内。D：施行输尿管插管。E：将一根8F导管推进并留置于输尿管内，作为第二天上午施行手术的入路。沿着导丝置换导管，将该通道扩大到24F。

评论：在层面影像或透视的引导下，可以建立肾脏集尿系统的入路，用于插管或引流。如同在该病例中，经皮肾造口术仅仅是更为复杂的治疗肾结石的尿路介入放射学技术的第一步。然而，单纯的尿路引流仍是肾造口术的一个通常指征。肾造口术用于经肾入路的泌尿系统手术已有多年的历史。新设备的研制及传统技术的改良使经皮肾造口术已能替代开放式取石（即使是大的结石）手术。经皮入路必须遵守以下准则：

1. 如果可能，要低于第12肋穿刺。

2. 要在脊柱旁肌肉的后外缘穿刺，但进针不要太靠外，尤其是在第12肋上方穿刺时，以避开结肠、肝脏和脾。

3. 对于肾盂和输尿管结石，要经过一个后方的肾盏，最好是中组水平的肾盏，进行穿刺。

4. 对于肾盂结石，要在结石的内侧穿刺受累的肾盂。

5. 根据病人的肾脏解剖结构、结石的位置和大小以及是否为多发结石或鹿角状结石，确定具体的经皮入路。

如这个病例所示，一个大的结石占据了整个下组肾盏。肾盂很小，输尿管肾盂连接部（UPJ）异常开放。然而，下组肾盏的漏斗部狭窄，这可能是导致结石形成的原因之一。直接穿刺下肾盏是治疗这种特殊类型结石的自然入路。可以看到，输尿管已插管以便为在手术室进行经皮手术提供更安全的入路。导管提供了手术入路并便于施行适当的肾切开取石术。

13.1.2 经皮肾造口术

病例 13.1.2:

9 岁男孩,UPJ 狭窄,继发肾盂积水、感染及肾周脓肿。

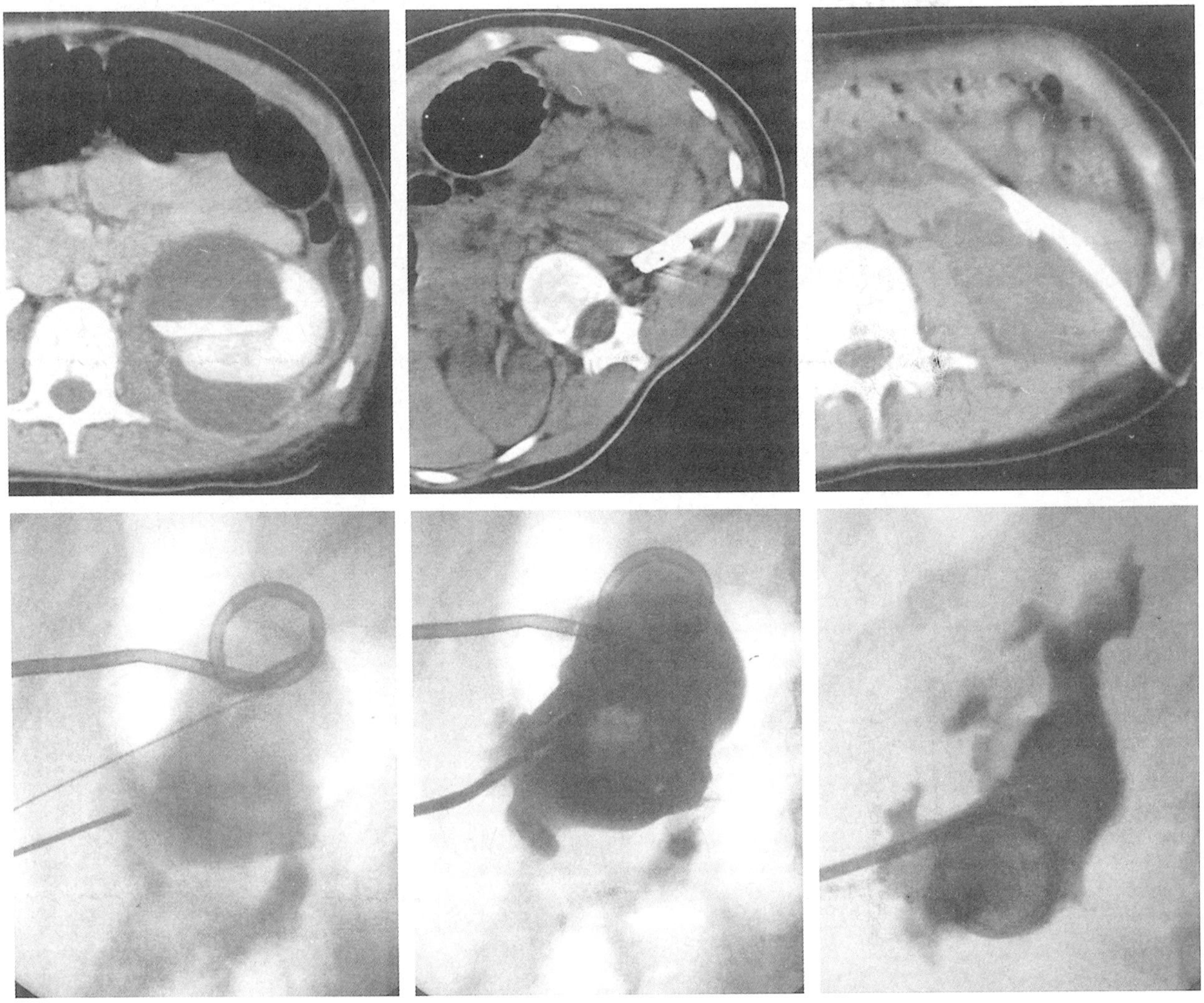

A, B C

D, E F

图 13.1.2

A：腹部 CT 显示肾造影效果良好，左肾延迟排泄入显著扩张的肾盂，可见一个 5cm × 6cm 大小的肾周积液。B：进行了 CT 导向的肾周脓肿引流，将脓性物质吸出。C，D：脓肿引流后，在透视导向下进行了经皮肾造口。用一根细针进行顺行性肾盂造影，然后经肾盂下部穿刺进入。E：可以看到肾盂极度扩张。放置了一根 10F 肾造口导管。F：肾造口术后 4 周进行了导管肾造口造影，可看到轻度扩张的肾盂，肾盏正常。尽管炎症已得到控制，但是此部位未显示输尿管，然而主管医生不顾我们的建议撤出了导管。导管撤出后 6 个月的随访 CT（未提供）显示右肾延迟显影及肾盂、肾盏扩张。

评论：经皮肾造口术的指征是存在输尿管的良性或恶性梗阻。经皮肾造口术也是诊断和治疗的一部分。由于该方法简便，并发症发生率和死亡率较低，并为肾内的处置提供了一个快速入路，因此经皮肾造口术实际上已经替代了外科的肾造口术，用于缓解膀胱以上的梗阻。

施行经皮肾造口术的指征如下：

1. 伴有扩张和高氮质血症的梗阻。
2. 输尿管的狭窄或瘘管，作为输尿管支架置入的前期准备。
3. 尿路动力学研究。
4. 结石取出前。
5. 活检或肿瘤摘除前的肾镜检查。
6. 异物摘除。
7. 异体移植的评价和处置。
8. 溶石剂和药物灌注。
9. 肾内手术的入路。

尿路的良、恶性梗阻是放置肾造口导管的最常见指征。一些症状可作为施行经皮肾造口尿流转向手术的指征，如持续性绞痛、高热、尿毒症及结石所致的肾积水。无论集合系统的扩张程度如何，经皮肾造口术的成功率几乎为 100%，80% 的病人可成功地逆行性放置输尿管支架。采用经皮肾造口术治疗，高热和肾积水病人可取得更为舒适和成功的减压效果。不是因感染、肾功能衰竭或单肾而进行的肾造口术可在门诊施行。如果像此病例这样伴有感染，应收入院并进行积极的抗生素治疗。感染尿液的外溢，尤其是对那些 UPJ 梗阻行肾盂成形术失败的病人，其后果是灾难性的，伴有严重症状和高死亡率。引流是控制感染的尿液囊肿的基本方法。在感染和肾盂积水得到控制后，大多数病人需施行肾盂成形术。

13.1.3 经皮肾造口术

病例 13.1.3:

75 岁女性，患有严重的子宫脱垂和一个大的膀胱移行细胞癌，伴双侧肾盂积水和高氮质血症，曾试行双侧肾造口术。左肾造口术没有问题，右肾造口术较为复杂。

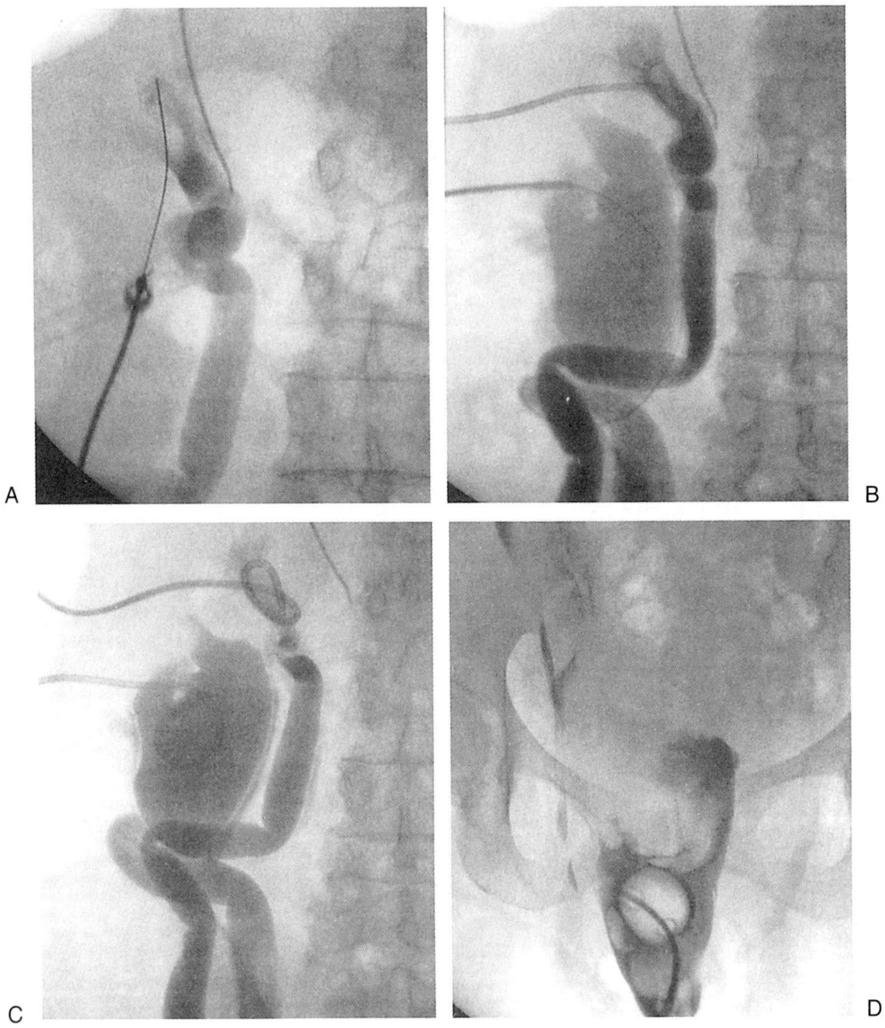

图 13.1.3

A：右肾细针穿刺行肾造口造影显示了由显著扩张的输尿管引流的小的集合系统。B：置入了一根 8F 肾造口导管用于引流。从以前的超声检查了解到有一个显著扩张的集合系统，提示重复畸形。较大的集合系统的肾造口造影显示有一个大的肾盂和扩张的肾盏。C：将第二根肾造口导管置于主集合系统内。两根导管都开放用于外引流。D：经两根导管注射对比剂进行膀胱造影，显示右侧肾盂/输尿管系统的完全重复畸形及膀胱壁部输尿管梗阻。尽管最初病人的症状有改善，但病人得了肺炎，需经气管插管，并有革兰阴性菌败血症及凝血功能障碍，可能是继发于尿路感染。病人于引流后约 2 周死亡。

评论：各个医院施行经皮肾造口术的指征不同，但无尿及肾盂积脓是共同的指征。几乎半数的输尿管梗阻由恶性病变所致。在良性病变中，结石是主要病因，可导致无尿和肾盂积脓。即使没有集合系统的扩张，几乎每个病例也都可成功地完成经皮肾造口术。术后大多数病例都有肾功能和感染症状的改善。应进行积极的抗炎治疗和充分的引流。但癌症病人的全身免疫抑制会使临床病情恶化，加重肾脏感染。经常要放置多个导管，特别是有结石、肾盏漏斗部的狭窄性梗阻，集合系统的重复畸形或肾盏憩室的病人。

13.1.4　经皮肾造口术

病例 13.1.4:

52 岁女性，患有肾结石和马蹄肾。主诉左胁腹及腹股沟疼痛。以往的静脉肾盂造影（IVP）显示在左肾扩张的肾盂内至少有两块结石和输尿管高位内插。拟行经皮肾造口术。

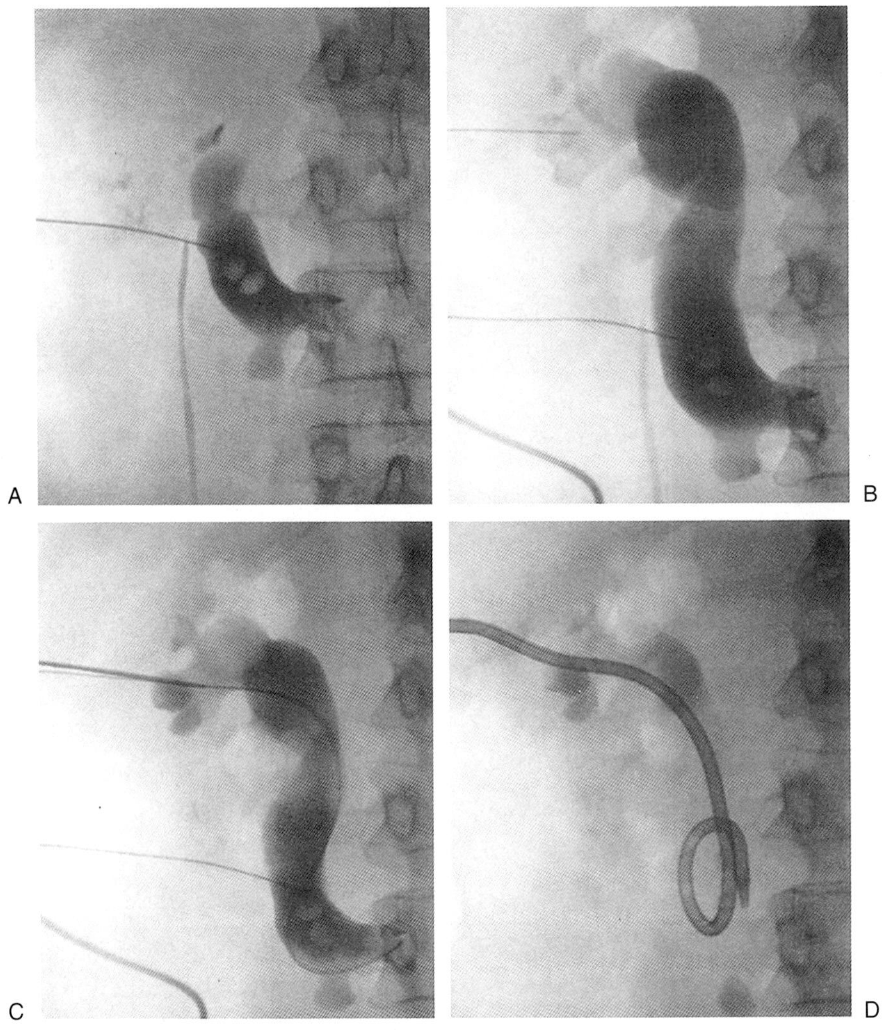

图 13.1.4

A：病人俯卧行左肾经皮细针肾造影，显示了马蹄肾及其集合系统扩张。可看到集合系统异常扩张，其内有两个圆形结石，输尿管高位内插。B：将细针插入扩张的肾盂内，一旦识别了扩张的肾上盏，即用另一根 23 号细针穿刺上部肾盏。注入 CO_2 以便更好地勾画出肾上盏的轮廓。用一根 18 号针直接穿刺肾乳头边缘。C：将导丝插入集合系统。D：置入一根 10F 肾造口导管以进行外引流，并作为经皮碎石术的入路。

评论：由于马蹄肾下极的位置非常靠前，故对上部肾盏的穿刺路径最短，并由该路径几乎可达到任何位置。马蹄肾的上极处于与腹后壁直接接触的位置。当病人俯卧位时，向集合系统内注入的气体将最倾向充盈上极的肾盏。由于解剖的变异，马蹄肾更易于发生血管并发症和在穿刺过程中出血。由于输尿管的异常插植，会引起成角或狭窄畸形，从而导致输尿管扩张和形成结石。

13.1.5 经皮肾造口术

病例 13.1.5:

45 岁女性，有严重的碘过敏史，具有一个大的肾盂结石。拟行经皮碎石术，但因病人对碘过敏，故穿刺入路中使用了 CO_2 技术。

A, B

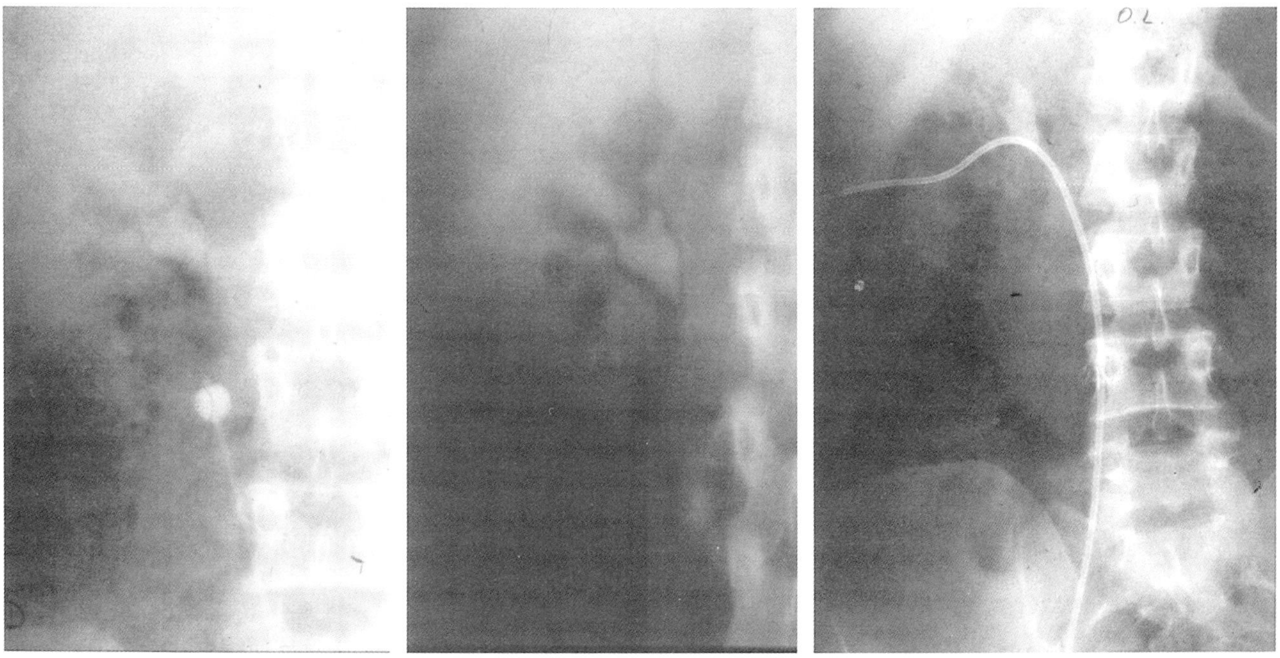

C

图 13.1.5

A：通过膀胱镜将一根球囊导管置入右侧输尿管。B：病人取俯卧位，注入 CO_2 使集合系统显影。C：穿刺入中组肾盏，将一根直导管置入输尿管内施行了经皮肾造口术。

评论：因为必须选择恰当的手术入路，故碎石术成功的关键是集合系统的显影和肾盂或肾盏内结石的定位。通常应用细针穿刺集合系统，注入对比剂来施行顺行性肾盂造影。通过输尿管导管逆行注入碘对比剂也可用于集合系统的显示，以提供经皮肾造口术的入路。对于碘过敏的病人，如果注入的对比剂仅局限于集合系统内，则危险性很小，然而如果出现对比剂外溢、肾盂静脉反流或充盈对比剂的肾盂过度扩张，则可引起急性过敏反应。虽然这类病人对对比剂的反应一般较为轻微，但也可经输尿管导管用 CO_2 使集合系统显影。为了引导经皮操作，可由膀胱镜置入一根球囊闭塞导管上行达输尿管。随着球囊充胀，注入 CO_2 使肾盏系统充盈。由于病人是俯卧位，该方法能很好地勾画出背侧的肾盏，且易于选择穿刺部位。

13.1.6 经皮肾造口术

病例 13.1.6:

15 天未成熟男婴,阴茎和尿道球部结合处狭窄,双肾发育不良,有功能的右肾无尿、肾盂积水,并有败血症。拟行急诊经皮肾造口术。

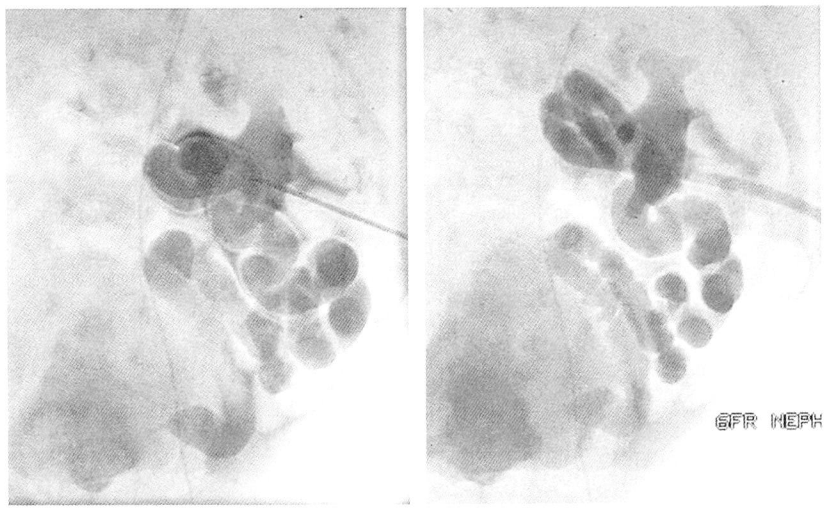

A B

图 13.1.6

A:全麻后患儿俯卧,用一根 23 号细针穿刺入右肾集合系统。注入对比剂后显示肾盂和输尿管显著扩张,输尿管极度扩张和延长。B:将一根 6F 肾造口导管置于肾集合系统内进行外引流。肾造口术后,病儿的肾功能明显改善,感染得到了控制。最终施行了输尿管手术,取出了结石。由于患儿未发育成熟,故术后 6 个月出现了与之有关的一系列问题,但肾功能尚正常。

评论: 对婴儿可行经皮肾造口术,主要用于诊断和暂时治疗。诊断性顺行性尿路造影可清晰地显示解剖结构,若采用动态观察,还可较好地评价其生理学状况。婴幼儿的肾脏位置较成年人低,肾周软组织的发育不如成年人,肾脏较贴近皮肤,肾实质较少,尿路系统未发育完全。通常需要进行全麻。需要使用 6F 或 5F 的细导管以尽量减少对肾脏和血管的损伤。儿童肾脏的活动度较成人大得多,一旦集合系统中插入了套管可能难于扩张其腔道。通常对婴幼儿施行经皮肾造口术的指征是后位的尿道瓣、先天性肾盂积水及伴或不伴狭窄的巨输尿管。其他指征还包括术后狭窄、肾盂积脓、移植肾的梗阻、瘘管形成、肾结石及新生物造成的梗阻。对于一个病情危重的婴儿,采用经皮肾造口术来引流感染的、梗阻的巨输尿管是最好的治疗方法。

13.2.1 经皮输尿管的处置和支架置入

病例 13.2.1:

22 岁男性,表现为少尿、肾功能恶化,并可触及一个巨大的肾。超声(US)和 CT 扫描显示了一个巨大的单肾并有 UPJ 狭窄。拟行肾造口术。

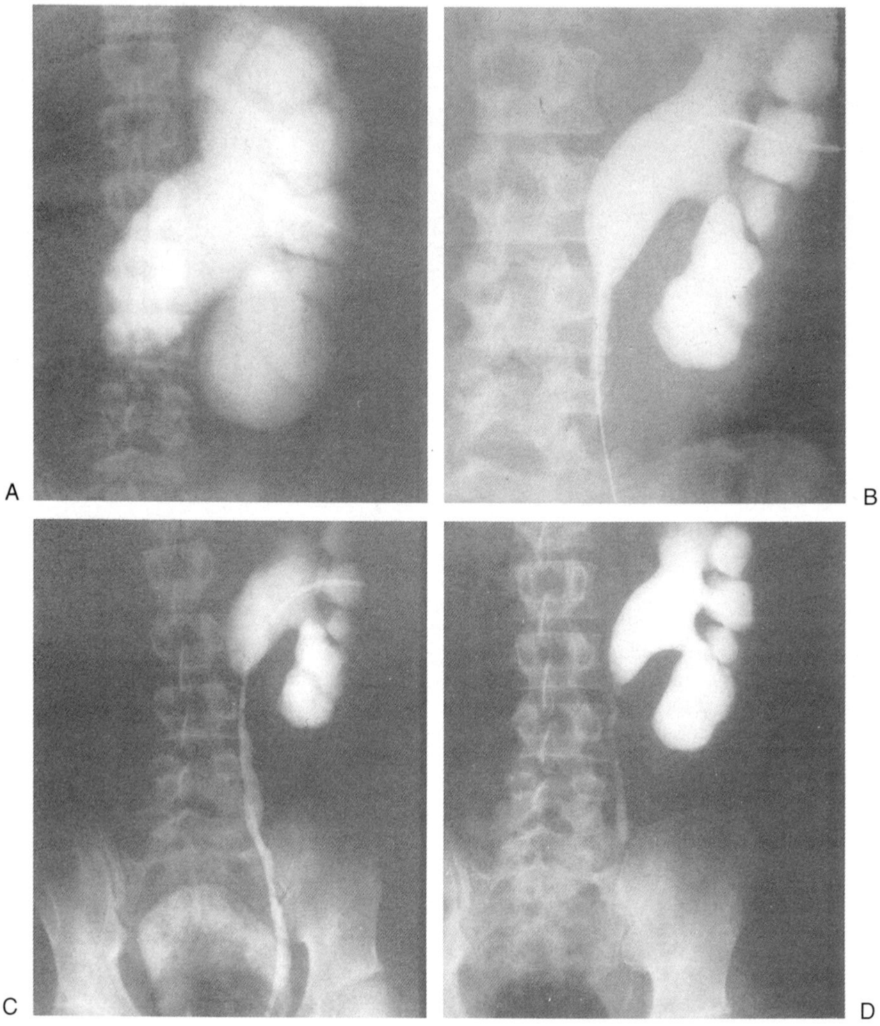

图 13.2.1

A：细针顺行性肾盂造影显示一个单一的巨大的左肾，伴 UPJ 完全阻塞，可以看到显著气球样扩张的肾盏。输尿管未显示。B：选择中肾盏，用一根 18 号针穿刺中肾盏，通过狭窄处进行输尿管插管，用 6mm 和 8mm 的球囊进行 UPJ 成形。C：置入一根输尿管肾造口导管，并留置于狭窄处 3 个月，分别在第 2 个月和第 3 个月时再做两次狭窄处的球囊成形术。D：在撤除肾造口导管之前的随访肾造口造影显示 UPJ 已完全通畅，左肾体积明显缩小。输尿管内有尿液流动。于是撤除导管，病人在随后 5 年的随访中状态良好。

评论：达到 UPJ 梗阻部位最好的入路是经皮方式，只要输尿管可以插管，则球囊肾盂成形术就是最容易的治疗方法。在 US 或透视导向下，选择上或中肾盏进行穿刺。从中部的肾盏很容易到达 UPJ 和通过阻塞处。如果不能从上方穿过阻塞处，就需要尝试用输尿管镜经输尿管逆行到达阻塞处。亲水性导丝通常易于通过阻塞处进入肾盂，在其内卷绕并通过经皮通道置于体外。在这种情况下，需要一个推送系统导入硬的扩张器或球囊。并不是一定要损伤输尿管来治疗狭窄，但过度扩张的效果较扩张不全要好。本病例就是成功应用该方法的一个例子，解决了一个只有单肾的危重病人的 UPJ 梗阻问题。大多数病例立即进行肾减压可恢复肾功能。如果合并感染，则肾功能较难恢复。若病变复发则需要再次进行扩张术或实施更积极的肾盂内切开术，故需要对病人进行长期随访。部分病例需要在输尿管内的狭窄处保留支架 6～8 周。对于儿童，如果肾功能低于正常的 10% 或经皮肾造口术后肾功能没有改善，如果患侧肾脏不是惟一的肾，则应行肾切除手术。对于大多数病人，若单肾功能改善了 30% 左右就意味着应尝试进行肾盂成形术，且成功率较高。肾盂成形术后 2～3 年，通常病人病情会有进一步改善。在决定实施肾切除手术之前，必须检查单肾功能。

13.2.2 经皮输尿管的处置和支架置入

病例 13.2.2:

45 岁男性,由于 UPJ 梗阻而患有右肾盂积脓。首先进行了经皮引流,并在几天内控制了感染。对 UPJ 狭窄采用了球囊成形术治疗。

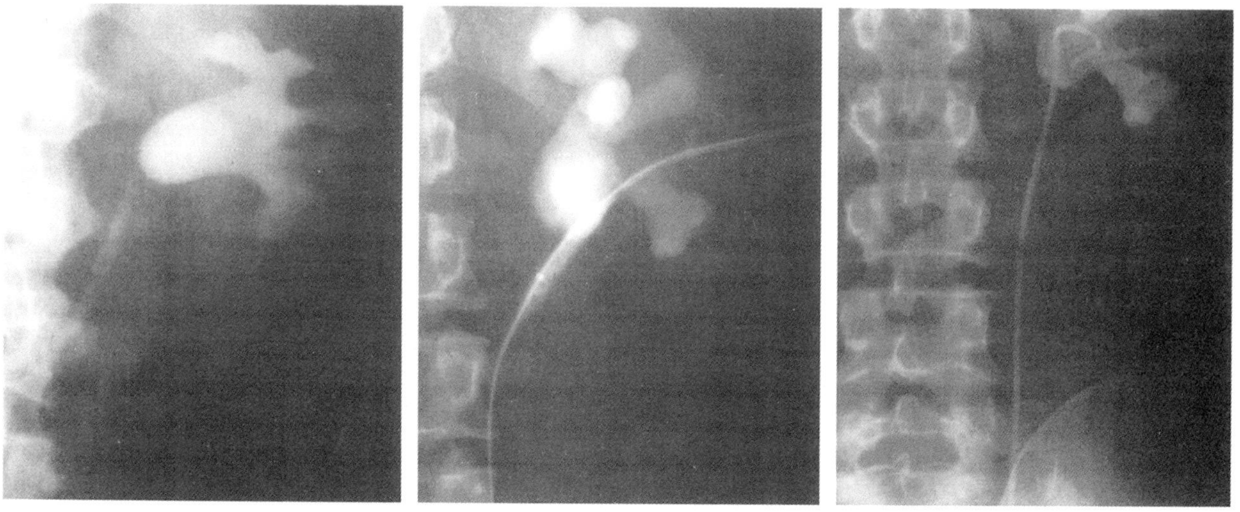

A B, C

图 13.2.2

A:肾造口造影显示集合系统轻度扩张。已施行了引流术治疗肾盂积脓。B:实施了 UPJ 插管。用一个直径 6mm 的球囊对狭窄部进行了扩张。C:输尿管支架放置 3 周后通过膀胱镜取出。肾功能恢复正常。

评论:肾盂积脓即扩张的尿路内含有脓性物质。临床表现为发热、胁腹部疼痛,影像学表现为尿路梗阻。可通过抽吸、肾盂造影和肾造口术确诊。虽然可采用肾切除术彻底解决问题,但与手术相关的并发症发生率非常高,而且病人失去了一个肾。术前行肾造口术和有效的抗生素治疗可挽救许多病人的生命,也可能由此避免了肾切除术。控制感染后,必须对病人的临床状况及残存肾的功能进行评估。有效的引流将在 24~48h 内改善病人的临床状况,以进行进一步治疗。为了减少发生败血症的危险,应使用最小剂量的对比剂进行肾盂造影,观察是否已穿刺进入肾盏。引流操作要尽可能简单,并且不要试图穿过本应通过的梗阻部位。肾盂内压力的升高会使细菌进入血液引起败血症。可在引流 48h 后实施一套完整的诊断性肾造口造影,因为这个时候感染的危险已减小。尽管一些病人还需要手术治疗尿路梗阻,但经皮肾造口术及逆行性尿路内支架置入与手术相比对于治疗肾盂积脓更为有利。主要的并发症如败血症及出血的发生率可高达 9%。梗阻的治疗可采用如 UPJ 狭窄的球囊扩张,或手术肾盂内切开术等腔内技术。

13.2.3 经皮输尿管的处置和支架置入

病例 13.2.3:

40 岁男性,UPJ 梗阻合并反复感染。拟行经皮入路的肾盂成形术。

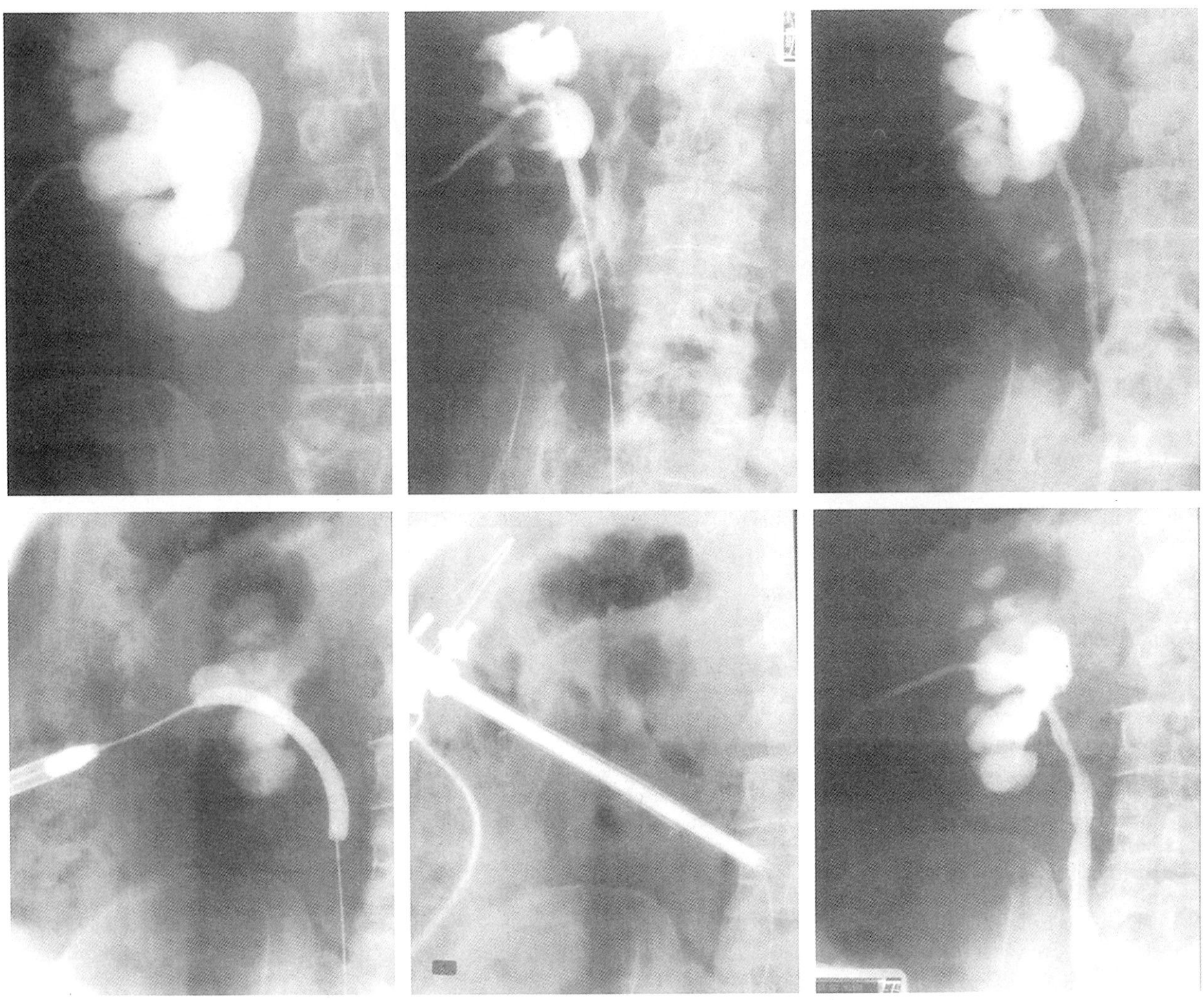

A, B　C

D, E　F

图 13.2.3

A：经皮顺行性肾盂造影显示集合系统明显扩张，而输尿管未显影。B：减压后能够进行输尿管插管，用6mm和7mm的球囊实施了球囊成形术。可以看到由于输尿管壁破裂造成的对比剂外溢。C：3周后的随访肾造口造影显示UPJ的持续性狭窄及该处肾盂壁上的充盈缺损。D：决定采用更积极的入路，采用了经皮入路进行肾盂内切开术。扩张管道后，用直径10mm的球囊扩张狭窄部。E：用Sacks刀沿着导丝施行肾盂内切开术。F：留置一个8F输尿管双J型支架。最后一次肾造口造影显示UPJ充分开放。

评论：经手术开放式的肾盂成形术已经成为治疗UPJ狭窄的一种方法。然而，由于输尿管周围血供的损害，易于发生一些并发症，如瘘管形成、缝合处裂开及再梗阻。经皮技术始现于1983年，成功率为87%。肾盂内切开术已成为原发或继发性UPJ梗阻的治疗方法。技术上需经皮入路，进入中部肾盏，与肾造口术相似。手术的成功需要对狭窄或闭塞的UPJ插管。使用可控制导丝可以从上方实施UPJ插管。如果导丝不能下行进入输尿管，就会在肾盂内卷曲，只能作为入路。替代的方法是使导丝逆行通过输尿管进入肾盂，再使用Dormia网篮或勒除器使导丝经过经皮通道回收。一旦导丝牢固地固定于输尿管内并穿过了UPJ，就可通过该经皮入路进行处置。可使用球囊导管和(或)尿道刀来扩张或切开UPJ狭窄处的壁。球囊扩张可完全解决UPJ的狭窄。使用尿道刀时必须要考虑UPJ与腹膜后血管结构间的关系。53%的病人前下段动脉与UPJ前壁间关系密切。约40.6%病人的UPJ与引流肾脏下级的肾静脉的重要分支关系密切。有时UPJ被一支动脉或静脉同时从前后方包绕，因此只能从侧面或所谓的UPJ无血管区入路切开UPJ的狭窄。

13.2.4 经皮输尿管的处置和支架置入

病例 13.2.4:

45 岁女性,患有 UPJ 梗阻及结石。已经实施了肾盂切开取石手术。在 UPJ 的一个漏口处形成了一个大的瘘管,需行经皮肾造口术。

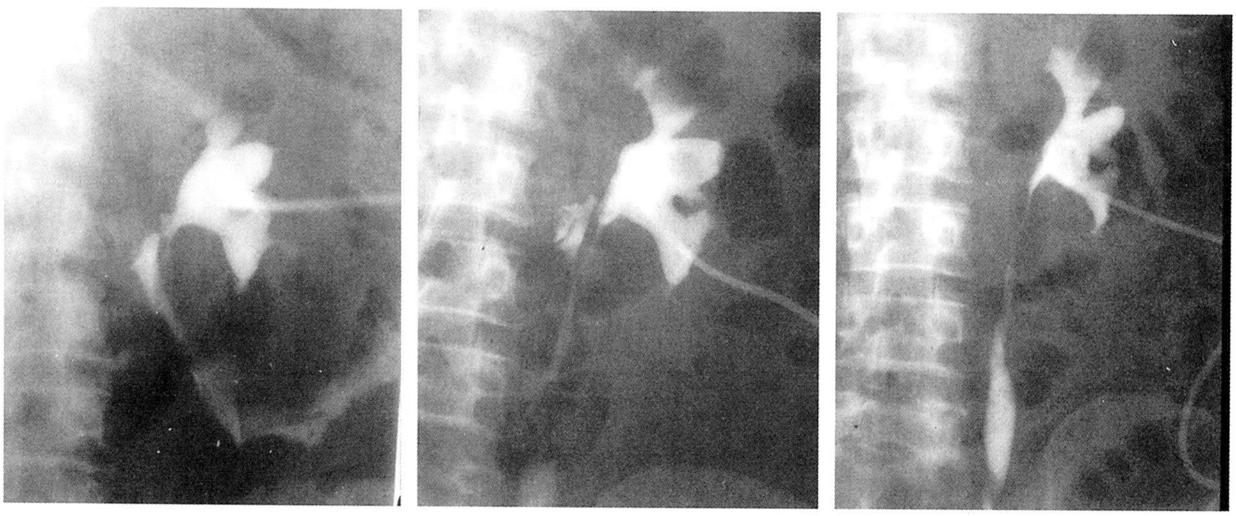

A B, C

图 13.2.4

A:施行了经皮肾造口术。集合系统内注射对比剂显示在 UPJ 切口处的一个大的漏口。可看到瘘管围绕着肾脏,并从皮肤切口引流。使用了 10F 导管施行肾造口术,开放行重力引流。B:持续 1 周的引流使瘘管改善,切口处无液体漏出。注射对比剂显示了一个小的持久的瘘管。C:引流后 3 周的随访肾造影片显示瘘管完全消失,输尿管无明显狭窄。

评论:尿路瘘管的形成通常与手术或外伤有关。晚期肿瘤病人于手术或放疗后可以形成瘘管,一些肠道炎性疾病可形成盆腔或输尿管瘘管。经皮肾造口术本身可通过改变尿液排泄途径行尿路引流,使之不经过瘘管,若瘘管较小则可愈合。如果瘘管合并狭窄,肾造口术则可以提供向狭窄处置入支架或球囊扩张的入路。如果瘘管较大,则倾向于发展为狭窄和形成大的肾周腔隙(含尿囊肿),后者可能需要分别进行引流。

13.2.5 经皮输尿管的处置和支架置入

病例 13.2.5:

65 岁男性,患有膀胱癌,采用了回肠替代术治疗。术后 6 个月,病人出现双侧肾盂积水和肌酐水平升高。拟行双侧肾造口术。

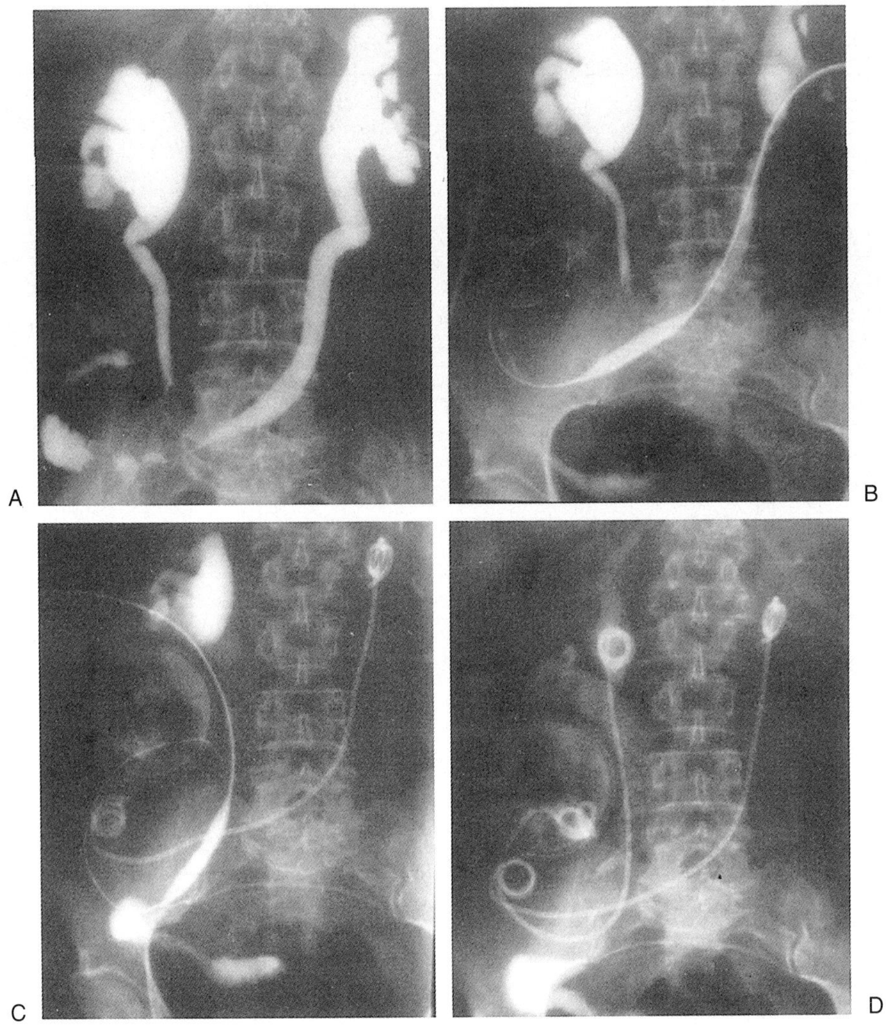

图 13.2.5

A：双肾造影示双侧肾盂积水，输尿管与回肠替代的吻合处几乎完全闭塞。因此决定扩张狭窄部位。B：行左侧输尿管插管，使用 Lunderquist 可控制导丝穿过狭窄处。使用一根 6mm 的球囊导管扩张狭窄部。在左侧肾盂与回肠替代吻合之间置入了一个 8F 输尿管支架，重新建立了左肾的引流。C：行右侧输尿管插管，用一个直径 6mm 的球囊扩张狭窄部。在狭窄部放置了一个输尿管支架。D：双侧 8F 支架放置到位后的最终摄片显示位于腹壁的回肠造口袋内残存少量对比剂。

评论：采用回肠替代术的输尿管吻合处的狭窄相对常见。值得庆幸的是易于采用腔内技术治疗。针对吻合口的手术矫正则可用于更严重的病例或球囊扩张无效的病人。造成这种狭窄的主要原因是炎症和(或)输尿管术后缺血。球囊扩张随后置入支架对于解除狭窄非常有效，但可能需要重复操作。后腹膜或盆腔的放射治疗迟早可导致输尿管梗阻。这种并发症也适合采取经皮球囊扩张术来治疗。回肠替代术可用于收集尿液，但需要一直应用回肠造口囊袋来接收排出的尿液。Charleston 囊袋容积大，造口要小得多，病人可自行间歇插管以排空囊袋。

13.2.6 经皮输尿管的处置和支架置入

病例 13.2.6:

44 岁男性黑人，因 T_4 以下截瘫而患有神经源性膀胱，回肠替代术治疗失败。随后采取了胃结肠尿液转流术(Charleston 囊袋),病人出现输尿管吻合口处狭窄,伴有肾盂积水和感染。US 显示右肾进一步扩张。拟行经皮肾造口和支架置入术。

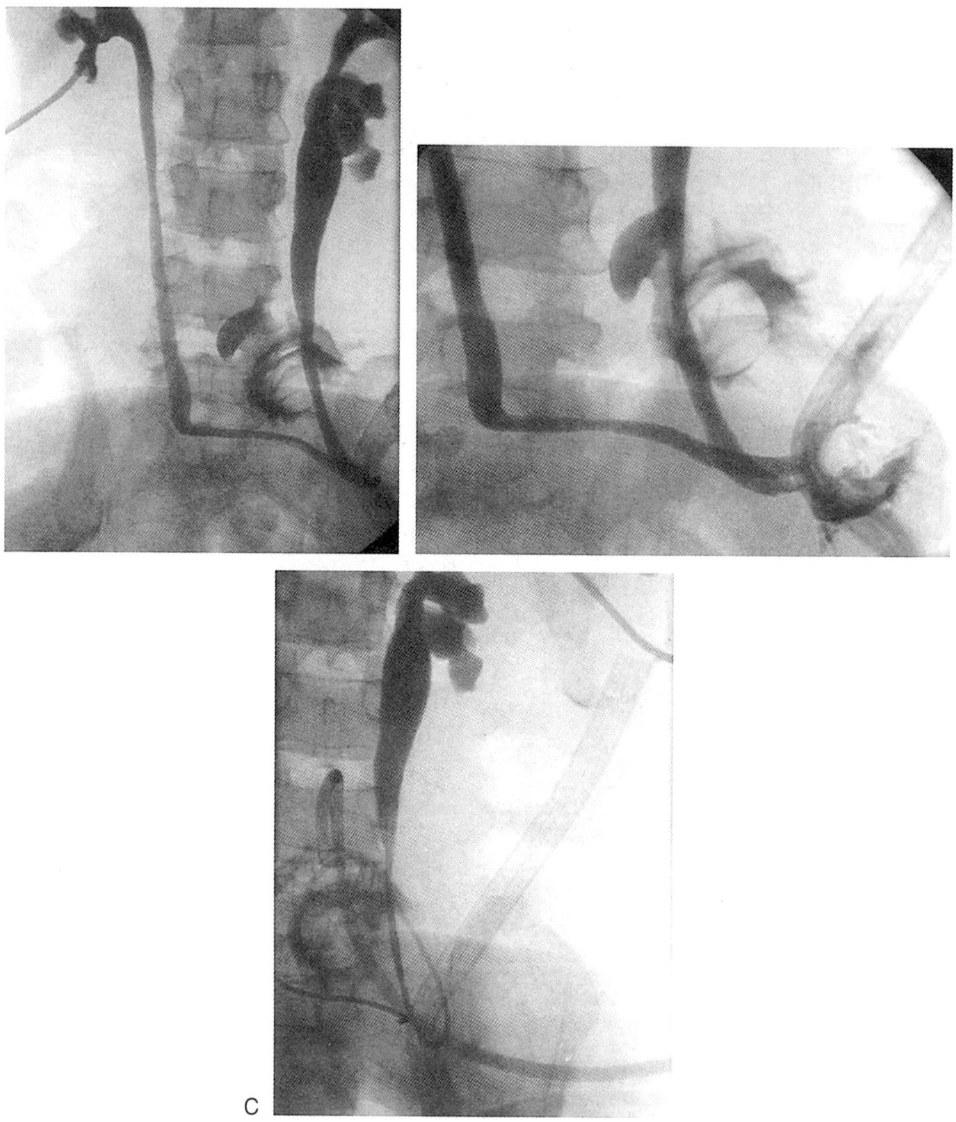

A B C

图 13.2.6

A:实施了双侧肾造口术。左输尿管明显扩张。B:放大观察证实左侧输尿管吻合口处狭窄，右侧输尿管正常。C:在对左侧输尿管吻合口处进行了球囊扩张并置入了输尿管支架后，实施了肾造影。拔除了右肾造口导管。

评论: 尿液转流术伴发的输尿管狭窄的治疗从肾造影开始，由肾造口提供入路。出现双侧输尿管狭窄这种最常见的状况时，通常需采用双肾造口术。下一步则是输尿管插管并使之通过狭窄处。如果存在感染，则在治疗狭窄之前需先行精心引流及抗生素治疗。由于纤维化可能很广泛，狭窄非常严重，因此穿过狭窄处不总是很顺利。然而，通常会有一个小的腔道容许导管借助可控导丝或亲水性导丝穿过。通常建议先用一支聚四氟乙烯导管进行扩张，以便于成形球囊的通过。吻合口部尽管已闭塞，但其活动度仍很大，难于穿过。许多病例在插管期间可使某一小瘘管开放，而外渗会使手术风险加大。一些病例则应中止操作，过两天再进行手术。一旦通过了狭窄处，则可将通常是略大一些的球囊引导穿过狭窄部，充胀球囊直至其腰部消失。应留置一个 8F ~ 10F 的输尿管支架至少 3 周，以便吻合口愈合。对于某些病例，可在透视监控下推送镶嵌有导丝的冷刀穿过狭窄处。支架取出后，70% ~ 80% 的病例需将一个 8F 外支架保留在原位 6 ~ 8 周，以保持输尿管肠吻合口区的开放。治疗失败通常与前期的放射治疗有关。胃结肠尿液转流术(Charleston 囊袋)是一个大的收集袋，造口小，病人可通过该造口自行插管引流尿液。支架出现在囊袋内不会造成什么问题。病人不必时刻携带着回肠造口袋。

13.2.7 经皮输尿管的处置和支架置入

病例 13.2.7:

64 岁女性,患有妇科肿瘤并接受过手术、放疗及化疗,现出现高氮质血症和发热。静脉肾盂造影(IVP)显示右肾的分泌延迟,拟行肾造口术。

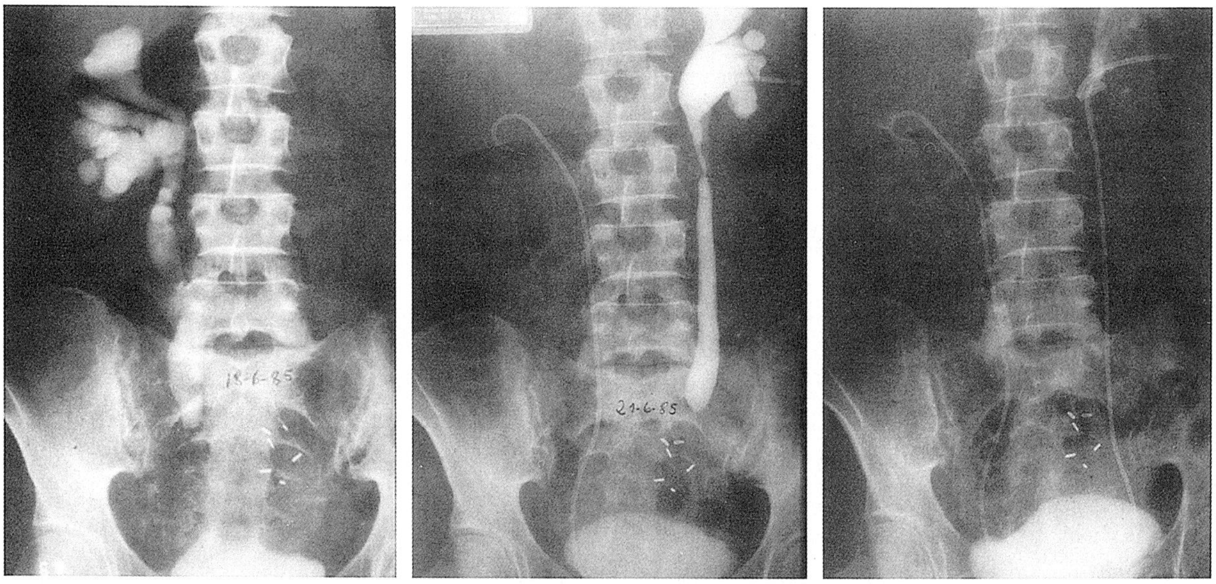

A　B, C

图 13.2.7

A:IVP 60min 照片显示右肾集合系统扩张及输尿管梗阻。B:实施了经皮肾造口术,并置入了一个双 J 型输尿管支架以行减压。左肾最终也发生了梗阻,同样实施了肾造口术和支架置入术。C:最后一张腹部 X 线片显示了双侧输尿管支架,双肾已适当减压。

评论: 由泌尿生殖系统或其他恶性病变造成的梗阻所引起的尿路疾病和高氮质血症是实施经皮肾造口术和输尿管支架置入术的首要指征之一,由于该方法可更快速、更安全和更有效地对危重癌症病人的梗阻肾脏进行引流,故已成为首选的治疗方法。手术解除了梗阻,为有效的化疗和放疗争取到时间,对于不能手术或无法治疗的恶性病变,可放置双 J 型输尿管支架进行内引流。引流的重建改善了高氮质血症,可使病人的生命延长数月至 1 年。

13.2.8　经皮输尿管的处置和支架置入

病例 13.2.8:

65 岁男性黑人，因腹痛进行性加重而到急诊室就诊。病人有中风、心肌梗死病史，曾行主动脉 - 双股动脉分流术，几年前行左肾造口术，1 年前行左膝上截肢术（AKA）。临床、实验室检查及 CT 扫描显示尿路感染，肌酐水平升高，主动脉周围/移植物周围肿块，诊断为假性动脉瘤。手术治疗了假性动脉瘤，但当时认为肾功能问题暂不需治疗。几周后，肾功能恶化，病人入院治疗肾盂积水和输尿管梗阻。

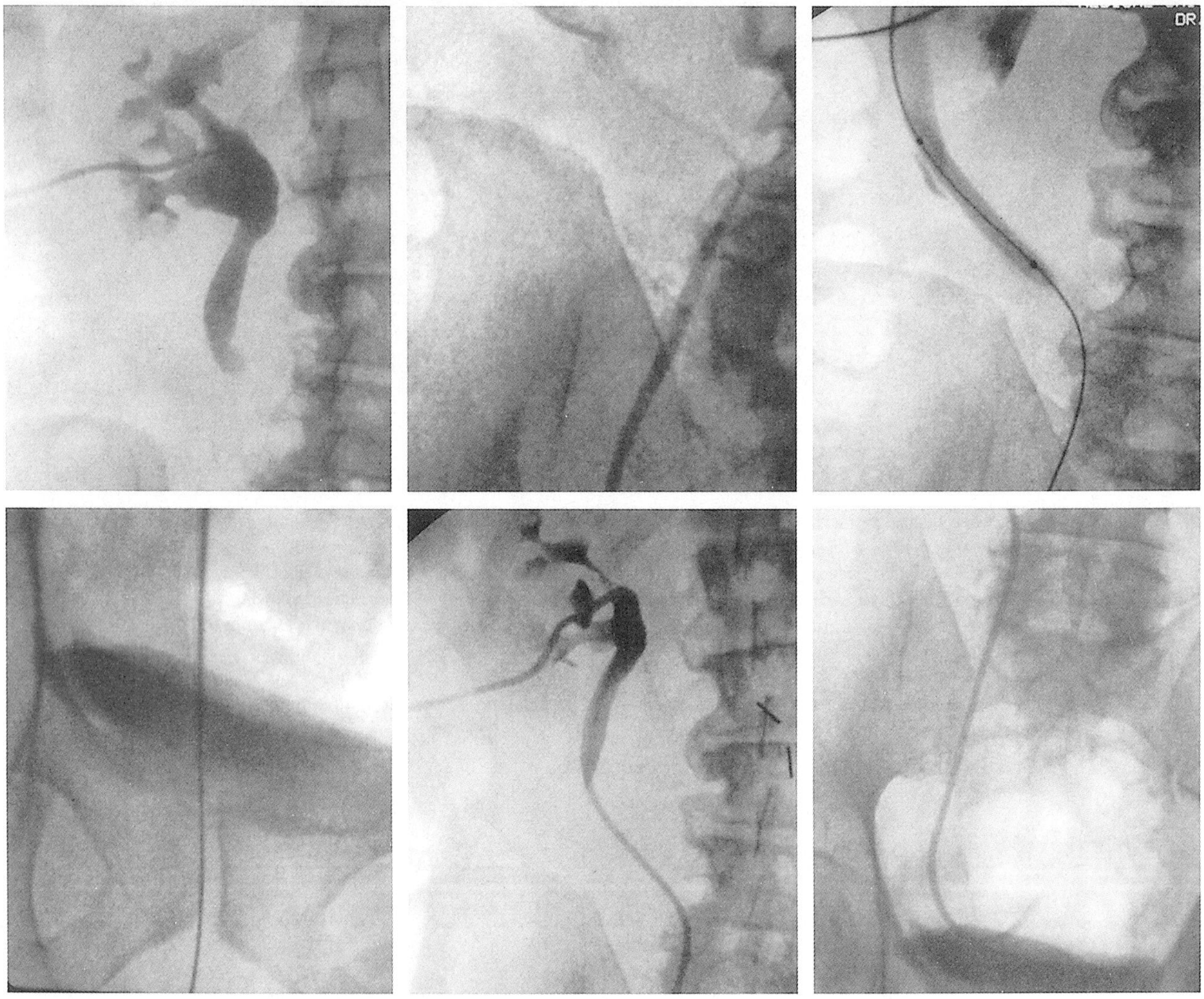

A, B　C　D　E, F

图 13.2.8

A：右肾的经皮肾造口造影显示集合系统中度扩张，中段输尿管闭塞。B：选择性输尿管插管显示右输尿管变形，有较长段的狭窄，可能与腹主动脉假性动脉瘤造成的后腹膜纤维化有关。C：使用一根 6mm 的球囊导管进行了球囊扩张。球囊通过细小的狭窄部位很困难，因此使用了用于阴茎尿道内的推送导丝。一旦导丝露出于阴茎外，就很容易置入球囊进行扩张和置入支架。D：可看到导丝远端穿过膀胱和输尿管。E，F：支架置入后的 X 线摄片显示支架的位置良好。肾功能恢复正常，3 个月后通过膀胱镜取出了支架。

评论：继发于输尿管周围纤维化、吻合口处纤维性缩窄及缺血的输尿管狭窄可行扩张。继发于排斥（肾移植）或坏死的狭窄则不能被扩张。对于这类病例，应由上极或中部肾盏进入肾脏以便于顺行进入输尿管。应使用高压、管径 6～8mm、借助高强度导丝引入的血管成形球囊。狭窄处可能很难通过，顺行与逆行性入路都应予考虑。近来已有许多可控的和亲水性的导丝或器材，导管不能通过的狭窄已极少。用 10F 导管或扩张器进行预扩张可便于球囊通过。涂有亲水物质的球囊有助于通过梗阻输尿管的一般性狭窄。球囊扩张后，可留置一个外内支架用于急性期引流。一旦尿液清澈、出血停止，则立即用一个大孔的双 J 型支架替代。支架可放置 3～4 个月。可通过膀胱镜置换支架，偶尔也采取经皮途径。若狭窄非常难以解除，或导丝不足以稳定地用于引导导管/球囊时，就可行输尿管插管，外置导丝以进行推送操作。应采用衣钩（硬性）导丝，任何尺寸的导管或系统都可安全地通过狭窄。由于女性尿道短，故女性较男性更容易行尿道插管。对男性容易进行逆行性尿道插管，并在膀胱内套住导丝，向外推出导丝以行推送操作。

13.3.1 经皮碎石术

病例 13.3.1:

43 岁男性,左肾盂结石。拟行经皮碎石术。

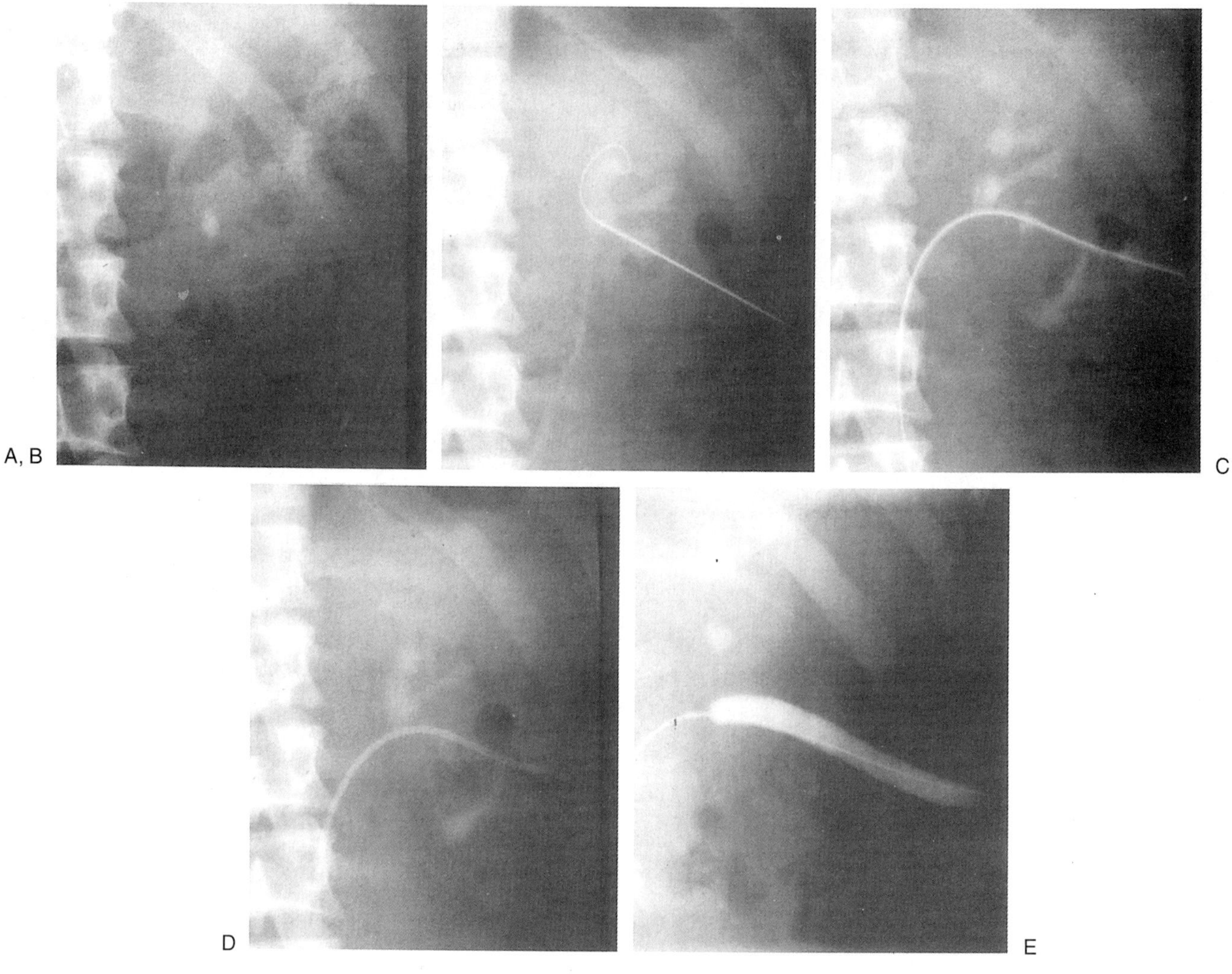

图 13.3.1

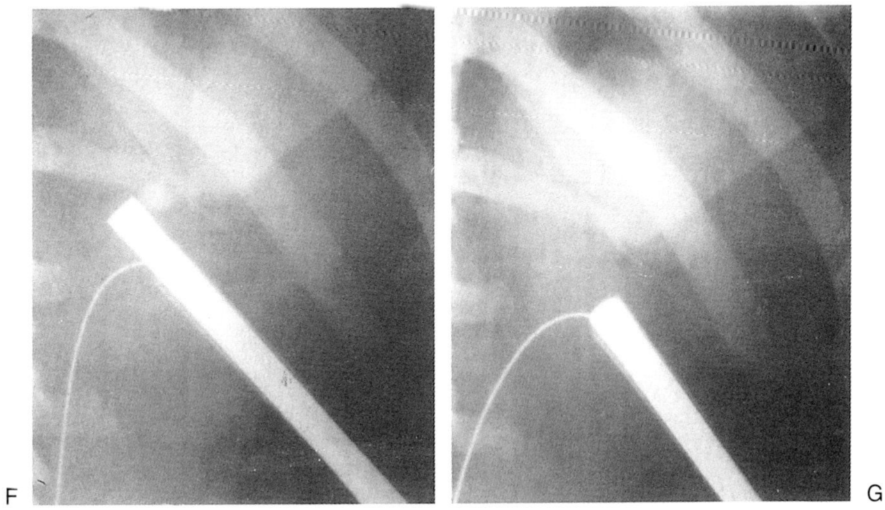

图 13.3.1(接上)

A：左肾 X 线片显示一个 10mm×6mm 大小的肾盂结石。B：针穿刺入下极的肾盏。C：用 KMP 导管进行输尿管选择性插管。D：在该处置入一根 6F 导管，顶端位于输尿管内，作为手术入路。病人于次晨被送往手术室。E：用一个直径 10mm 的球囊扩张通道并置入一个套鞘。F：置入一个 24F 成形套鞘，用肾镜碎石并取出结石碎片。可看到安全导丝与套鞘并行。G：碎石术后的 X 线片显示肾盂内已没有结石。

评论：可采用经皮肾造口术作为入路进行尿路碎石。对结石的处理有多种方法。对小结石(3～4mm)的机械分解易于操作，且不需要过度扩张腔道。较大的结石则需要进行分解、粉碎、研磨、网篮套取或使用钳取和抽吸取出。为使碎石器械到达结石有一个适当的入路，需将腔道扩张到 24F～26F，用于结石处理的经皮肾造口术必须在无扩张的肾盏内实施。大约 80% 的肾结石可采用体外振波碎石（ESWL）治疗；而另外的 20% 病人可能仅需采用经皮手术或将之作为 ESWL 的补充处理。在集合系统内使用肾镜和器械的同时，经皮入路可以和多种手术入路及碎石方法结合使用。几乎所有的肾结石和肾盏、肾盂或鹿角状结石都可采用经皮治疗。当 ESWL 不能粉碎坚硬的结石，或由于被卡紧而难于将其松动时，就可采取经皮入路。大量结石碎块嵌塞在肾盂内时，肾镜和经皮手术能够一次性取出所有的碎块。手术禁忌证为不能纠正的出血性体质、活动性感染、过度肥胖和肾结核。

13.3.2 经皮碎石术

病例 13.3.2:

36 岁男性,右肾结石,拟行经皮碎石术。通过膀胱镜逆行置入了一个输尿管支架。

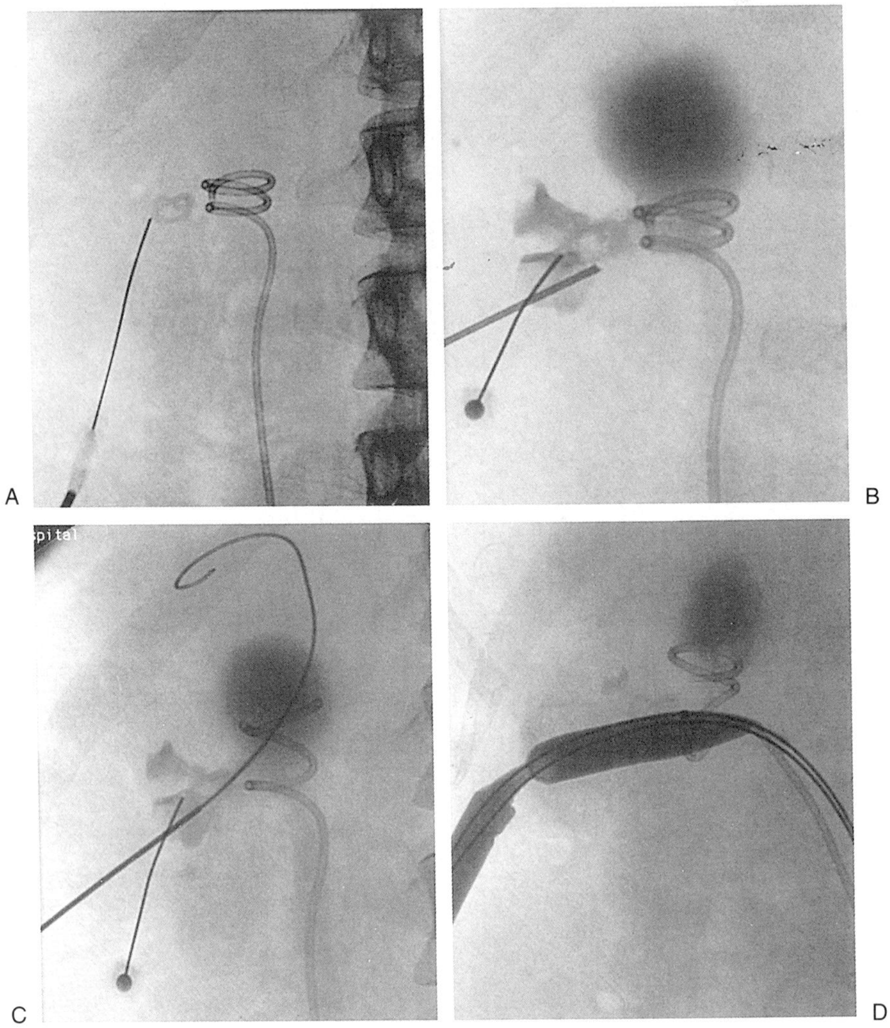

图 13.3.2

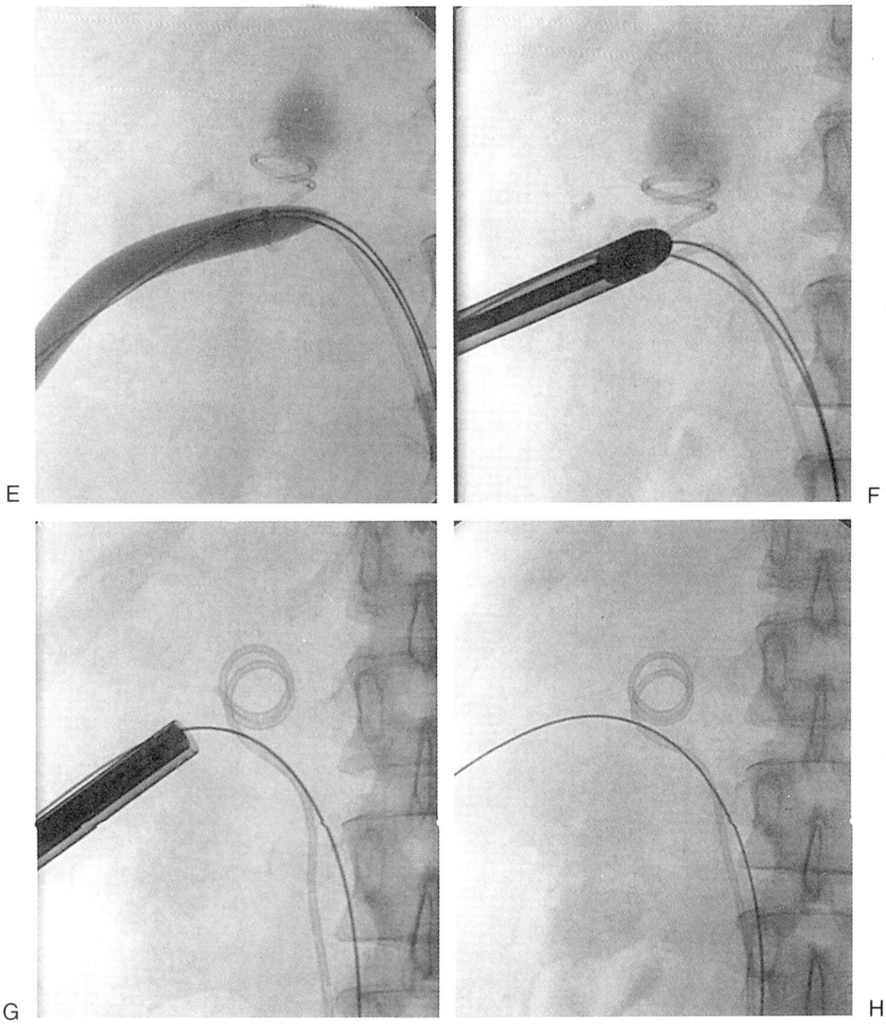

图 13.3.2(接上)

A：细针经皮肾盂造影早期显示下极肾盏内一个中等大小的结石，可看到输尿管结石的辫尾状形态。B：肾造口造影后，将一根 18 号针穿刺入肾盏的穹窿以行集合系统插管。C：将一根导丝置入上肾盏。D：用一个直径 10mm 的高压球囊扩张腔道。可看到肾包囊处的腰部和确保安全而插入的两根导丝。E：球囊充分扩张，腰部消失。F：沿着操作导丝将一个金属鞘推送到下肾盏。G：将肾镜沿套鞘内置入，将结石粉碎并取出。H：最后的 X 线片显示肾内已没有结石。安全导丝仍位于输尿管内。

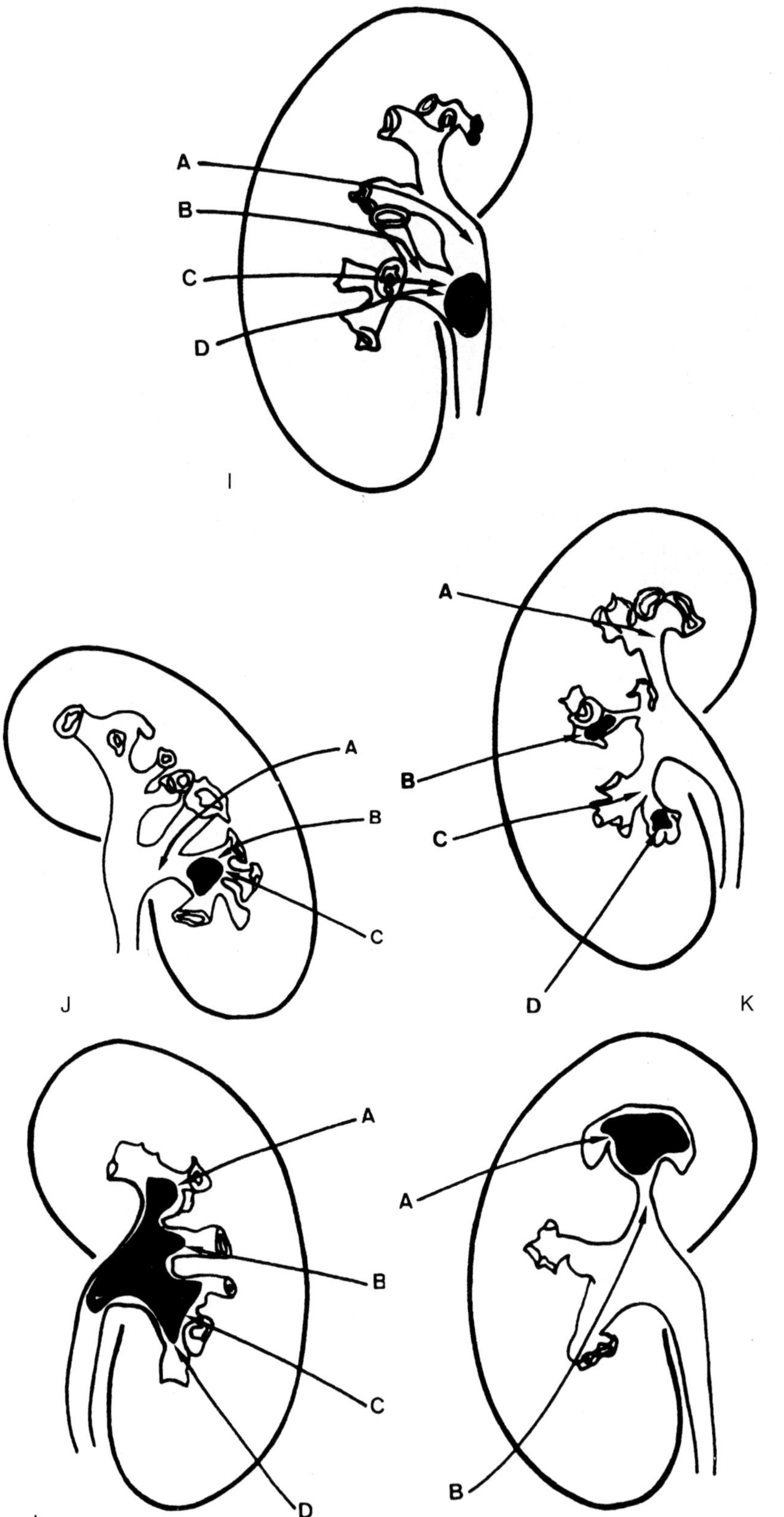

图 13.3.2(接上)

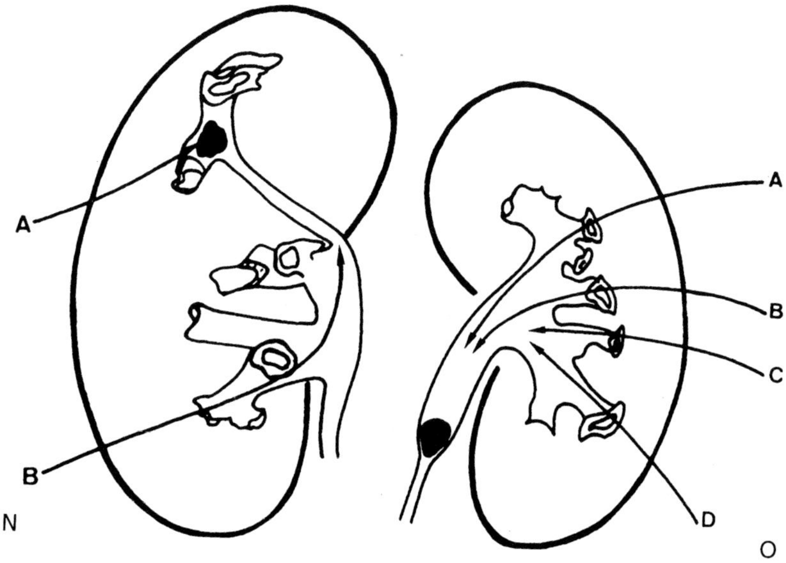

图 13.3.2(接上)

I:肾盂结石可由中肾盏(A,B)或下肾盏(C,D)到达结石处。J:下肾盏结石最好是直接穿刺进入受累的肾盏(B,C),但也可使用邻近的肾盏(A)。K:如果中和下肾盏内有多发性结石,应直接穿刺受累的肾盏(B,D)。其他入路(A,C)都不太理想,应避免采用。L:鹿角状结石可取不同水平的入路,常常需要一个以上的入路并进行多次碎石(A~D)。M:对于上肾盏内长漏斗状的孤立结石应采取直接入路(A)。其他的中、下肾盏入路均不适合(B)。N:上肾盏内的宽漏斗状大结石通常可直接穿刺(A)或从略下方穿刺(B)。O:肾盏或近端输尿管的较小结石可由任何水平的肾盏(A~D)穿刺到达,然而经由上或中肾盏的入路最佳(A,B)。

评论:和其他肾内操作一样,经皮肾造口术仅仅是第一步。主要包括建立一个到达肾脏集合系统的经皮通道,这条通道可根据治疗的需要而改造、扩张或永久保留。整个操作取决于结石治疗的入路。肾造口术是在透视导向下实施的,之前需静脉内注射对比剂、经皮穿刺或逆行性输尿管插管注入对比剂,使肾集合系统显影。一般建议采取直接到达结石的途径以减少损伤和缩短手术时间,提高手术成功率。穿刺过程可分为一或两步进行。为了缩短全麻下的手术时间,通常建议分两步进行。在实施泌尿系手术前一天的下午建立肾造口通道。病人第二天上午去做手术时,集合系统内已没有血液并已减压。在全麻下扩张通道,插入内镜进行碎石。最好由包括一位泌尿科医生和一位介入放射医生在内的一个小组实施手术,他们的协同工作可加快操作速度,而且如果需要的话,能够很快地建立另一条通路。根据结石的位置、数目和大小(见图 13.3.2 I~O)选择要进入的肾盏。

13.3.3 经皮碎石术

病例 13.3.3:

68 岁男性,有一个 6mm 的肾盂结石。拟行经皮碎石术。

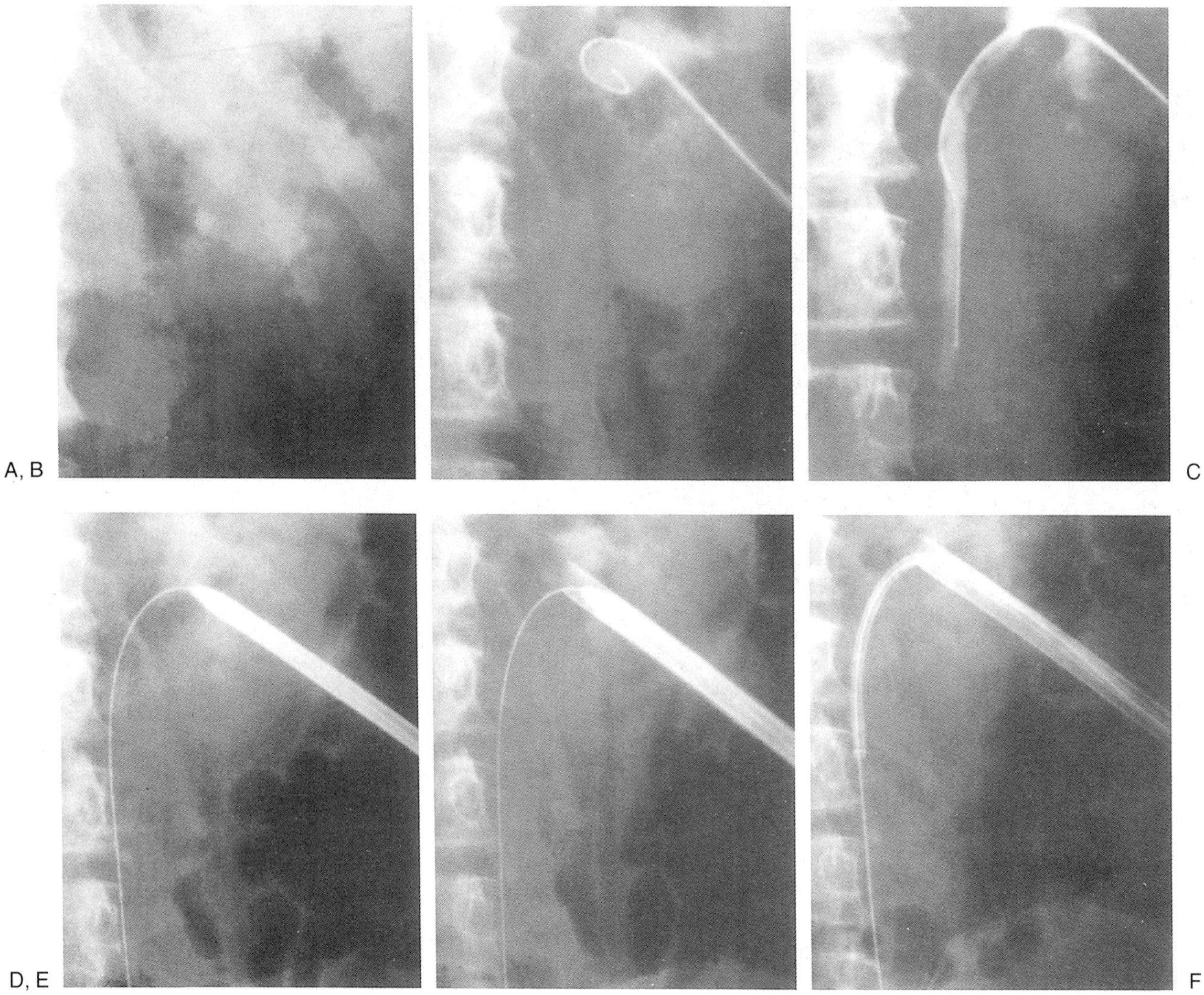

图 13.3.3

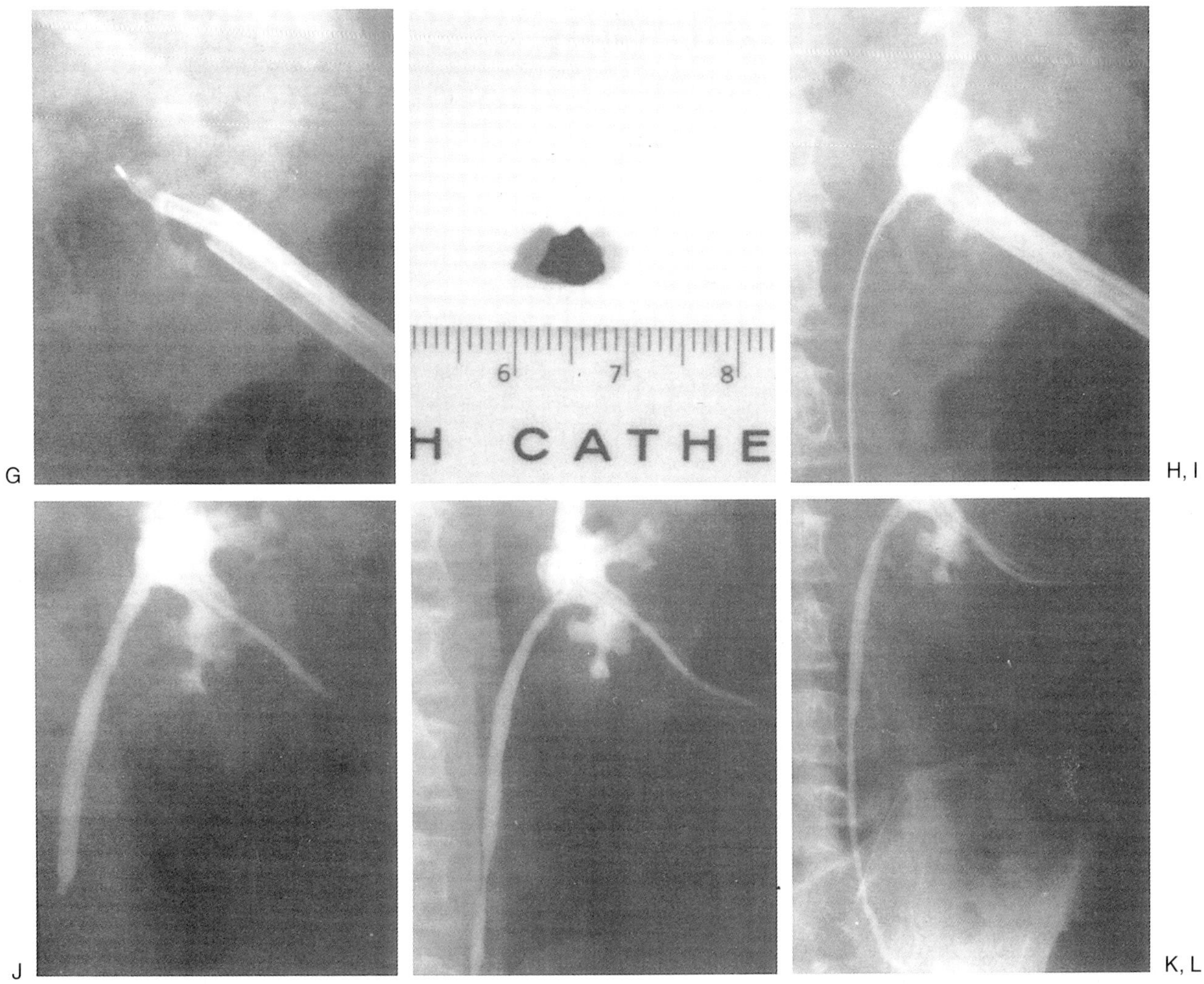

图 13.3.3(接上)

A:IVP 之前的左肾平片显示肾盂内一个 6mm 大小的结石。B:操作当天,结石移到近端输尿管并引起梗阻。建立了经皮入路。C:输尿管插管,注入对比剂后显示输尿管闭塞。D:推送导丝穿过狭窄处进入输尿管远端。E:腔道扩张至 24F,置入一个套鞘。F:沿着导丝推送入一根可控导管,用 Dormia 网篮套取输尿管结石。G:通过套鞘取出了结石。可看到结石位于网篮中。H:取出结石,测量最大径约为 6mm。I:在肾盂内放置了一根 Malecot 肾造口导管。输尿管内未留置导管。J:2 周后,肾造口造影显示由于粘连导致输尿管闭塞。K:使用一根 10F 导管穿过闭塞处进行扩张。L:其后 3 周在该处放置了一个输尿管支架,输尿管保持通畅。

评论:应用对输尿管下段肾结石有效的逆行性内镜网篮法治疗上段结石会引起输尿管的创伤和撕裂,上段输尿管结石的标准治疗方法是经由胁腹或背侧腰部切口的输尿管造口手术取石。采用经皮肾造口通道的经皮技术适于治疗输尿管近端的病变。输尿管上段经皮取石的成功率为 94%。因为输尿管近端对导丝或导管的支撑,所以将导丝或导管从上方穿过结石或梗阻总是比从下方逆行穿过要容易。输尿管结石的取出率较肾盂结石取出率低,主要是因为输尿管痉挛及取石网篮在不扩张的输尿管内不能充分展开。冲洗结石或使用新研制的滑溜结石网篮对手术会有一定帮助。输尿管结石经常会嵌入输尿管粘膜壁内,使取石非常困难。如本病例所示,粘着与粘连是取石后输尿管闭塞的常见原因。

13.3.4 经皮碎石术

病例 13.3.4:

56 岁男性,进行过尸体肾移植,现有血尿,疼痛。US 怀疑有结石。拟行经皮肾盂造影。

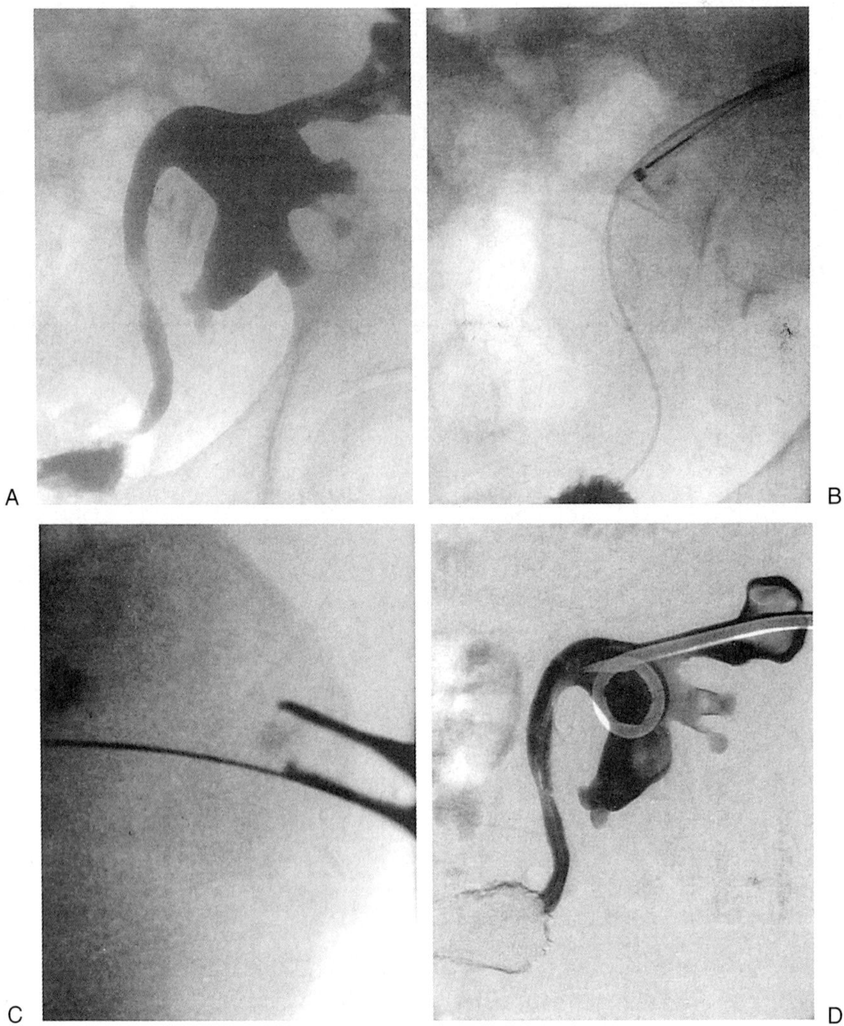

图 13.3.4

A：最初的肾盂造影显示中度肾盂积水及输尿管中段狭窄，扩张的输尿管内的一处充盈缺损提示为结石。从上极肾盏建立了入路，然后进行输尿管插管。B：导丝经过结石进入了膀胱。用 Hawkins 结石网篮套住输尿管内的结石并将之取出。C：结石脱落于皮下组织内，又用钳子将之取出。D：用一个直径 5mm 的球囊对输尿管狭窄处行球囊成形术。将一根肾造口导管置入集合系统。注射对比剂显示输尿管通畅且没有结石。将一个短的 6F 输尿管支架在该部位留置了 3 周。

评论：从输尿管取出结石可能较为棘手。结石经常嵌在输尿管壁内，经皮碎石术会引起撕裂或粘连，这个病例中，输尿管狭窄的原因不明确，然而，特别是对于移植肾，缺血总是一个可能的病因。球囊成形术可用于输尿管重塑与重建尿液通道。均需使用输尿管支架以减少再狭窄和粘连的机会。很容易从经皮入路到达移植肾，可迅速扩张通道且不会有影响。移植肾的活动度较大，可能较难于使用较大的扩张器扩张，可以只使用大的球囊取代渐进性的 Amplatz 扩张器。强烈地提倡使用更安全的结石网篮，因为输尿管的病变不适宜进行此操作，且会使病情恶化。使用 Hawkins 网篮治疗是恰当的，缠在导丝上的螺旋 Ruther 型网篮同样安全和有效。碎石术后的护理包括放置一个输尿管支架 3～6 周和短期放置一根肾造口导管。

13.4.1 移植肾

病例 13.4.1:

63 岁黑人女性,糖尿病病人,右侧盆腔内接受了儿童尸体双肾整体移植。外侧的肾有肾盂积水,经膀胱镜置入了双 J 型输尿管支架治疗。内侧的肾也有扩张,逆行性插管未成功,拟行经皮肾造口术。

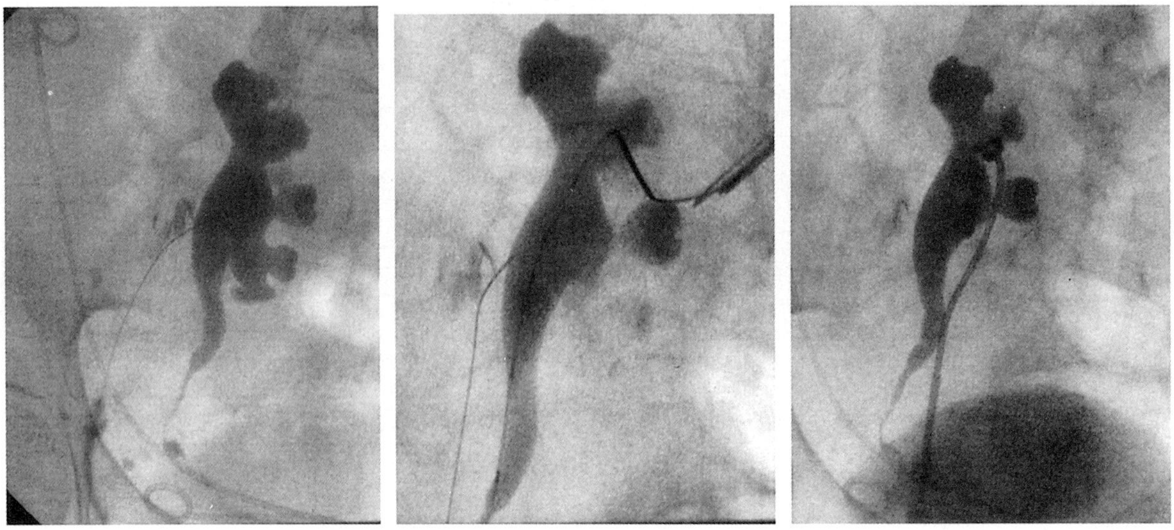

A, B　　C

图 13.4.1

A:用 23 号千叶针进行的经皮肾造口造影显示由于输尿管远端闭塞导致内侧肾的集合系统中度扩张。可以看到外侧肾内通过膀胱镜置入的双 J 型输尿管支架。B:用 18 号针穿刺前上肾盏可以到达集合系统。可看到集合系统内的 0.889mm(0.035 英寸)的导丝。C:置入一根 8F 肾造口导管进行外引流。几天后放置了一个输尿管支架。尽管肾功能有所改善,但病人出现了排斥反应和无法控制的尿路感染,虽然给予大量抗生素并更换了引流管和支架,但因慢性巨细胞病毒感染而使病情加重。实施了输尿管膀胱吻合口的转向手术,感染仍未得到有效的控制。病人最终只有切除移植肾脏以完全终止免疫抑制和治疗感染。病人随后出现盆腔血肿,需进行经皮引流。拟行血液透析。

评论: 10% 异体肾移植接受者会发生泌尿系统并发症。这些并发症可出现于病程的早期或晚期。最常见的并发症是尿漏(早期)和输尿管梗阻(早或晚期)。US 或 CT 扫描易于诊断移植肾的肾周积液或肾盂积水。经皮顺行性肾盂造影可迅速发现问题,显示漏口或狭窄的位置。经皮肾盂造影也是治疗的第一步。肾移植病人泌尿系统的并发症与并发症发生率和死亡率增加有关。最难进行鉴别诊断的是排斥和梗阻。梗阻与手术中的一些问题有关,与免疫反应无关。最常见的梗阻部位是输尿管膀胱结合处,可因扭结、感染后纤维化或缺血造成。其他如结石、液体聚积造成的外压、肿瘤及膀胱过度膨胀等是较少见的原因。儿童尸体的异体肾移植手术操作较复杂,而且泌尿系统并发症,如小的输尿管结构的缺血和狭窄的危险性增加。除了器官结构比较小以外,双肾可处于不同的解剖部位,在肾和腹壁间可插入肠袢。在肾造口穿刺途径中若有肠管是很危险的,因为透视或 US 导向可能发现不了肠管。在肾造口穿刺前行盆腔 CT 扫描,尤其是于扫描前给病人口服对比剂,有一定帮助。

13.4.2 移植肾

病例 13.4.2:

54 岁男性糖尿病病人，患有慢性肾功能衰竭，在左侧盆腔内实施了尸体肾移植。移植 10 年后，病人患直肠癌，因无法手术切除而接受放疗。发展为移植肾的输尿管狭窄伴有肾功能恶化。拟行经皮肾造口术。

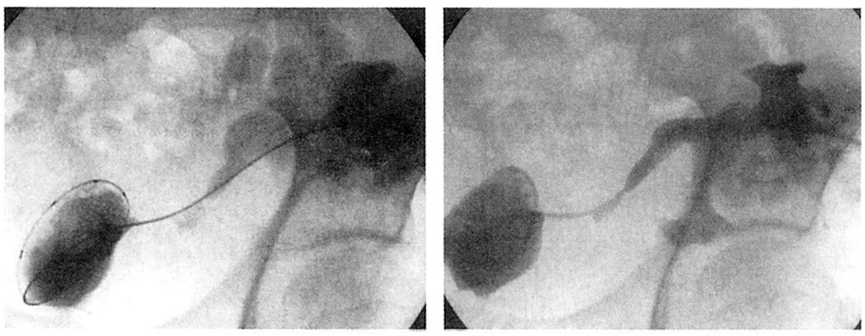

A　B

图 13.4.2

A：经皮穿刺入上部肾盏并向输尿管内插管。输尿管远端有梗阻。用一个直径 5mm 的球囊行球囊扩张术。B：放置了一根肾输尿管导管。肾造口造影显示导管位置良好。导管通过钳夹固定于体外直至 8 个月后病人死亡，其间曾进行了一次更换。

评论： 继发于输尿管周围纤维化、吻合口处纤维性狭窄和缺血的输尿管狭窄均可被扩张。放疗对输尿管造成的损伤也有一定疗效，但其远期成功率低于其他原因造成的狭窄。继发于排斥和坏死的广泛狭窄则难于进行适当的扩张。在进行球囊扩张前应使用扩张器以便于球囊通过和减少输尿管破裂的机会。球囊成形术后应放置一个双 J 型支架或肾输尿管造口导管。为提高远期成功率，支架应留置 3 ~ 4 周。组合的内外引流导管的一个优势就是在最终取出支架前，可分两步撤出肾盂。由于外引流导管持续暴露于外界环境中，故发生感染的危险较高。

13.4.3 移植肾

病例 13.4.3:

71 岁黑人女性，糖尿病病人，患有慢性肾功能不全，在右盆腔内施行尸体肾移植。肾功能逐渐恶化，腹部 US 和 CT 显示肾盂积水。又发生了输尿管狭窄，从而使肾功能进一步恶化。拟行经皮肾造口术。

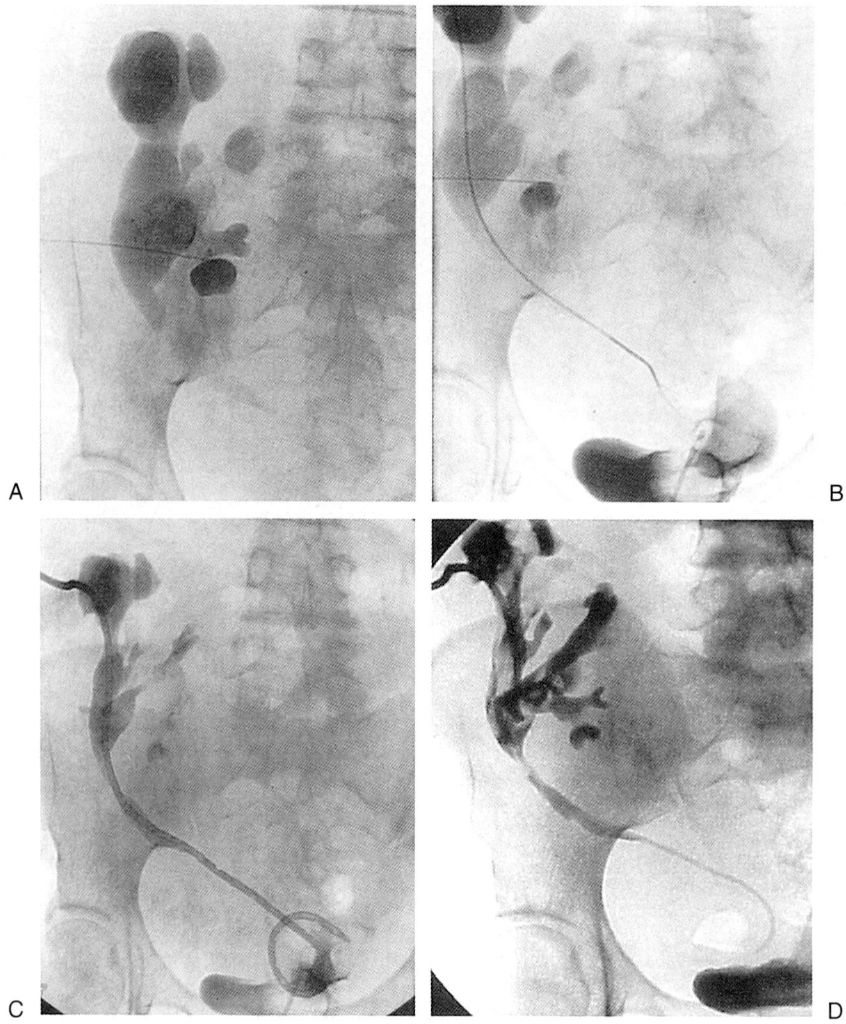

图 13.4.3

A:细针经皮肾造口造影显示由于远端输尿管狭窄造成集合系统中度扩张。移植的肾脏发生了扭转,肾盂朝向髂窝处。B:向最上部肾盏穿刺并由此进入集合系统。实施了输尿管插管。C:将腔道扩张后,置入一根内外引流导管,从而肾功能得到明显改善。随后诊断为慢性排斥。D:成功地施行了肾造口术3周后,放置了一个输尿管内支架。支架远端在远端输尿管内盘绕而不能发挥功效。病人在家中不小心拔出了肾造口导管,几天后因肾功能恶化再度入院。实施了一次急诊肾造口术。最终实施了膀胱镜,并在全麻下置入了另一个输尿管支架。支架已放置8个月并已被更换过。

评论:一些移植肾在盆腔内的位置令人棘手,包括180°翻转和倒置。如果肾脏发生了旋转,就应穿刺最表浅的肾盏,要时刻牢记应穿刺肾盏的穹窿部而不是肾盂或漏斗部。异体肾移植经皮入路的并发症罕见,但是如果未给予预防性抗生素治疗,几乎所有病人均会发生感染。终止抗生素治疗会出现反复间歇发作的感染。集合系统内的出血通常轻微,并会在24~48h内消退。如果发生了较严重的出血,就应使用大孔径的导管来减少支架闭塞的危险。有排斥反应的病人撤去导管后常发生尿漏,症状持续到排斥反应被控制并撤去药物为止。除非已证实为其他出血,否则持续的搏动性出血应考虑为动脉性出血。此时应行血管造影并做好行栓塞术的准备。出血和整个血管造影与栓塞处理会引起肾功能损害。无论是否在输尿管内置入支架,实施了经皮肾造口引流术后,尿漏就会得到解决。通常,尿漏与狭窄有关,如果狭窄未得到适当的治疗或减压,尿漏就不会消失。大的尿液囊肿会压迫肾脏和输尿管,并引起相应的肾功能损害。

(宋 焱 译)

建议阅读

Austin PF, Cain MP, Rink RC. Nephrostomy tube drainage with pyeloplasty: is it necessarily a choice. *J Urol* 2000; 163: 1528 – 1530.

Badlani G, Eshghi M, Smith AD. Percutaneous surgery for ureteropelvic junction obstruction (endopyelotomy): technique and early results. *J Urol* 1986; 135: 26 – 28.

Bannen MP, Pollack HM. Fluoroscopically guided percutaneous extraction of upper urinary tract calculi. *Radiol Clin North Am* 1984; 22: 415 – 426.

Brannen GE, Bush WH, Correa RJ, et al. Kidney stone removal: percutaneous versus surgical lithotomy. *J Urol* 1985; 133: 6 – 12.

Castaneda-Zuniga WR. Percutaneous nephrolithotomy: removal techniques under fluoroscopic control. In: Amplatz K, Lange PH, eds. *Atlas of endourology*. Chicago: Year Book Medical Publishers, 1986: 165 – 184.

Coleman CC. Percutaneous nephrolithotomy: approach. In: Amplatz K, Lange PH, eds. *Atlas of endourology*. Chicago: Year Book Medical Publishers, 1986: 115 – 129.

Coleman CC. Percutaneous nephrolithotomy: dilation techniques. In: Amplatz K, Lange PH, eds. *Atlas of endourology*. Chicago: Year Book Medical Publishers, 1986: 131 – 148.

Debbagh A, Dassouli B, Hafiani M, et al. Acute renal insufficiency due to hydronephrosis. *Ann Urol* 2001; 35: 26 – 29.

El Khader K, Karmouri T, Tazi K, et al. Our results with percutaneous nephrolithotomy. Report of 61 cases. *Ann Urol* 2000; 34: 398 – 401.

Finlayson B, Ackerman D. Overview of surgical treatment of urolithiasis with special reference to lithotripsy. *J Urol* 1989; 141: 778 – 779.

Gunther RW, Alken P. Percutaneous litholapaxy and extraction of renal calculi. In: Lang EK, ed. *Percutaneous and interventional urology and radiology*. New York: Springer-Verlag, 1986: 55 – 74.

Gupta DK, Chandrasekharam VV, Srinivas M, et al. Percutaneous nephrostomy in children with ureteropelvic junction obstruction and poor renal function. *Urology* 2001; 57: 547 – 550.

Hogan MJ, Coley BK, Jayanthi VR, et al. Percutaneous nephrostomy in children and adolescents: outpatient management. *Radiology* 2001; 218: 207 – 210.

Hopper KD, Sherman JL, Luethke JM et al. The variable anteroposterior position of the retroperitoneal colon to the kidney. *Invest Radiol* 1978; 22: 298 – 302.

Lee WJ, Badlani GH, Karlin GS, et al. Treatment of ureteropelvic strictures with percutaneous pyelotomy: experience in 62 patients. *AJR* 1988; 151: 515 – 518.

Lee WJ, Smith AD, Cubelli V, et al. Complications of percutaneous nephrolithotomy. *AJR* 1987; 148: 177 – 180.

LeRoy AJ, May GR, Segura JW, et al. Percutaneous ultrasonic lithotripsy. *Radiol Clin North Am* 1984; 22: 427 – 432.

Mokhmalji H, Braun PM, Martinez Portillo FJ, et al. Percutaneous versus ureteral stents for diversion hydronephrosis caused by stones: a prospective, randomized clinical trial. *J Urol* 2001; 165: 1088 – 1092.

Pfister RC. Percutaneous nephrostomy. In: Lang EK, ed. *Percutaneous and interventional urology and radiology*. New York: Springer-Verlag, 1986: 1 – 27.

Poulakis V, Witzsch U, de Vries R, et al. Antegrade percutaneous endoluminal treatment of non – malignant ureterointestinal anastomotic strictures following urinary diversion. *Eur Urol* 2001; 39: 308 – 315.

Reznek RH, Talner LB. Percutaneous nephrostomy. *Radiol Clin North Am* 1984; 22: 393 – 406.

Sampaio FJB, Aragao AHM. Anatomical relationship between the intrarenal arteries and the kidney collecting system. *J Urol* 1990; 143: 679 – 681.

Sampaio FJB, Mandarin-de-Lacerda CA. 3-Dimensional and radiological pelviocaliceal anatomy for endourology. *J Urol* 1988; 140: 1352 – 1355.

Sampaior FJB, Zanier JFC, Aragao AHM, et al. Three dimensional anatomical study for the intrarenal access. *J Urol* 1991; 145: 422A.

Stables DP, Ginsbert NJ, Johnson ML. Percutaneous nephrostomy: a series and review of the literature. *AJR* 1978; 130: 75 – 82.

Tazi K, Moudouni SM, Nouri M, et al. Percutaneous nephrostomy: indications, techniques and results. Retrospective study of 81 cases. *Ann Urol* 2000; 34: 391 – 397.

Uflacker R. Uroradiologic procedures: ureteral procedure. In: Ufiacker R, Wholey MH, eds. *Interventional radiology*. New York: McGraw-Hill, 1991: 540 – 552.

Uflacker R, Paolini RM, Lima S. Management of traumatic hematuria by selective renal artery embolization. *J Urol* 1984; 132: 662 – 667.

Watson GM, Patel U. Primary antegrade ureteric stenting: prospective experience and cost-effectiveness analysis in 50 ureters. *Clin Radiol* 2001; 56: 568 – 574.

Wickham JEA, Millar RA. *Percutaneous renal surgery*. New York: Churchill Livingstone, 1983: 148 – 154.

Wicknam JEA, Keller MJ. Percutaneous pyelolysis. *Eur Urol* 1983; 9: 122 – 124.

Yoder IC, Lindfors KK, Pfister RC. Diagnosis and treatment of pyonephrosis. *Radiol Clin North Am* 1984; 22: 407 – 414.

第 14 章

肝、胆道及胰腺的介入处理

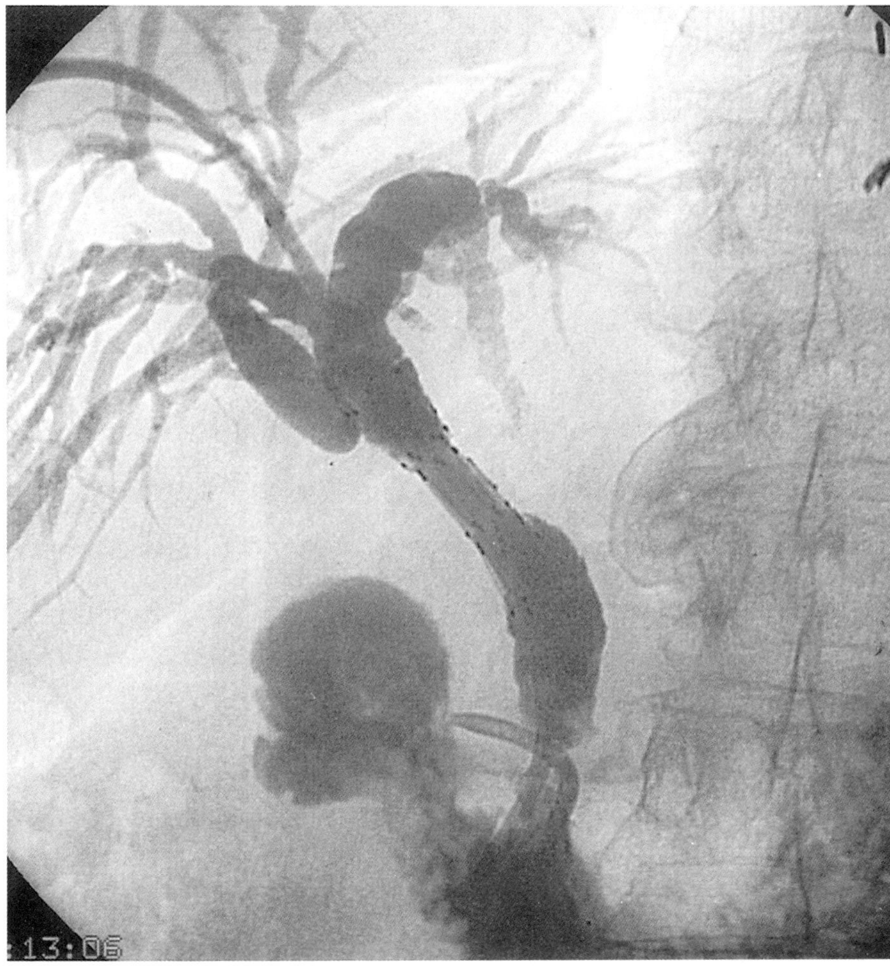

14.1.1 胆道良性疾病的介入处理

病例 14.1.1:

37 岁女性,胆囊切除术后发生胆道狭窄。手术切除了狭窄段并进行了胆总管空肠吻合术。术后 1 年出现吻合口狭窄。由于无法进行内窥镜逆行性胆胰管造影(ERCP),因此拟行经皮经肝治疗。

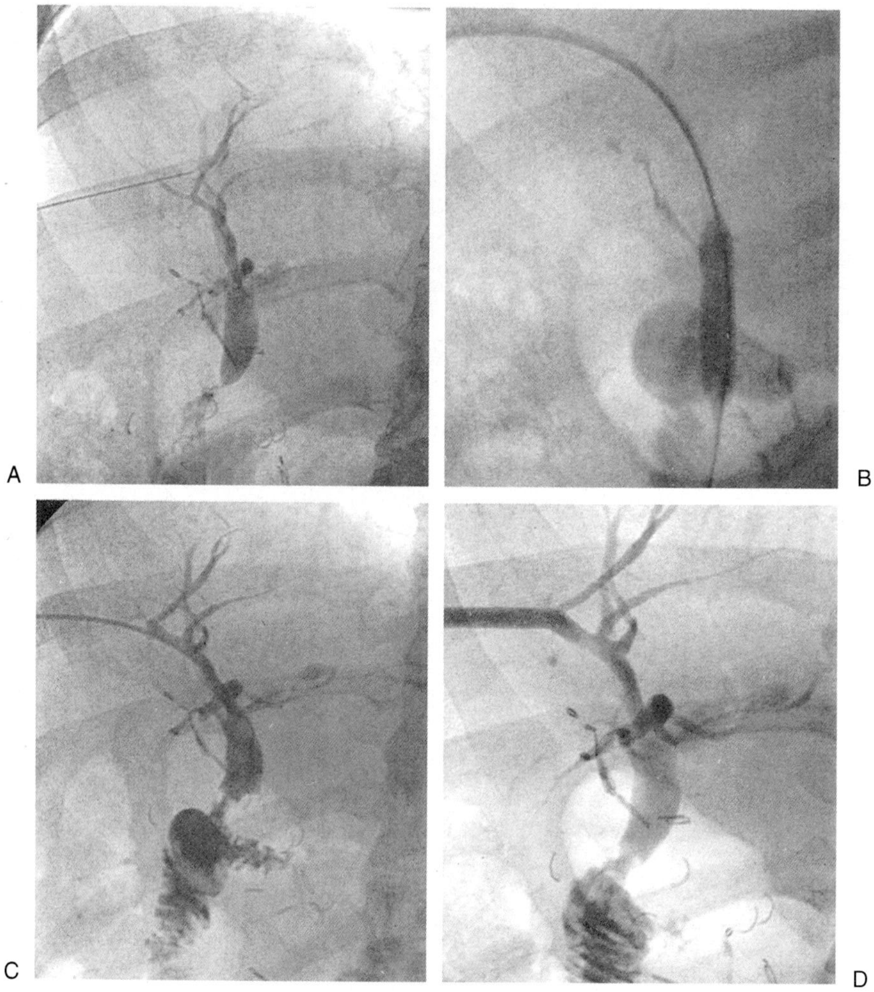

图 14.1.1

A：用千叶针施行了经皮经肝胆管造影，显示胆道中度扩张，胆总管空肠吻合口严重狭窄。B：将一根8mm的球囊导管穿过狭窄并扩张狭窄部位。用一根10F导管进行胆系内外引流。C：病人每4周回院进行一次球囊扩张和导管置换。导管的尺寸逐渐增加到14F。3个月后随访胆管造影显示狭窄改善，但仍不足以取出导管。D：5个月后随访胆管造影显示情况明显改善，因此取出了引流导管。其后12个月病人状态良好，未发生黄疸、胆管炎或肝功能异常。

评论：手术治疗胆管狭窄或撕裂的成功率基本上为62%～92%。复发率也很高，为15%～30%。解决复发需进行多次手术，但随着手术次数的增加成功率降低，导致第3次手术后的成功率降至61%。由于亚临床狭窄的存在或吻合口开口宽时肠管内容物反流入胆道，所以胆总管空肠吻合术和肝管空肠吻合术术后易发生复发性胆管炎。胆管成形术的成功率为67%～86%，超过90%的病例在经过一段时间后可成功地撤除导管。3～5年的通畅率约为70%。经皮球囊扩张术治疗效果最好的是明确的单发或中心性狭窄。主要的并发症和死亡通常与最初的经皮胆管引流有关，而与扩张术本身无关。以败血症和出血为主的主要并发症发生率为5%～12%。这个病例对球囊扩张和大孔导管引流的反应很好。

14.1.2 胆道良性疾病的介入处理

病例 14.1.2:

37 岁男性，曾患胆管闭锁，7 岁时在外院行 Kasai 手术，其后置入了一个大孔（19F）Silastic 导管，本次到我院进行导管置换。进行了经导管胆管造影术。

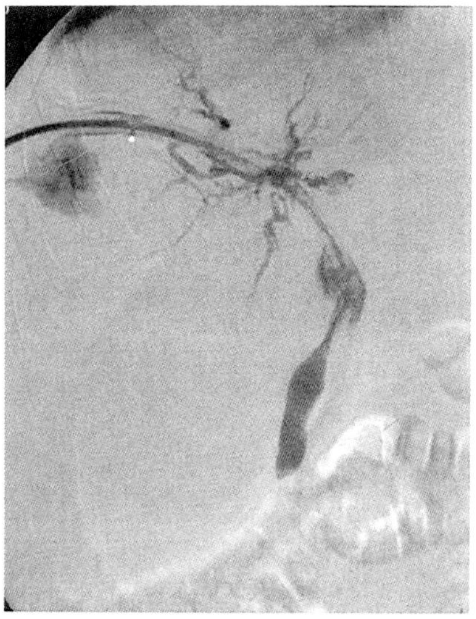

图 14.1.2

经导管胆管造影片显示胆管不规则但无扩张。胆总管空肠吻合口显示是通畅的。置入了已 30 年的大孔导管仍保持吻合口的开放。尽管胆管通畅，病人仍有复发性胆管炎，需用抗生素治疗。病人拒绝取出导管，导管已置换了多次。最后病人选择在肝脏病学专科医院进行咨询和随访。导管仍置于原处。

评论：这个病人胆管闭锁的诊断不是很明确。曾计划在不久的将来实行肝脏活检。胆管闭锁的病人在 7 岁时才实施 Kasai 手术治疗和放置大孔导管，这种情况并不常见。经过 30 年的引流，吻合口无狭窄，应撤除导管。

14.1.3 胆道良性疾病的介入处理

病例 14.1.3:

51 岁男性,因胰腺炎导致无法解除的胆道狭窄和慢性疼痛,采取了 Whipple 手术治疗。切除了狭窄段并实施了胆总管空肠吻合术。术后大约 6 个月在吻合口水平发生胆道狭窄。拟行经皮经肝治疗。

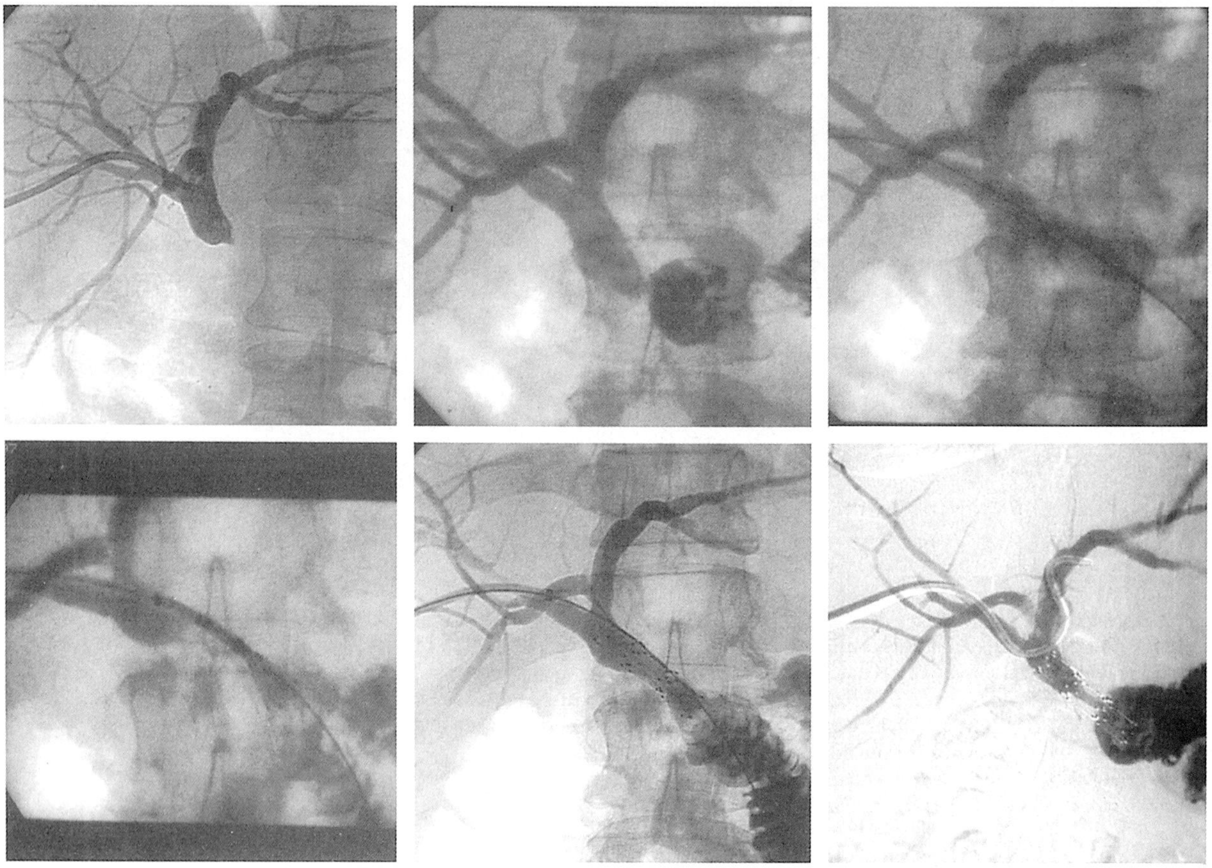

A, B　C　D, E　F

图 14.1.3

A：通过经皮置入的导管进行的经皮经肝胆管造影（PTC）显示吻合口完全闭塞。第一次试图穿过狭窄没有成功。B：减压48h后导管成功地穿过了梗阻处，可看到对比剂通过了狭窄处。C：沿着导丝使用一个直径8mm的球囊扩张狭窄。由于相关的胰腺炎性病变，该病人不宜进行再次手术。D：将一个三体Z型支架置于梗阻处。可看到在置入过程中支架只部分张开。E：支架放置后的胆管造影显示吻合口开放。导丝仍置于其内。F：置入一根外引流导管，24h后取出。可看到支架是通畅的，但由于支架周围的组织水肿导致支架管径要小得多。

评论：本质上97%的胆道良性梗阻是医源性的，通常与传统的或腹腔镜胆囊切除术有关。约70%～100%的经皮内外胆系引流可取得成功。有时只能先进行外引流，24～48h后再进行穿刺，则在大多数病例（超过95%）可成功地穿过梗阻处。对于良性梗阻，一旦穿过了梗阻处，即可于球囊扩张后用导管进行内引流。由胰腺炎造成的狭窄非常有弹性，球囊成形术的效果不是很好。然而胰腺炎病人实施胆总管空肠吻合术后发生狭窄的危险与实施胆管肠管吻合术的手术创伤所致狭窄相同。如同该病人一样，当手术的风险很大时，即为经皮治疗的指征。由于肝门处的纤维化很严重，所以先放置了一个Z型支架以减少再狭窄的机会。

14.1.4 胆道良性疾病的介入处理

病例 14.1.4:

55 岁女性。因胰腺炎伴慢性疼痛而进行了 Whipple 手术。切除了狭窄部,进行胆总管空肠吻合术。术后约 2 年半病人出现吻合口处的胆道狭窄。拟行经皮经肝治疗。

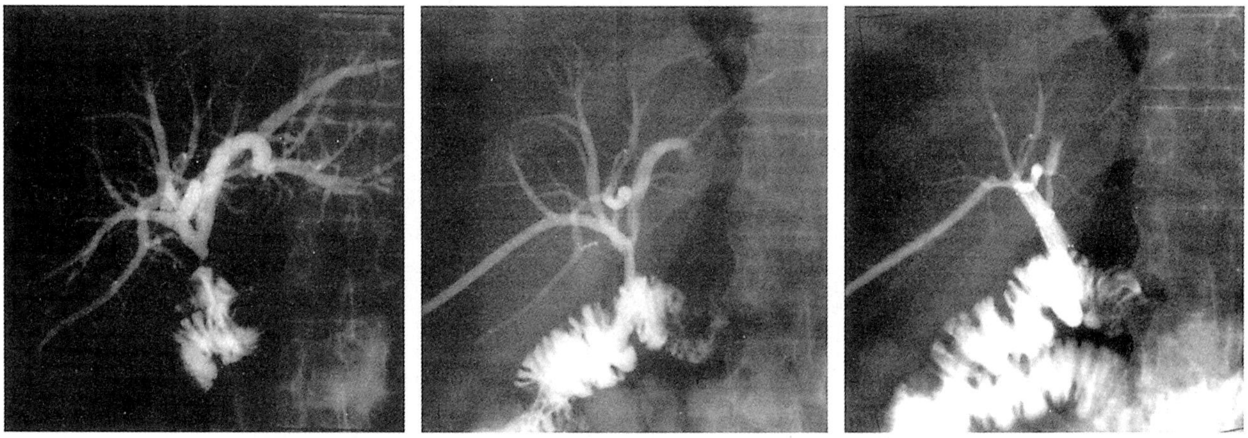

A B, C

图 14.1.4

A:放置导管后进行的胆管造影显示胆管中度扩张,吻合口水平极度狭窄。B:实施内外引流 3 天后,用一个直径 10mm 的球囊扩张了吻合口。C:将一个 10mm 的双体 Z 型支架放置于球囊扩张后的吻合口处。通过导管进行的胆管造影显示支架是通畅的,胆汁很通畅地进入吻合的肠管内。3 年多来病人状态良好。

评论:从术前 30~60min 开始直至病人出院,应静脉给予包括先锋霉素在内的广谱抗生素。首先用 23 号细针进行经皮胆管造影。刺入周围胆管,采取最直接的途径进入胆总管或左右肝管汇合处。用 Lunderquist 针穿刺并在胆管树内插管。使用可控导丝穿过胆管的弯曲处。当导丝到达梗阻部位时,推进针鞘尝试穿过梗阻处。梗阻部位可以是完全闭塞的,或者可见一个小的通道。仔细和精细地调节导丝可使之直接通过梗阻处,但有时需尝试多次,且需要施加一定的外力以穿过非常坚韧且阻力较大的狭窄。有发生邻近胆道穿孔的危险,但小的穿孔可通过适当的内外引流治疗。对该病人使用了支架支撑已扩张的狭窄部,这样可使胆管保持长期的开放状态。

14.1.5 胆道良性疾病的介入处理

病例 14.1.5:

43 岁男性，患有严重的慢性复发性胰腺炎，导致胆总管严重狭窄。最初进行了经皮导管胆管引流，随后进行了几次球囊扩张并长期留置导管，但并不是很成功。

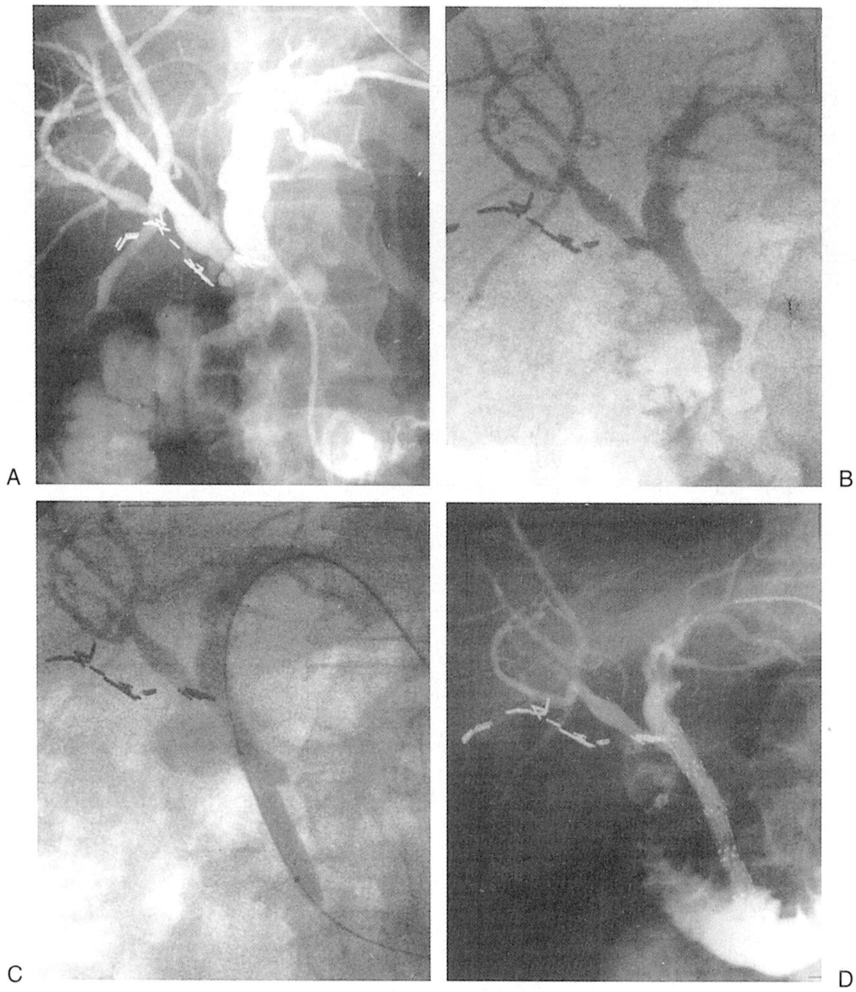

图 14.1.5

A：首先用 10F 导管进行了左侧胆管引流，可看到导管周围广泛狭窄和肝内胆管扩张。每 4～6 周进行一次球囊导管扩张术，共 8 个月，即在原位留置导管 8 个月。B：由梗阻处取出引流导管后观察是否还有狭窄，结果仍可看到严重的狭窄。C：用直径 8mm 的球囊再次扩张狭窄。D：置入了一个 10mm 的五体 Z 型支架，穿过狭窄直到十二指肠。最终胆管造影显示支架充分张开，胆管系统减压。进行了 5 年的随访。

评论：由这个病例可见由胰腺炎导致的胆管狭窄很难治疗。在导管治疗的 8 个月期间，狭窄的程度和范围有一定的改善，但仍可看到持续性狭窄。胰腺炎所致的狭窄部位的纤维化和瘢痕组织成分通常是广泛的，常为复发的或持久性的狭窄。为了控制病情，仅用球囊扩张或长期放置导管是不够的。该病例即有明确的指征提示需放置金属支架预防再狭窄。长期的临床随访显示支架的通畅性良好。尽管缺乏文献报道，但有证据支持使用选择性的金属网状自扩张支架来治疗慢性胰腺炎病人的胆管梗阻，其 3 年以上的成功率为 90%。对于良性病变，如果导管引流和球囊成形术不能确保胆道开放，则需放置金属支架。金属支架需要维护。较年轻的病人应充分意识到梗阻复发的危险，需要进行多次治疗以保持支架处于张开状态。

14.1.6 胆道良性疾病的介入处理

病例 14.1.6:

67 岁男性,曾行 Billroth Ⅱ式手术及胆囊切除术。术后,病人因支架丢失进行 ERCP 时发生胆总管穿孔。通过手术在胆囊管内放置了 T 管以治疗胆总管穿孔。但其后 T 管发生移位,又进行了一次手术。术后病人出现胆瘘,T 管再次移位,并出现败血症,现拟行经皮胆系引流术。

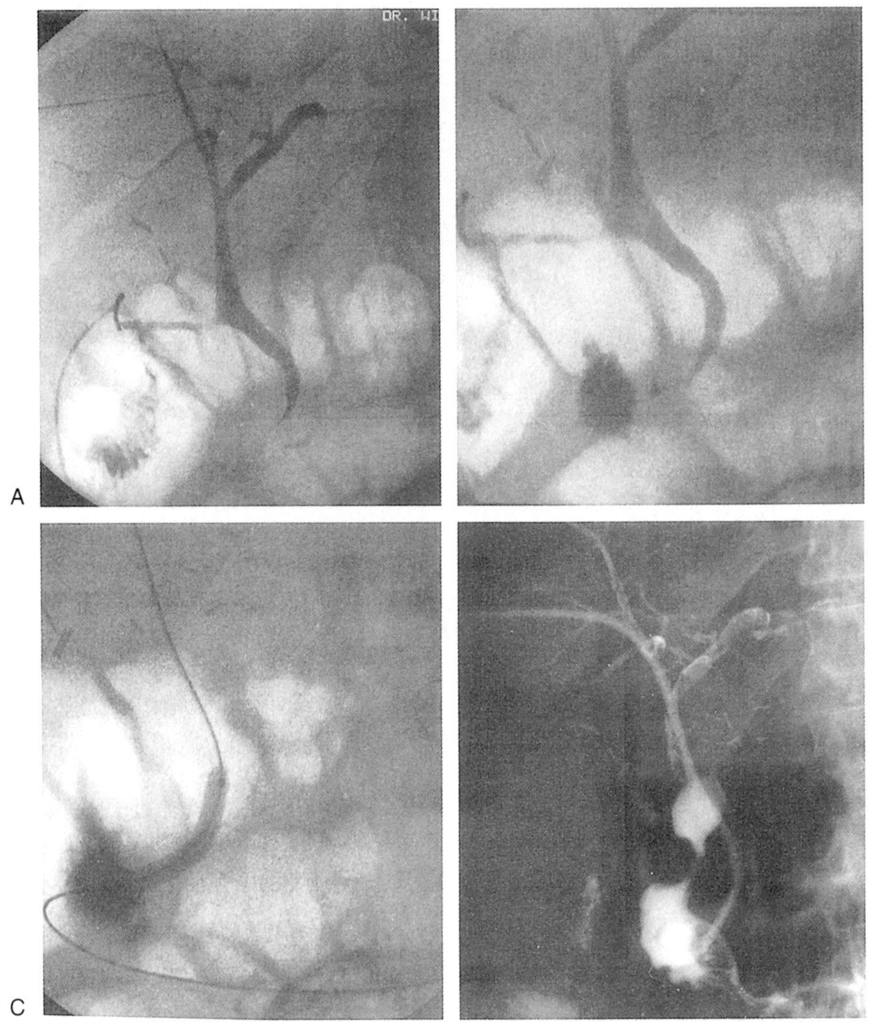

图 14.1.6

A：经 T 管胆管造影显示了一个与胆总管相连的瘘管。由于胆管树充盈不佳，故采用千叶针行 PTC 来增强胆管的显示。胆总管远端是细的并于括约肌水平出现了闭塞。B：胆管内插管，在乳头部楔入注射显示少量对比剂通过了括约肌，至少部分进入了十二指肠。C：插管通过乳头部后，用一根 8mm 的球囊导管扩张狭窄。可以看到对比剂外溢。D：球囊成形术后，置入了一根 10F 导管行内外引流。导管在原位留置了 5 个月，所有的瘘管都愈合了。最后取出了导管，病人状态良好。

评论：对于那些进行过多次不成功的胆道手术的病人，经皮经肝胆系引流可能是惟一的替代方法。本病例证实经皮处理可控制胆漏和扭转胆系狭窄及败血症等危重病情。虽然病人有可能发生败血症恶化和胆系狭窄处穿孔等并发症的危险，但只要仔细操作，经皮入路仍是安全和有效的。在乳头水平操作导丝可引起少量对比剂外溢，但对于大多数病例，适当的引流可解决该问题。很明显，该病人应再进行一次手术治疗，而引流是一个极好的解决办法。

14.1.7 胆道良性疾病的介入处理

病例 14.1.7:

63 岁男性,患有胆管梗阻和败血症。病人 2 年前曾行壶腹周围肿瘤的切除和 Whipple 手术。病人胆道扩张,静脉注射抗生素治疗后拟行经皮引流。

A 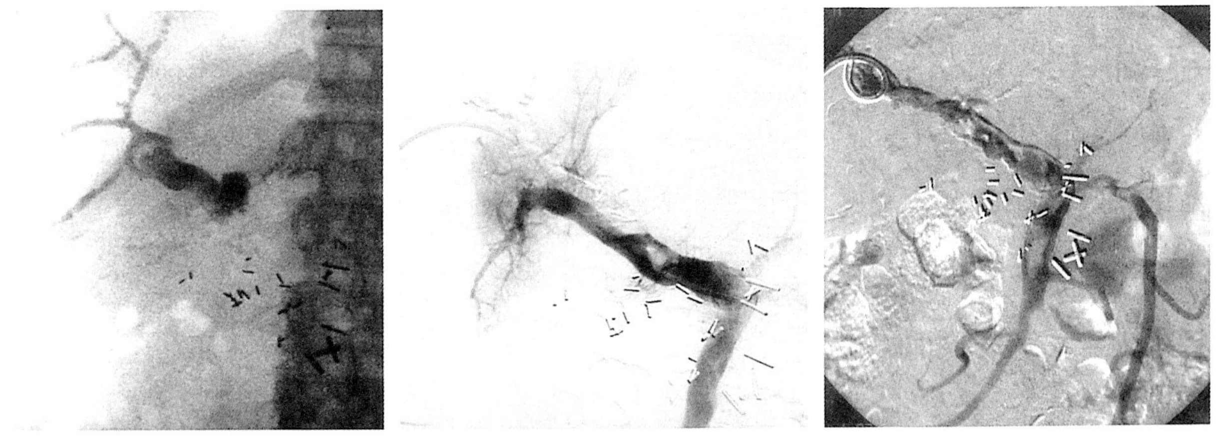 B, C

图 14.1.7

A:细针经皮胆管造影显示胆总管梗阻,周围胆管扩张、不规则,符合胆管炎的表现。为了控制感染,放置胆管外引流导管 3 天。B:3 天后的随访胆管造影显示胆总管和门静脉相通。进行了导管置换,但不能穿过梗阻处。在试图穿过梗阻处时,导管很容易地进入到门静脉。引流导管留置于胆管内,未发生明显的出血。C:1 周后,病人进行了随访胆管造影,再次证实了胆总管和门静脉间的交通。门静脉存在广泛的血栓形成。感染得到控制。

评论:慢性复发性胰腺炎有时需要手术切除胰腺并行胆肠吻合。良性胆道梗阻病人发生感染的可能性总是存在的。本病例是一个胆源性败血症继发致死性门静脉并发症的极端例子。如果发生血栓性静脉炎,就会出现门静脉梗阻,并可能出现静脉曲张性出血。这例病人术后 5 年仍存活且状态良好。对本例病人无法再采用其他手术方法进行治疗。由于不能穿过梗阻处,故只能用外引流解决问题,并撤除了导管。

14.1.8 胆道良性疾病的介入处理

病例 14.1.8:

22 岁女性，自出生就患有反复发作的胆管炎。因反复发作的黄疸和胆管炎而被诊断为胆总管囊肿，并在几年前进行了胆总管囊肿十二指肠吻合术和改良的胆总管空肠吻合术。术后仍有反复发作的胆管炎和黄疸，因此需要通过经皮胆管造影来明确诊断和治疗。勉强地诊断为硬化性胆管炎。

A, B　C　D, E　F

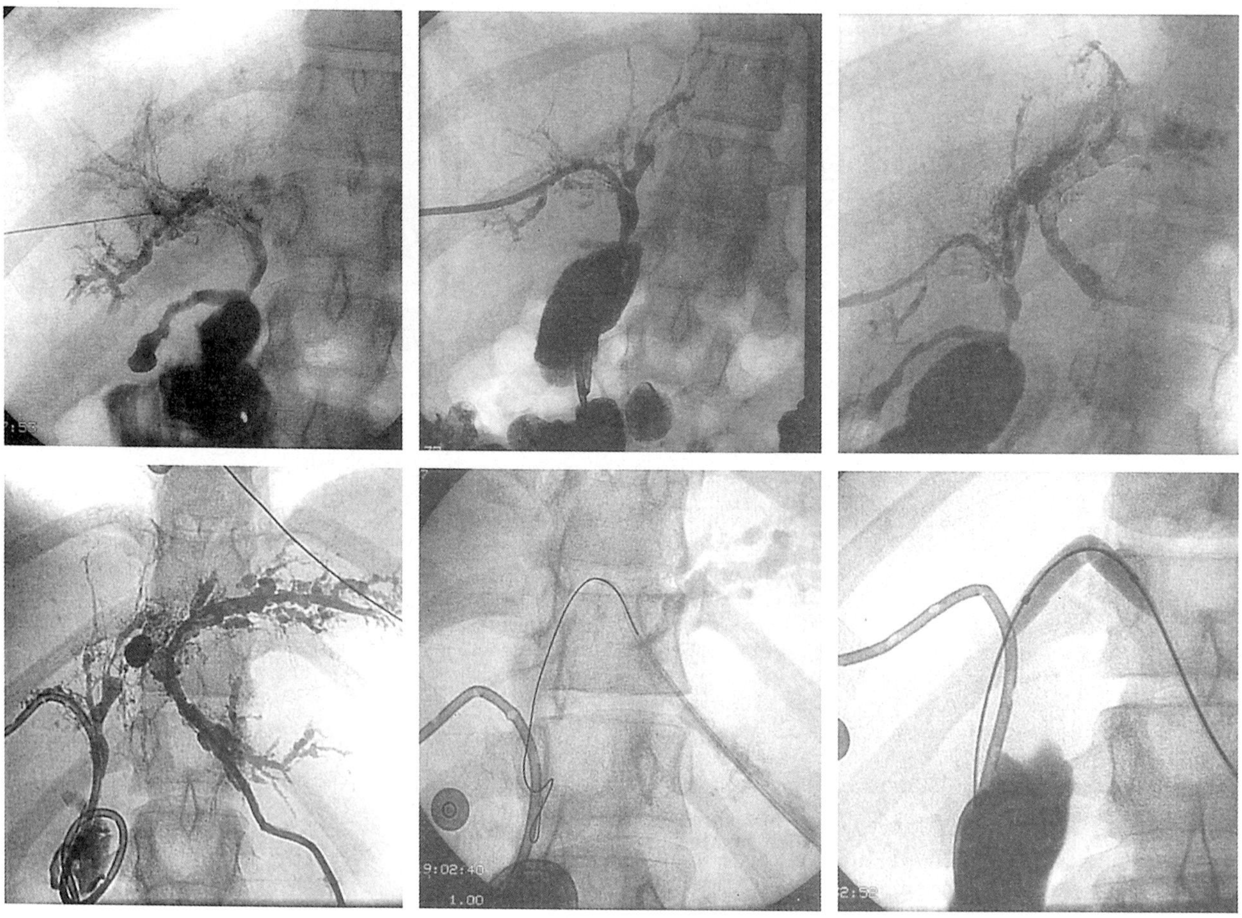

图 14.1.8

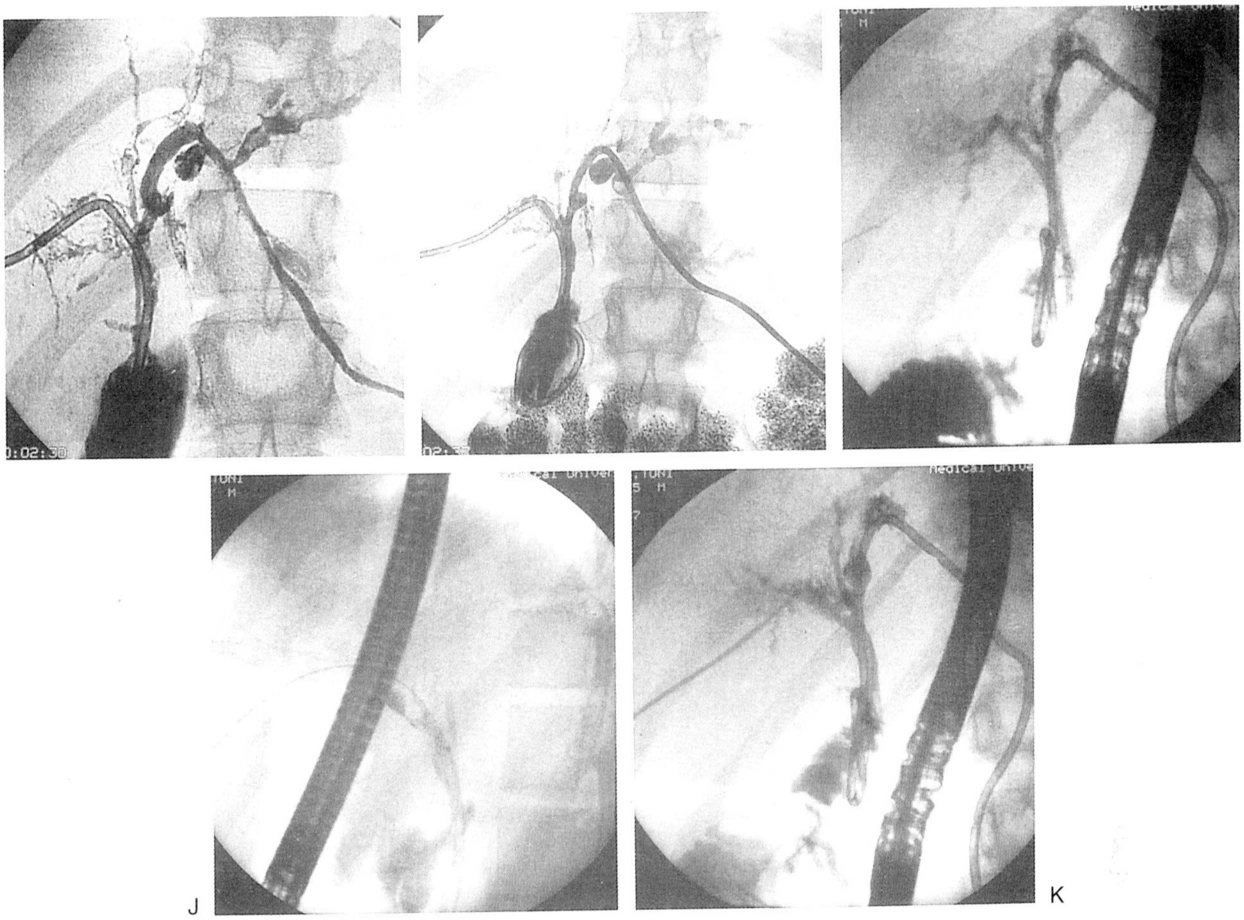

图 14.1.8(接上)

A:细针 PTC 显示了胆管树的严重病变,表现为不规则、狭窄并有结石。B:穿过囊肿十二指肠造口部位放置了一根内外引流的胆系导管。黄疸和胆管炎有所好转,但左胆管闭塞。C:将一根 KMP 导管从右侧推进入左侧胆管内。向左侧胆管内注入对比剂,显示其内有多发的狭窄并充满结石。D:引流 5 天后,又对左侧进行了引流,显示出左侧胆道的严重狭窄部位。E:将一根小的、直径 0.457mm(0.018 英寸)的可控导丝穿过梗阻部位,达到胆总管。F:用一根 6mm 的球囊导管行狭窄部位的球囊成形术。G:用一根闭塞的球囊导管将一些结石推送至胆总管内,从左侧放置一根引流导管。H:几天后随访胆管造影显示左侧胆管内压力已解除,同时临床症状明显改善。I,J:由于病人年轻,需要进行长期引流,因此放置了一个内镜支架。K:最后一次胆管造影显示了右侧的支架和左侧的引流导管。引流 5 个月后,实施了肝管空肠吻合术,并取出了肝内结石,手术过程不是很顺利。2 年左右病人状态良好。

评论:这个复杂的病例证实了由这种可能存在但不确定的硬化性胆管炎加重了的胆总管囊肿的相关问题的严重性。原发性硬化性胆管炎(PSC)的手术活检可呈阴性。经皮胆系引流可改善病人病情,使之可以接受手术。但由于有多发的狭窄和结石,经皮入路很困难。左侧的狭窄最难治疗,而左侧的通畅性有助于提高手术的疗效。PSC 病人较易发生胆系内结石,具有特征性的影像学表现。超声检查显示结石呈铸型,完全充满胆道;胆管造影表现为扩张或囊状的胆道内的圆形或椭圆形的充盈缺损。与因其他疾病而进行肝移植的病人相比,因 PSC 进行肝移植的病人肝内及非吻合口处的肝外胆系狭窄更加常见。

14.1.9 胆道良性疾病的介入处理

病例 14.1.9:

60 岁男性，患有原发性硬化性胆管炎（PSC），伴反复发作的黄疸和感染，曾行胆总管空肠吻合术，现在病情迅速恶化。目前病人正在等候做肝移植，通过经皮球囊成形术来争取时间。

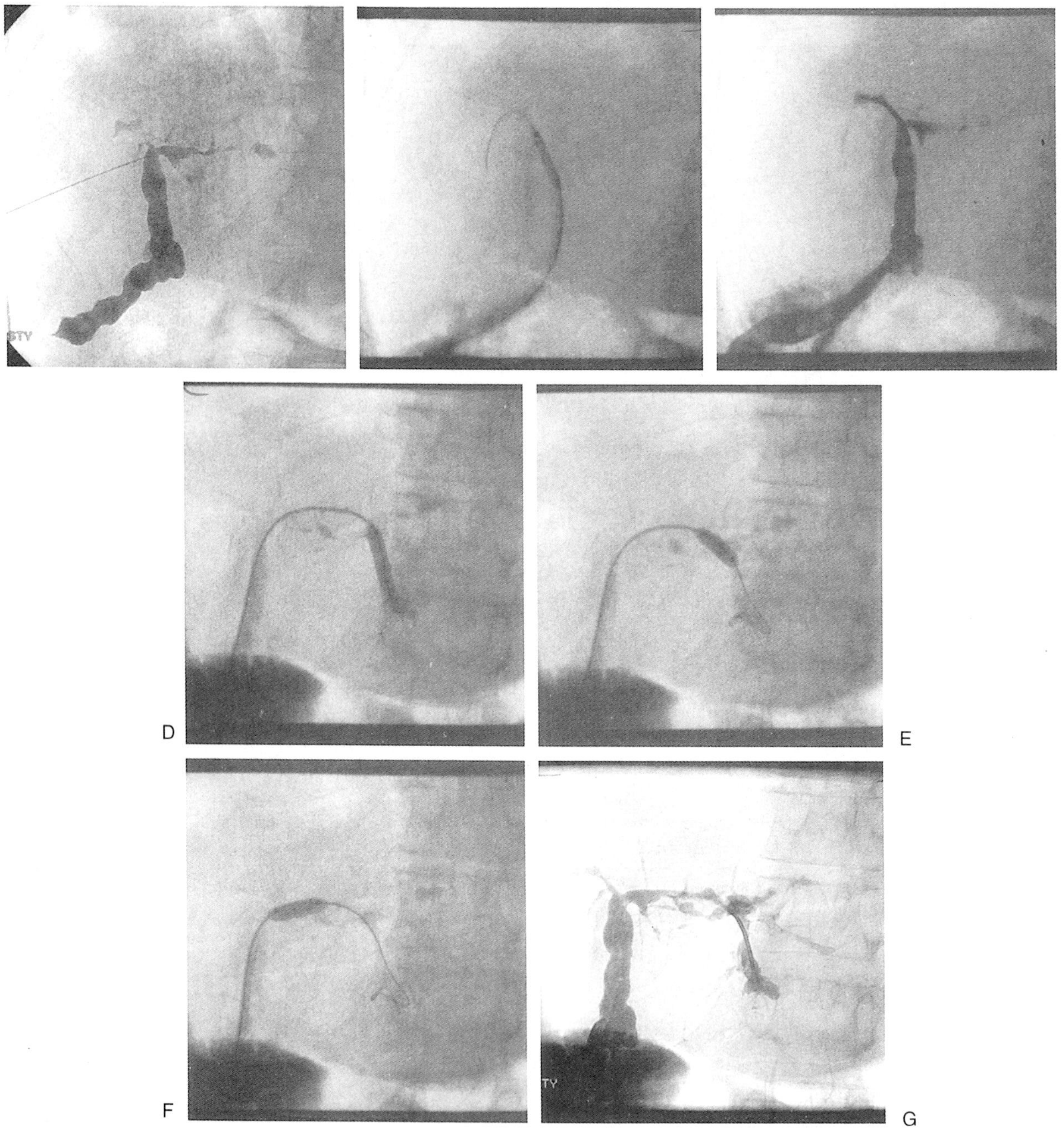

A, B C D E F G

图 14.1.9

A：细针经皮胆管造影显示肝内胆管弥漫性严重狭窄，对比剂通过胆总管空肠吻合口顺畅地流入胆总管。B：由于肝内胆管狭小且不规则，故穿刺进入结肠前的空肠袢内，从下方进入胆管。对右侧胆管用直径4mm球囊施行了成形术。C：成形术后胆管造影显示略有改善。D～F：对左侧胆管用直径6mm球囊进行成形术。G：最后的胆管造影显示左侧胆管情况亦略有改善。

评论：对于胆肠吻合的病人，经空肠入路进行经皮胆系处理是一个有效且安全的途径。用于透视导向放置的手术标记使经空肠入路的操作很方便。虽然该病例未放置标记物，但在识别出对比剂充盈的肠袢后穿刺肠管还是很容易的。对于预期会反复发作的病人，保持一个能反复进入胆管树的通道很重要，比如这例硬化性胆管炎的病人。肝内胆管的球囊成形术通常会改善肝功能，但由于病情是进行性的，其效果短暂。PSC肝移植受体出现狭窄及憩室样外凸囊袋的发生率高达47%，而对照组仅为13%，提示PSC在肝移植后仍会复发。

14.1.10 胆道良性疾病的介入处理

病例 14.1.10:

60 岁女性,曾行腹腔镜胆囊切除术,术后几天发生胆总管狭窄,采用胆总管空肠侧侧吻合治疗。尽管在吻合口附近放置了 Foley 导管,术后还是出现了败血症、胆管炎、黄疸及通过手术切口引流的胆瘘。病人转至我院接受进一步治疗,进行了经皮胆系引流,之后用内镜进行了吻合术处理。

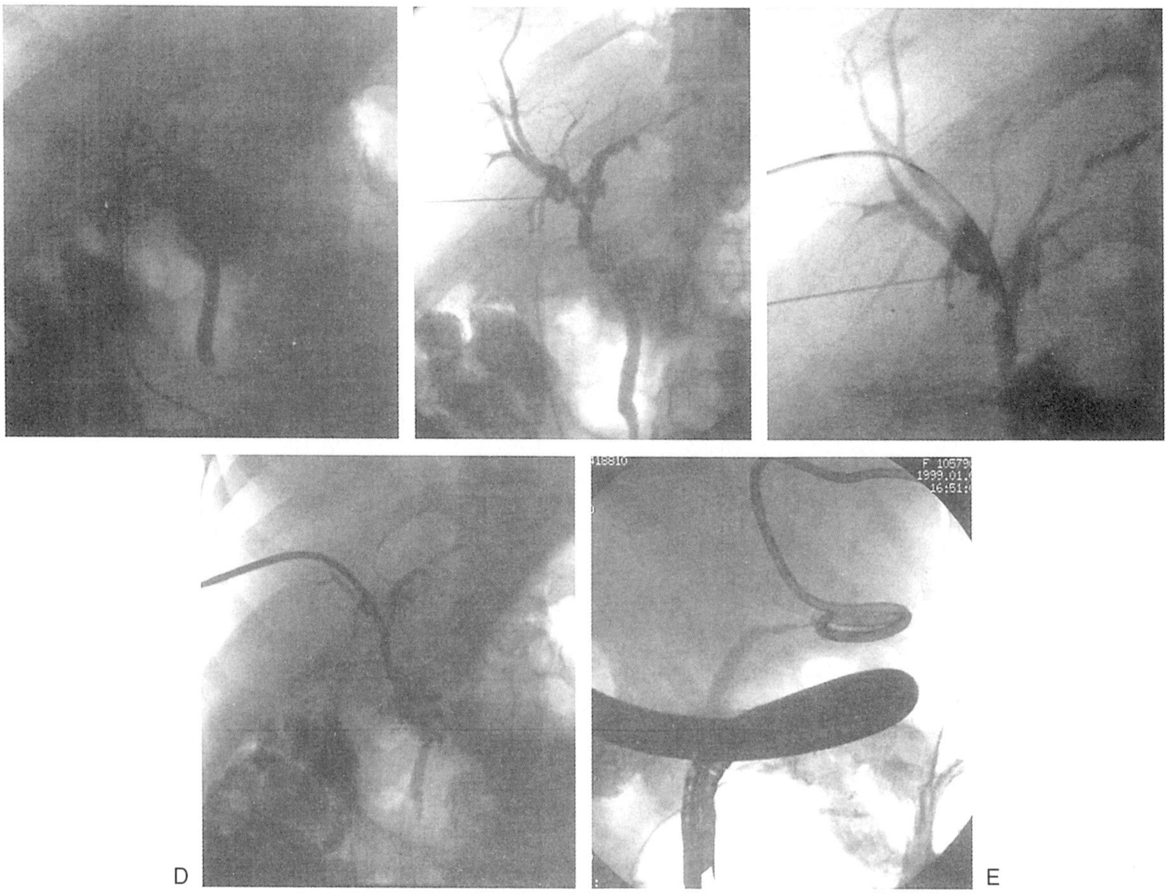

A, B　C　D　E

图 14.1.10

A:首先经手术引流管处注入对比剂,显示了一个靠近吻合口的囊腔,对比剂流入远端胆管,近端肝内胆管部分充盈。B:PTC 显示肝内胆管树轻度扩张,吻合口水平的胆总管狭窄。C:从较高部位的胆管获得了入路,并在胆管内插入导管。导管不能通过狭窄部位,但能通过吻合口进入吻合的肠袢。D:经导管胆管造影显示吻合的肠袢和远端胆道充盈。E:外引流 1 周后,败血症和胆瘘有所改善。拟实施内镜下吻合术处理以尝试穿过梗阻处。内镜胆管造影显示接近侧侧吻合口处的远端胆管狭窄。F:将 ERCP 的导管和导丝推进到吻合的肠袢。G:ERCP 导丝留置于肠袢内,经皮导管被换成一个鞘管和环状的套圈。H ~ J:ERCP 导丝由经皮入路被套取,穿过皮肤被移至体外。形成一个穿体(body floss)导丝。K:用直径 6mm 球囊对狭窄部位进行了经皮扩张。L,M:置入一根 10F 的内外引流胆系导管用于外引流。胆管造影显示对比剂通畅地流入到十二指肠和吻合的

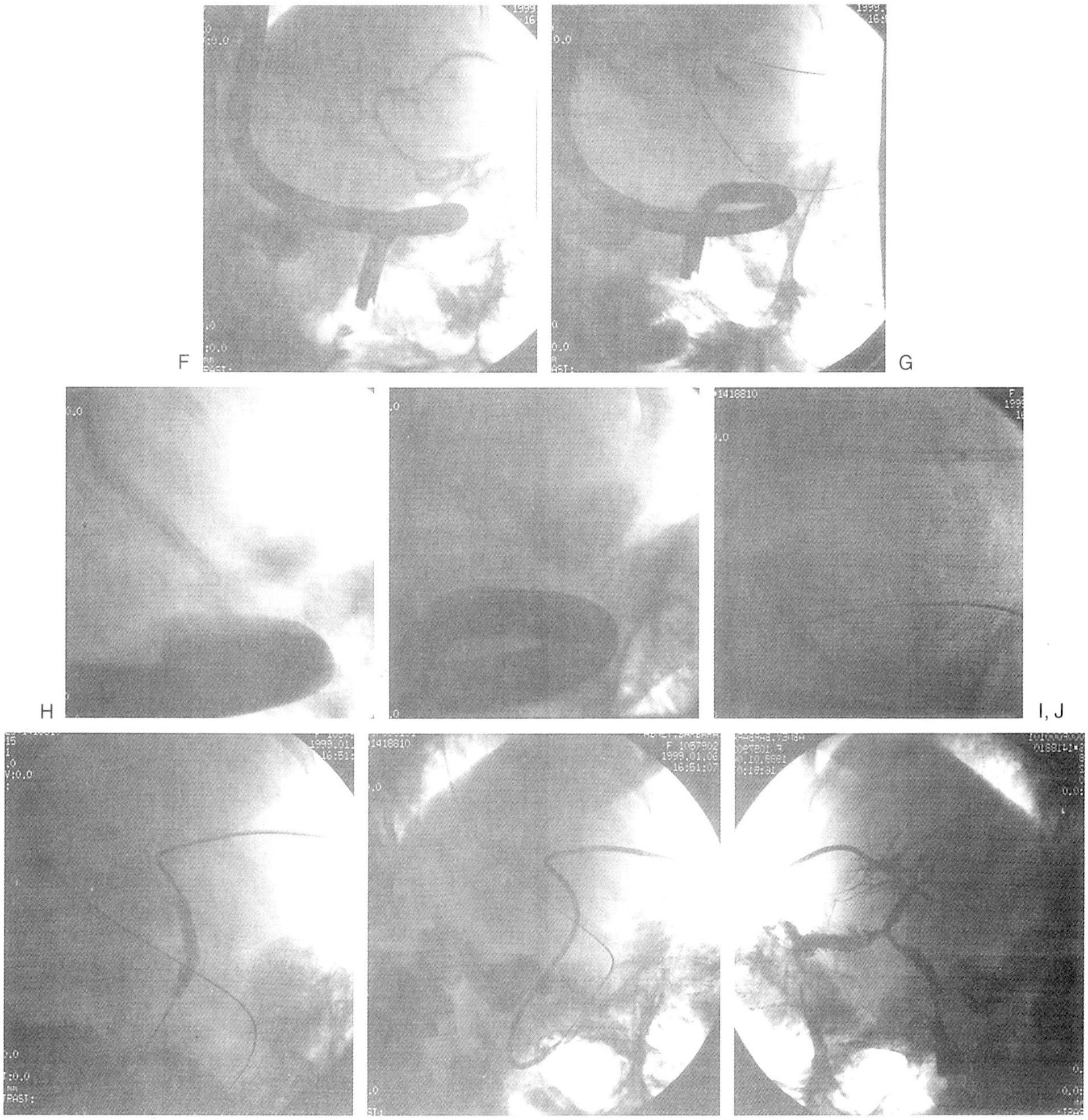

F G H I, J K L, M

图 14.1.10(接上)

肠袢。瘘管已愈合,败血症已好转。2 周后,换为一根 12F 的导管。病人恢复进食后,又出现了胰腺炎的症状。于是将导管减小为 8F,切开括约肌,改善了病人的临床状况,容许在留置导管的情况下出院。

评论:如果我们要为病人提供最好的治疗,就需要有多种可选择的手术入路。对患有胆道系统良性病变的病人,内镜和介入放射学常常发挥一种补救的作用。对本例病人进行了吻合术处理,确保能够对腹腔镜胆囊切除术和随后的胆总管空肠侧侧吻合术的并发症进行最适宜的治疗。对于一些良性狭窄,从上方的入路可能不能穿过梗阻,这就需要同时从下方进入与前者会合。可以使用圈套或结石网篮来套取,并从下部引出置入胆管内的内窥镜导丝或导管。一旦穿过了狭窄部位并将导丝置于体外,就可利用这条途径进行球囊成形术或胆管内导管或支架的置入。对并发症进行经皮/内窥镜处理可改善病人的状况,如果需要还可以再进行手术治疗。

14.1.11 胆道良性疾病的介入处理

病例 14.1.11:

34 岁女性,曾行腹腔镜胆囊切除术,术后出现黄疸和疼痛。病人转至我院进行治疗,并拟行 PTC。

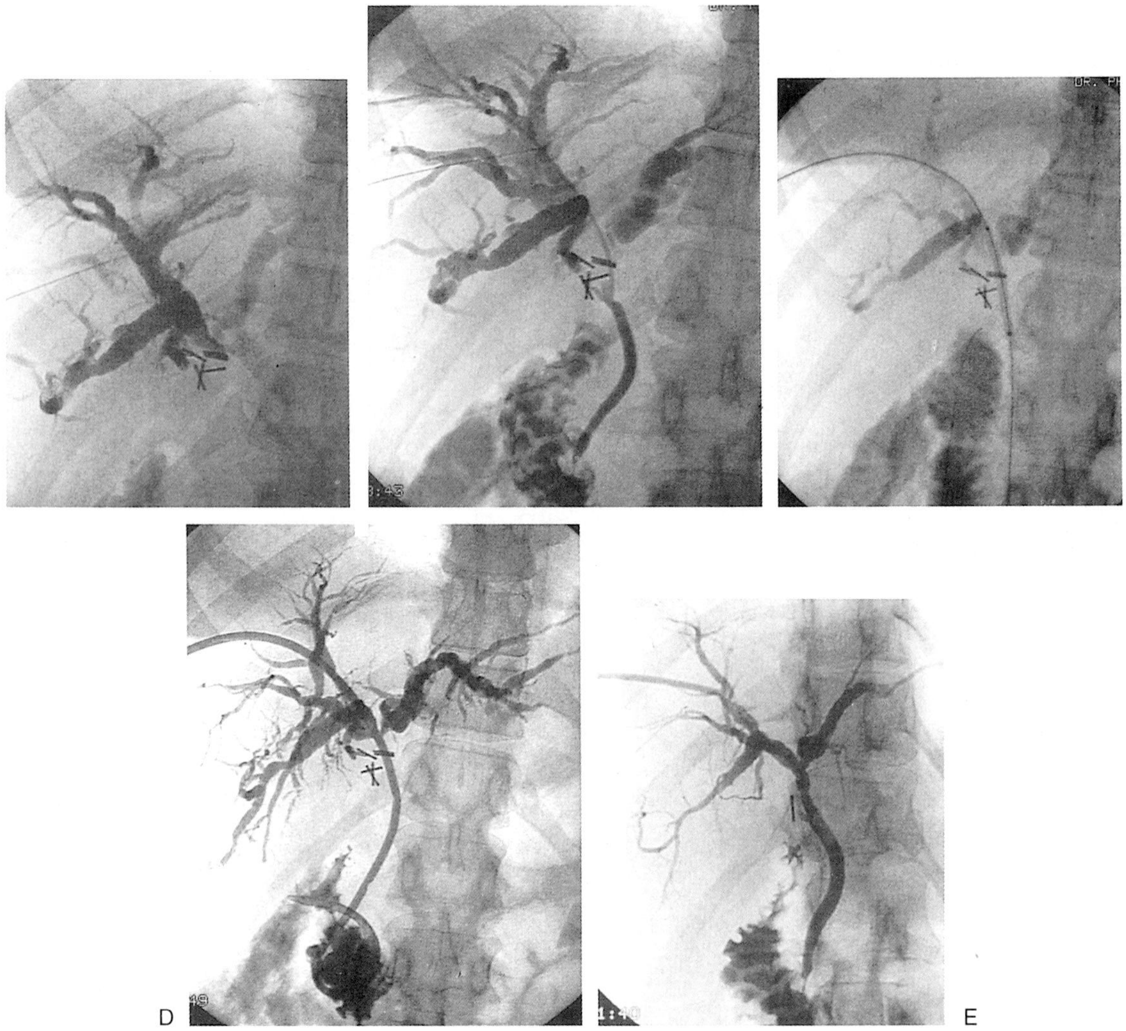

图 14.1.11

A:最初的 PTC 显示肝内胆管中度扩张,胆总管完全梗阻,中止于手术放置的金属夹处(Ⅱ型)。B:在外周小胆管内插入导管，将导丝推进至梗阻部位，多次尝试通过梗阻部位。当时并不知道金属夹上方及下方两部分的胆管是否相通。最后将导丝和 Lunderquist 针导管穿过了狭窄处，证实了胆总管于手术中已被钳夹，但幸运的是并未被切断。C：用 4mm 的球囊将金属夹（和狭窄处）扩张，插入一根 8F 的导管进行内外引流。D:经导管胆管造影显示胆管通畅,可看到导管通过了金属夹的臂。几天后施行了腹腔镜手术，取出了一直结扎胆总管的金属夹。引流管留置于原处用于通道的塑形。E:最后的胆管造影显示,尽管管壁有些不规则，但金属夹水平的胆总管通畅。每月行随访胆管造影,同时进行球囊扩张和更换引流管。导管留置了 4 个月后成功地被取出。大约 1 年来病人状态良好。

评论:实施腹腔镜胆囊切除术需要掌握完整的解剖学知识。尽管当前设备的影像质量很好，但腹腔镜手术中识别正常的解剖关系较困难，该项手术的失败和并发症主要与解剖变异和技术问题有关。在 Bismuth 描述的胆道损伤的分类中，根据损伤相对于胆管汇合处的位置分为:①Ⅰ型,胆总管的损伤在分叉处远侧 2cm 以上；②Ⅱ型，胆总管损伤在分叉处远侧 2cm 以内;③Ⅲ型,分叉远侧的肝内残端完全破坏,但分叉处仍完整；④Ⅳ型，分叉部部分或完全消失；⑤Ⅴ型，损伤累及变异的右肝内胆管或胆总管与变异的肝管结合处。轻微的损伤主要与胆囊切除后或胆总管瘘形成后出现的通过胆囊管的胆瘘有关。严重的损伤包括胆总管的部分或完全横断，伴或不伴管腔分离、狭窄或夹闭。可发现一种或几种这样的损伤共存。其他的病变，如肝叶坏死，可能与不小心钳闭了动脉根部有关。在拟行手术解决问题之前，很少会如同这个复发的病例这样找介入放射医生处理病人。通过经皮和腹腔镜方式成功治疗钳闭了的胆管的病例很罕见。

14.1.12 胆道良性疾病的介入处理

病例 14.1.12:

72岁女性,曾行腹腔镜胆囊切除术,术后几周出现胆总管狭窄。由于其他的临床问题使病人手术的危险性很大,拟行经皮经肝胆系引流以减小手术创伤。

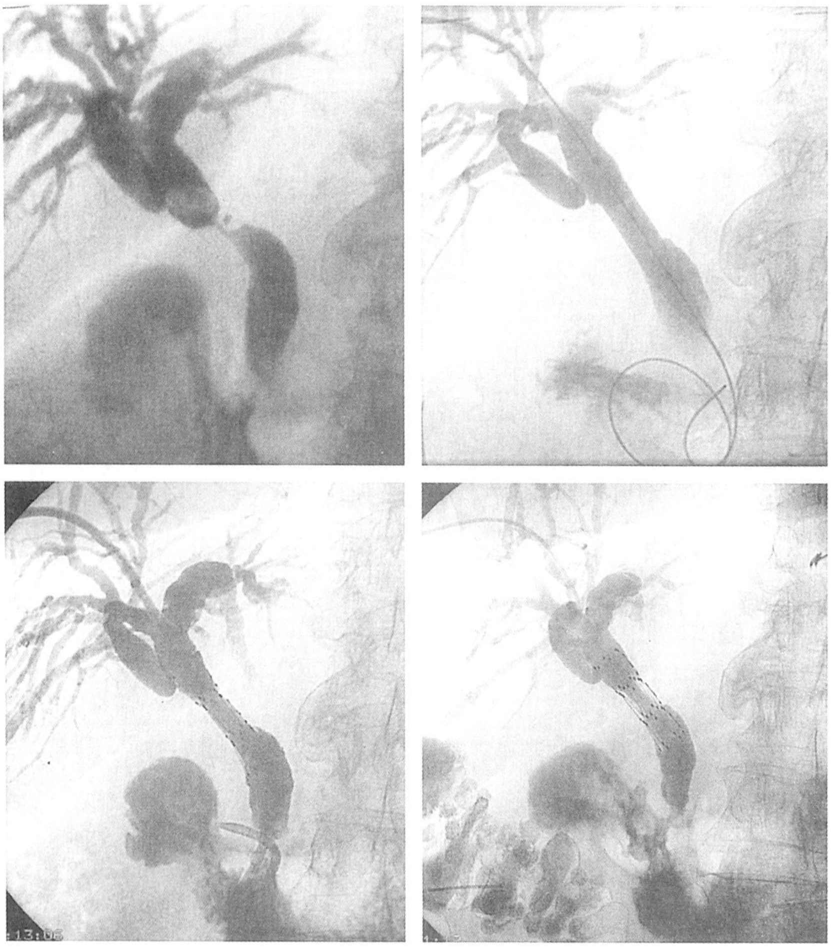

图 14.1.12

A:PTC显示肝内胆管扩张和胆总管严重Ⅰ型狭窄。可看到胆总管近端内的结石。B:用直径10mm的球囊扩张狭窄,结石被推入十二指肠。C:成形术后,在狭窄处放置了一个三体Z型支架,并留置一根8F导管,24h用于内外引流。D:随访胆管造影显示支架内有一定程度的狭窄,可能是由于充胀的支架引起粘膜水肿所致。尽管支架内有狭窄,但引流还是通畅的,故将导管撤除。病人状态良好,3年来支架保持开放状态。

评论: 当传统的手术禁忌时,采用经皮技术对胆总管进行初步修复是手术治疗的一个替代方法。腹腔镜胆囊切除术总的并发症发生率约为5%~12%。胆管损伤的发生率为0.1%~2.2%,随着技术的改进发生率逐渐降低。狭窄通常与以下因素有关:胆管的直接机械损伤和瘢痕组织形成,无意地钳闭了胆管及在Calot三角区使用电灼术或激光切断时发生热损伤。病人年龄较大和长期放置导管的技术不理想时,可以放置金属胆系支架。此例病人的支架运行良好。经皮治疗必须取得病人的紧密配合。接受金属支架治疗良性胆道疾病的病人,必须知道狭窄可能复发,有可能需要进行多次随访处理。

14.1.13 胆道良性疾病的介入处理

病例 14.1.13:

66岁男性，腹腔镜胆囊切除术后，由于右侧胆管断裂并与胆总管分离而出现了感染、胆瘘和胆汁肿。病人出现败血症，需行急诊胆系引流。

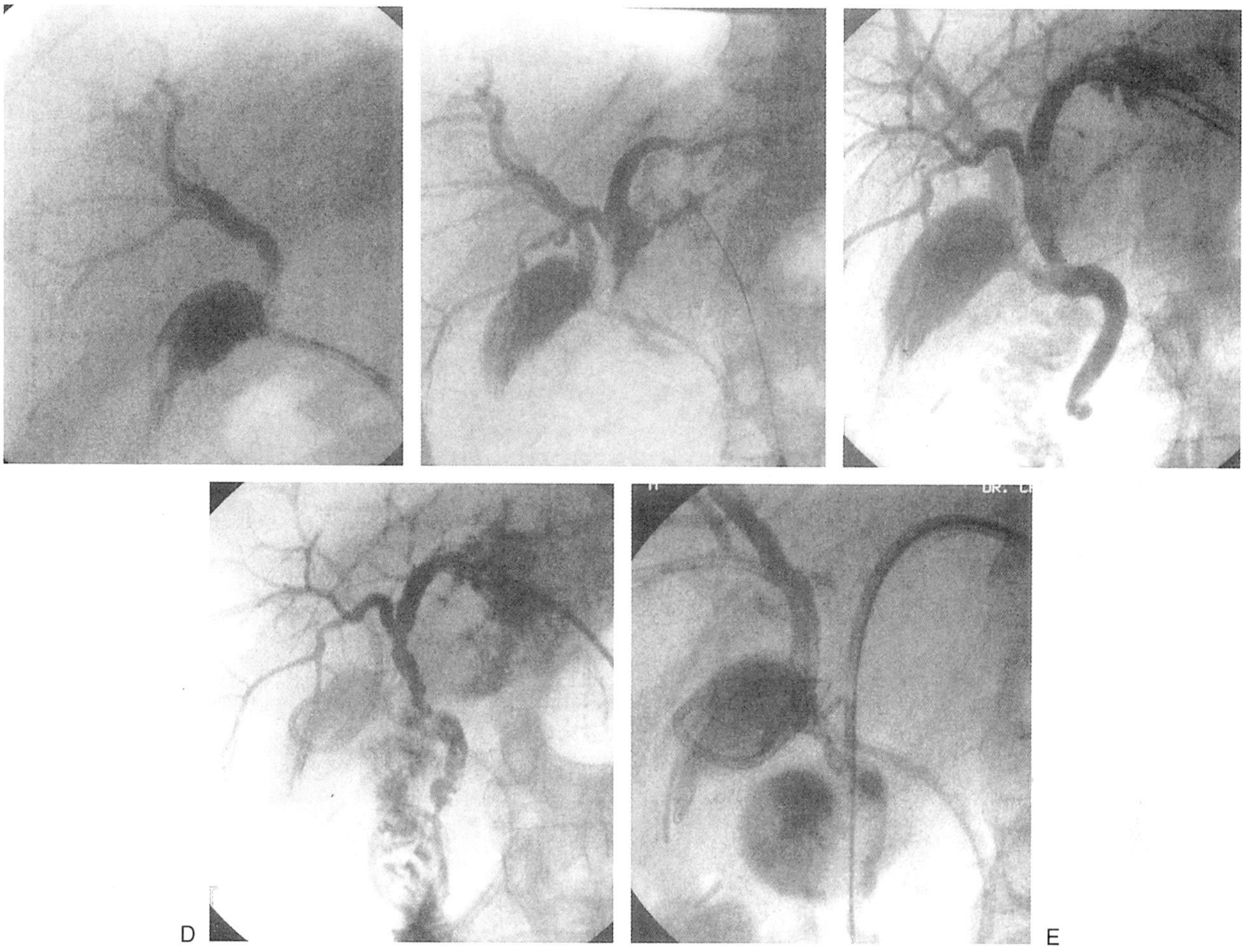

A B, C D E

图 14.1.13

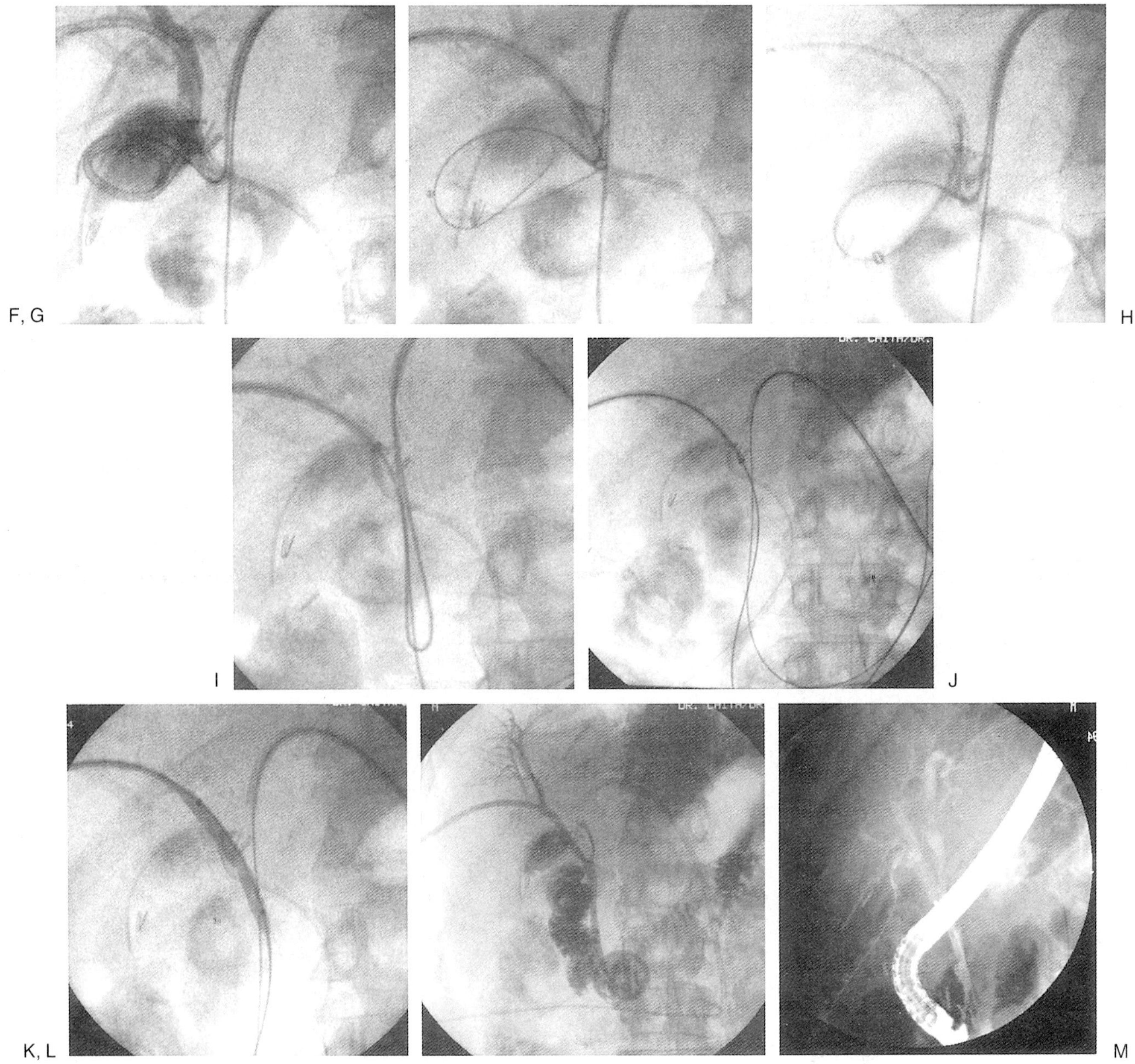

图 14.1.13(接上)

A：由肝下手术引流处注入对比剂可见胆汁肿充盈和右侧胆管逆行性充盈。建立经皮经肝入路，经右侧胆管将外引流导管置入胆汁肿内。B：由左侧进行了PTC，显示可能有胆总管闭塞。C：随后对比剂充盈胆总管，于胆总管内置入导管，表明胆总管无明显闭塞。D：留置左、右侧引流导管行外引流。E：引流3天后随访胆管造影显示胆瘘好转，胆汁肿变小，可看到与胆汁肿相连的右胆管残端。临床症状也显著改善。F：将左侧的引流导管换为导丝，将一根KMP导管由左侧胆管、胆总管，穿过右侧胆管残端进入胆汁肿。G：将一根导丝推送入胆汁肿内。H：将右侧的引流管换为一个鞘管，将一个套圈环送入到胆汁肿内，套取由左侧插入的导丝。I：沿鞘管从经皮出口引出导丝，然后折回进入胆总管，以重建和胆总管间的连续性。J：由右侧入路将一根导丝送入十二指肠，建立一条从胆总管通过胆汁肿到右侧胆管节段的连接。K：沿导丝插入一个直径6mm的球囊对狭窄部进行成形。L：将一根10F胆系内外引流导管穿过病变，开口于一个囊袋内。M：经皮引流约1个月后，在右侧胆管内放置了一个内窥镜塑料支架，数月后进行了置换，以使撕裂沿着支架愈合。

评论：腹腔镜胆囊切除术进行剥离时，将胆总管或总肝管误认为胆囊管是引起损伤的典型机制。而迟发性胆管狭窄通常由热缺血性损伤所致。术后可立即出现胆汁肿、胆管断裂及胆瘘。这例病人术后很快就发生了感染和胆瘘。与传统的胆囊切除术相比，腹腔镜胆囊切除术造成的胆管损伤的位置通常较高且更具选择性。这就增加了手术修补的难度，但提供了介入治疗的机会。进行胆囊切除时，胆囊管与右肝管的畸形汇合可能导致术中切断右肝管并使之与胆总管分离，如本病例所发生的，该并发症可引起胆瘘和胆汁肿。目前已经开发了通过左、右侧胆管插管的双侧入路重建断开的右胆管与胆总管间连接的技术。我们已有使用这种技术治疗多个病例的经验。

14.1.14 胆道良性疾病的介入处理

病例 14.1.14:

44 岁女性，腹腔镜胆囊切除手术后，由于右侧胆管断裂并与胆总管分离而出现了感染、胆瘘和胆汁肿。病人出现败血症，需要进行胆汁肿和胆系的引流。之前曾行肝管空肠吻合手术，但手术失败。

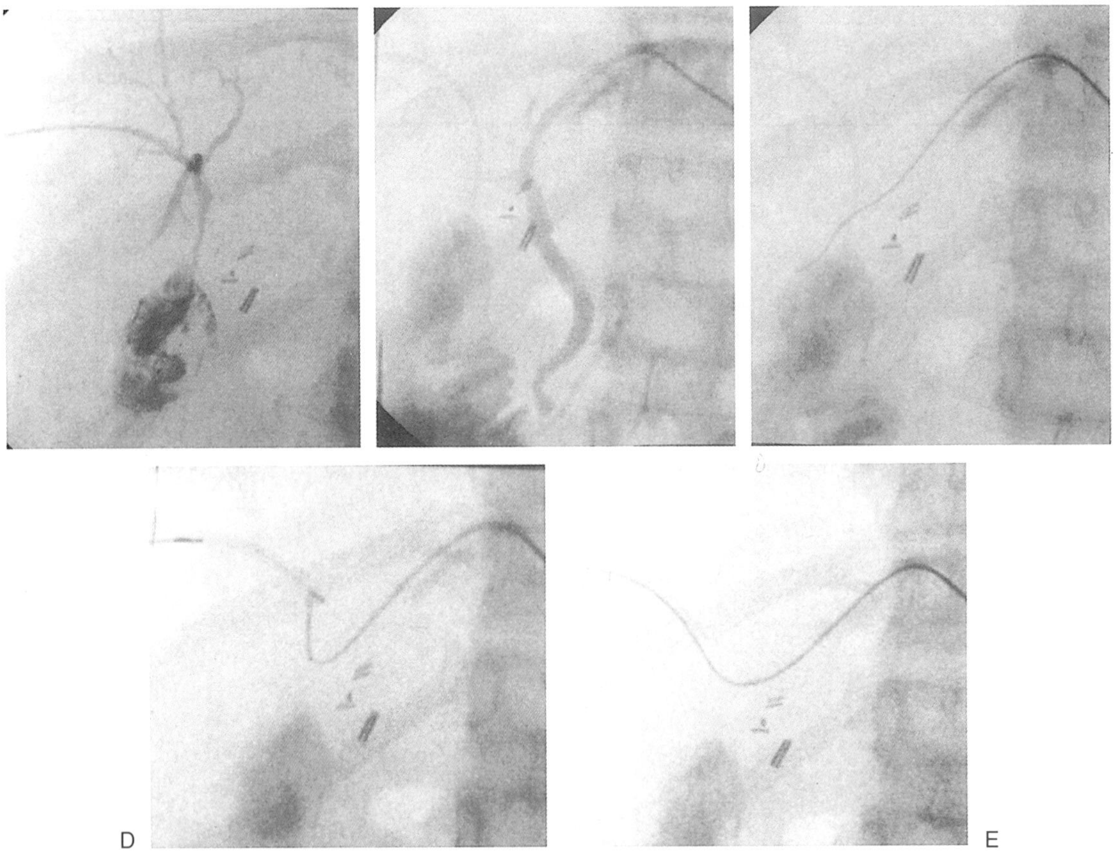

A, B　C　D　E

图 14.1.14

F　G, H　I　J, K

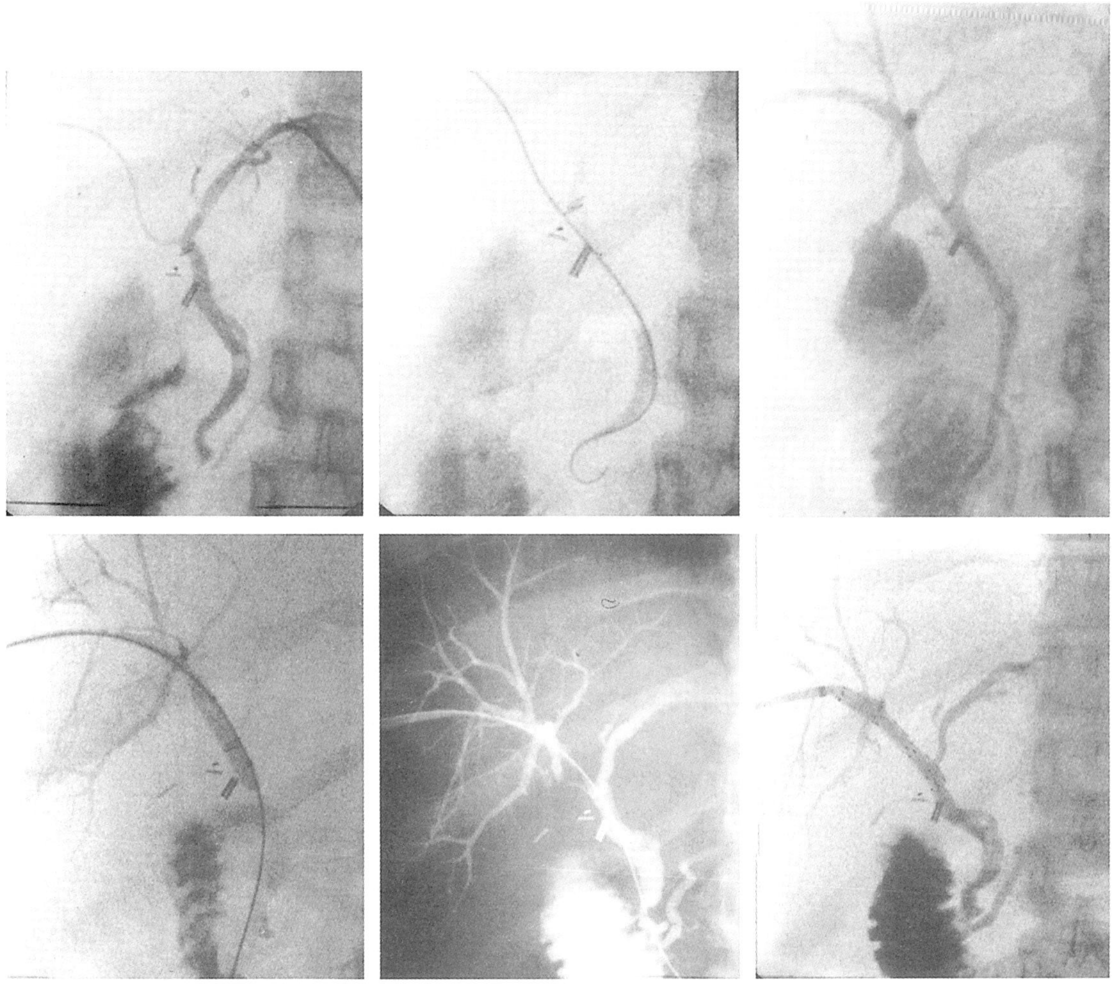

图 14.1.14(接上)

A：在断裂的右侧胆管内用 5F 导管进行经皮经肝插管，引流胆瘘到胆汁肿内。可以看到肝门处的金属夹。B：左侧胆管的经皮入路插管可以显示正常的胆总管和手术损伤所致的右侧胆管残端，右侧胆管内的导管进入胆汁肿。C：采用左侧入路，操作一个可控导丝经右侧胆管残端进入胆汁肿内，与由右侧插入的导管接触。D：用 Dormia 网篮将左侧插入的导丝套入胆汁肿，由右侧胆管退回至鞘管内。E：导丝的最终位置为由上腹部穿刺处进入，又由该处穿出至右侧的穿刺处，将右侧胆管和胆总管相连接，最后进入到鞘管内。F：由左侧导管注入对比剂进行的胆管造影显示了正常的胆总管、导管重新连接右侧胆管至胆总管，对比剂充盈了胆汁肿和十二指肠。G：胆总管插入的导管和导丝到达了乳头部，再将右侧胆管与胆总管重新连接。H：由右侧肝管插入了一根内外引流导管，穿过离断的胆管进入胆总管，重新将二者连接，随后进行胆管造影。可见胆总管正常，胆瘘仍开口至胆汁肿，对比剂流入十二指肠。I：经皮胆系引流 6 周后，用一个直径 6mm 的球囊进行胆管成形术。胆汁肿已消失。J：通过右侧经皮入路施行胆管造影，显示闭塞的胆瘘残端。胆汁肿已被吸收。K：放置了一个三体 Z 型支架(8mm)，在断裂部位的变窄的节段与狭窄之间建立了分流，重建了两部分胆道的连接后经导管进行了胆管造影。

评论：这是一个胆管断裂、右侧胆管与胆总管分离的例子。透穿技术是治疗这类问题的理想措施。通过胆管残端向胆汁肿内插管可能是惟一的选择。对于一些病例，内镜医师有机会进行逆行性插管，可取得同样的效果。然而，像该病例这样的完全断裂，若不同时从经皮入路插管套取或网篮套取导丝经皮引出的话，逆行性插管几乎是不可能的。一旦获得了直接的通道，就可进行球囊成形和放置导管。这个病例中，尽管进行了多次球囊成形，狭窄仍无改善。此即为放置裸支架以保持狭窄段开放的指征。该病人在 8 年期间发生了两次胆管炎，进行了逆行性胆管造影，并成功地清洗了支架的管腔，以除去淤积物。病人在过去的 8 年中状态良好。

14.1.15 胆道良性疾病的介入处理

病例 14.1.15:

33 岁女性，腹腔镜胆囊切除术后用金属夹闭塞了胆总管，需要进行胆总管空肠吻合术。第二次手术后，病人出现了胆瘘、大的胆汁肿和败血症。因病人有败血症需进行急诊胆系引流。

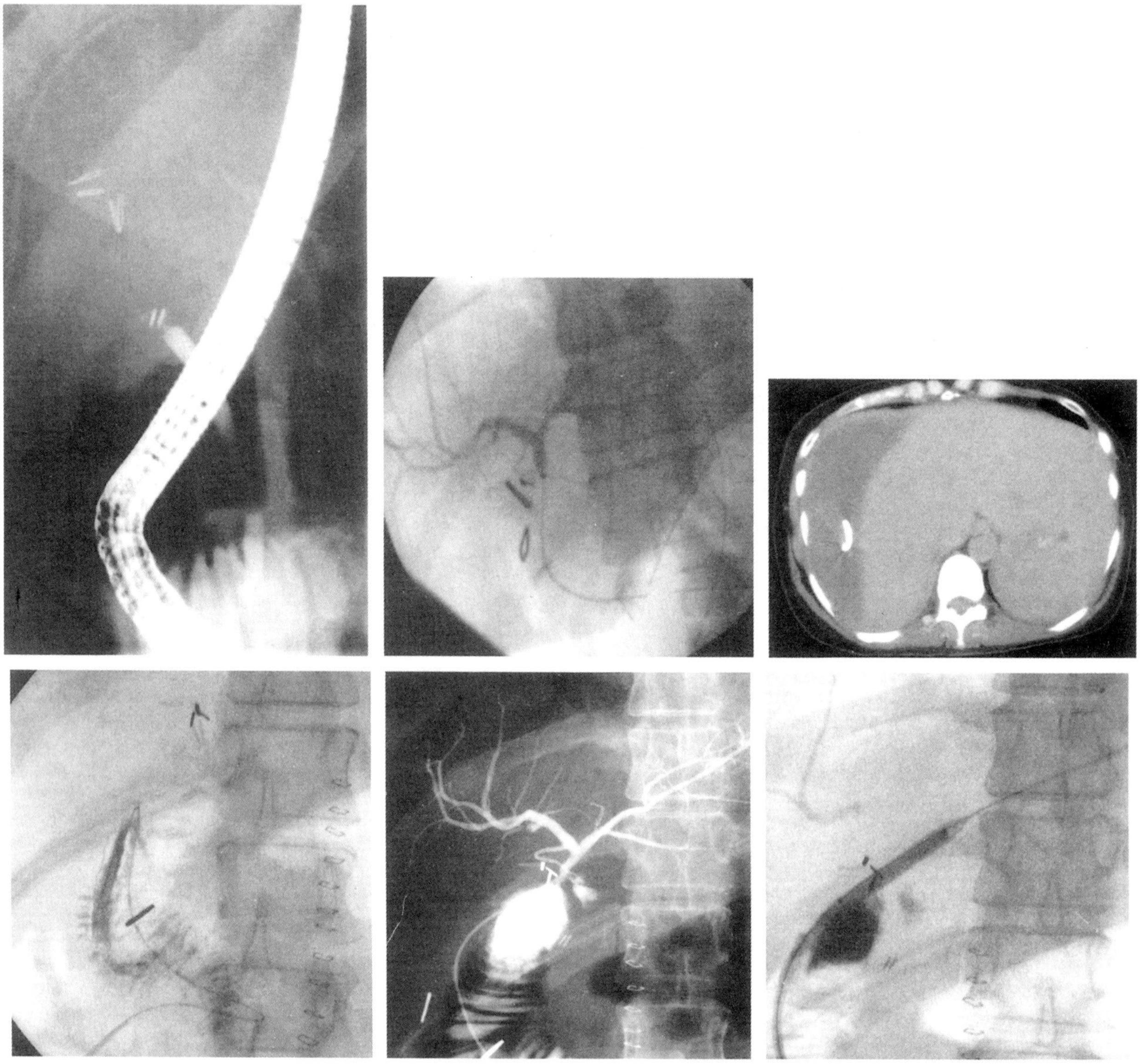

A, B

C

D, E

F

图 14.1.15

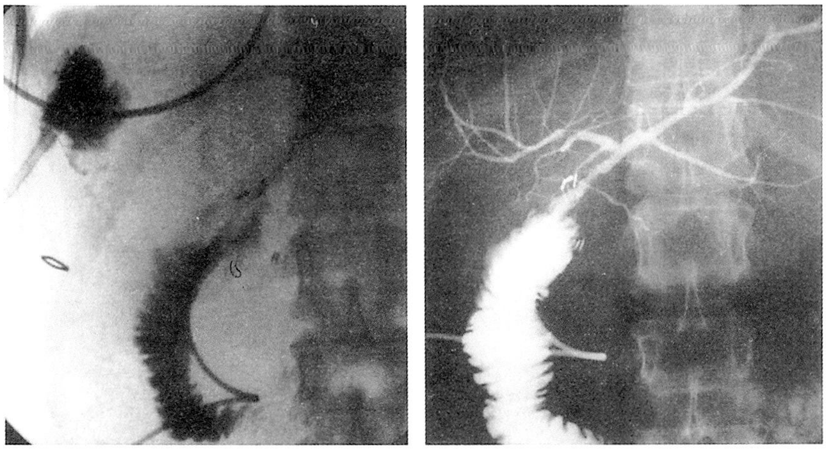

图 14.1.15(接上)

A:术后 2 天进行的 ERCP 显示胆总管被两个金属夹完全夹闭。B:术中胆管造影显示肝内胆管通畅,可见一个支架进入到肠管内。C:术后,由于胆瘘形成了胆汁肿,需行 CT 导向的引流。D:采取经皮经空肠入路进入胆系。由于存在狭窄很难进入到开口。E:经过多次努力,最终实施了胆管插管,证实了瘘口部。F:以 6mm 的导管进行了球囊成形。G:引流 2 个月后,胆汁已可顺利通过狭窄部位。可看到胆汁肿残腔很小。H:5 个月后的随访胆管造影显示已无残存的狭窄,撤除了导管。

评论:可以盲穿或经肝注射对比剂后穿刺Roux-en-Y式术后的空肠。如果狭窄部很紧,则可能难以进行逆行性胆管插管,这时就需要使用可控导管和导丝。球囊扩张解决了狭窄。一旦进行了适当的胆管引流,瘘管通常就会自行愈合。然而,有些病例还需进行胆瘘的栓塞。一般认为,有症状的胆汁肿,尤其是证明有持续性胆瘘者,需要治疗。术后的胆瘘很难处理。大多数病例难以进行再次探查,需行经皮引流。偶尔,需要使用覆膜支架治疗胆瘘,但单纯的导管引流对于大多数病例就足以达到治疗目的。胆管成形术治疗狭窄的成功率为 67% ~86% ,91% 的病人可撤除所有的导管。进行胆肠吻合的病人预期成功率约为 75% 。29% 的病例可发生再狭窄。术后并发症的发生率为 0 ~24.3% 。在一些研究中,术后发热和败血症的发生率为 47% 。

14.2.1 胆道恶性梗阻的介入处理

病例 14.2.1:

67 岁男性,结肠癌切除术后 7 年,出现梗阻性黄疸。腹部 CT、内镜 US 及活检表明,胆道梗阻由于肝门部转移所致。ERCP 胆道插管失败,病人被送来我院接受经皮治疗。

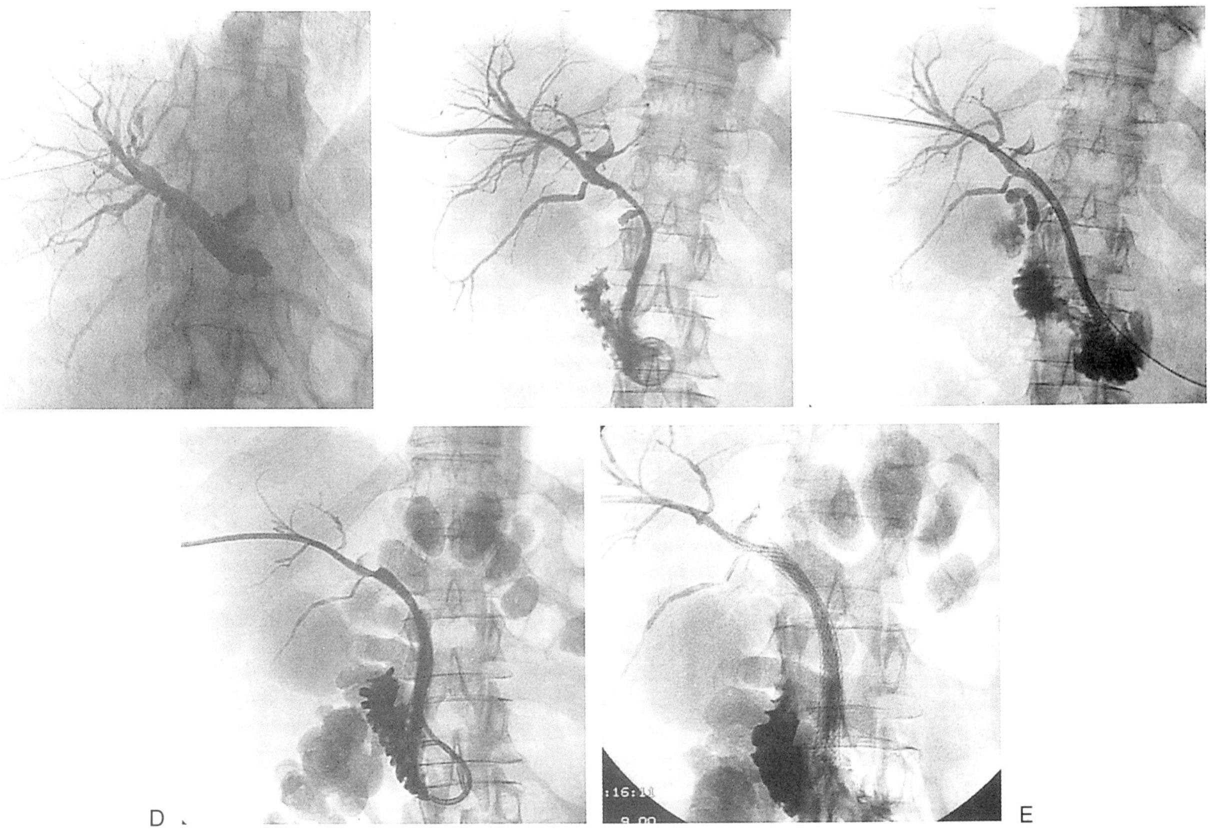

A　B, C　D　E

图 14.2.1

A:细针 PTC 显示肝内胆管中度扩张,胆总管梗阻。B:行经皮穿刺,将一根 8F 导管穿过梗阻处插入到十二指肠,进行经皮肝内胆管引流。不需要实施球囊扩张。可看到肝内胆管少量出血。48h 后的胆管造影显示肝内胆管的压力解除,对比剂通畅地流入十二指肠。可看到胆总管相对长的狭窄。C:在胆管内置入一个 10mm×68mm 的 Wallstent 支架,仅扩张到 6mm。注入的对比剂顺畅地流入了十二指肠。其后又放置了内外引流导管,引流 24h。D:第二天进行的经导管胆管造影显示支架进一步展开,支架通畅。E:接着撤除了导管。检测疗效的胆管造影显示支架通畅。

评论:胆系恶性梗阻是黄疸和胆汁郁滞的常见原因。手术胆系减压和经肝胆系引流对无法切除的晚期胆道恶性梗阻是一种姑息性治疗。转移性肝门部胆系梗阻不能手术,只能进行姑息治疗。经 ERCP 置入胆管支架是一个好的替代疗法,但如果无法实施或处置不成功,经皮入路即为一个适当的替代方法。这个病例中,最初使用内外引流导管引流来进行胆道减压,并减少潜在的感染。与胰腺炎相比,转移性门静脉周围淋巴腺病的生长速度较慢。通过化疗、放疗这些辅助治疗,可延长病人的存活期。由于一直保持着入路,故存活期较长的病人更适于导管引流。

14.2.2 胆道恶性梗阻的介入处理

病例 14.2.2:

67 岁男性,结肠癌切除术后 2 年,出现梗阻性黄疸。腹部超声及 ERCP 显示胆总管因门静脉周围转移性病变而梗阻,病人被送到我院行经皮治疗。

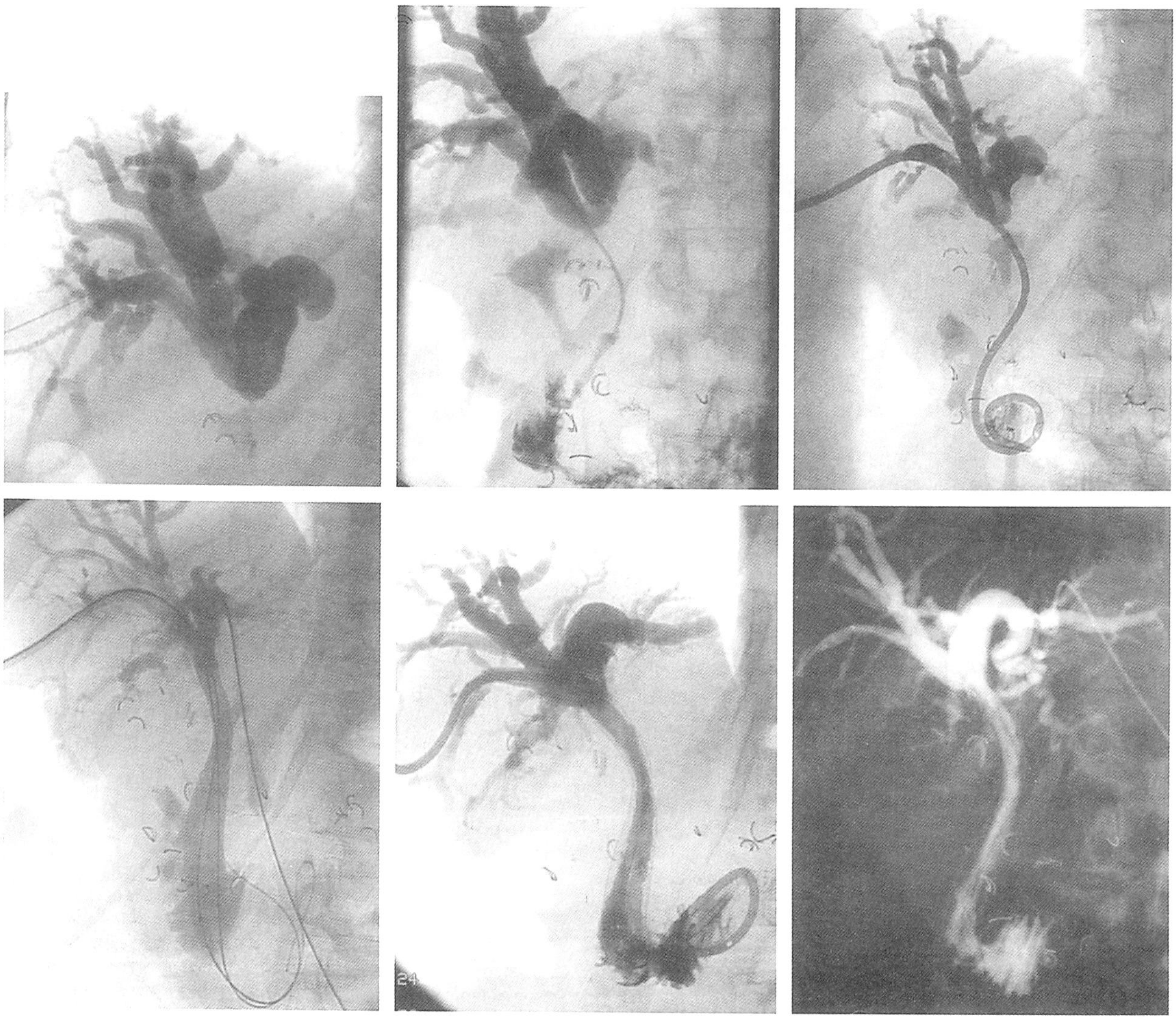

A, B C D, E F

图 14.2.2

A:PTC显示肝内胆管扩张伴胆总管高位梗阻。B:经皮插管容许穿过广泛的梗阻部位，可看到细小的远端胆管引流入十二指肠。C:用一根10F的胆系导管进行胆系内外引流。D:由于梗阻近端病变广泛，高位梗阻可能会发展成为完全性梗阻，因此几天后建立了双侧入路用于双侧放置支架。E:穿过支架放置引流导管48h。通过导管进行胆管造影，显示支架通畅。F:撤除导管后进行胆管造影，显示支架通畅。该病人的存活期很短，仅为6个月。

评论:门静脉周围转移性病变通常是非浸润性的，肿瘤组织不会侵入到支架内，因此是放置金属支架的良好适应证。虽然内窥镜塑料支架也可用于缓解病情，但需要进行多次内窥镜操作来置换支架。金属支架也适用于内镜引流。虽然金属支架是技术方面的一大改进，但金属支架不能被替换，长期存活的病人可能需要支架再放置和导管引流。

14.2.3 胆道恶性梗阻的介入处理

病例 14.2.3:

67 岁男性,结肠癌术后 7 年,出现梗阻性黄疸。腹部 CT 扫描、内镜超声和活检结果显示胆系梗阻由于肝门区转移性病变所致。ERCP 行胆管插管未成功,病人被送来我院行经皮治疗。

A, B 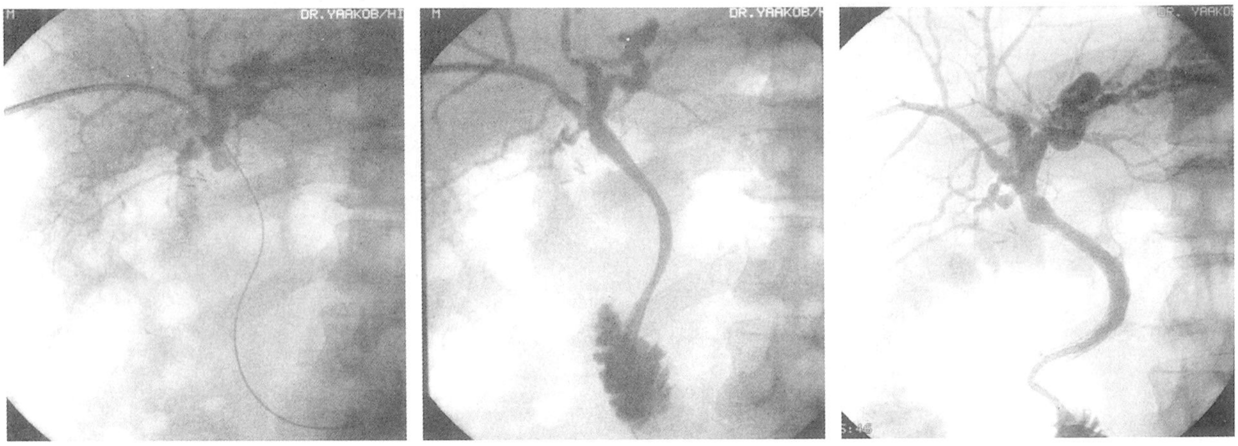 C

图 14.2.3

A:经皮胆管造影显示肝内胆管扩张,胆总管梗阻。胆管内插管后,将导向导丝穿过梗阻到达十二指肠。B:放置了一个 10mm × 90mm 的 Wallstent 支架,用球囊扩张至 6mm,行胆管造影时胆管已通畅。C:放置了一根 8F 导管进行暂时性的内外引流 48h,其后将导管撤除。最后一次胆管造影未显示。

评论:最初放置金属支架是代替导管来进行内引流。一般来说,应首先放置导管进行引流,在控制了感染和出血、临床症状好转后再更换为金属支架。该病例无明显的出血和感染,因此决定立即放置支架。导管放置 2 天后成功取出。

14.2.4 胆道恶性梗阻的介入处理

病例 14.2.4:

50 岁男性，胰腺有一个大的无功能胰岛细胞瘤，已被切除，现出现胆道梗阻和黄疸复发，拟行经皮引流。

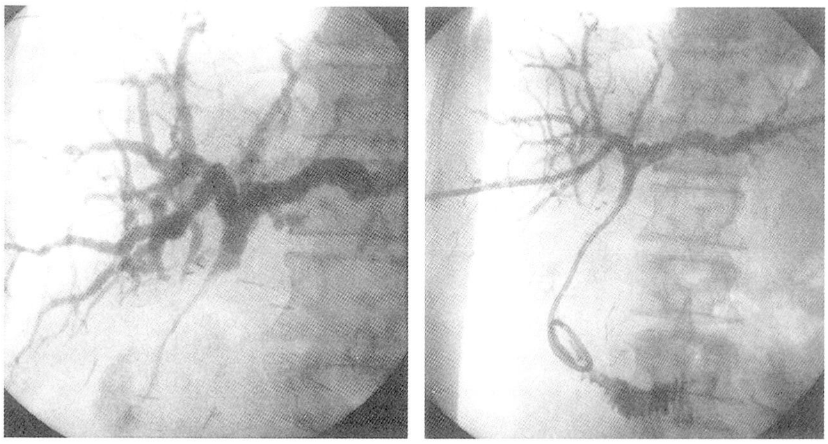

A B

图 14.2.4

A：PTC 显示胆总管有一长段狭窄。B：放置了一根 10F 导管进行内外引流。临床症状好转后，病人进行了胆总管空肠吻合术。

评论：对于复发性胆系梗阻的病人，可采用细针胆管造影和经皮胆管内外引流作为临时性处置。这个病例的梗阻与肿瘤复发无关，由瘢痕组织所致。胆管引流可改善病人的临床症状，直至病人能接受手术。如果病变不能手术治疗，就应放置金属支架。

14.2.5 胆道恶性梗阻的介入处理

病例 14.2.5:

44 岁女性,患有胰腺癌及胆系梗阻。ERCP 显示了梗阻,但无法放置支架进行适当的引流。拟行经皮胆系引流作为姑息性治疗。

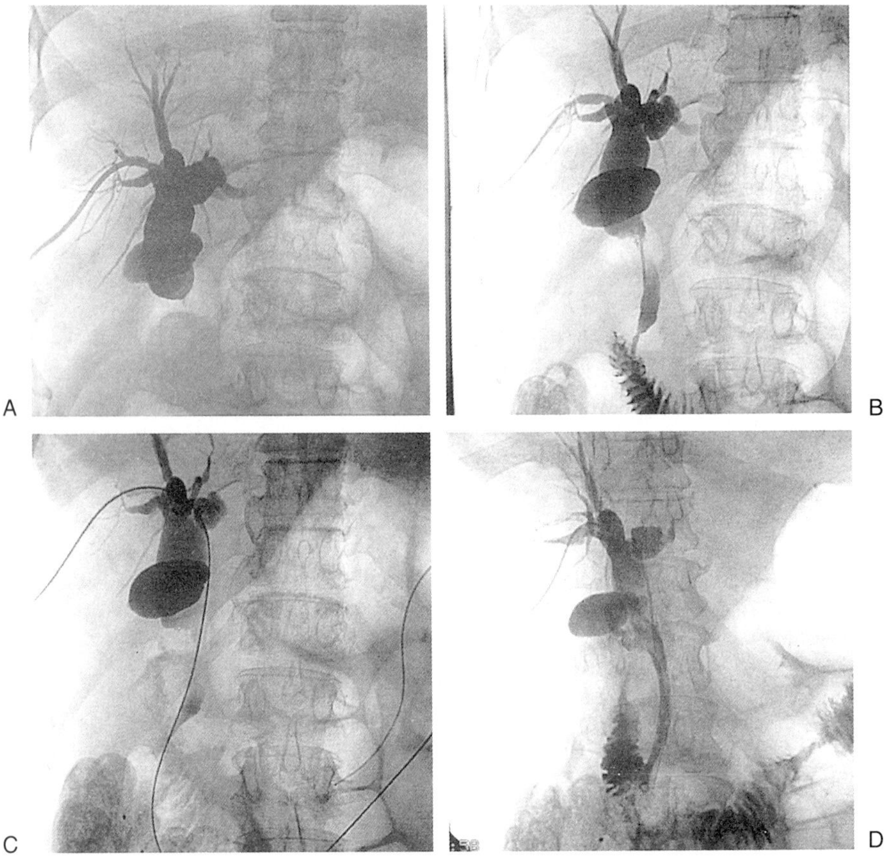

图 14.2.5

A:PTC 显示肝内胆管扩张,伴有胆总管的突然闭塞。可看到胆囊管及胆囊与胆管重叠。未能穿过梗阻部位。用一根 8F 导管进行了暂时性的外引流 48h。B:使用 Lunderquist 导向导丝辅助插管穿过了梗阻部位,可向远端未扩张的胆管内注射对比剂,通过十二指肠乳头引流到十二指肠。可看到相对小节段的闭塞。肿瘤无法手术。C:远端胆管内插管后,将一根导丝插入到十二指肠,然后扩张通道。D:将一个 10mm × 68mm 的 Wallstent 支架置入胆管内以克服肿瘤所致的梗阻。可看到支架初始的通畅性良好。

评论:金属胆道支架用于无法手术的恶性胆道梗阻病人。恶性胆道梗阻最常见的原因之一是可导致胆总管中或远段梗阻的胰腺癌。可根据需要治疗的病变长度来决定支架的长度。通常胆总管梗阻使用 68mm 长的支架。最常用于引流闭塞近端的胆道支架的直径为 8 ~ 10mm。一般能够成功地展开支架并解除黄疸。Wallstent 移位罕见,但可能发生,特别是通过乳头从十二指肠置入支架者。胰腺癌病人 30 天的死亡率高达 20%。尽管最初的临床症状会有好转,但中位存活时间约为 3 个月。肿瘤长入胆管腔内的病人更容易出现闭塞的复发。引流 2 ~ 6 个月后高达 30% ~ 40% 的病人会出现闭塞复发。闭塞的原因包括肿瘤向管腔内生长、肿瘤过度生长和肉芽肿组织。

14.2.6 胆道恶性梗阻的介入处理

病例 14.2.6:

61 岁男性，患有胰腺癌，采用 Whipple 手术切除了肿瘤，包括胆总管空肠吻合术。术后 1 年，由于肿瘤复发出现了黄疸，拟行经皮胆管引流作为姑息治疗。

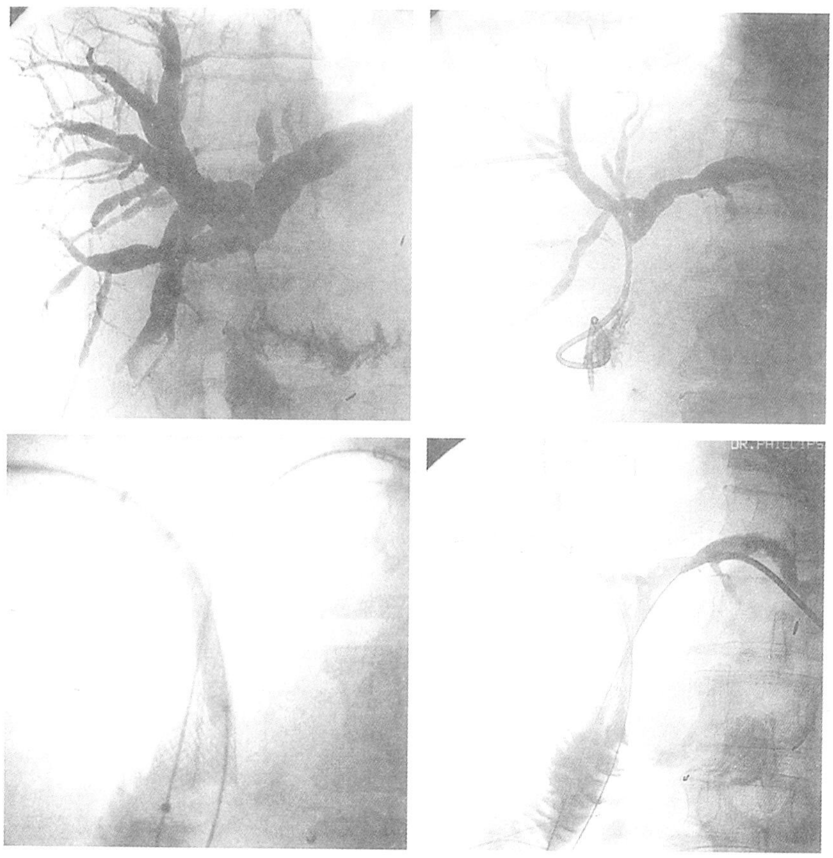

图 14.2.6

A：经皮胆管造影显示肝内胆管扩张。可看到狭窄范围相对长，肠管内充盈对比剂。B：对狭窄部位进行插管和球囊扩张后，放置了一个内外引流导管。C：外引流 2 天后，经左侧入路放置了双侧的 Wallstent 支架。D：放置支架后的胆管造影显示内引流适当。撤除了引导鞘管。

评论：由于比放置内外引流导管要舒适，金属胆道支架已被临床广泛接受。金属支架可采用较大的直径，且理论上较塑料支架的留置时间长。由于金属支架是以折叠方式引入体内的，因此和管径较大的导管及塑料支架相比，该方法的另一个优点是可减小入路的大小。然而对金属支架和塑料支架临床效果的评价仍有一些争议。

对于这个特定的病例，由于高位梗阻，因此采用了双侧入路，同时放置了 Wallstent 支架。如果只放置一个支架，则将要增加未放支架侧发生早期闭塞的风险。这个病例由于梗阻部位的长度和管腔的迂曲，因此选取了自胀式柔韧支架。技术上，金属支架的植入与塑料支架植入相同。虽然这些支架可用内窥镜放置，但这例病人由于进行过手术处理，所以不可能采用该途径。

14.2.7 胆道恶性梗阻的介入处理

病例 14.2.7:

42 岁女性,患有胆管癌和胆总管梗阻,ERCP 显示了梗阻,放置了一根鼻胆管导管进行初步引流。拟行持久的、放置支架的经皮胆系引流作为姑息治疗。

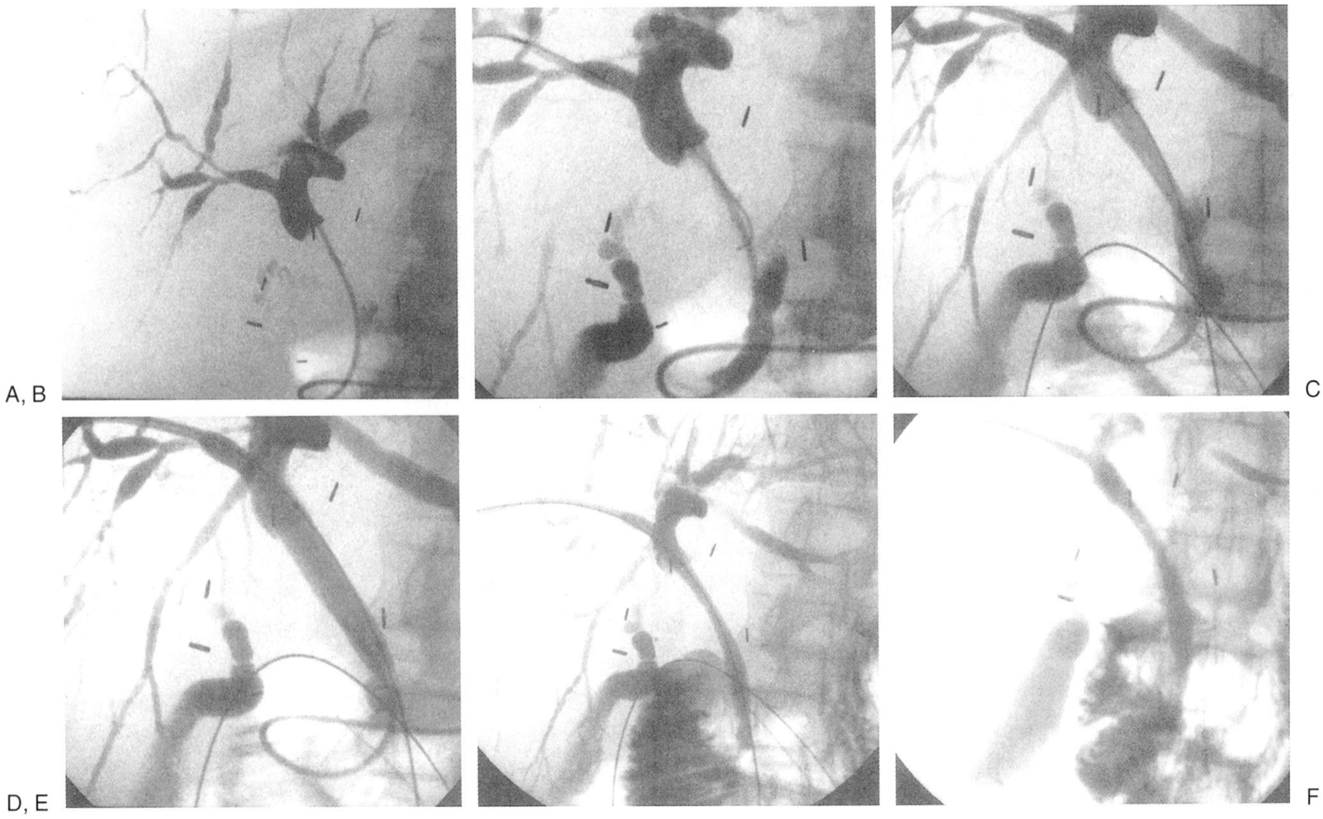

图 14.2.7

A:最初通过鼻胆管导管进行的胆管造影显示肝内胆管扩张。B:进行右侧胆管插管,将一根可控导丝穿过了闭塞处。C:将一根导管推进穿过了狭窄处。D:用一个直径 6mm 的球囊施行了成形术。E:放置了一个 10mm×68mm 的 Wallstent 支架作为内引流。F:24h 后进行的最后一次对照性胆管造影显示支架通畅。撤除了经皮导管。

评论:金属支架提供了良好的姑息性引流,病人易于耐受;操作简单、安全,可缩短住院时间。支架极少移位。肿瘤在支架近端及远端可能过度生长,但肿瘤经支架的间隙向管腔内生长是造成闭塞的更常见原因。一般来说,裸支架就足以保持胆道的长期通畅。与胰腺癌仅侵犯或压迫胆管不同,胆管癌这类腔内肿瘤更易于向支架内生长。这个病例据信仅需放置一个支架,然而如果病变位置更高,则需双侧放置支架。在这个病例中支架于十二指肠乳头上方展开,从而保存了括约肌的功能。那些支架位于乳头部上方的病例,可发生括约肌痉挛或胆道远端的扭曲,导致继发的梗阻。支架穿过乳头部于十二指肠内展开则不能保存括约肌功能,胆管将一直向十二指肠腔内开放。这种方法虽然可避免那些能够引起胆管继发性梗阻的原因,但十二指肠内容物反流入支架可导致胆管的机械性梗阻和复发性胆管炎。如果临床发现了胆管炎,则治疗前应预防性应用抗生素,持续至少 5~7 天。在一些病例中,支架尖锐的末端可引起十二指肠壁的糜烂,胃肠道出血是一个严重的并发症。

14.2.8 胆道恶性梗阻的介入处理

病例 14.2.8:

51 岁男性胆管癌病人，曾由内镜置入了一个 Wallstent 支架，但随后支架闭塞。在金属支架内又放置了一个塑料支架。由于左侧胆管梗阻发生了胆管炎，需行经皮引流。

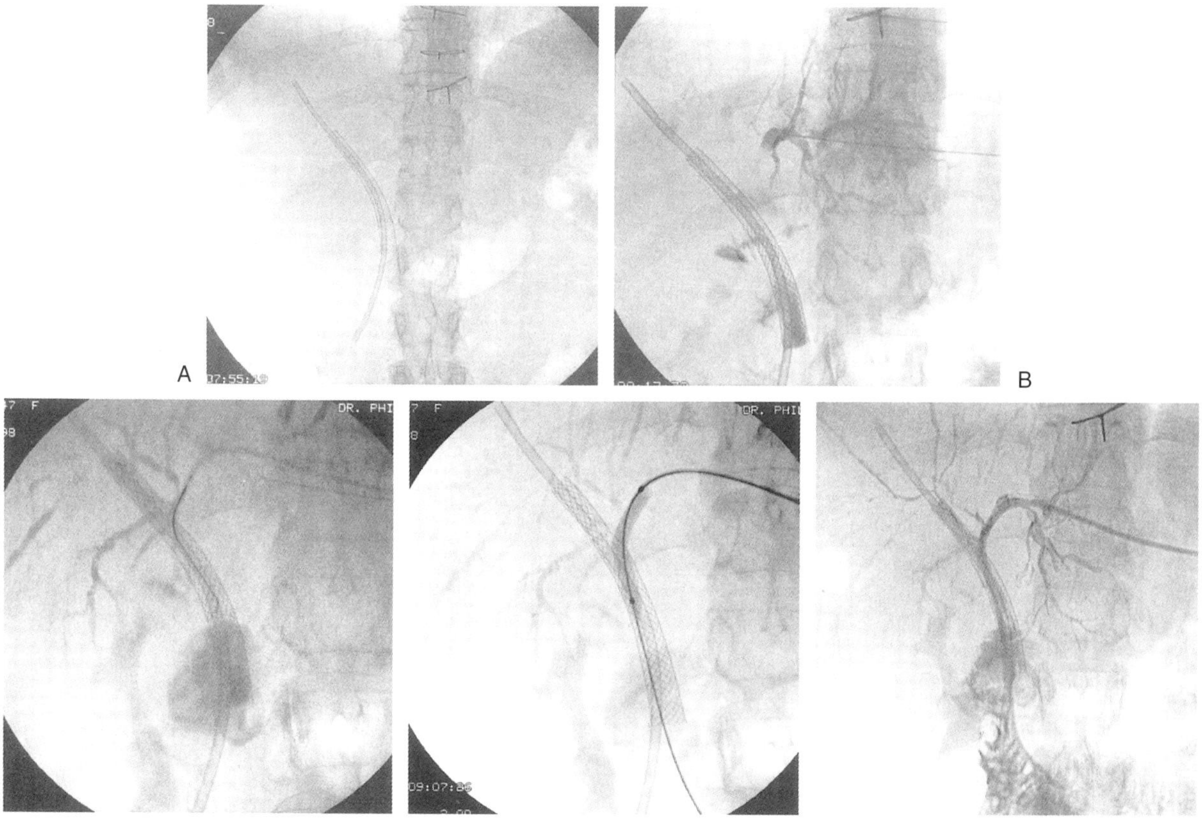

图 14.2.8

A:腹部平片显示了 Wallstent 支架和金属支架内的塑料支架。B: 左侧的 PTC 显示了延伸入左侧胆管的闭塞。C:通过仔细的操作，将一根导向导丝推进入梗阻部位，经支架的网孔进入到支架的主腔内。D:用一根球囊导管扩张支架网孔以进行左侧胆管的内外引流。E:推进一根内外引流导管引流左侧胆道和减轻感染。

评论: 通常很难预料哪个病人能存活较长时间，从而选择正确的引流方式也有困难。一些胆管癌的病人可能较其他病人存活时间长得多，而金属支架不能在整个生存期均保持通畅，通常通过内窥镜再次放置支架来解决这个问题。通过内窥镜技术放置双侧金属支架更为困难。如同这个病例所示，仅其中一支胆管放置了支架，则几乎不可能通过 ERCP 对闭塞侧进行插管。对闭塞侧进行经皮插管和放置支架是获得入路和控制感染所必须的。需用一个小的可控导丝穿过支架的网孔，然后逐步进行球囊扩张，最后穿过支架壁插管或放置支架。为克服支架壁的可屈曲性和回缩，可能需要使用球囊膨胀式支架。如果血清胆红素降低超过 30%，通常即可认为胆系减压是成功的。在最近的文献报道中，对恶性胆道梗阻进行了使用金属支架和塑料支架的对比。金属自胀式支架显示对病人有明确的好处。与未使用金属支架者对比，使用金属支架病人的 30 天死亡率较低(前者 24%，后者 10%)。使用与不使用金属支架者的梗阻发生率分别为 19% 和 27%，前者可有更好的管腔通畅性中位值。与后者(21 天)相比，前者的住院时间也缩短了(10 天)。

14.2.9 胆道恶性梗阻的介入处理

病例 14.2.9:

79 岁女性,患有胆管癌和胆道梗阻。拟行经皮胆系引流作为姑息治疗。

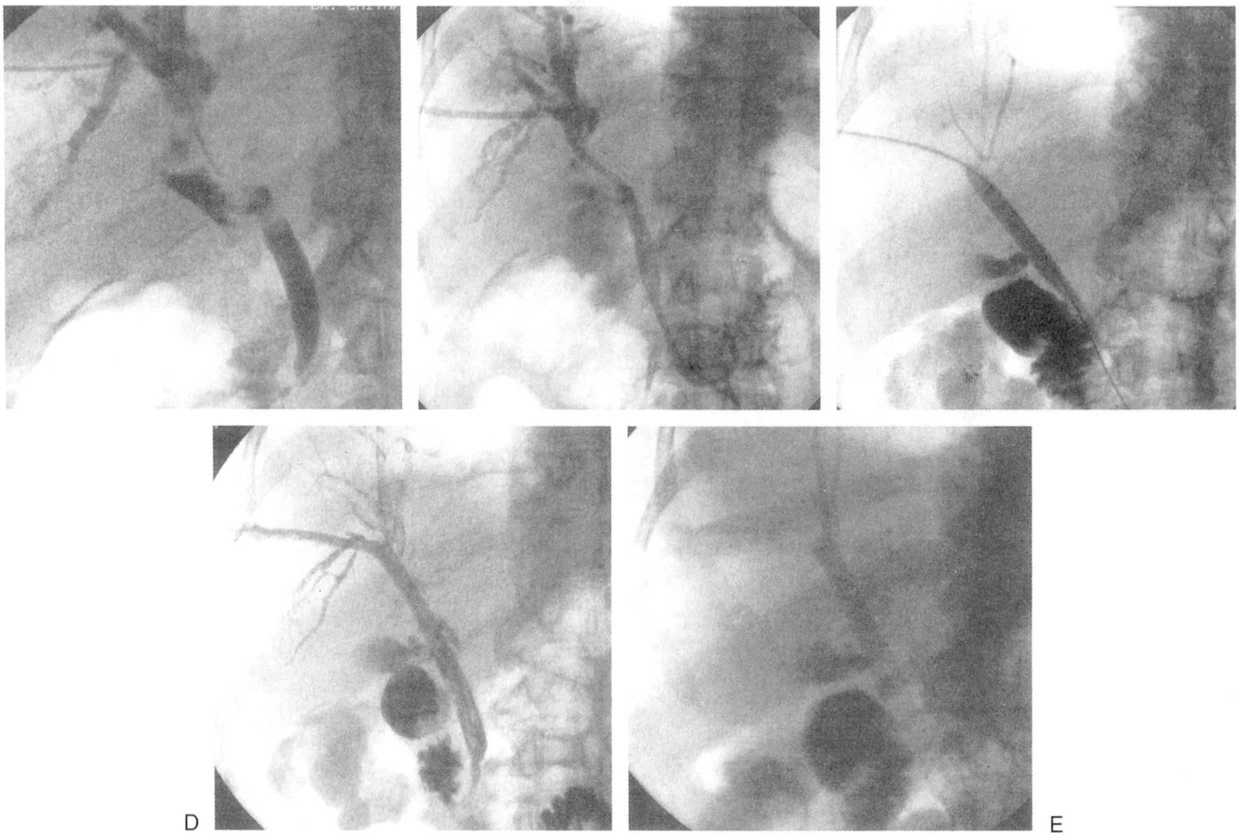

A, B C D E

图 14.2.9

A:经皮胆管造影显示由于距胆管汇合部位 2cm 处的肿瘤生长，导致近端胆管梗阻。用一根小的导管穿过梗阻部位后，可看到胆总管远端充盈了对比剂。B:放置了一根内外引流导管进行数日的外引流。C:随后又实施了球囊扩张,并将导管更换为 Wallstent 支架。D:放置支架后进行的胆管造影显示由于胆管内出血造成多处充盈缺损。尽管有出血，向十二指肠的引流还是通畅的。撤除了导管。E:最终的胆管造影显示胆管通畅。用血管闭塞栓子(VasoSeal plug)栓塞了肝实质内的通道。

评论: 经皮胆系引流的并发症之一是胆管内出血。通常这种出血都是静脉出血且为自限性。偶尔可为动脉性出血，需要更积极的治疗。通常只要保持导管向引流袋内引流通畅即可。出血会停止，胆汁会变清亮。然而，如果导管的某个侧孔通向门静脉或肝静脉的分支，则需要重新放置导管。当通道穿过了某一静脉结构时，撤回导管时可能会出血，伴有支架暂时性闭塞。使用氰丙烯酸酯或血管闭塞栓子栓塞通道是一种快速和可靠的封堵通道和控制出血的方法。术后必须认真护理以避免胆管或支架栓塞。

14.2.10 胆道恶性梗阻的介入处理

病例 14.2.10:

42 岁男性,患有胆管癌及胆道梗阻,拟行经皮胆系引流作为姑息治疗,并进行铱籽近距离放疗。

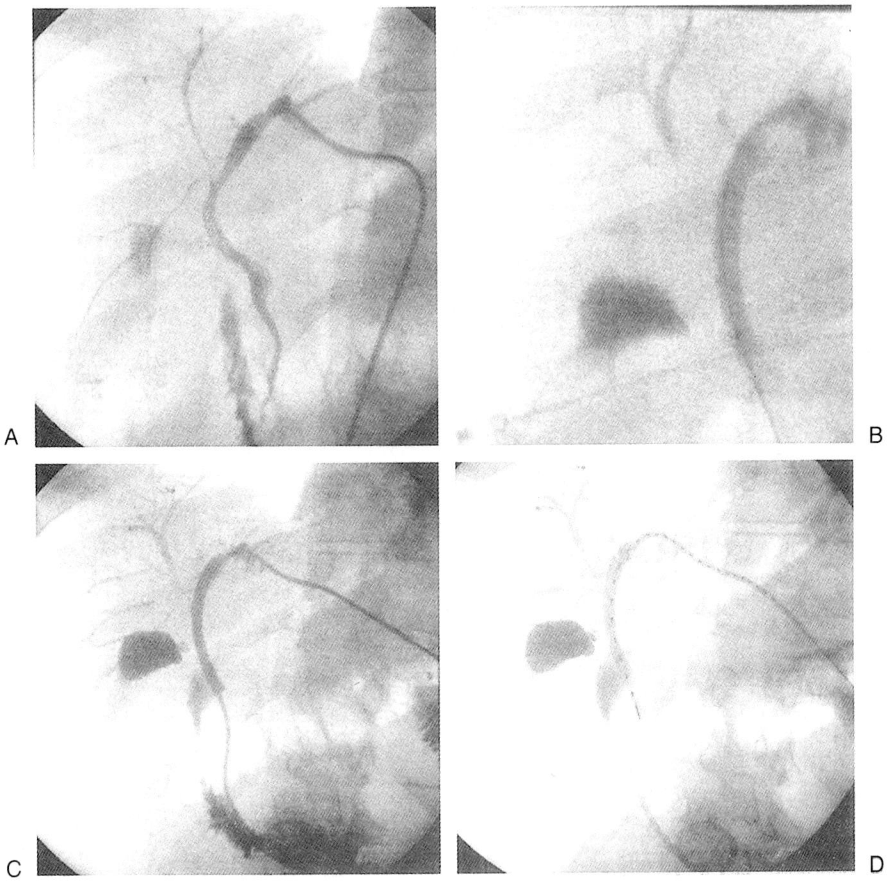

图 14.2.10

A:胆管插管后胆管造影显示胆总管有一长段的闭塞。B:插管后用一个 6mm 的导管行球囊成形术。C:置入一个 10mm×40mm 的 Wallstent 支架穿过梗阻部位,并插入一根 10F 的导管,用于放置近距离放疗的不透 X 线的导丝标记。未引流右侧胆管。D:在照片上显示了近距离放疗的标记物用于导向。

评论:经皮引流为放置近距离放疗的铱籽提供了一条方便的途径,近距离放疗用于恶性病变的局部控制。近距离放疗的疗效不是很确定。在一些病人中,近距离放疗控制肿瘤生长的疗效很好,而对某些病人则完全没有疗效。近距离放疗似乎可以减少胆管癌向支架内的生长,保持支架的通畅。与仅采用支架治疗的病人相比,同时进行近距离放疗病人的存活时间延长。腔内 ^{192}Ir 治疗对肝外胆管恶性病变并非同样有效。治疗后可撤除导管,如果需要,病人可接受其他辅助治疗。

14.2.11 胆道恶性梗阻的介入处理

病例 14.2.11:

61 岁男性，患有广泛的无法手术切除的胆管癌和胆道梗阻，选择采取内窥镜治疗。ERCP 显示胆道在汇合部水平闭塞。随即出现急性大出血、血流动力学状态不稳定、血细胞比容下降及低血压。当时，内镜医师进行了急诊肝动脉造影，并进行栓塞以控制出血。5 天后病人的情况较稳定时施行了胆系引流。

A, B

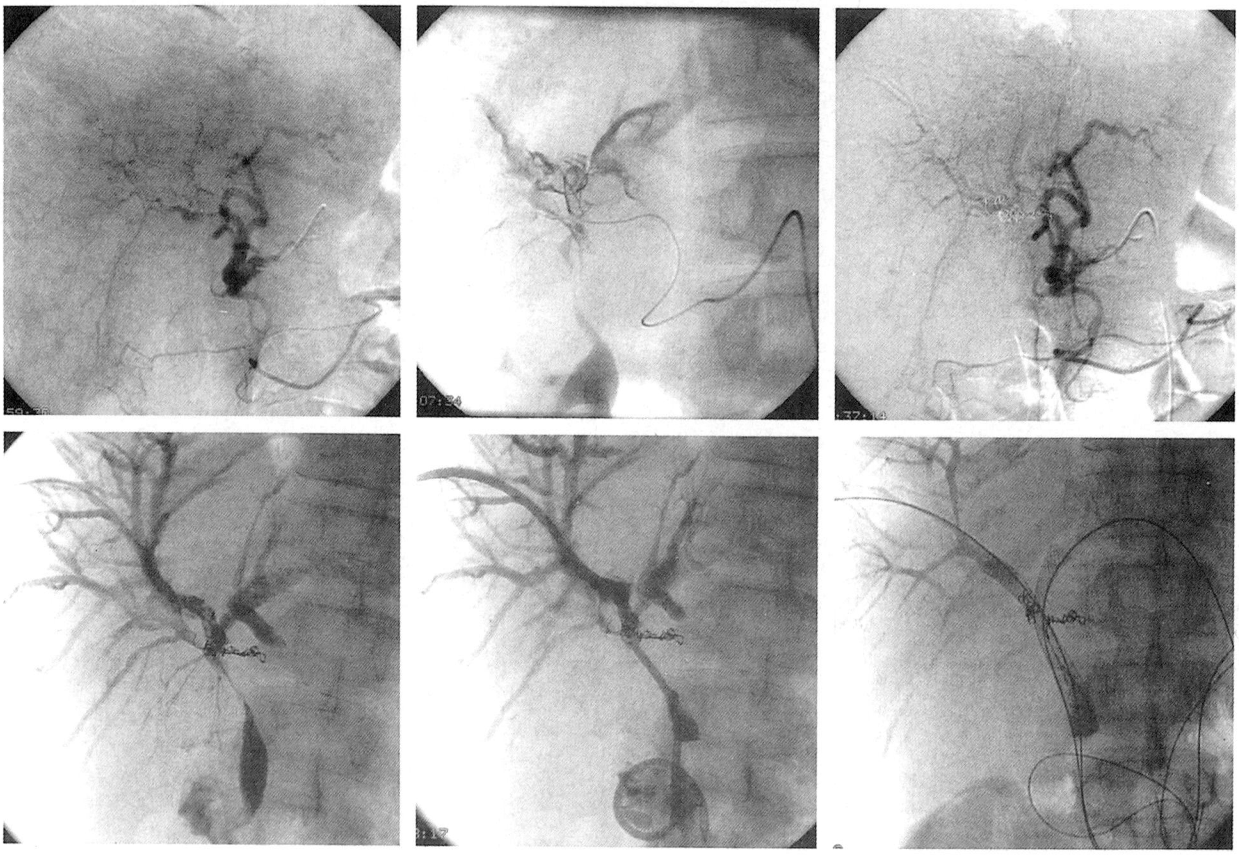

C

D, E

F

图 14.2.11

A：肝动脉造影显示肝右动脉有一个梭形假性动脉瘤。B：将一根微导管推进到假性动脉瘤水平。手推注入对比剂使胆管显影，其内充满血凝块。可看到胆管内的充盈缺损。C：施行了微螺圈栓塞。栓塞后的肝动脉造影显示动脉瘤已闭塞，出血被控制。D：出血停止后 5 天，实施了经皮胆系引流。PTC 显示胆管扩张。行右侧胆管插管，在梗阻水平注射对比剂显示了胆管和螺圈间的关系。E：放置了一根 8F 导管，导管穿过梗阻部位建立了内外引流。胆管造影显示导管通畅。F：48h 后建立了左侧入路，并且并排放置了两个 Wallstent 支架。G：由导管注入对比剂，显示支架畅通。于是撤除了导管。H：之后的一次拍片显示胆管已适当地排空，证明了支架的畅通性。I：放置支架 5 个月后，病人出现了轻微的黄疸和胆管炎，提示支架闭塞。经皮左侧胆管造影显示左侧的支架通畅。J：右侧 PTC 显示支架闭塞，并有多个周边小脓肿。K，L：腔内超声显示支架内充满了组织（肿瘤？）和螺圈。M：放置了一个内外引流导管来治疗感染。导管引流 2 个月后病人死亡。

评论：与放置胆管支架有关的并发症发生率为 14% ~20%。胆系引流并发症中出血的发生率少于 5% ~7%，通常与实质内通道造成的创伤伴静脉或动

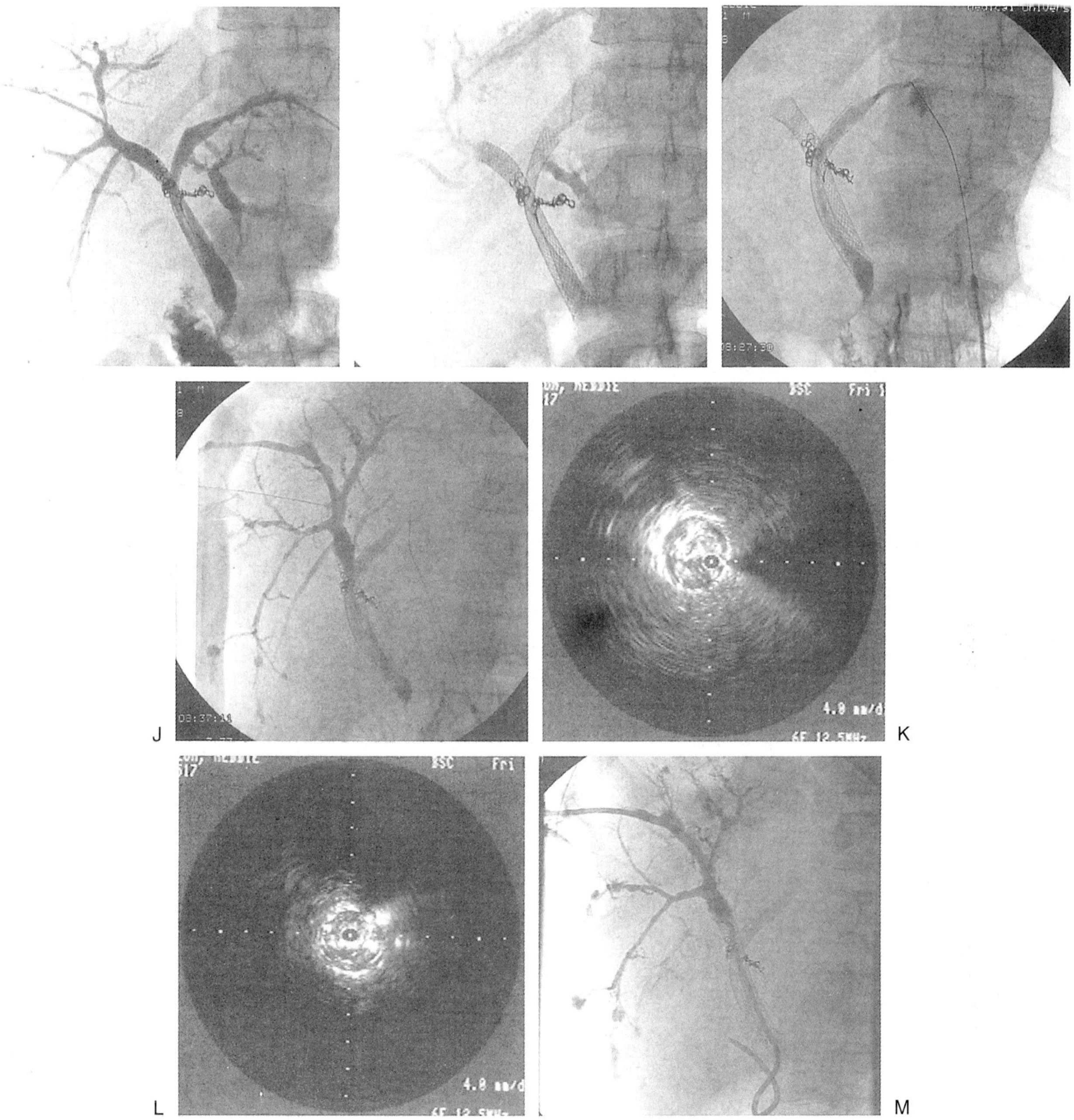

G H, I J K L M

图 14.2.11(接上)

脉的穿孔/撕裂有关。由肿瘤侵犯引起的自发性出血相对罕见，但胆管癌和肝细胞癌可侵及胆管并有活动性出血。出血通常是弥漫性的。在大多数病例中，不能证实具体是由哪一条动脉造成的出血。这个病例中动脉造影显示了右肝动脉有一个假性动脉瘤，是造成出血的原因。胆管的侵蚀和出血与假性动脉瘤有关。内窥镜的操作可能是造成出血的创伤因素，但与假性动脉瘤的形成可能无关。由于出血量很大，因此需进行急诊动脉造影。用微螺圈栓塞是挽救生命的措施，病人很快恢复。但不幸的是，支架并未维持足够长时间的通畅，故不得不再次引流。尽管这样，出血却被永久地止住了。

14.2.12 胆道恶性梗阻的介入处理

病例 14.2.12:

64 岁女性，曾做过胰腺癌切除手术，出现了复发性黄疸、白陶土样便和疼痛。施行了 Whipple 手术伴胆总管空肠吻合术。由于病变可能会复发,拟行经皮胆系引流。

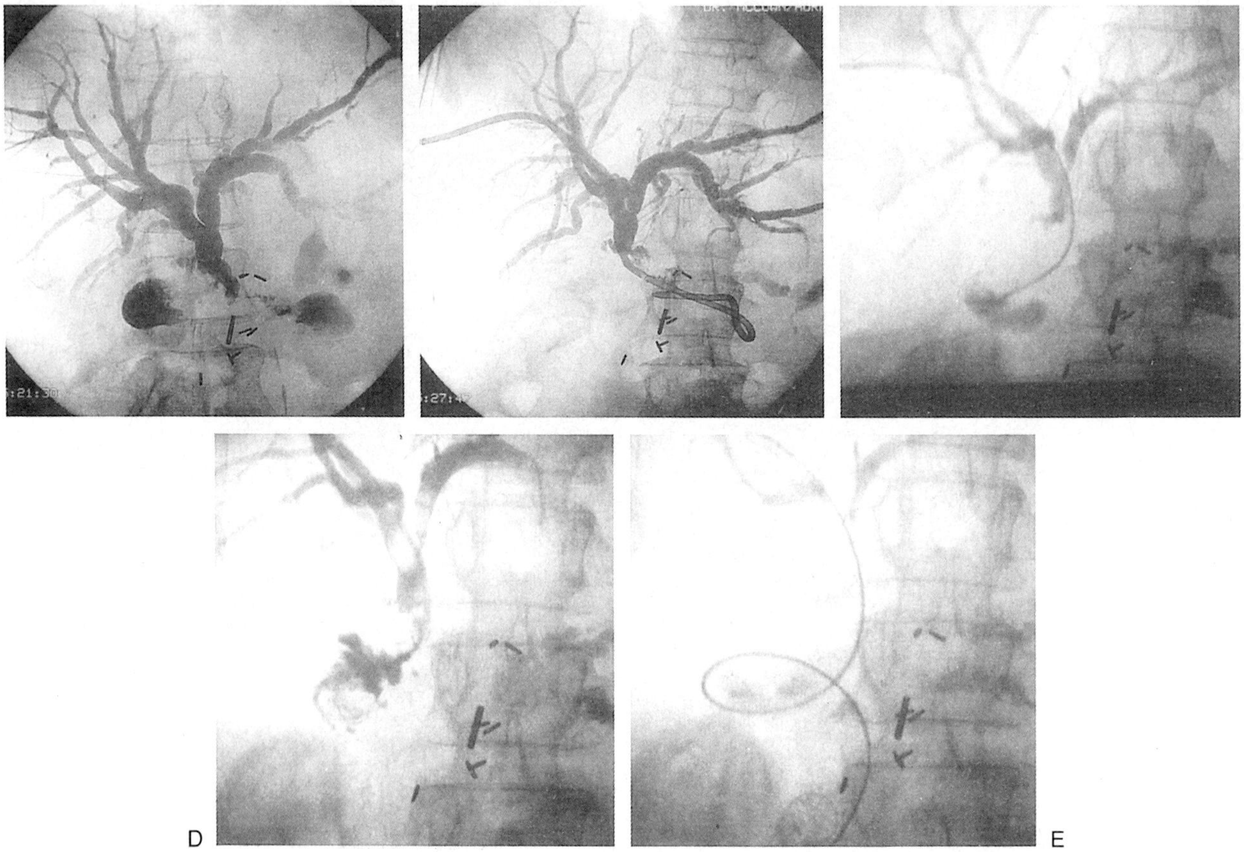

A, B C D E

图 14.2.12

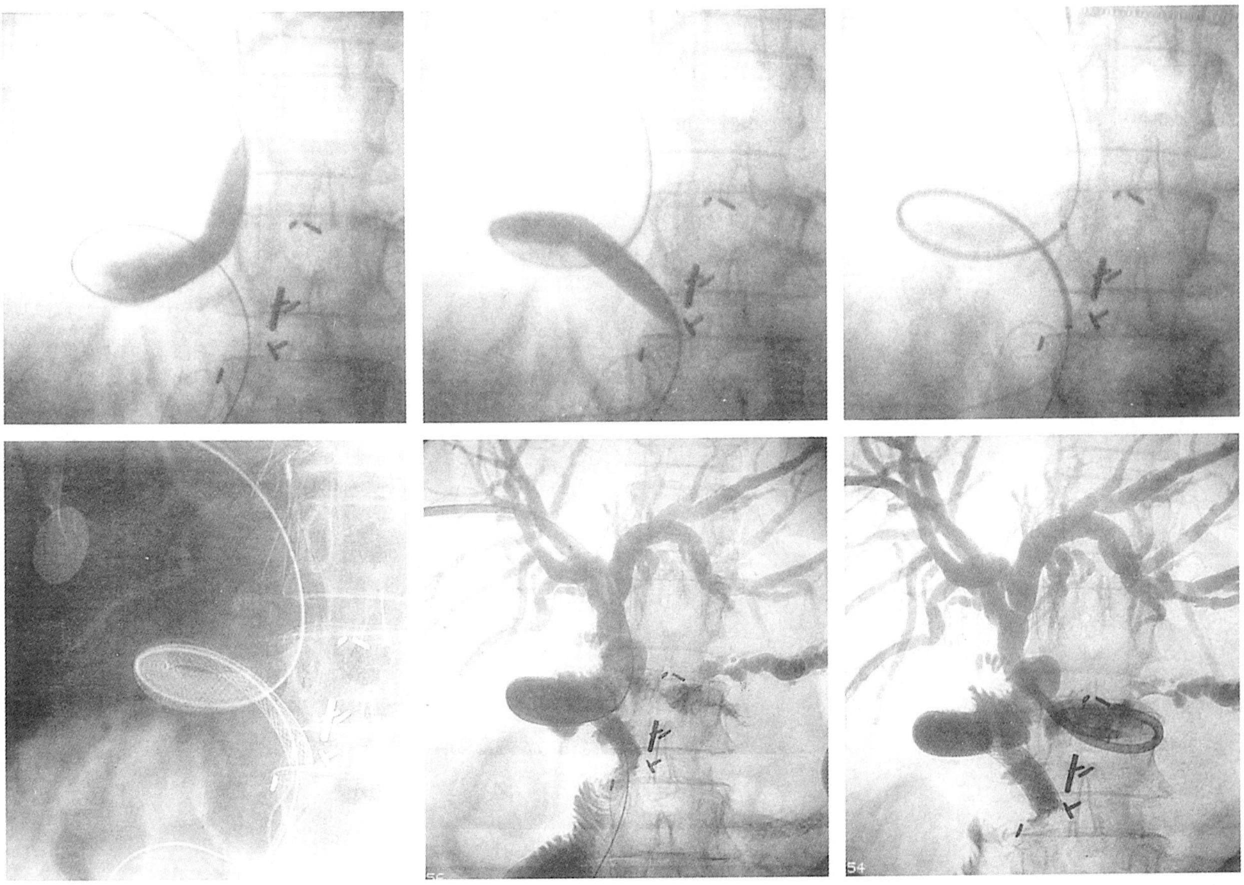

F G, H

I J, K

图 14.2.12(接上)

A：PTC 显示肝内胆管扩张，胆总管空肠吻合处的胆管不规则但无明显狭窄。B：进行胆管插管，扩张通道，用一个直径 8mm 的球囊扩张胆总管空肠吻合口，然后放置了一根 10F 的内外引流导管。缺乏对比剂的流动，证实有肠管的狭窄和闭塞。这个病例的黄疸是由于肠管狭窄而非胆管闭塞所造成的。C～E：3 天后，对狭窄的肠袢进行插管，将一根重负荷(heavy-duty)导丝穿过狭窄部位。F，G：对狭窄部进行了球囊扩张。H，I：置入了一个 12mm×90mm 的 Wallstent 支架。J：未撤除导丝时的胆管造影显示支架和肠道通畅。K：放置了一根 10F 导管进行内引流。以后撤除了导管，病人存活了 6 个月。

评论：复发的肿瘤不仅可造成胆道梗阻，还可浸润用于行胆总管空肠吻合的肠管。尽管对吻合口进行了处理，但肠管需要进行某种方式的减压。在这个病例中，肠管闭塞导致胆汁排出受阻并引起黄疸。尽管胆管吻合口不规则，但无明显的梗阻。仅用球囊成形不足以解决肠腔狭窄，需放置支架来解除肠道内的压力。这个病例选择了一个长的 Wallstent 支架是因为需要利用其柔韧性来适应肠管的迂曲。支架内减压维持了病人 6 个月的生命。其间仅发生了一次由胆管炎造成的黄疸。

14.2.13 胆道恶性梗阻的介入处理

病例 14.2.13:

59 岁女性，37 年前即病人 22 岁时，曾因胆总管囊肿行十二指肠囊肿吻合术，现出现黄疸。活检证实为胆总管囊肿壁的晚期胆管癌并侵及肝内胆管和十二指肠。最初进行了经皮胆管引流，随后又进行了经皮入路及与内窥镜的联合检查。内窥镜显示十二指肠乳头上方的肠壁有一个洞。

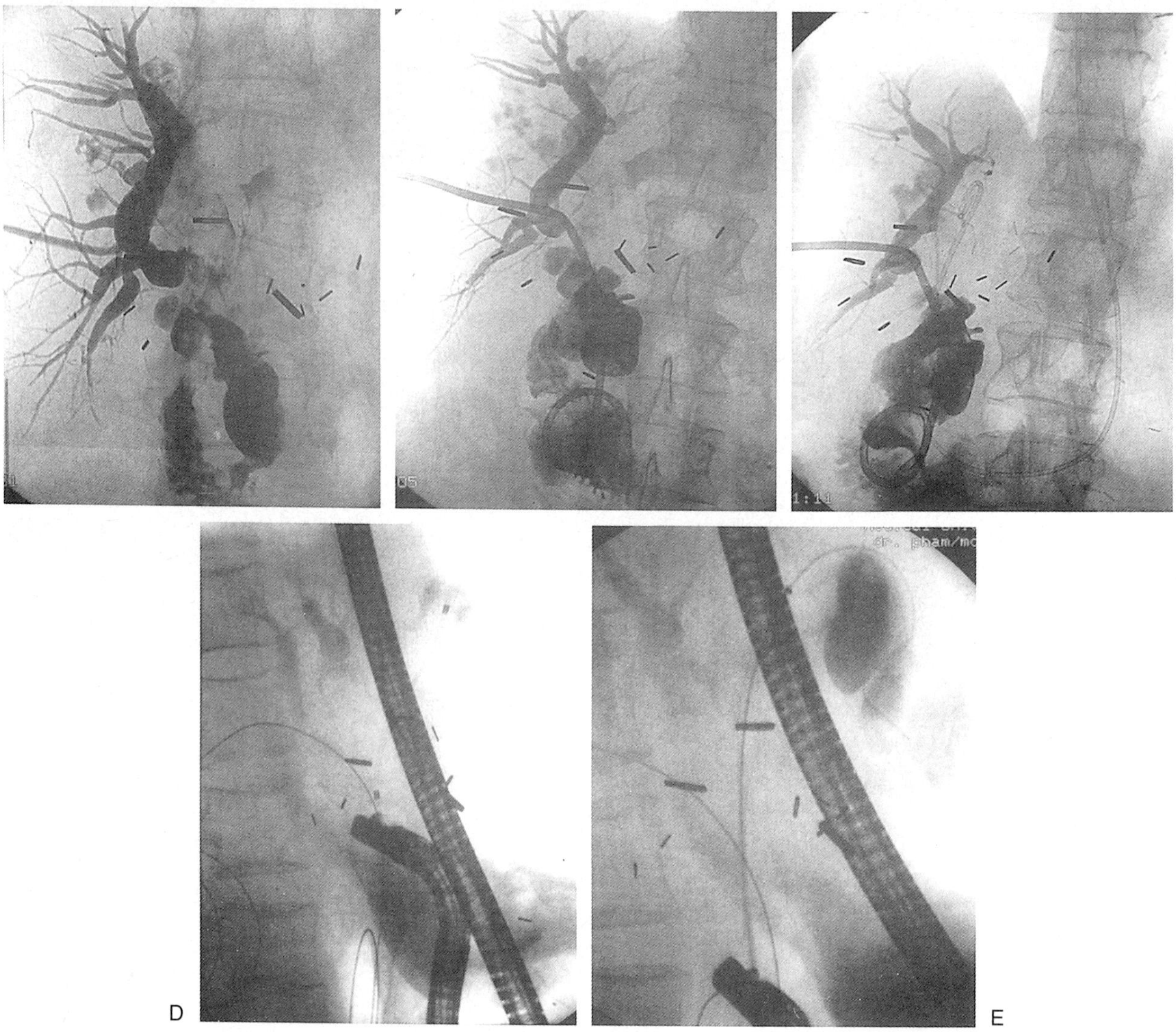

A, B　C　D　E

图 14.2.13

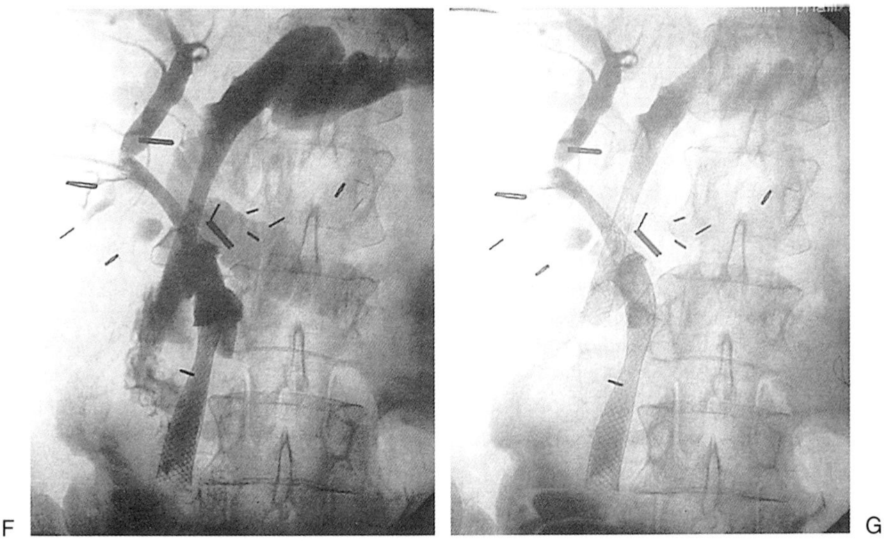

图 14.2.13(接上)

A：PTC 示胆管扩张及引起胆系梗阻的胆管，胆总管囊肿内有大的充盈缺损。B：在胆管内放置了一根内外引流导管，穿过囊肿(肿瘤)进入十二指肠。C：在最初处置的 1 周后，施行了左侧胆管的鼻胆管导管插管并使之穿过十二指肠囊肿吻合口，胆管造影显示肝内胆管部分减压。D：撤除右侧胆管内导管，对左侧胆管进行内窥镜选择性插管以放置支架。E：将一个 Wallstent 支架通过吻合口放置到左侧胆管内。F：放置了两个长的 Wallstent 支架用于右侧胆管内引流，使胆汁引流入胆总管并通过十二指肠乳头。G：之后的影像显示左、右侧胆管通过支架引流有效。

评论：囊状扩张可累及胆总管的游离部，即胆总管囊肿；或表现为胆总管十二指肠内段憩室形成。在后一种情况下，胰液向胆管树内的慢性反流可引起肝外胆管的炎症和狭窄，导致胆管炎或胆系梗阻。由于这个过程是渐进性的，故大约 50% 的病人在 10 岁后才出现症状。根据典型的三联征，即腹痛、黄疸和腹部包块，可对年轻病人做出诊断。外科治疗包括囊肿切除和胆肠吻合。患有胆总管囊肿的病人发生胆管癌的危险性增高。这个病例即是如果不切除囊肿将会发生什么情况的例子。对囊肿内有巨大肿物的病人实施经皮引流是极为复杂的。对这类病例最好的选择是使用长的大管径支架。内镜引流对于通过十二指肠囊肿的吻合口也有帮助。

14.2.14 胆道恶性梗阻的介入处理

病例 14.2.14:

59 岁女性，患有无法切除的侵袭性胆囊癌，累及胆总管和十二指肠，出现黄疸和腹痛。进行了双侧经皮胆系引流。为了解除严重的狭窄，通过内镜在十二指肠内放置了一个大的 Wallstent 支架。胆管引流 2 个月后，出现了伴十二指肠出血的胆道出血，血液经导管流出，需要输血 2 个单位。为进行诊断和治疗需进行急诊动脉造影。

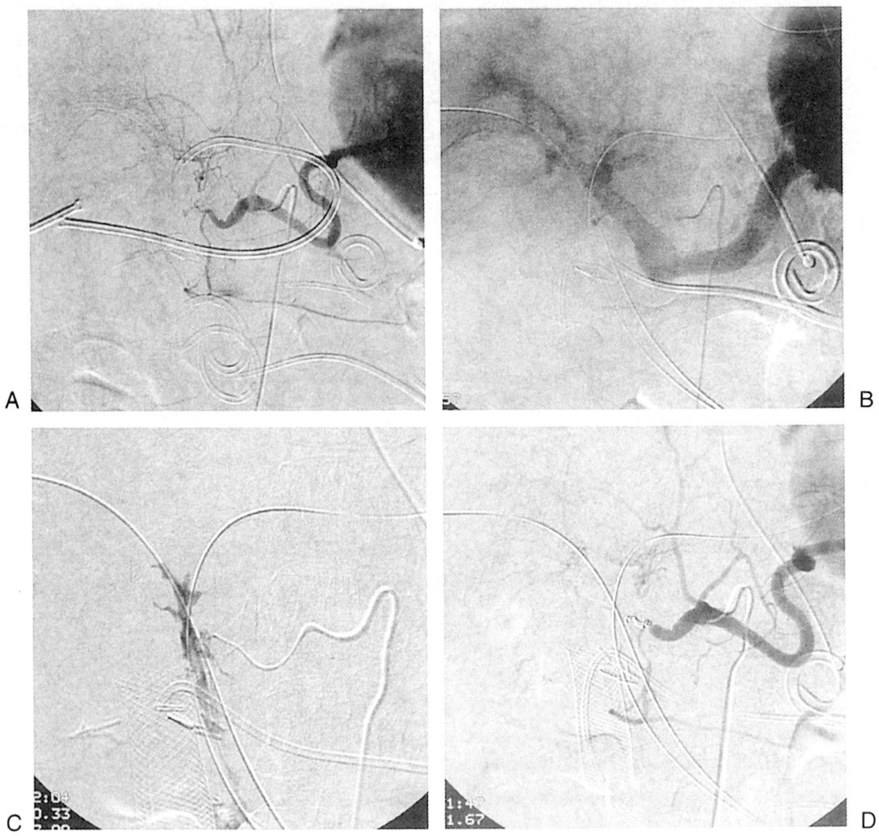

图 14.2.14

A：选择性腹腔动脉造影显示，由于肿瘤侵犯出现了肝动脉闭塞，伴部分肝内重组。在紧靠胆总管近端处可见一个小的假性动脉瘤（与一个引流管重叠）。B：动脉造影晚期显示对比剂在动脉瘤内滞留。门静脉通畅但受肿瘤推压而略呈弓状。C：向假性动脉瘤的供血血管内选择性注射对比剂时显示胆管内大量对比剂外溢。D：用小的微螺圈栓塞了假性动脉瘤及其供血动脉。选择性腹腔动脉造影证实假性动脉瘤已闭塞，继而出血也得到控制。栓塞 24h 后，病人由重症监护室转至普通病房。可看到肝内动脉部分充盈。

评论：由肿瘤浸润所致的胆管内出血并不少见，然而发生肝动脉假性动脉瘤却较为罕见。肿瘤出血通常较弥漫，并且很难确定哪一支动脉出血。这个病例中，肿瘤浸润并闭塞了胆管和肝动脉。不能肯定假性动脉瘤的形成是否与在胆管内紧贴肿瘤插入的导管有关。治疗这类出血最好的选择就是栓塞，该方法在这个病例中非常有效。手术治疗的并发症发生率很高，而且建立到出血点的入路也很复杂。诊断性动脉造影可提供有关病变位置和出血原因的精确信息。诊断性动脉造影之后可接着进行栓塞。

14.3.1 经皮胆囊造口术和结石处理

病例 14.3.1:

60 岁男性,心肌梗死恢复期又患了急性胆囊炎,表现为发热、疼痛和右上腹压痛。由于手术危险性大,故拟行急诊经皮胆囊造口术。

A 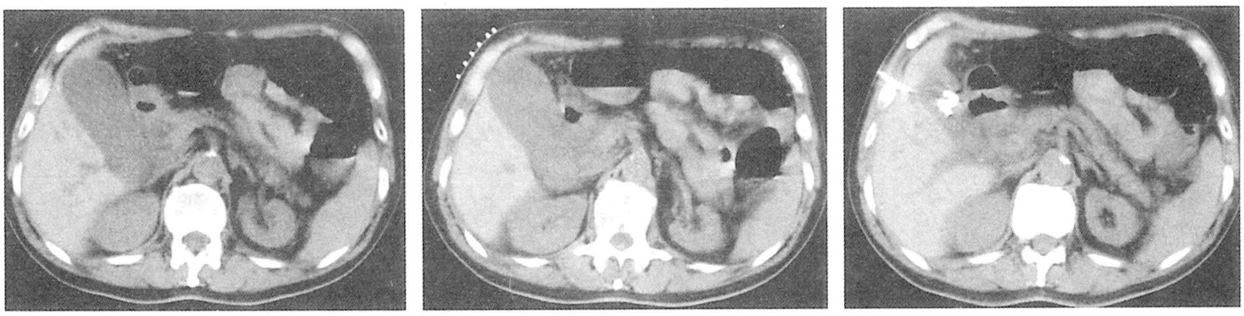 B, C

图 14.3.1

A:腹部 CT 显示胆囊扩张,并未见到结石。B:将一个不透射线的标记贴于皮肤表面,选择最适于穿刺的层面。用 18 号针穿刺作为入路,沿一根短的 0.889mm(0.035 英寸)导丝推送入一个扩张器和一个引流管。C:插入一根 8F 导管进行引流,体外连于引流袋,7 天后撤去导管。引流后 CT 扫描示胆囊已减压。

评论:经皮胆囊介入处理临床效果很好,并发症发生率低。胆囊的位置通常表浅,易于由超声或 CT 为经皮穿刺和引流定位。胆囊经皮入路处理的主要指征是急性结石性或非结石性胆囊炎、胆囊积脓、胆囊周围脓肿、梗阻性黄疸的减压,最近也将其作为经皮内镜处理、胆囊溶石和(或)机械碎石的入路。通常我们更愿意在超声或 CT 导向下使用 Seldinger 技术经皮入路,用辫尾导管引流。导丝的引入应非常轻柔,以免穿透胆囊壁。为了减少败血症的发生和加重,引流后应小心地注入对比剂或根本不注射。通常将胆囊造影推迟 24 ~ 48h 是有益的。大多数病人最终都需要注射对比剂来识别是否发生了急性结石性胆囊炎或胆管狭窄。减压 1 ~ 2 天后胆管显影通常很好。

14.3.2 经皮胆囊造口术和结石处理

病例 14.3.2:

81 岁女性,家庭护理病人,患有胰腺癌,采用内窥镜胆管支架进行了姑息治疗,现出现了急性胆囊炎的症状和体征。拟行急诊经皮胆囊造口术。

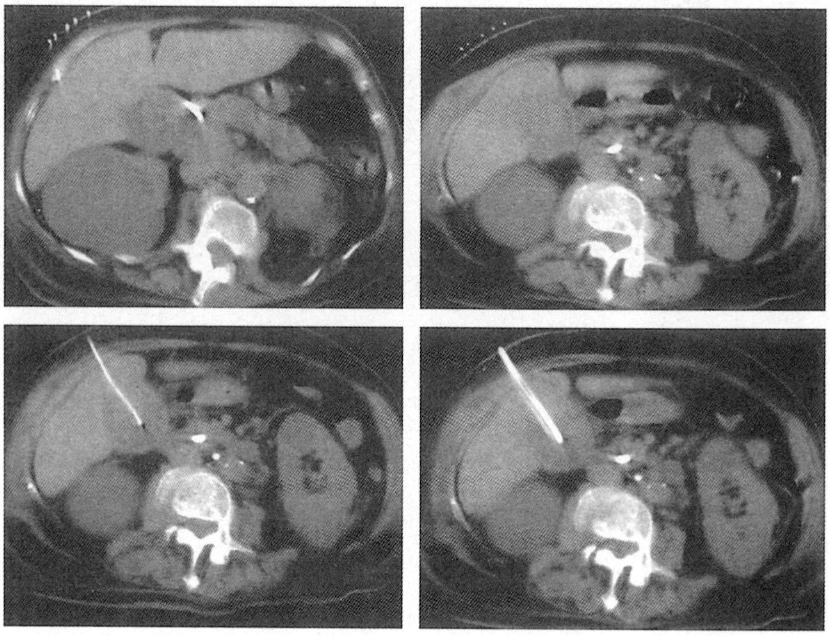

A B C D

图 14.3.2

A:腹部 CT 扫描显示了胰头部的肿块和胆管支架。可看到左侧胆管内的少量气体和大的肾囊肿。皮肤表面可看到不透射线的标志物。B:在一个较低的CT扫描层面显示了胆管扩张和胆囊壁增厚。C:用一根 18 号针穿刺和引入导丝。D:放置了一根 18F 导管进行外引流。

评论:查阅文献可获得广泛的经验。对扩张感染的胆囊通常可成功地进行胆囊造口术,几个小时后症状可缓解。这个病例出现了急性非结石性胆囊炎的症状。患有败血症、免疫缺陷、糖尿病和多器官功能衰竭的病人进行急诊胆囊切除的死亡率高达 20%。经皮胆囊造口术可为高手术风险的病人争取时间,稳定病情,为以后的手术做准备。一篇新近的报道指出,急诊经皮胆囊造口术的成功率高达 98%,63% 的患者临床症状改善,并发症发生率为 12%,没有与处理相关的死亡病例的报道。然而这类高风险病人中 51% 在住院期间死亡。

14.3.3 经皮胆囊造口术和结石处理

病例 14.3.3:

83 岁女性家庭护理病人，患有 Alzheimer 病，现出现了急腹症和发热。经超声检查考虑为胆囊炎。由于手术风险大，故拟行急诊经皮胆囊造口术。

A 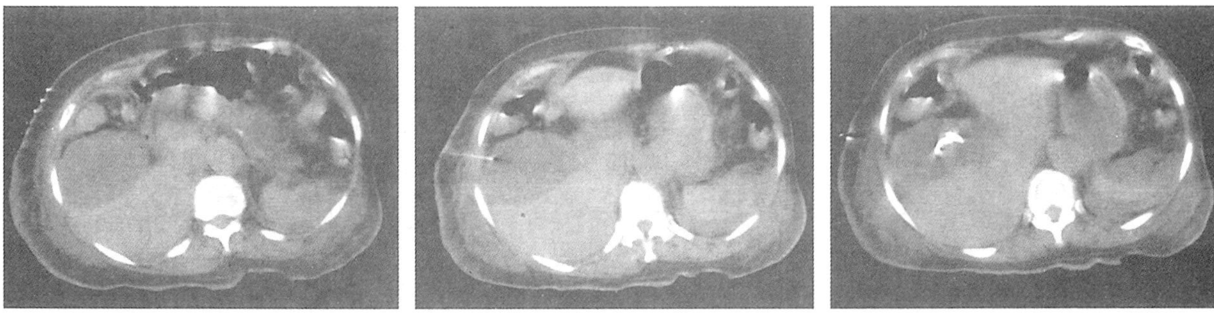 B, C

图 14.3.3

A:腹部 CT 显示胆囊扩张。可看到腹壁上的不透射线的标志物。超声显示胆囊壁增厚(未显示)。B:用一根 18 号套管针作为胆囊的入路。C:在胆囊内放置了一根 8F 辫尾引流导管进行外引流。6 周后拔管。

评论:胆漏是胆囊造口术最常见的并发症。应在针道成熟后再拔管，因为即使仅是为了减压，过早地拔管也可导致胆囊的胆漏。败血症并不是该项处理的常见并发症，然而长时间的粗暴操作会导致败血症的高发生率。胆囊的腹腔内穿刺可导致胆漏，这时需要应用固定装置。可能会发生迷走神经反应且可能很严重。将手术操作量减少到最小，并静脉内给予阿托品，可减少迷走神经反应的发生。经皮胆囊造口术对这例虚弱的妇女的治疗非常有效。

14.3.4 经皮胆囊造口术和结石处理

病例 14.3.4:

71 岁女性，患有急性胆囊炎，表现为发热和右上腹疼痛。由于手术风险较大,故拟行急诊经皮胆囊造口术。

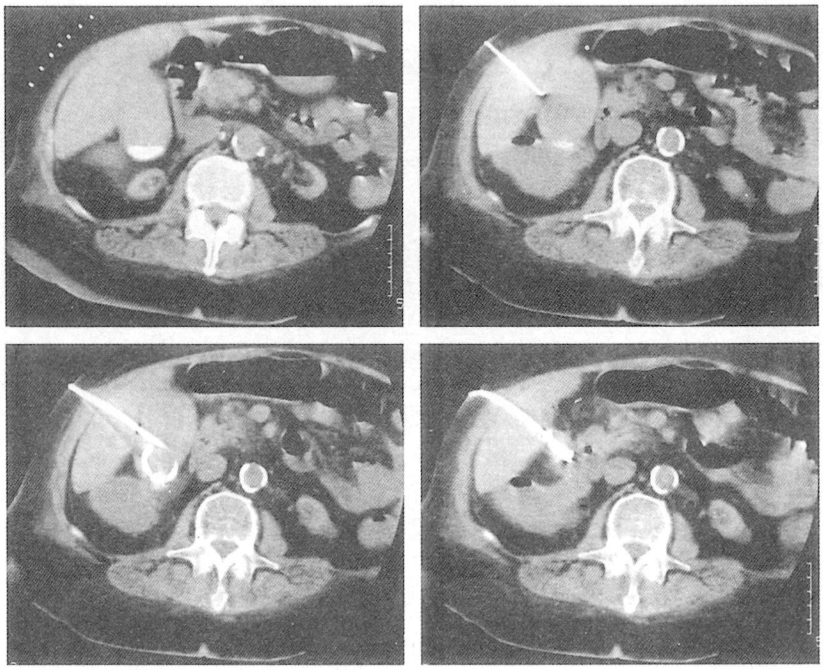

图 14.3.4

A：进行 CT 导向下的胆囊造口术，先在皮肤上放置一个不透射线的标记格板。腹部横断面 CT 扫描示胆囊扩张,底部可见结石。B:使用 18 号针经皮穿刺进入胆囊。C:用一根 8F 辫尾引流导管引流胆囊。D:引流后胆囊内完全排空。治疗后病人症状明显改善。

评论：如果病人有其他疾病，结石性胆囊炎通常是临床症状恶化的一个相对常见原因。若手术的临床风险很大，则经皮胆囊造口术是一有效的暂时性处理方式，直到能采取更为明确的治疗方法。感染的控制包括引流和应用抗生素。结石可在控制了感染后经腹腔镜胆囊切开术治疗，也可通过一个较大的经皮鞘管用取石篮经皮取出,还可采用胆囊镜碎石。

14.3.5 经皮胆囊造口术和结石处理

病例 14.3.5:

57 岁男性,患有急性胆囊炎,施行了胆囊切除术。由于某种原因,术后残留了部分胆囊和胆囊管,其内有结石。于是在该处留置了一根导管。由于病人的状态恶化,出现了败血症和疼痛,不能再做手术。拟行经皮处理。

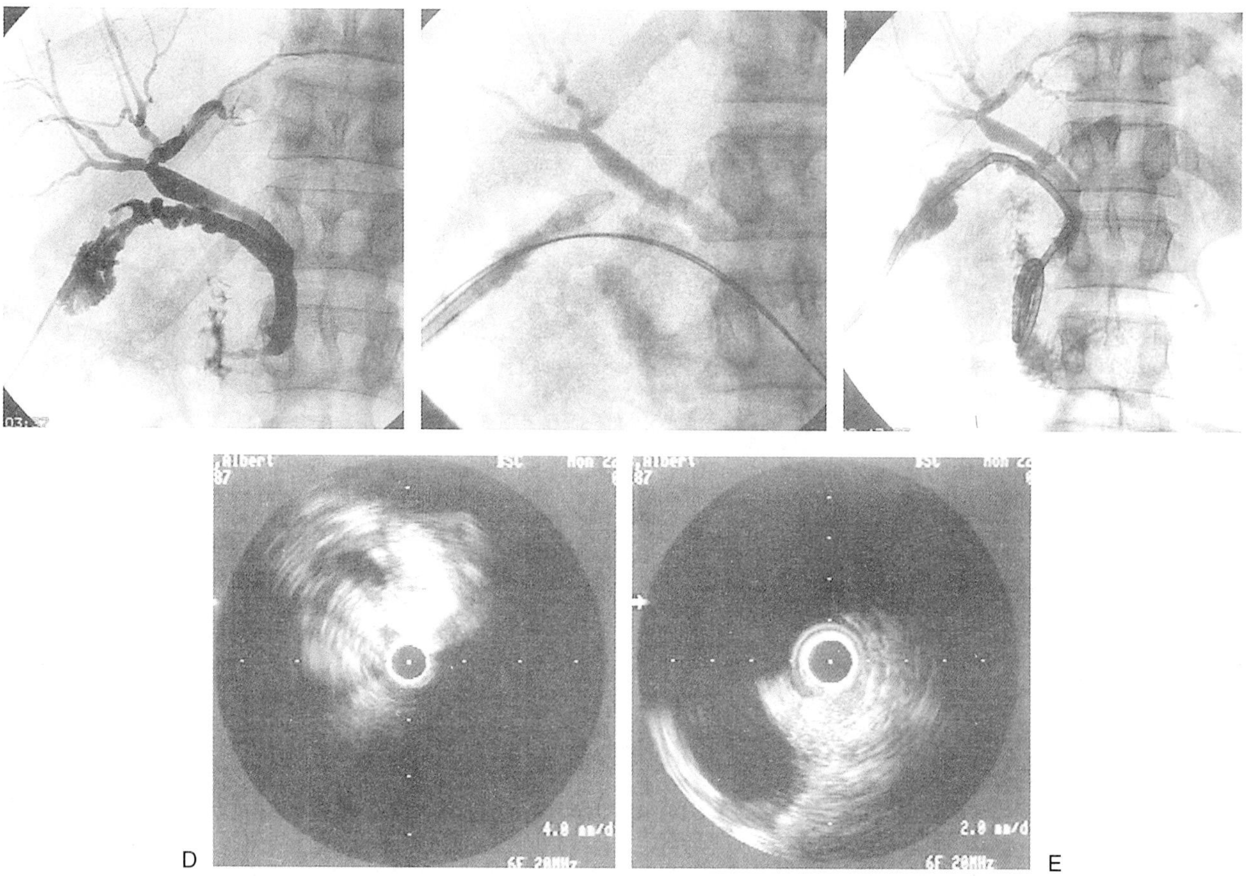

图 14.3.5

A:通过手术放置的胆囊造口导管进行的胆管造影显示了一个小的胆囊和胆囊管,其内有充盈缺损,为残存的结石。胆总管较粗但其内无结石。B:胆总管插管后,送入了一个较大的引导鞘管,使用镍钛合金套圈套取出结石。C:结石处理后经导管胆管造影显示无残留的结石。D:胆管内超声(IBUS)显示残存的胆囊内有回声生成影像,表明仍有结石残留。E:再次进行结石处理后的 IBUS 显示已无结石残留。

评论:除了其治疗价值外,经皮胆囊造口术还可提供有关诊断和预后的重要信息。对取出的胆汁进行革兰染色和细菌培养有助于明确胆囊炎的病因。通过提供胆囊腔的直接入路,经皮入路的处理可作为胆囊结石外科治疗的一个补充。结石碎片和小的结石可被取出、吸出或冲洗出胆囊。圈套取石可能是最常用的一个方法。这个病例在残存的胆囊和胆囊管内有多发结石,经皮网篮取石使病人避免了再次手术。对套管针或 Seldinger 技术的这种最佳入路技术仍有异议。使用套管针技术可能需进行多次穿刺,而 Seldinger 技术可导致腹腔内胆漏。

14.3.6 经皮胆囊造口术和结石处理

病例 14.3.6:

71 岁女性，患有急性胆囊炎，表现为发热和右上腹疼痛。由于手术风险大，拟行急诊经皮胆囊造口术。

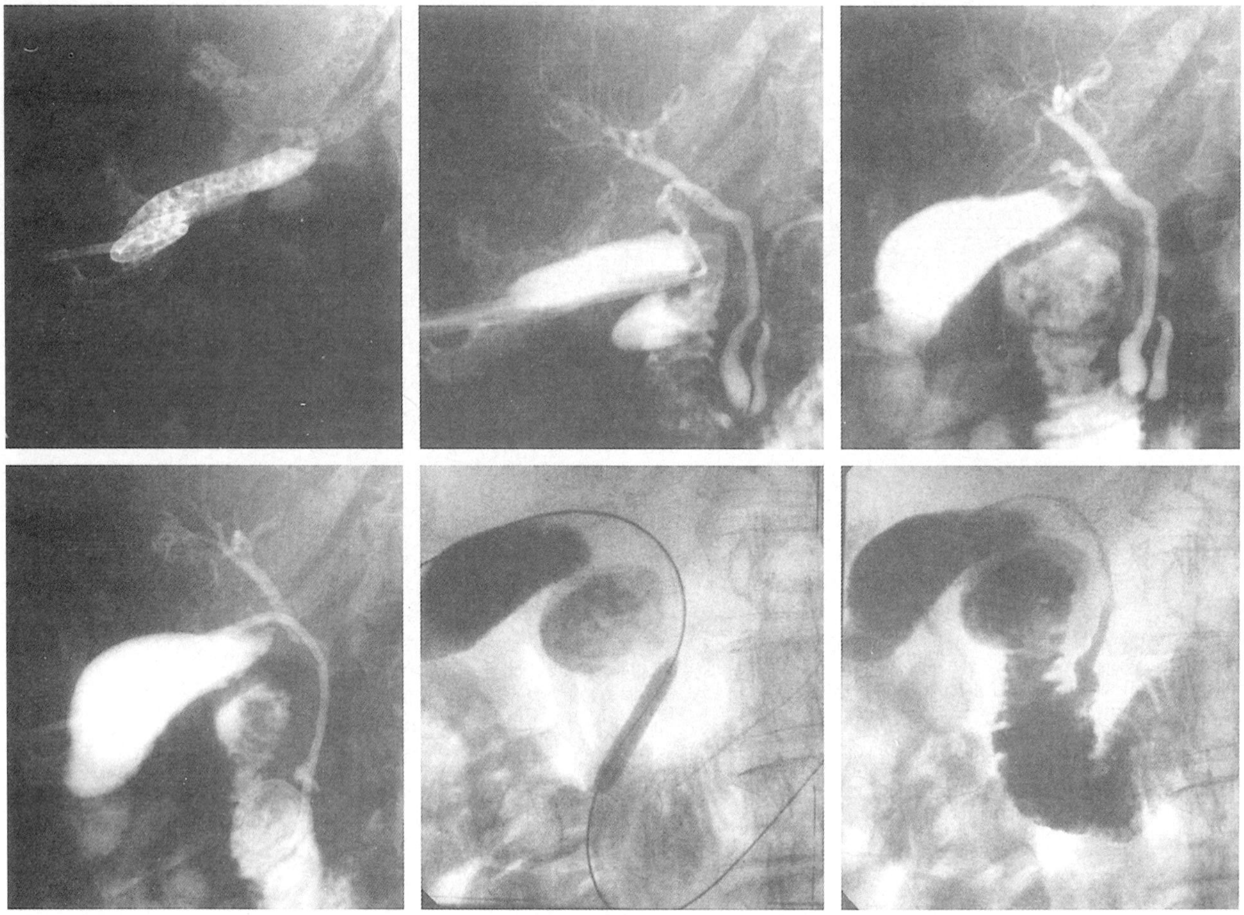

A, B C

D, E F

图 14.3.6

A：经导管胆囊造影显示胆囊内多发小结石，并阻塞了胆囊管。B：取出结石后的胆囊造影显示胆囊内已无结石。可看到一个大的导引鞘管。将一根 KMP 导管插入胆囊管和胆总管，大多数结石被简单地用盐水冲出。C：置入了一根 8F 导管，导管穿过胆囊、胆总管和括约肌。D：进行了括约肌的球囊成形术。E：成形术后的胆管造影显示括约肌通畅。F：取出结石和进行括约肌球囊成形术后的最后一次胆管造影显示胆管和胆囊通畅。

评论：横断面影像对于成功进入胆囊非常重要。为了避免造成胆漏，大多数人采用由前方或前外侧经肝入路进入胆囊。在靠近胆囊附着于肝脏的上 1/3 处穿刺，可减少胆汁漏入腹腔的危险。然而另一篇报道指出，在 58% 的病例中，经肝入路并不能有效地保证穿刺胆囊的裸区。大约 13% 的病例肠管插入于胆囊底和皮肤上的穿刺部位之间。对于大多数病人，由皮肤到胆囊的最短路径就是经肝入路。直接穿刺胆囊底可减少经皮取石使用的大鞘管对肝的损伤。对胆囊底的穿刺需使用可移除的固定器将胆囊固定在前腹壁，以减少胆漏发生的机会。经皮胆囊造口术治疗急性胆囊炎中的一个令人奇怪的现象是进行性胆囊壁的坏死，它出现于用导管成功治疗后，可导致胆囊破裂，需手术切除胆囊。

14.4.1 胰管的介入处理

病例 14.4.1:

43 岁女性,患有胰腺炎、腹痛和一个假囊肿。实施了 CT 导向的经皮假囊肿引流。产生了胰腺的内瘘,每天持续引流胰液超过 100ml。乳头部内镜插管失败后,拟行经皮和内镜的联合治疗。

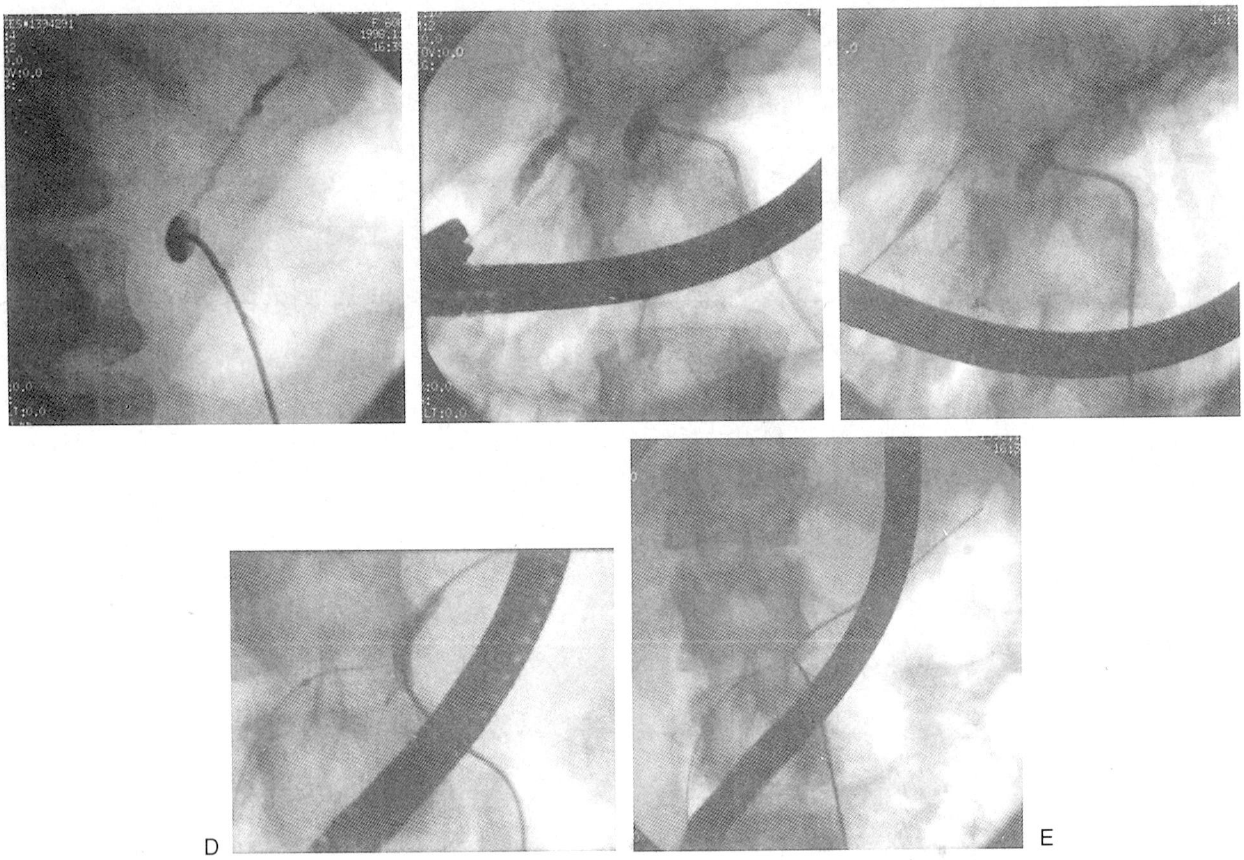

A, B　C　D　E

图 14.4.1

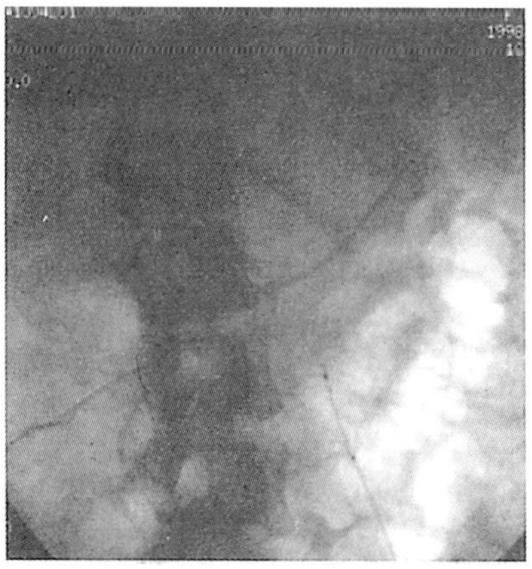

F

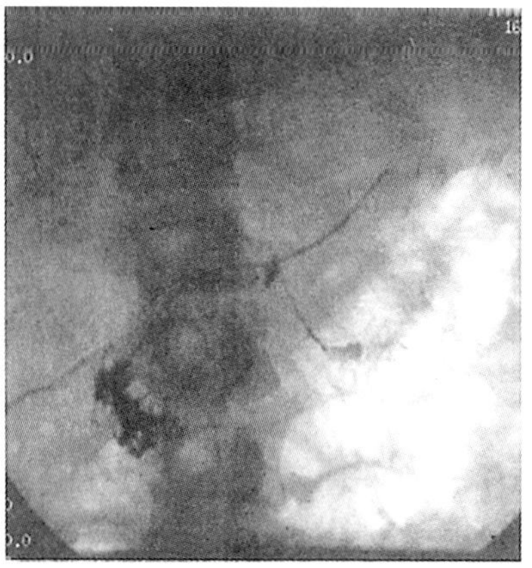

G

图 14.4.1(接上)

A:引流 30 天后向引流管内注入对比剂,显示导管顶端周围的一个小囊腔和胰管远端充盈。B:同时进行的 ERCP 显示了一小段胰管,远端在靠近假囊肿处闭塞。C:将一根内窥镜导丝推进入囊腔内。D:行远端胰管内插管,在假囊肿和远端胰管移行处用一个直径 5mm 的球囊施行成形术。E:进行远端胰管经皮插管,并将内窥镜导丝推进到远端胰管内。F:放置了一个内窥镜支架进行胰管引流和重塑。G:由经皮通道注入对比剂,显示胰管通畅,并由支架功能性地引流入十二指肠。

评论:胰腺内瘘是胰腺炎和胰腺手术的并发症,据报道发生率为 4% ~6% 。传统的治疗方法为保守性药物治疗和手术。保守治疗的失败率为 20% ~50% ,手术的并发症发生率约为 13% ,死亡率为 8% 。内窥镜支架是治疗胰管瘘的很好方法,然而当有胰管狭窄时则不可能放置支架。当可以通过以往放置于胰周积液内的引流管经皮到达胰管时,可采用经皮球囊成形以便进行内窥镜插管和放置支架。放置的支架可减少胰液流入十二指肠的阻力,并可以桥接胰漏。几乎没有有关胰腺支架治疗最佳疗程的报道,但可能 6 ~8 周就足够了,尤其是影像学检查证实已无积液时。

14.4.2 胰管的介入处理

病例 14.4.2:

22 岁男性，患有胰腺炎和由于胰腺分叉(divisum)而形成的假囊肿。施行了 CT 导向的经皮假性囊肿引流。产生的胰腺内瘘每天持续引流胰液超过 80ml，内窥镜胰管插管失败后，拟行经皮和内窥镜联合治疗。

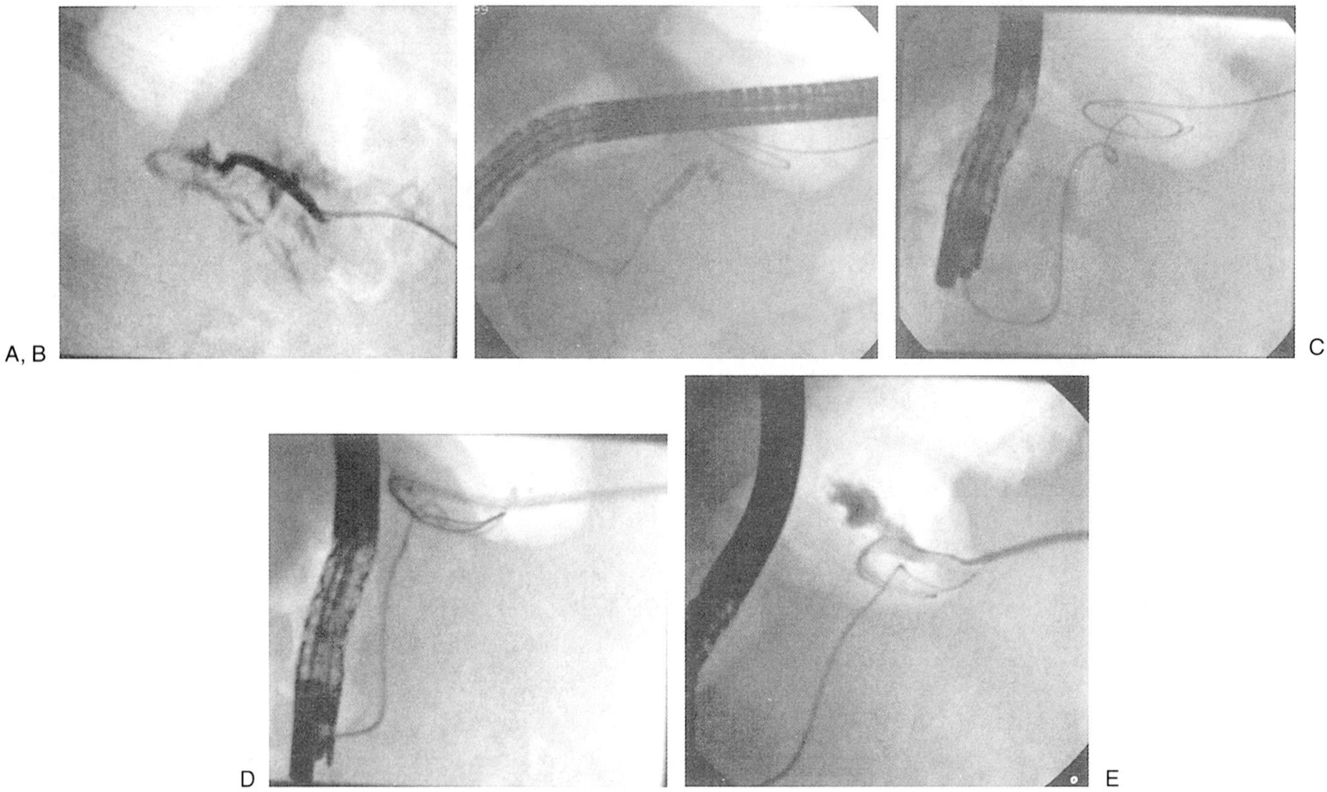

图 14.4.2

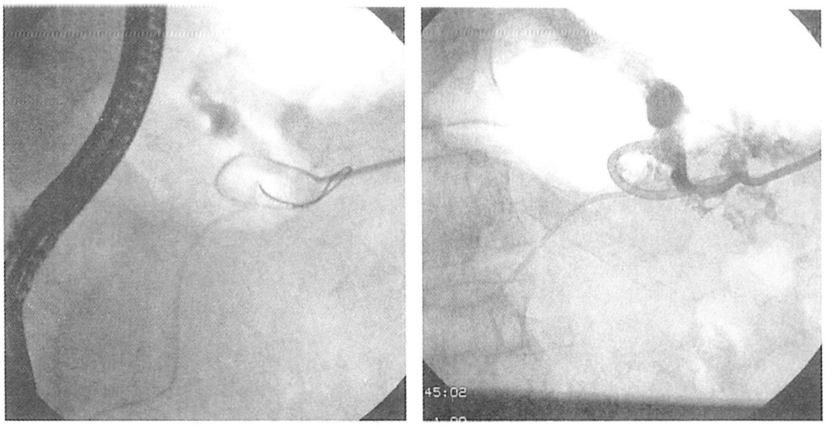

图 14.4.2(接上)

A：通过引流管注入对比剂，显示远端胰管充盈，但非常不规则并有多个分支。B：经乳头部内窥镜逆行性注入对比剂，显示靠近假囊肿处的胰管闭塞。C：将一根内窥镜导丝推进入囊腔。D：经皮置入一个套圈环抓取内窥镜导丝，借之引入一个胰腺支架。E：使先前由球囊阻塞的经皮通道充盈对比剂，显示了一个和假囊肿相连的外侧方的囊腔充盈。F：随着抓取了导丝，将一个胰腺支架推进入囊腔内并试图进入远端胰管。G：由经皮通道再置入一个引流导管。注入对比剂显示并没有通过胰腺支架的引流。

评论：这个病例长期的引流并未能使胰腺内瘘关闭。虽然能够充盈和向远端胰管插管，但不能由内窥镜入路向远端胰管成功地插管。插管失败则需要对病变进行手术治疗，切除远端的胰尾部。胰管的经皮插管就是解决这一难题的一个好办法。但是，如同这个病例，如果内窥镜的补偿性操作不可行，则惟一的选择就是手术治疗。

14.4.3 胰管的介入处理

病例 14.4.3:

54 岁男性,患有慢性胰腺炎和假囊肿形成,施行了 CT 导向引流。引流导管留置了数周。产生了胰腺内瘘,每天持续引流胰液 100ml。试图通过内窥镜胰管内插管失败后,决定行经皮途径的联合治疗。

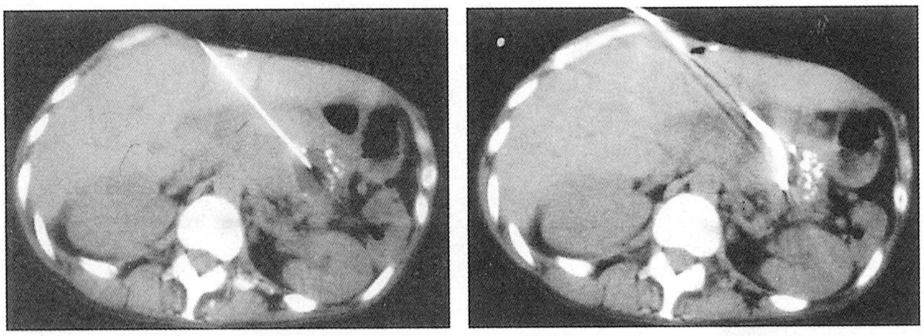

A B

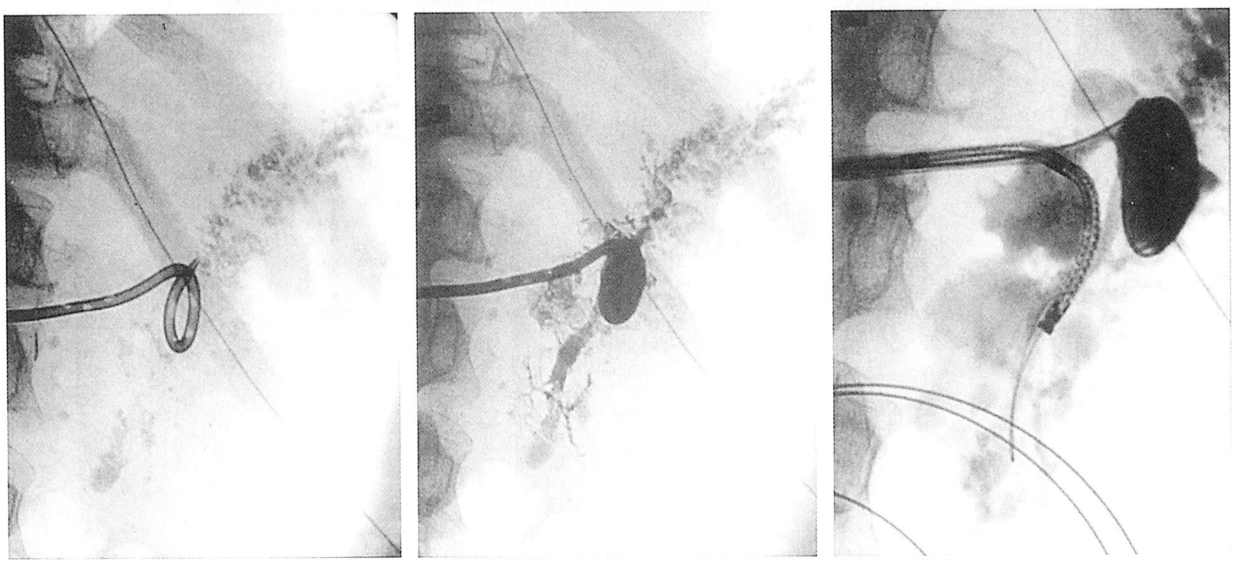

C, D E

图 14.4.3

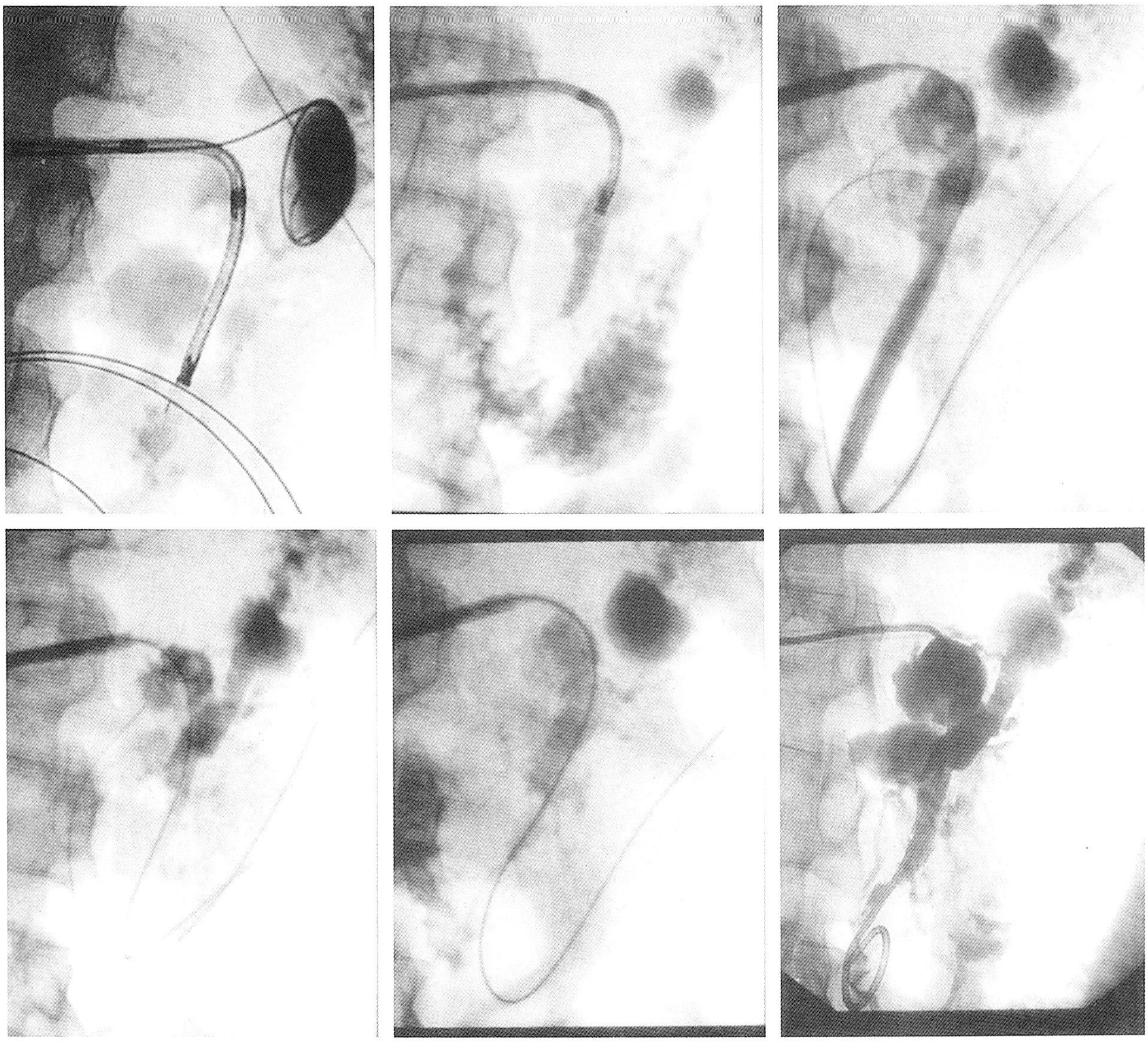

F　G, H　I　J, K

图 14.4.3(接上)

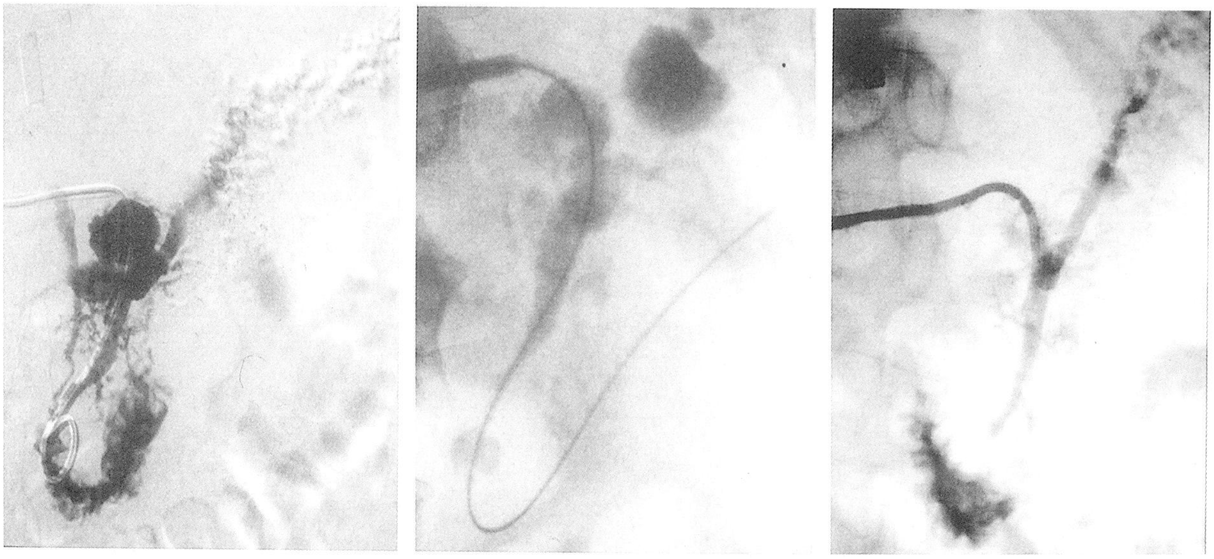

L, M　N

图 14.4.3(接上)

A:腹部 CT 示胰体部有两个假性囊肿。采用经肝入路。可见穿刺针穿过肝进入胰腺假性囊肿内。B:用一根 10F 导管进行外引流。可见胰腺内广泛钙化。C:腹平片示沿胰腺分布的广泛钙化，主胰管被一块较大的结石阻塞。D:注射对比剂后显示位于乳头水平的胰管阻塞和沿胰管全程的严重破坏和变形。E:将一根导丝推进至胰腺假性囊肿内。通过一根引入鞘，经皮逆行插管至胰管近段，并沿导丝推入胆道镜。F:胆道镜进入胰管，施行电解碎石术以粉碎胰管结石。G:碎石术后胰管造影显示主要的结石已被清除。H:沿导丝对乳头行球囊括张术，扩张至 6mm。I:导丝维持在穿过乳头的状态，采用一个阻塞球囊将结石推入十二指肠。J:阻塞球囊成功地通过了乳头。K:放置一根内外引流管进行外引流。可见残存的假性囊肿。L:通过导管注射对比剂显示顺行和逆行段的胰管通畅。可见假性囊肿充盈及胰管远端严重变形。胆管亦显示通畅。M:将一个闭塞球囊穿过乳头，进一步把结石推入十二指肠。N:治疗数周后，将导管退回至瘘内。注射对比剂后显示胰管变形已明显改善，假性囊肿消失，乳头通畅。随后导管很快被移除。

评论:慢性胰腺炎对胰管极具破坏性，可导致胰管的狭窄和破裂，同时伴有假性囊肿和瘘管形成。常出现广泛且严重的钙化，使阻塞的情况进一步加重。在本病例，假性囊肿的经皮引流提供了一条适当的胰管入路，从而可以对胰管内结石行碎石术和对狭窄的括约肌行球囊成形术。在处理完结石引起的梗阻后，进行适当的导管减压可以改善引流情况和慢性胰腺炎所致的解剖异常。

14.5.1 胆管的腔内超声

病例 14.5.1:

55 岁男性，胰腺炎发展为胰腺假性囊肿合并阻塞性黄疸。无法行 ERCP 检查及放置支架，需行经皮胆管造影(PTC)及导管引流。

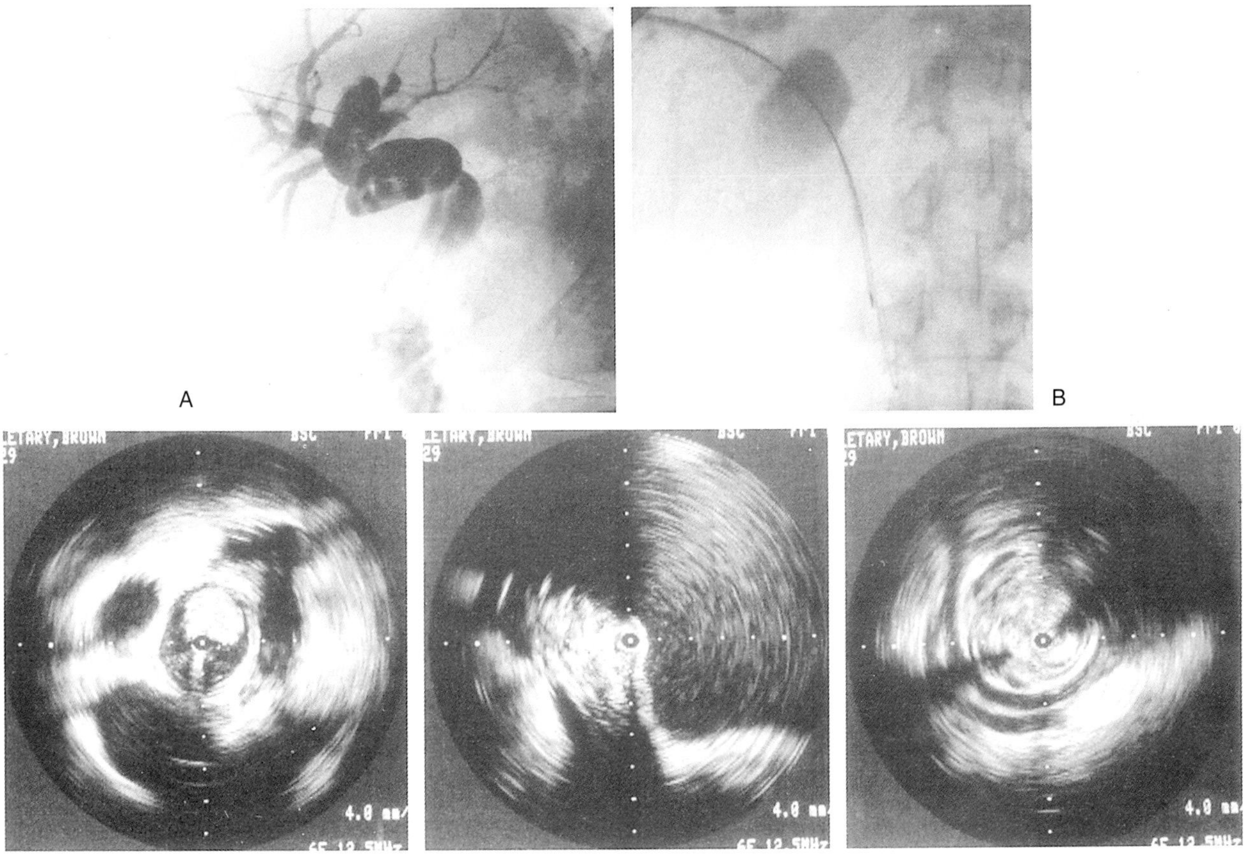

A　B　C　D, E

图 14.5.1

A:PTC 示肝内胆管扩张，胆总管远端重度狭窄。B：导丝进入十二指肠并通过乳头部后，将一根 6F（12.5MHz）的超声探头穿过狭窄部位进行胆管内超声检查(IBUS)。C:IBUS 于扩张的胆总管近端水平显示扩张的胆管（约 12mm）内的充盈缺损（很可能是血凝块）。胆管周围的强回声组织很可能是与胰腺炎相关的纤维化和炎症过程。肝动脉位于 10 点位置，门静脉位于 6～7 点位置。胆总管右侧可见呈囊状的胆管。D：狭窄水平的 IBUS 示胆管显示不清，胆管附近可见巨大的假囊肿。E：狭窄远端的 IBUS 示 Oddi 括约肌的声像图。超声导管位于胆总管内。低回声带代表 Oddi 括约肌的肌层(ML)。A，外层；M，粘膜层；SM，粘膜下层。

评论：正常胆管的 IBUS 显示为两或三层壁，包括内回声层、中间低回声层及外回声层。分别对应组织病理学的粘膜层、纤维粘膜/粘膜下层和外膜层。正常胰腺呈细网状围绕胆管。慢性胰腺炎在 IBUS 上显示呈细网状，胰腺实质内可见不均匀的低回声区（本例未显示）。可以见到钙化的回声。胰腺假性囊肿呈大的、均匀的低回声囊性结构，伴有强回声的厚壁。于狭窄水平，胆管壁的厚度显示欠佳。

14.5.2 胆管的腔内超声

病例 14.5.2:

45 岁男性，因胰腺炎采用 Whipple 手术治疗。术后 3 个月出现了吻合口狭窄，采用球囊胆管成形术治疗并放置了 Z 型支架。几周后支架闭塞，进行了新的胆汁引流。球囊成形失败，放置了新的支架。

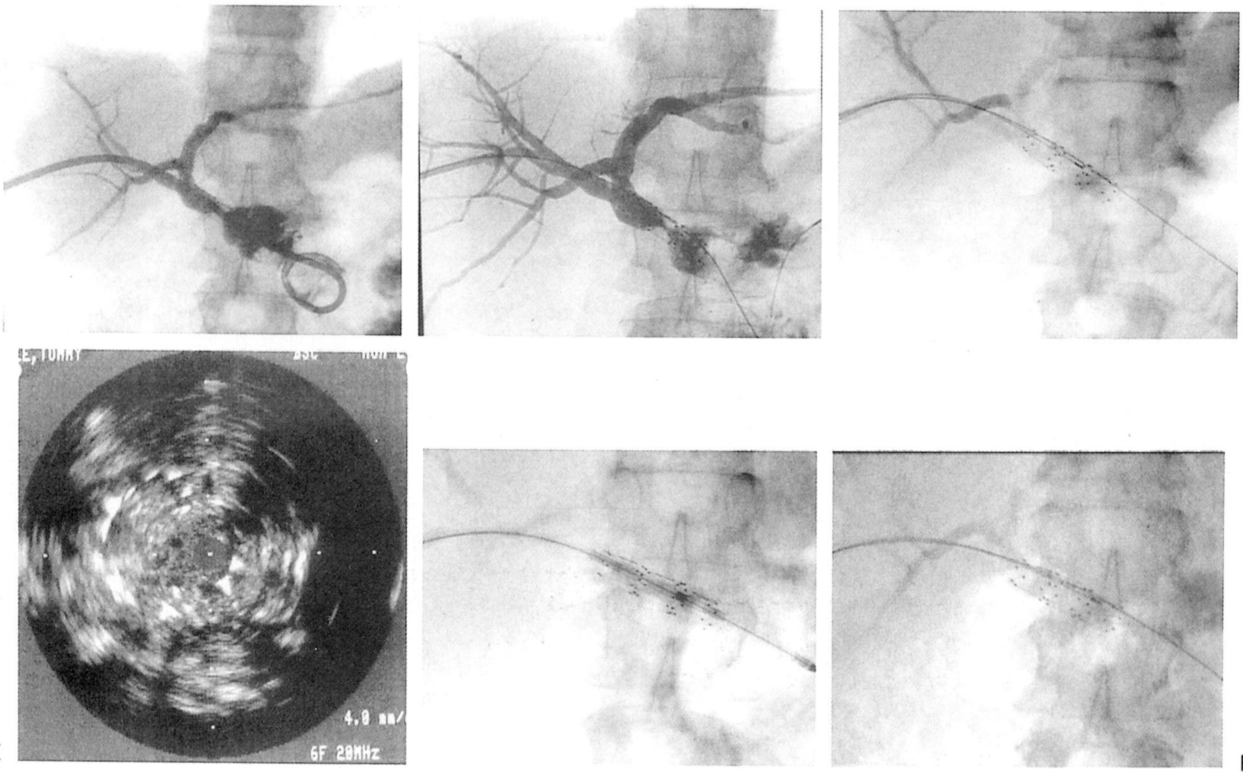

图 14.5.2

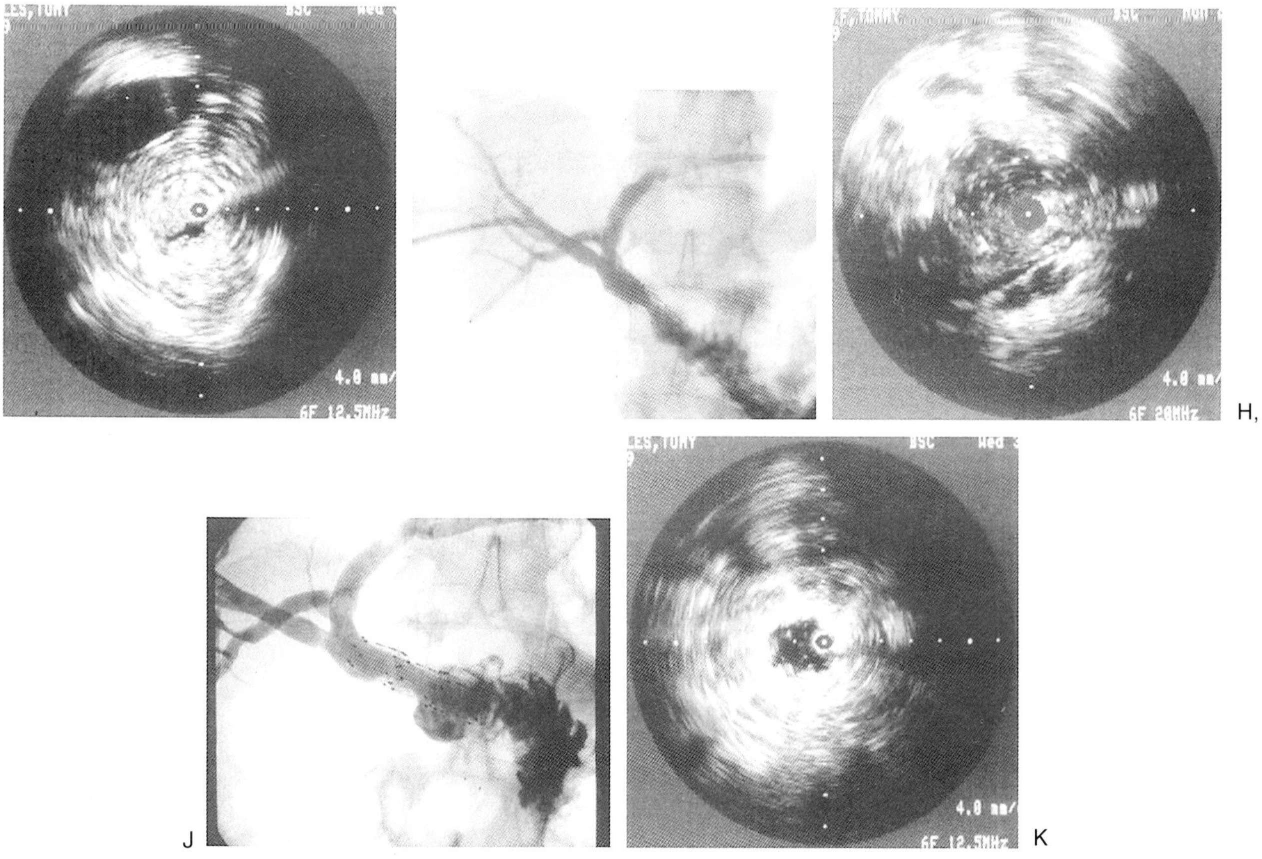

图 14.5.2(接上)

A:经导管胆管造影显示支架中部狭窄。B:移除导管后导丝仍留在狭窄处,可见持久性的闭塞。C:可见支架内的超声导管探头。D:IBUS 显示支架腔被一种无定形的物质完全闭塞。E:采用一种导向的粥样斑块切除装置将支架内的物质清除。病理结果显示该物质为水肿的小肠粘膜。F,G:清除术后,IBUS 显示探头周围支架内腔的通畅性已明显改善。图(F)显示为探头。H:清除术后胆管造影显示管腔的大小已明显改善。I:另一次 IBUS 显示管腔内仍充满上述物质。J:在支架腔内放置了一个 394 Palmaz 支架,达到了很好的通畅性。K:放置 Palmaz 支架后的 IBUS 显示胆总管空肠吻合口情况明显改善,在随访的 2 年多时间内病人未出现任何问题。

评论:良性胆管狭窄很容易通过 IBUS 识别。胆管壁增厚有可能与胆管癌鉴别困难。球囊成形术前、术后采用 IBUS 评价均有价值,可见到胆管壁的回缩。也可以识别胆管粘膜的破口及撕裂。胆汁淤积的表现为胆管内不均质的、无明显声影的、中度回声的物质。结石为强回声结构伴典型的放射状声影。胆管粘膜增生或支架内的肠粘膜表现为不均质的结构,其内伴有气体影。采用 IBUS 在支架放置前后进行对比是可能的,可显示放置支架后的胆管腔改善情况。金属支架表现为圆形的强回声影。

14.5.3 胆管的腔内超声

病例 14.5.3:

50 岁男性，双侧肝管空肠吻合术后吻合口狭窄。由于无法进行内窥镜治疗，故尝试经皮途径。

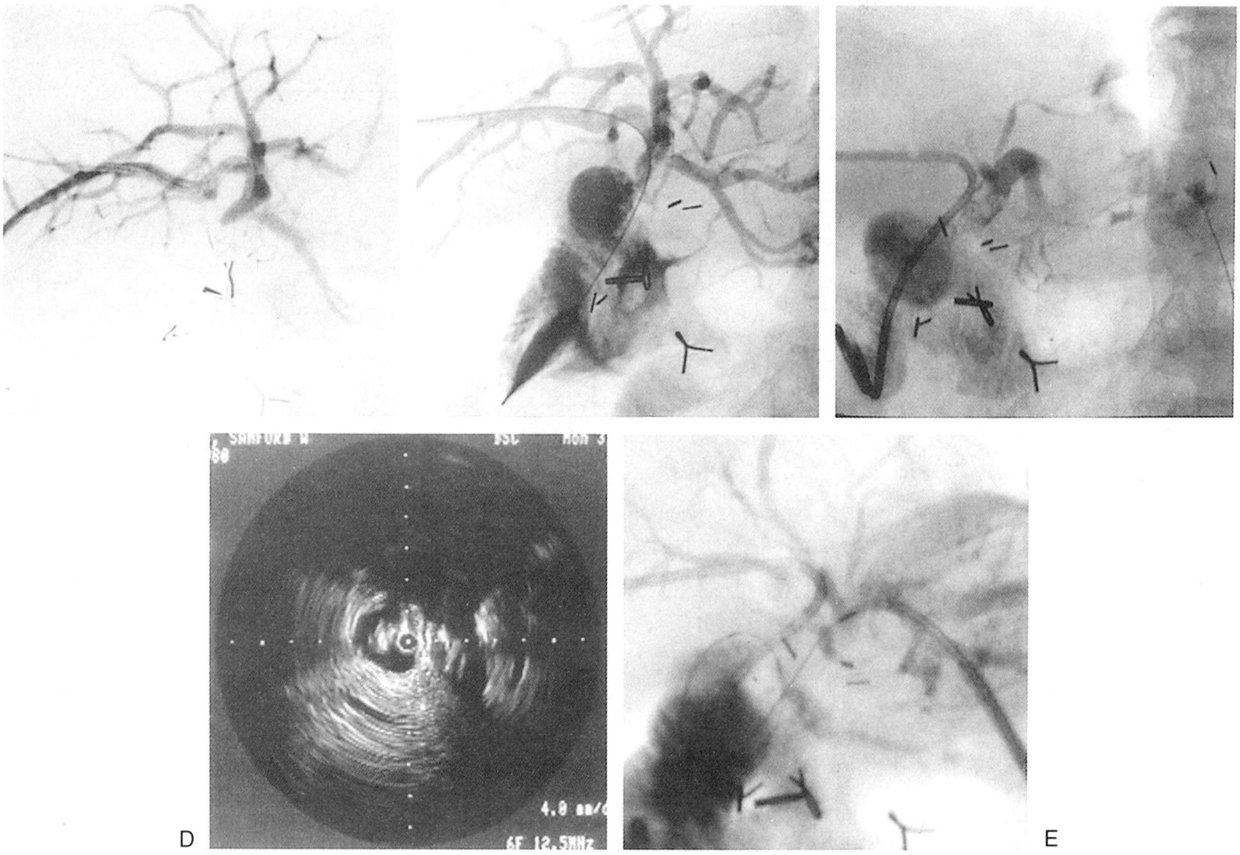

A, B　C　D　E

图 14.5.3

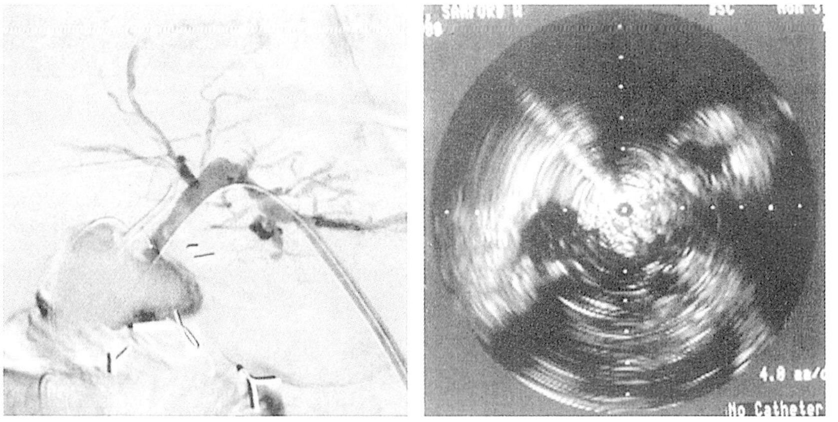

F　G

图 14.5.3(接上)

A：右侧 PTC 显示吻合口狭窄。B：穿过闭塞处并行扩张。胆管造影显示吻合口通畅。C：右侧胆管引流后，左侧 PTC 显示胆管中度扩张伴充盈缺损，提示结石。D：放置超声导管探头行 IBUS 检查，显示胆管扩张并有高回声的充盈缺损区，与胆管内小结石表现一致。可见结石的声影。E：IBUS 探头通过导丝推进至狭窄部位。狭窄水平的 IBUS 证实管腔消失和管壁增厚，且结构界限不清。F：成形术后的胆管造影显示吻合口通畅。G：扩张后，尽管胆管造影显示吻合口通畅，但 IBUS 并未显示出明显的改善。

评论：在本例中，胆管淤积表现为伴有阴影的高回声结构。可见胆管狭窄，但狭窄水平的胆管壁界限不清，然而该处的胆管壁有明确的增厚。尽管胆管造影表现改善，但成形术后的 IBUS 并未显示更多的改善。

14.5.4 胆管的腔内超声

病例 14.5.4:

65 岁男性，因硬化性胆管炎或胆管癌引起阻塞性黄疸，因而行经皮治疗及活检。多次内镜刷检均未能做出诊断。

A, B

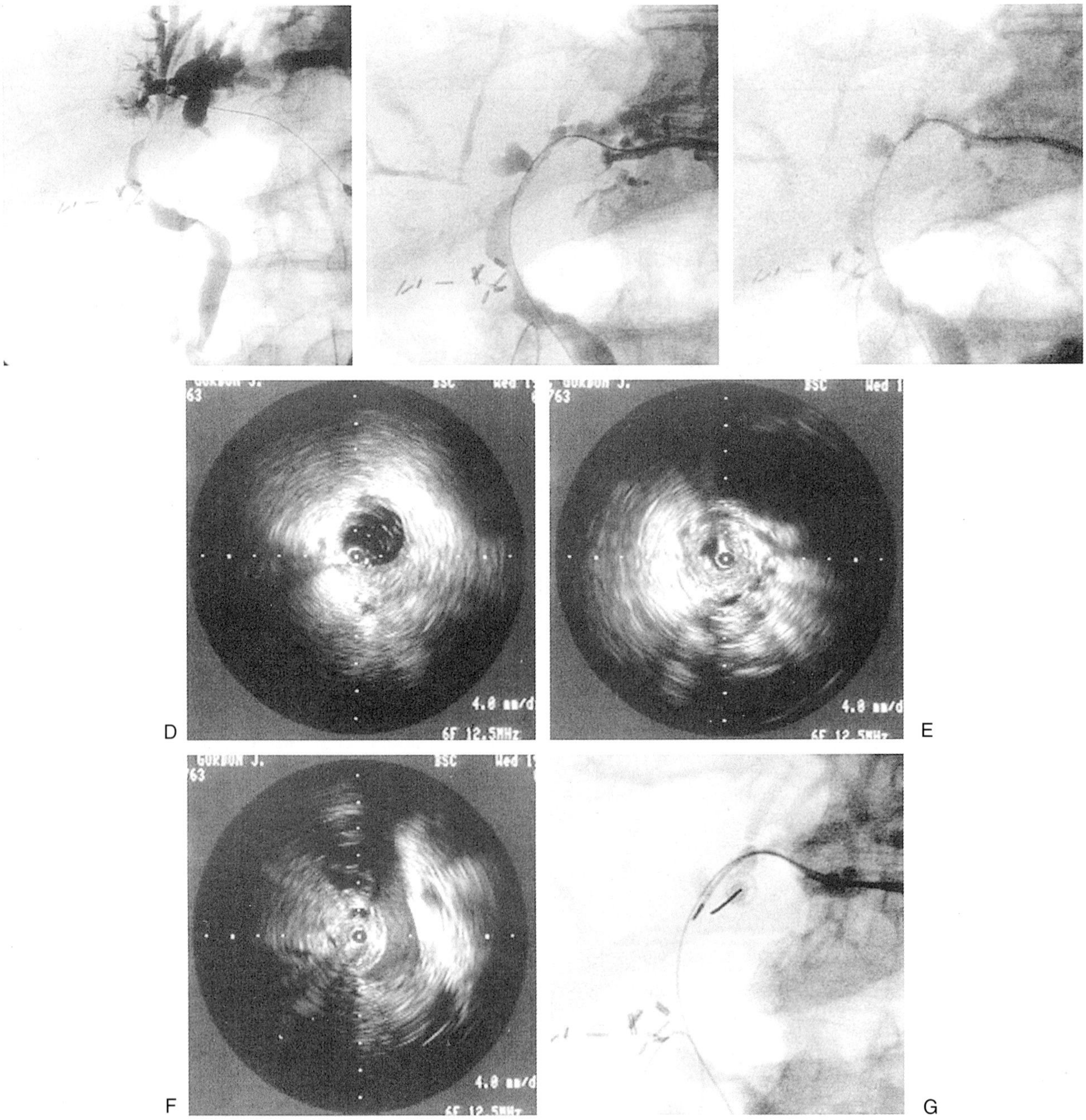

图 14.5.4

A：左胆管PTC显示肝内胆管扩张且至少有3段狭窄：一段位于胆管汇合处，一段位于胆总管近端，尚有一段位于胆总管中段水平。右侧胆管未显示。B：IBUS探头被送入扩张的左胆管。C：IBUS探头显示扩张的胆管壁正常。D：IBUS影像显示扩张的胆管管壁正常。E：梗阻水平的IBUS显示胆管腔阻塞，伴有胆管壁增厚及正常管壁结构消失。F：自肝内角度观察穿刺针，显示穿刺针的声影在胆管周围移动，勾画出胆管腔周围和内部的肿块影。活检诊断为胆管癌。G：在透视和IBUS导向下行经皮细针抽吸活检，可见穿刺针尖到达了超声探头处。H：可见穿刺针的声影位于胆管附近。

评论：胆管癌表现为肿块效应和管壁增厚。在超声中表现为胆管阻塞，周围环绕低回声的肿块。肿块位于胆管腔内，大多数病例还同时累及腔外。胆管壁欠清晰，正常的三层结构消失。当肿瘤向近端和远端扩展时，评价肿瘤的范围是可能的。可以识别出肿瘤对邻近血管结构，如门静脉的侵犯。有些作者报道可检出肿瘤周围的淋巴结，但在我们的病例中未能检出增大的淋巴结。正如该病例所示，IBUS还可以结合透视引导经皮针吸活检。

14.5.5 胆管的腔内超声

病例 14.5.5:

60 岁男性,胆管癌致阻塞性黄疸。因无法进行内窥镜入路操作,故需行经皮引流。

A, B

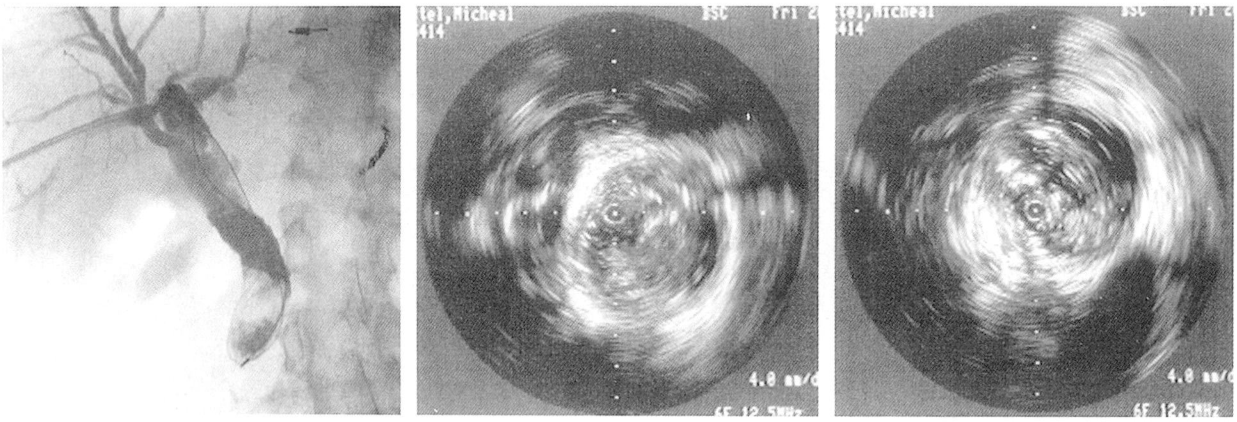

C

图 14.5.5

A:胆管内插入导管后行经皮胆管造影,显示肝内、外胆管扩张,有一个巨大的充盈缺损阻塞了远端的胆管,与胆管癌表现一致。B:胆总管远端病变的 IBUS 检查显示扩张段胆管的部分区域管壁结构不清,一个低回声的不均匀肿块占据了胆管中央,肿瘤沿胆管壁有明显扩展。C:于邻近十二指肠乳头水平对胆管癌的IBUS检查显示了突出于胆管壁外的一小部分肿瘤。周围的门静脉未被肿瘤侵犯。鉴于手术危险性很大,故未建议手术切除肿瘤。

评论:腔内胆管癌很容易通过 IBUS 识别。肿块呈不均匀和明显的低回声表现,并且肿块内部有回声增强区域。胆管壁的三层表现消失或者很难识别。可见肿瘤附着于管壁,提示肿瘤对管壁的侵犯。

14.5.6 胆管的腔内超声

病例 14.5.6:

57 岁女性，因胆管汇合处胆管癌致阻塞性黄疸。需行经皮穿刺治疗并放置金属支架。

A 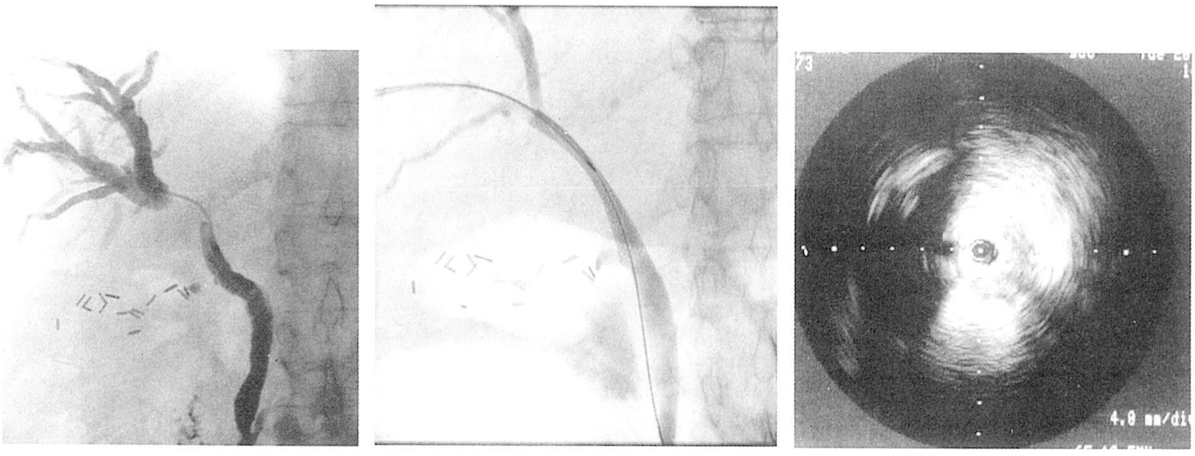 B, C

图 14.5.6

A：插管至肝内胆管并穿过肝管汇合处的阻塞部位后行胆管造影。可见右胆管与肝管之间的狭窄，胆总管远端管径大小正常。在胆管造影和透视联合引导下行针吸活检。B：跨越梗阻部位放置附壁支架后行胆管造影，显示通过部分膨胀的支架已使胆管通畅。可见支架内的超声探头。C：IBUS 显示蔓延至胆管壁的低回声肿块内部不完全膨胀的支架。由于支架的存在及肿瘤浸润，不容易正确评价胆管壁。

评论：胆管癌表现为低回声肿块并与胆管壁关系密切。胆管壁的分层结构无法分辨。支架的放置影响了对肿瘤的观察，肿瘤表现为致密的环状强回声结构。IBUS 探头可用于辅助引导活检。

14.5.7 胆管的腔内超声

病例 14.5.7:

70 岁男性,胰腺癌致梗阻性黄疸,无法经内窥镜引流,需行经皮穿刺引流。

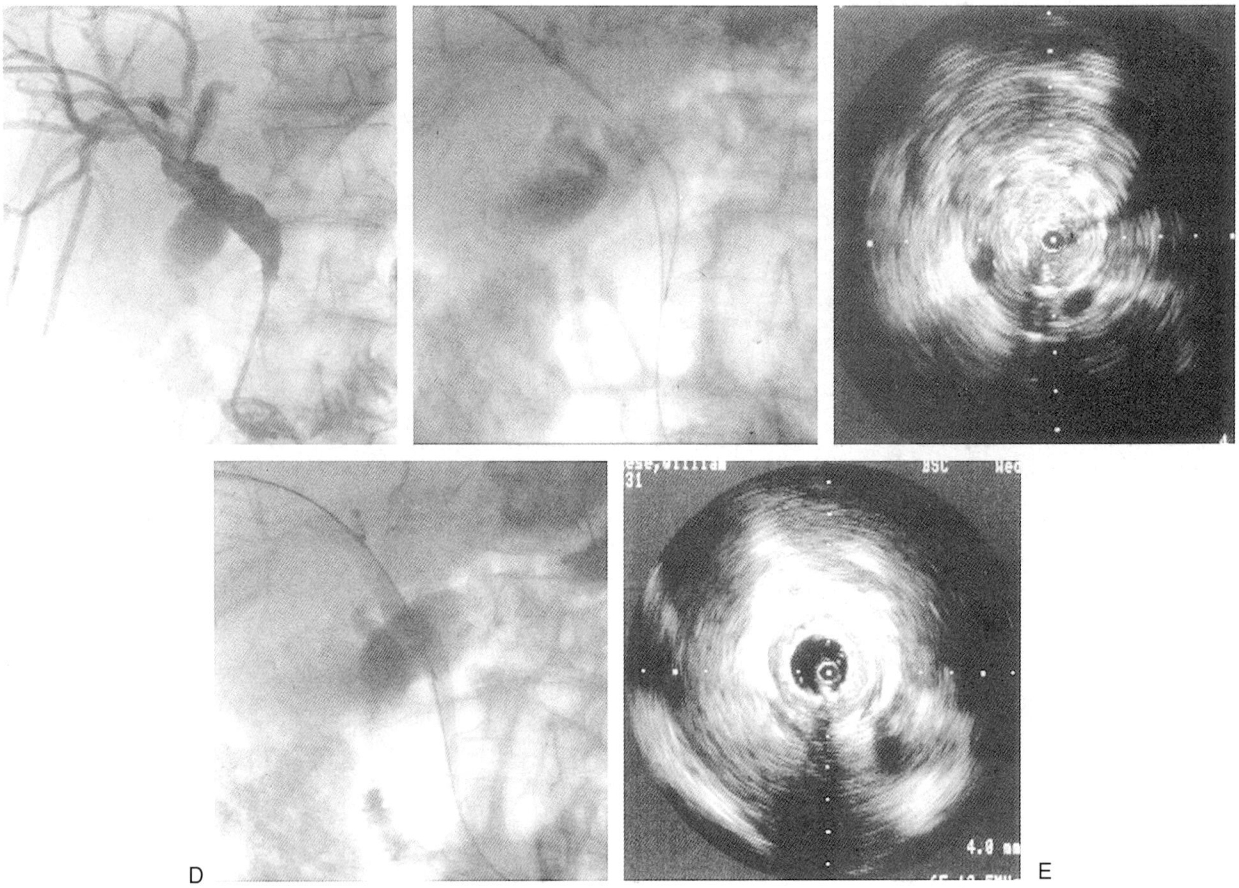

A, B C D E

图 14.5.7

F 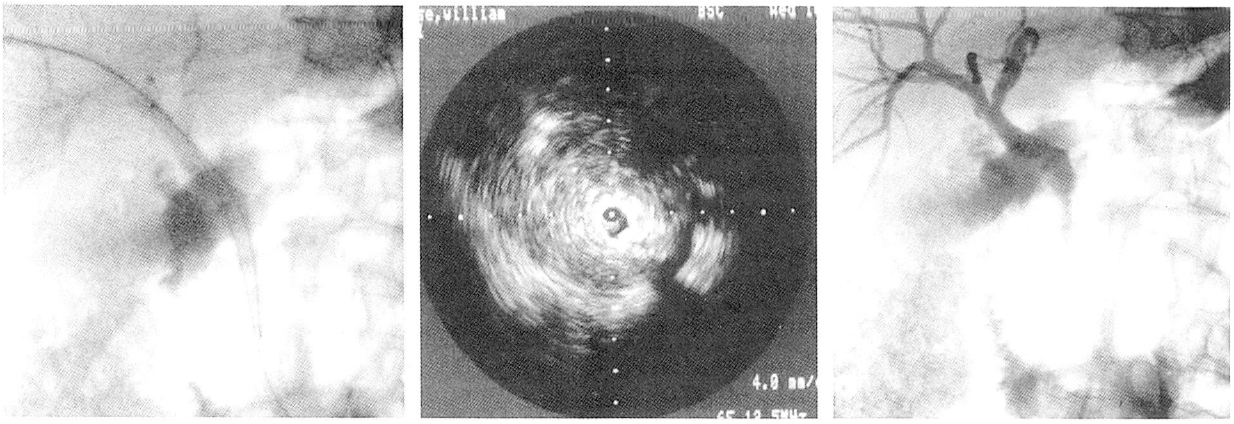 G, H

图 14.5.7(接上)

A:采用 10F 导管引流后,经导管行胆管造影。可见长段的狭窄。胆囊及十二指肠部分充盈。B:通过导丝向前推送超声导管,以行 IBUS 检查。C:IBUS 显示了一个巨大、结构复杂的肿块,含有高回声和低回声区,包绕在胆管周围,并侵犯、充满了主胆管。肿瘤从胰头开始扩展。由于超声探头可视范围所限,看不到肿瘤的边界。门静脉在此视野中不容易评价,但可见到一支与阻塞的胆管平行的动脉。D:放置附壁支架后,可借导管推送器进行评价。E:支架放置后的 IBUS 显示管腔开放、胆管壁增厚。F:探头被向下推至在肿瘤中未完全膨胀区域的支架内。G:肿瘤主体水平内的 IBUS 显示狭窄的支架壁及包绕着胆管的胰头部巨大肿瘤。H:支架放置后的最终胆管造影显示已充分引流至十二指肠。

评论:在 IBUS 上观察,胰腺肿瘤呈包绕胆管的低回声肿块,并向胰腺内蔓延。因为超声波在导管或探头内的穿透力有限,所以识别胰腺内肿瘤的边界困难。横断面图像的分辨力限于几个毫米,无法显示胆管壁结构。可以见到粘膜不规则、溃疡形成和胆管内肿瘤。可以发现门静脉被侵犯。我们未能发现胆管和胰腺肿瘤周围的淋巴结。

14.6.1 胆管结石的经皮处理

病例 14.6.1:

50 岁男性,出现括约肌狭窄、反复发作的梗阻性黄疸和孤立的大结石。由于结石大小和狭窄的原因,反复尝试内窥镜取石失败,需采用经皮入路行碎石术。

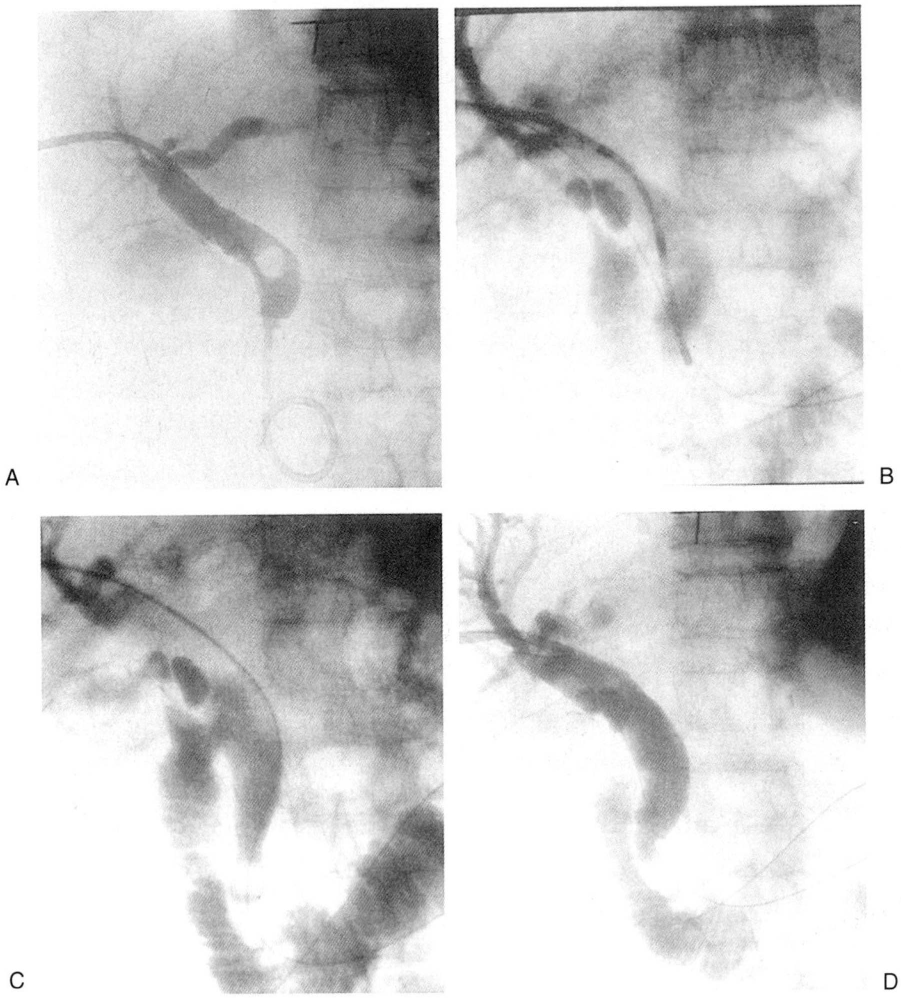

图 14.6.1

A:经导管胆管造影显示胆管扩张、大的结石和括约肌狭窄。将一根自内向外引流的导管放置 2 周。B:在行经皮管道扩张后,放置了一根 12F 的导入鞘,为胆管镜和碎石装置提供通路。C:通过导丝使一根闭塞球囊导管反复通过几次,以推送结石进入十二指肠。可见十二指肠乳头水平的球囊。D:经导管胆管造影显示病人胆管内已无残存结石。

评论: 大量的胆管狭窄病人是由肝内结石引起的,其产生与反复发作的胆管炎有关。长期存在的肝内胆管结石和治疗后频繁复发的结石最终会导致继发性胆汁性肝硬化和门静脉高压。经皮治疗伴狭窄的结石,需要施行狭窄部位的球囊胆管成形术、网篮取石和(或)胆管镜引导下的电解碎石术。经皮经肝路径常是最佳的,可以分别到达左、右肝管。放置 T 形管 5 ~ 6 周后,正如最初文献报道所述,准备好的胆管可用于结石治疗。对于胆总管空肠吻合术后或肝管空肠吻合术后的病人,当采用上述入路困难或不可能时,可以经逆行通路行经皮空肠穿刺术,在狭窄部位行球囊扩张以及取石术。

14.6.2 胆管结石的经皮处理

病例 14.6.2:

49 岁男性,胆囊切除术后胆总管狭窄,已经历了 3 次手术,最终行左右侧肝管空肠吻合术。最后一次手术后 3 年,病人出现了胆管炎和黄疸。经皮胆管造影显示肝管空肠吻合口狭窄及结石。

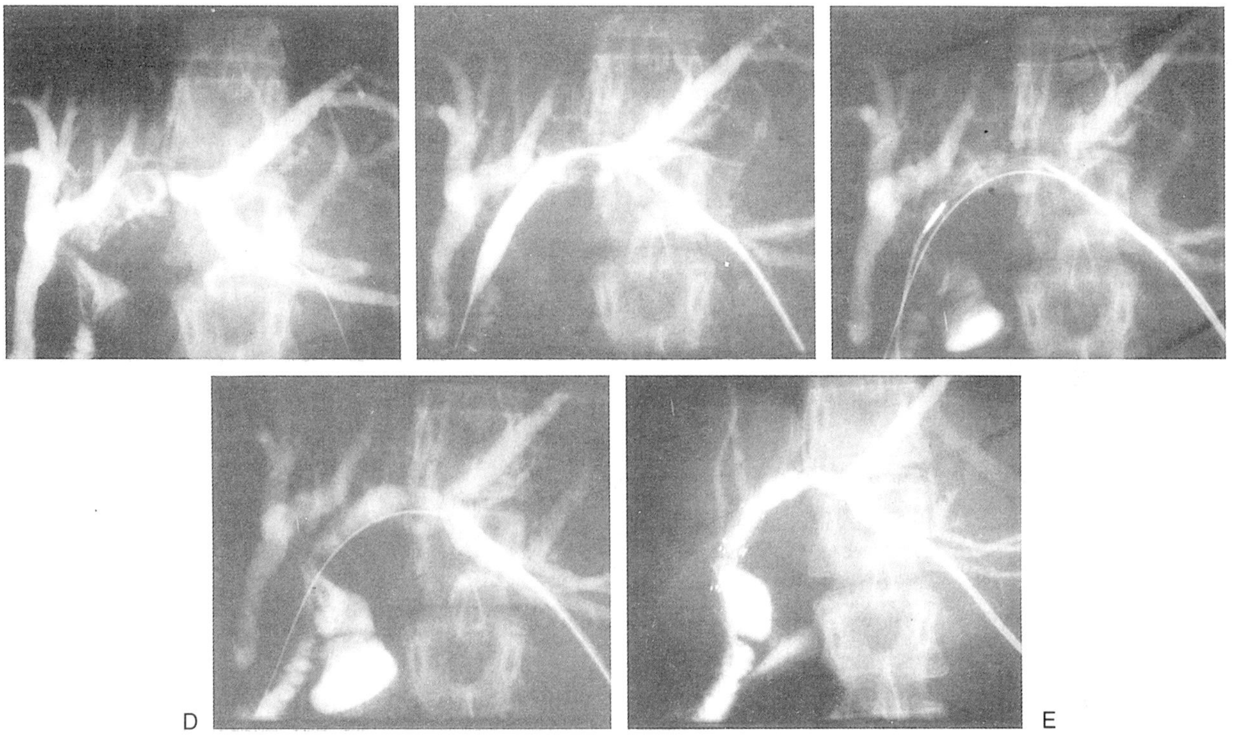

A B, C D E

图 14.6.2

A:经细针 PTC 显示肝内胆管扩张,尤其是左侧,可见吻合口狭窄及嵌入狭窄的大结石。B:行左侧胆管的经皮插管,将导丝穿过狭窄部位,再用直径 8mm 的球囊扩张狭窄。C:通过一个导入鞘,用网篮将粉碎的结石通过吻合口送入肠袢。D:随访的胆管造影显示胆管结石已清除,但仍存在狭窄。E:跨越狭窄部位放置了一个双体、8mm 的 Z 型支架,以进行更好的引流。病人情况良好,导管于 2 天后取出。该病人因结石复发伴胆管炎发作再次接受了经皮球囊扩张治疗。随访至今已 5 年余,无复发症状。

评论:经皮治疗使该病人免除了一次困难的手术。最后一次手术后吻合口已很高,因此再做手术必定十分困难。经皮插管术为随后进行恰当的治疗提供了条件。由于出现再狭窄,放置了支架。为保持狭窄部位的开放,决定用支架进行扩张。尽管出现一次狭窄和结石复发,但经长期间的随访病人情况很好。狭窄扩张术的总成功率几乎达到 90%,结石的完全清除率约 80%。成功的插管和扩张术可以预防结石嵌顿。几乎所有病人在取石和狭窄扩张术后均很快出现临床症状的改善。

14.6.3 胆管结石的经皮处理

病例 14.6.3:

71 岁男性，出现单发的、大的胆总管结石及黄疸。由于十二指肠乳头部狭窄，内镜治疗不成功。需行经皮胆管引流和碎石术。

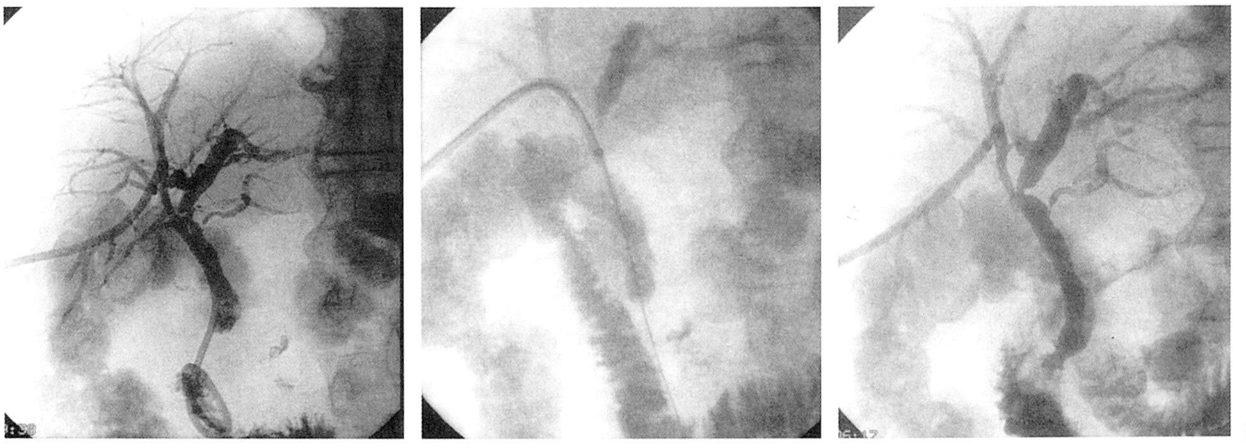

A　　　　B, C

图 14.6.3

A：行胆管的经皮穿刺插管术。几天后，经导管胆管造影显示了中度扩张的胆管和胆总管远端的一个大的结石。B：用直径 8mm 的球囊扩张十二指肠乳头，将一个乳胶闭塞球囊沿导丝反复推进数次，将结石送入十二指肠。可见胆总管中段膨胀的球囊。用一个 8F 的 Flexor 鞘提供入路。C：最终的胆管造影显示胆管通畅，对比剂自由流至十二指肠。随后取出了导管。

评论：如果单发的胆总管结石的大小可通过十二指肠乳头，可以用球囊取石方法治疗。若结石过大则需要先行碎石术。网篮碎石或电解碎石术可用于此类病例。有必要扩张十二指肠乳头或行括约肌切除术，以便为推送结石通过提供空间。结石及球囊通过十二指肠乳头的操作可以引起括约肌的剧烈痉挛，亦可出现一过性闭塞。在这个特殊病例中，进行 ERCP 和十二指肠乳头切除术是不可能的，而经皮入路是最佳的选择。

14.6.4 胆管结石的经皮处理

病例 14.6.4:

33 岁男性，因胆囊结石接受传统的胆囊切除术治疗，术后在胆总管放置了 T 形管引流。引流管放置 6 周后，试图通过 T 形管造瘘口治疗残存的胆总管结石。

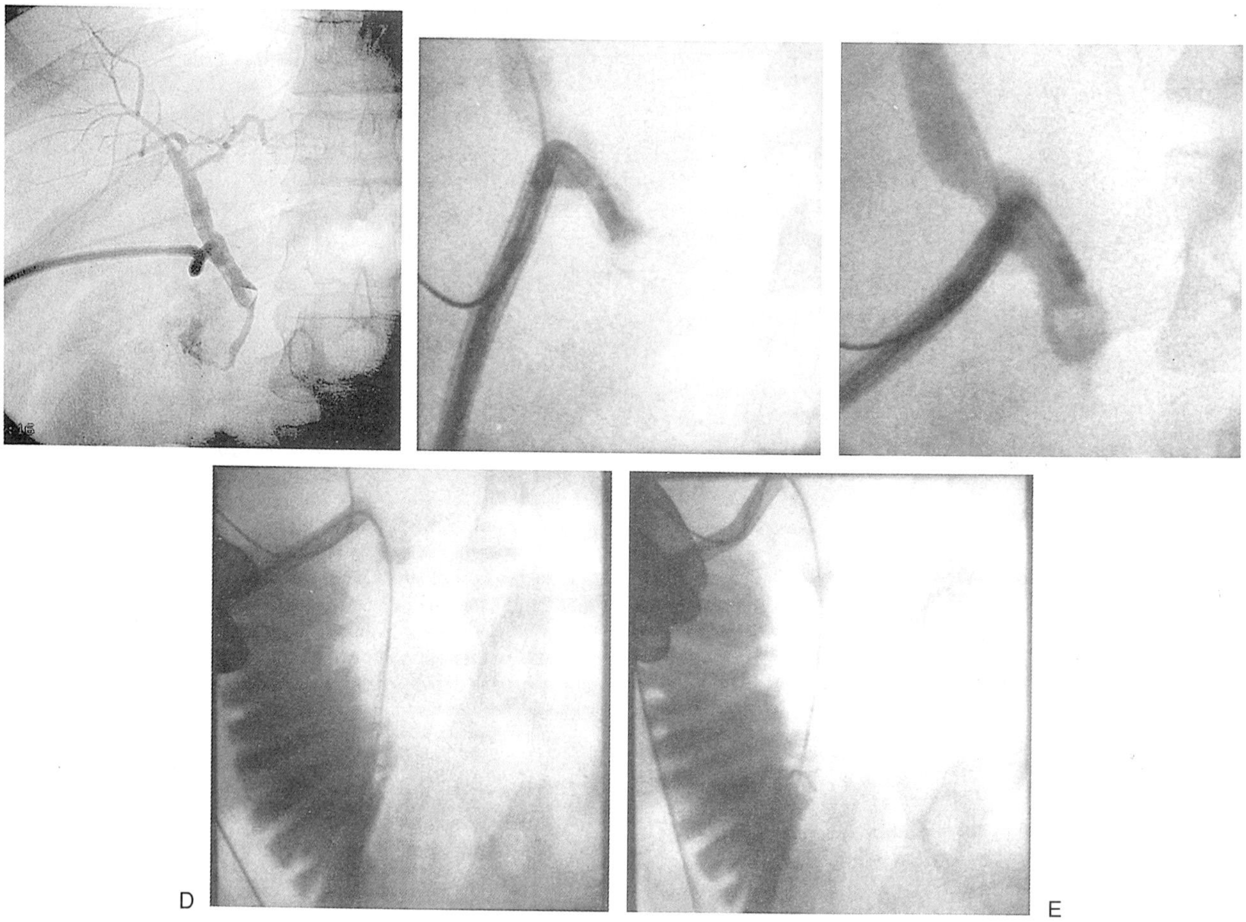

A, B　C　D　E

图 14.6.4

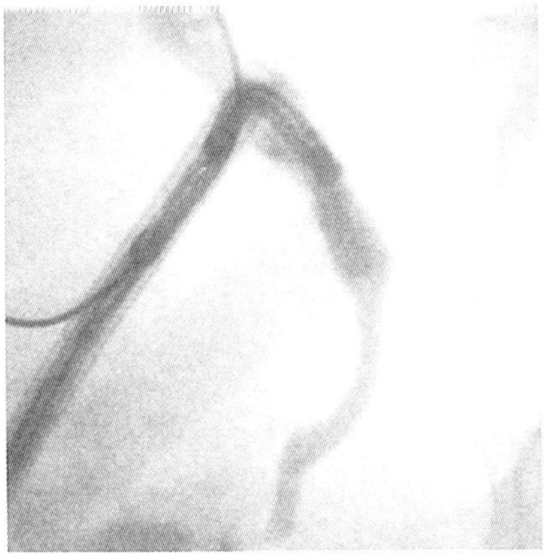

F

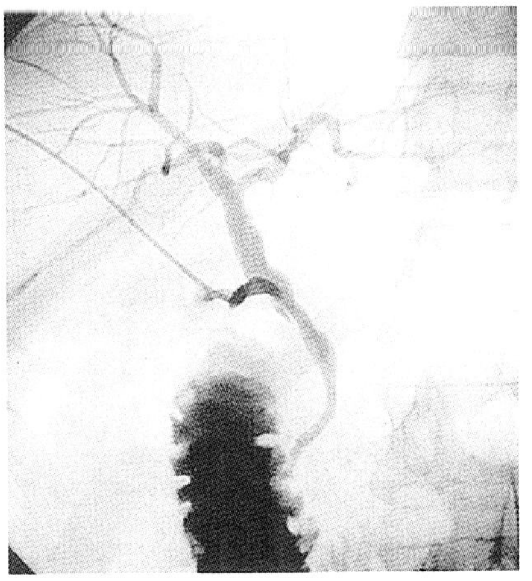

G

图 14.6.4(接上)

A：T 形管胆道造影显示胆总管远端有一个大的结石，可见对比剂自由通过十二指肠乳头，T 形管移位，仅部分位于胆管内。B：当胆管镜被推送至胆总管远端时，向肝的方向推送一根安全导丝，以维持通过瘘口的入路。C：当接触到结石以后，将碎石仪的探头向结石推进，进而碎石。D，E：碎石后，将一个胶制球囊沿导丝推进，以将结石碎片排入十二指肠。F：随后的胆管镜探查显示已无剩余结石，注射对比剂证实胆总管远端已清除干净。G：最后的胆管造影显示肝内、外胆管开放。拔出导管并封闭了瘘管。

评论：经皮经肝电解碎石术是内镜治疗失败或肝管空肠吻合术后狭窄但又无法进行内窥镜治疗的病例的最佳选择。需根据结石或狭窄的位置，在右或左胆管放置经皮引流导管。存在 T 形管时，只要放置时间超过了 6 周就可以作为入路使用。大约 92% 的病人治疗后结石可全部清除。对于弥漫性肝内胆管结石，只有 75% 的结石可被清除。尽管该方法有很高的成功率，在一组大样本病例的报道中，22% 的病人出现严重的并发症，包括需输血治疗的胆管出血、胆管穿孔、胆管炎、急性肺水肿以及血胸，并且经皮穿刺治疗方法尚有 8% 的死亡率。

14.6.5 胆管结石的经皮处理

病例 14.6.5:

61 岁女性，因治疗肝左叶脓肿和多发性胆总管结石引起多种问题。该病人已在重症监护室治疗败血症数日。经剖腹行左肝脓肿引流和清创处理。已行脾切除术，并探查了胆总管，清除了多发性结石。仍有数目不明的结石残存于胆管内。已放置多个引流管，包括一根 T 形管，然后缝合了腹腔。在手术后约 20 天，尝试通过引流管经皮治疗结石。

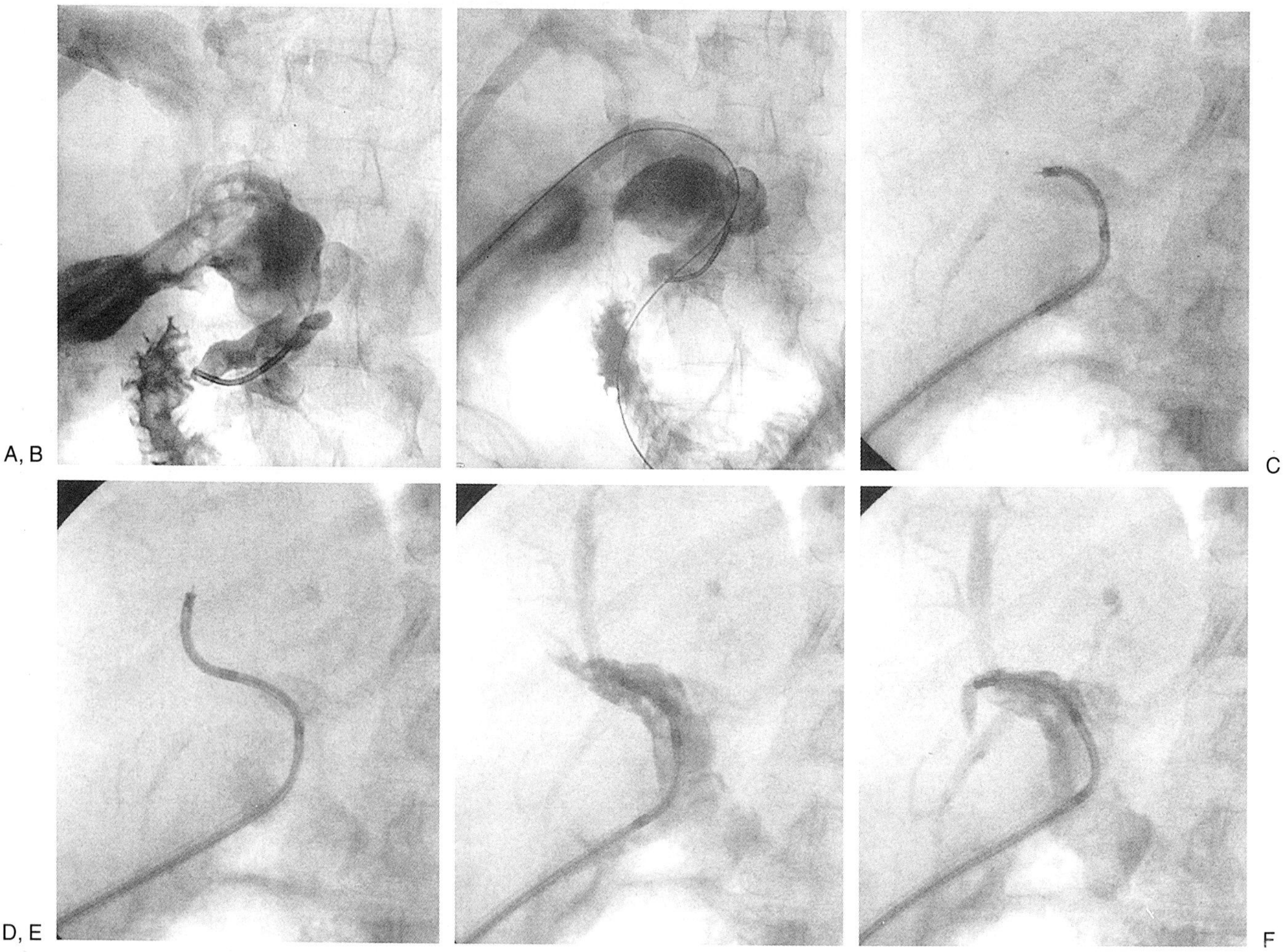

图 14.6.5

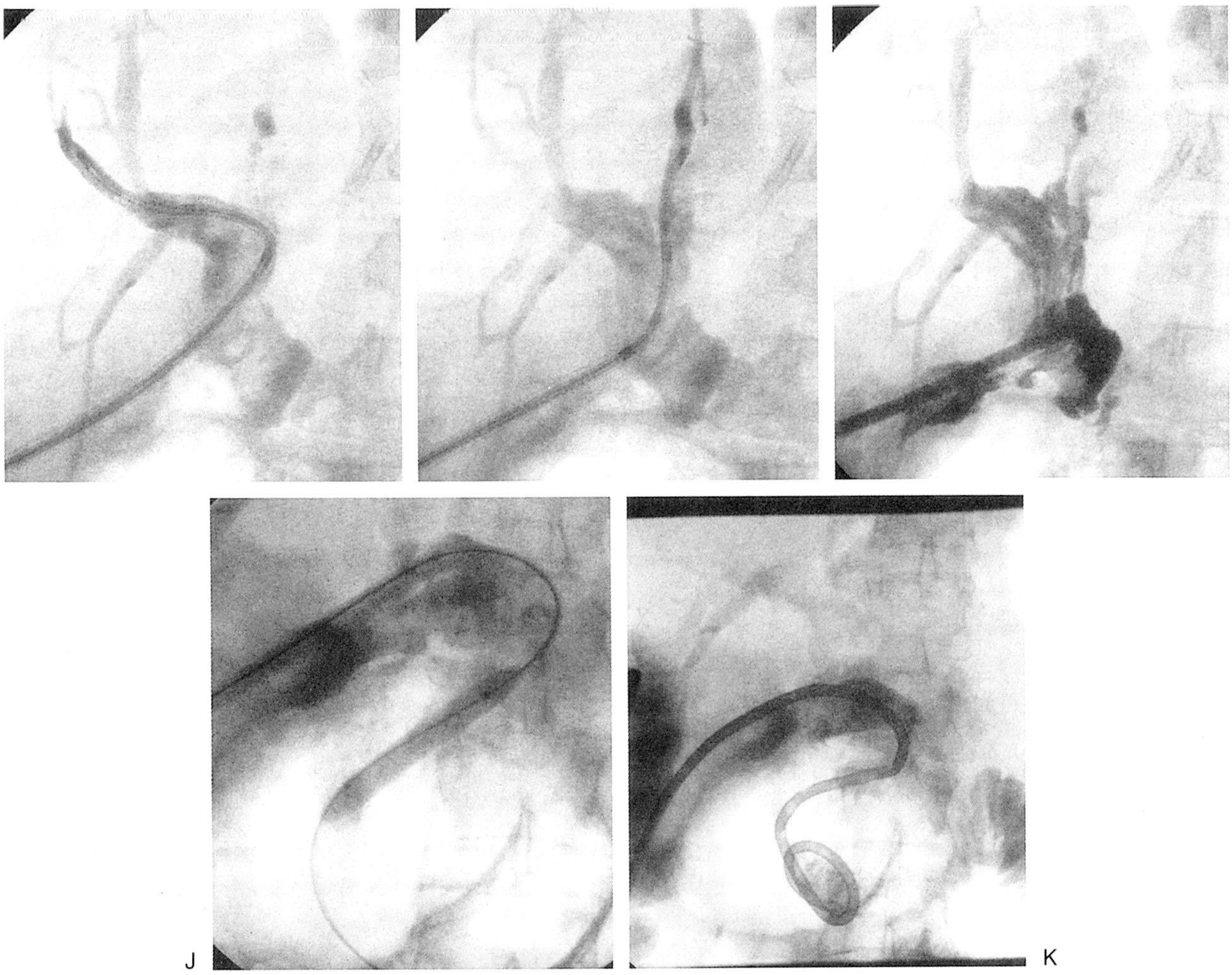

图 14.6.5(接上)

A:经 T 形管插管,注射对比剂证实明显扩张的胆管内存在多发的结石。于邻近括约肌处注射对比剂显示十二指肠乳头狭窄。B:将一根导丝置入了十二指肠。C ~ H:用胆管镜对不同部位的多发结石行碎石术,包括胆总管及肝左、右叶的胆管。I:碎石术后胆管造影显示胆管扩张,但多数结石已清除。J:采用一个直径 8mm 的球囊扩张十二指肠乳头。K:放置了一根 10F 跨胆管内外的导管,1 周后移除。

评论:在可到达十二指肠乳头的 90% 的病人中,经内窥镜括约肌切除术可取得完全成功。其余 10% 的病人,由于原有的情况,例如毕氏胃部分切除术、十二指肠乳头憩室以及十二指肠狭窄等,到达十二指肠乳头非常困难甚至是不可能的。采用经皮途径则可从内部到达十二指肠乳头,再行括约肌切除术时就可使十二指肠乳头开放。其他的方法,如球囊扩张术,可以扩张括约肌和促进碎石术后结石及其碎块的排出,但不如上述方法有效。正如本例显示的那样,碎石术和括约肌扩张术也可通过 T 形管进行。

电解碎石术方便了结石的治疗和较大结石的处理,与 Burhenne 技术恰恰相反,后者对于较大结石必须通过网篮清除或预先粉碎。

14.6.6 胆管结石的经皮处理

病例 14.6.6:

41 岁女性，经腹腔镜胆囊切除术后出现并发症，经二次手术修复后，逐渐出现肝空肠吻合术后狭窄伴多发的肝内结石、黄疸以及复发性胆管炎。该病人拒绝再次手术治疗，故考虑进行广泛的经皮治疗。

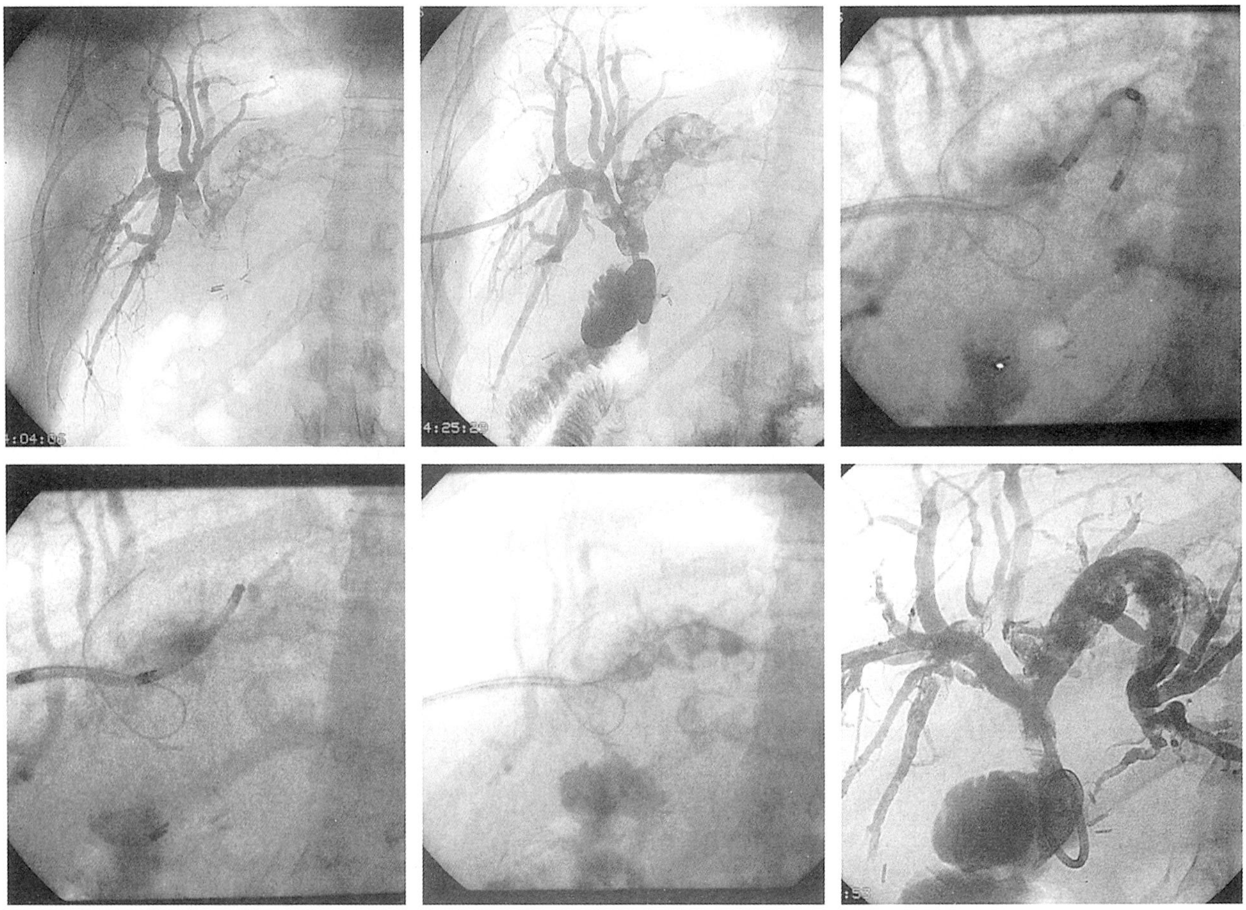

A, B　C　D, E　F

图 14.6.6

A:细针 PTC 检查显示肝内胆管扩张及大量结石。可见肝空肠吻合口已完全闭塞。B:在行经皮胆管内插管以后，经球囊扩张后将一根胆道的内外引流管通过闭塞的吻合口。C,D:建立此外向途径 2 天后行电解碎石术。左肝管插管后，将胆管镜沿导丝推进入左肝管的外周段。以逆行方式下行进入左右肝管汇合处和总肝管行碎石术。可见碎石术用探头的尖端。E:将一个闭塞球囊向心性反复推进数次，将结石碎块推入主胆管，放置一根 15F 导管进行内外引流。F:碎石术后 3 天行经导管胆管造影，显示扩张的胆管及其内的多数结石碎片。G,H:通过经皮途径行二次碎石术。I:二次治疗后 2 天的经导管胆管造影显示，至少有 2 个结石位于左肝管及肝总管内，通过网篮和回收球囊进行了清除。J:随访胆管造影显示肝内胆管树内已无结石。该入路仍予保留。K:1 周后，新的胆管造影显示了一个残存结石，通过阻塞球囊清除之。L:随访胆管造影显示胆管内已无结石。M:将一个 10mm 的 Z 型支架放置于狭窄水平。此后约 3 年病人情况一直很好。

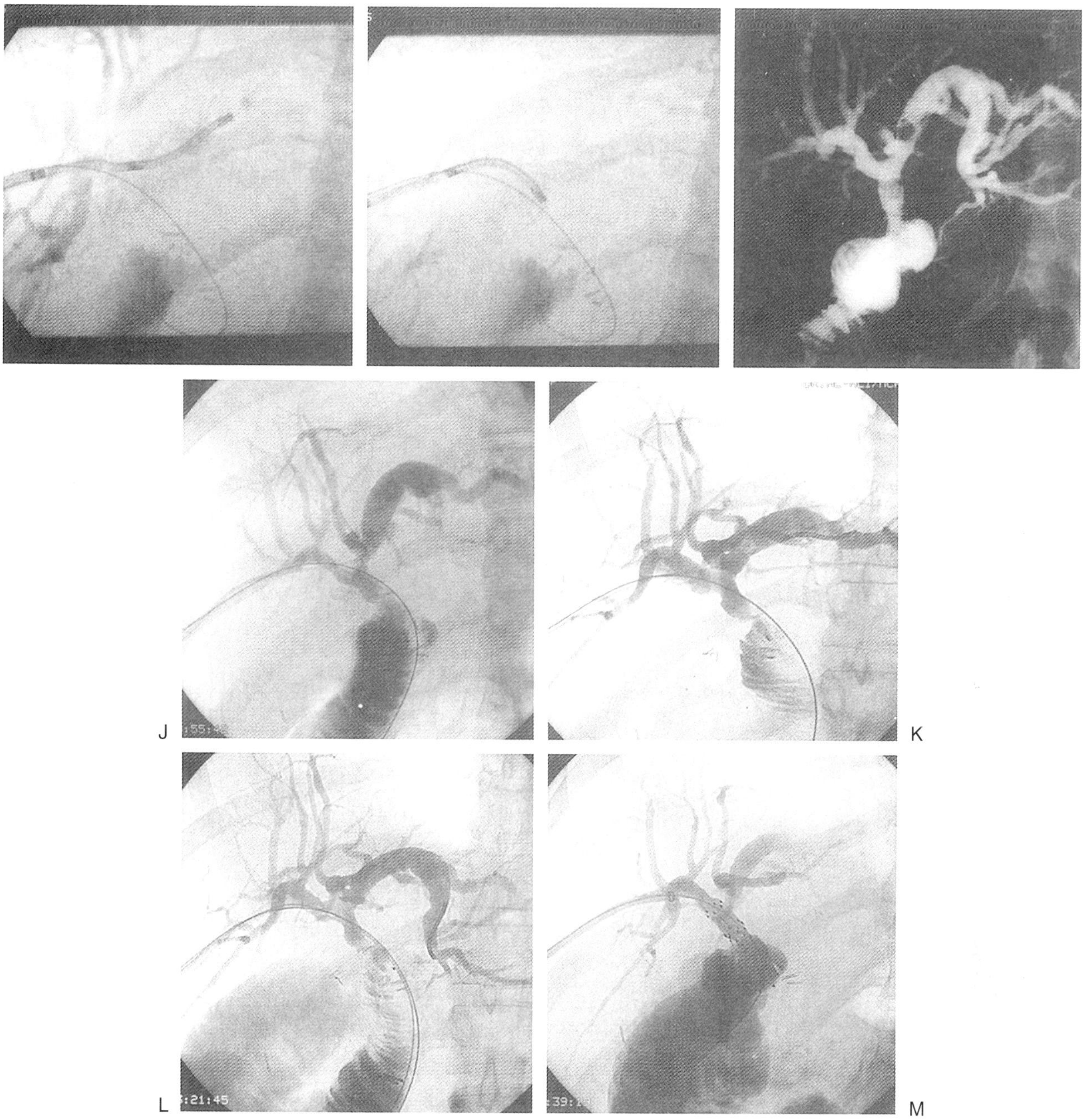
G H, I J K L M

图 14.6.6(接上)

评论: 这是一个典型的例子，说明经皮碎石术可以给经历了3次胆管手术的病人带来最大的益处，尽管在最后一次手术后狭窄和肝内胆石已存在了2年，但该病人拒绝手术而选择接受经皮方式治疗。在建立了可用于治疗的途径后，需要进行多个操作步骤，而且随访显示仍有几个残存的结石。二次电解碎石术取得了成功，并且补充进行了2次球囊取石术，进一步清洁了胆管。施行了多次球囊扩张狭窄治疗，但是仍出现了顽固性的再狭窄，故而决定放置Z型支架。最终的胆管造影示狭窄部位开放良好，可满足长期随访的需要。

14.6.7 胆管结石的经皮处理

病例 14.6.7:

73 岁男性,胆囊切除术后 2 年,出现了胆总管巨大的结石,行经皮胆管引流进行减压,并为胆管镜治疗提供入路。

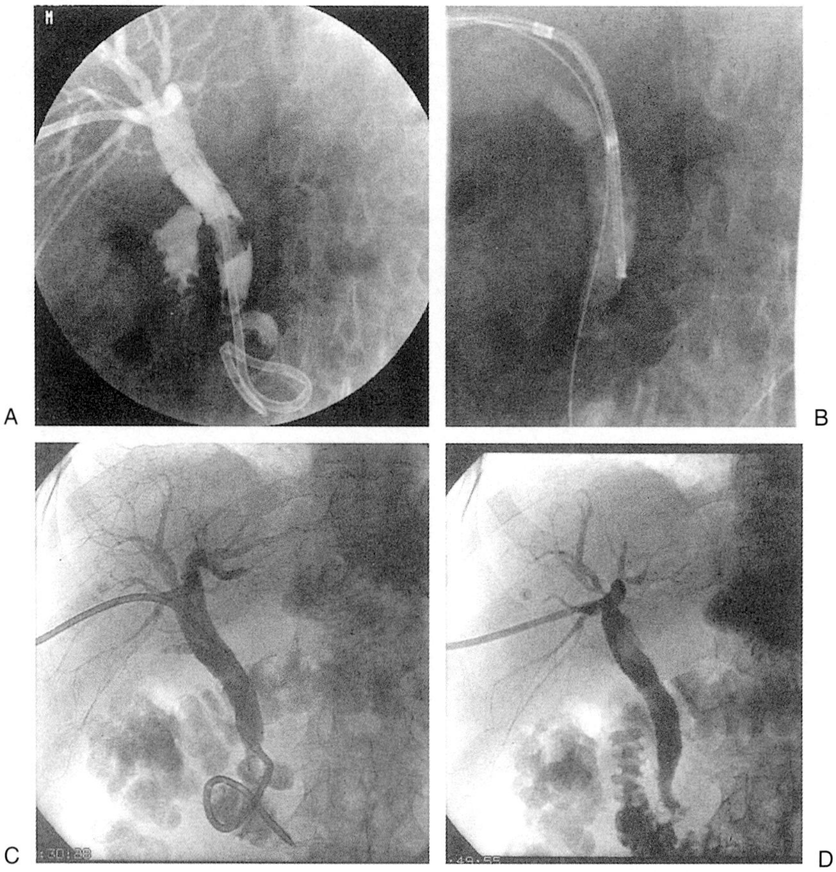

图 14.6.7

A:经导管胆管造影显示了一个较大的结石和至少2个较小的结石或结石碎片。B:通过导丝更换导管,该导丝被作为安全导丝保留，放置一个12F的鞘用于放入胆管镜。通过探头粉碎结石，并用胆管镜和闭塞球囊将结石残块推入十二指肠。C:第二天行胆管造影以找寻残存的结石,结果未发现结石碎块。D:移除导管，其后一次决定性的胆管造影显示胆管已清除干净，乳头通畅。IBUS未发现残存结石(无图)。此后至少2年病人情况良好。

评论:有些作者推崇肝左叶入路,因为其提供了通达胆总管的直接路径。此外，肝左叶途径可做到无危险地穿过胸膜腔。因为此通道不经过肋间，不会造成肋间痛。当因为胆管炎和黄疸开始胆管引流时，正如本病例所做的，始终维持外引流直到炎症消散。如果未出现败血症，即可由开始的经皮入路立即进行胆管扩张。可以用同轴电镜扩张器或球囊扩张胆管。应该用聚四氟乙烯鞘保护肝实质和避免出血。胆总管镜系统的直径为12F ~ 18F。多种工具可用于穿过胆管镜管道以帮助清除结石。若此装置的尖端出现大的偏差，则此种半刚性的工具通常不能通过管道。尽管网篮和抓取钳可以用于取石，最可靠的技术仍是体内碎石术。我们在电解碎石术方面有较广泛的技术，其他如超声和激光设备也是可用的。本病例应用的是电解碎石术,非常容易地粉碎了结石。以我们的经验,直接与经皮胆管镜有关的并发症是罕见和轻微的。可能发生迷走神经反应。短暂的菌血症少见，但可以在术后出现。在任何排石术前均应进行一段适当时间的外引流。可以发生胆管破裂，但大多数病例可以通过细心的操作和应用保护鞘来避免。

14.6.8 胆管结石的经皮处理

病例 14.6.8:

32 岁女性，出现败血症及黄疸。传统胆囊切除术后 5 年，超声显示胆管扩张，左、右胆管内有大量结石并向肝内胆管部分扩展。胆囊切除术后，病人因出现狭窄而行肝空肠吻合术。行经皮胆管引流进行减压，并为治疗提供入路。

A, B

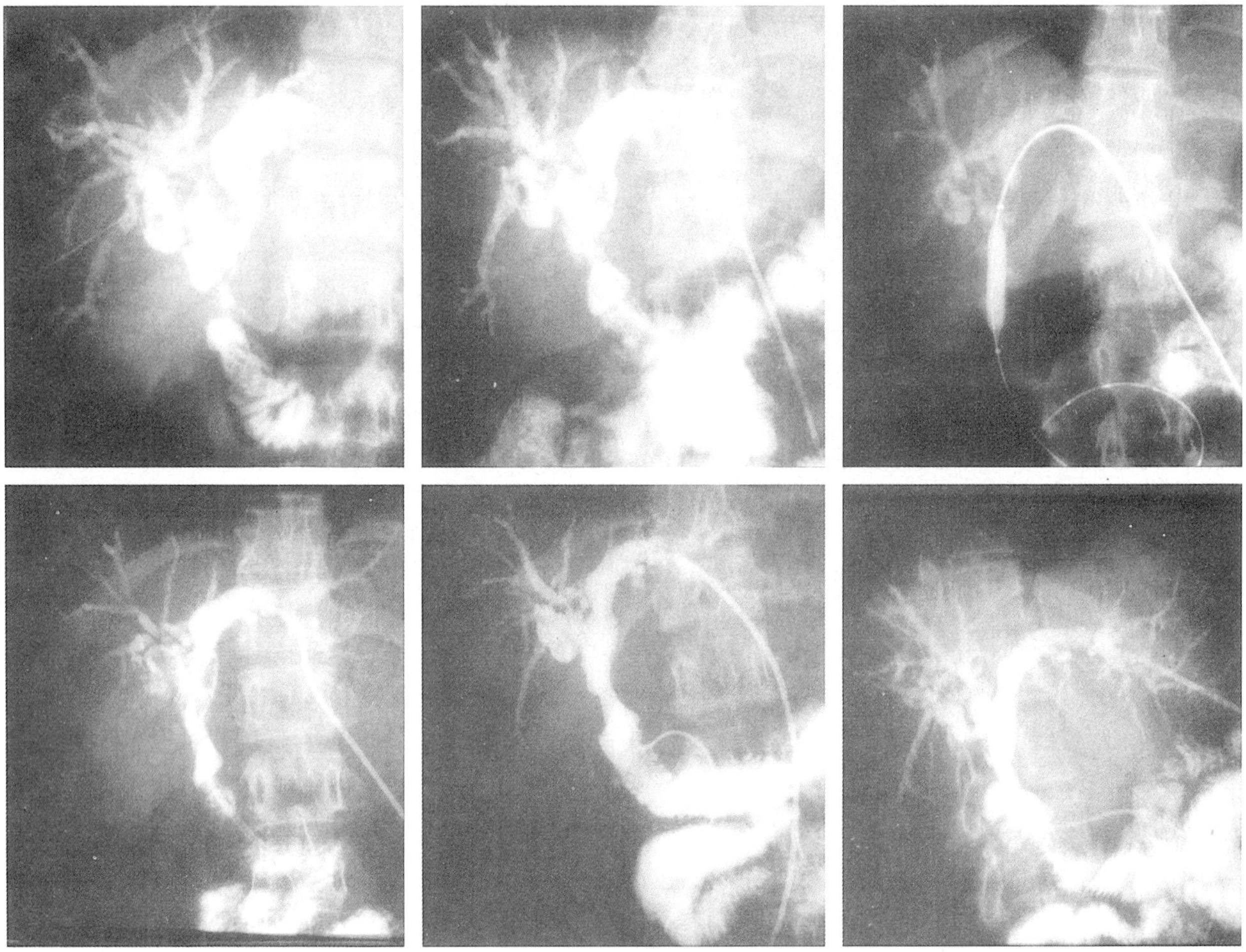

C

D, E

F

图 14.6.8

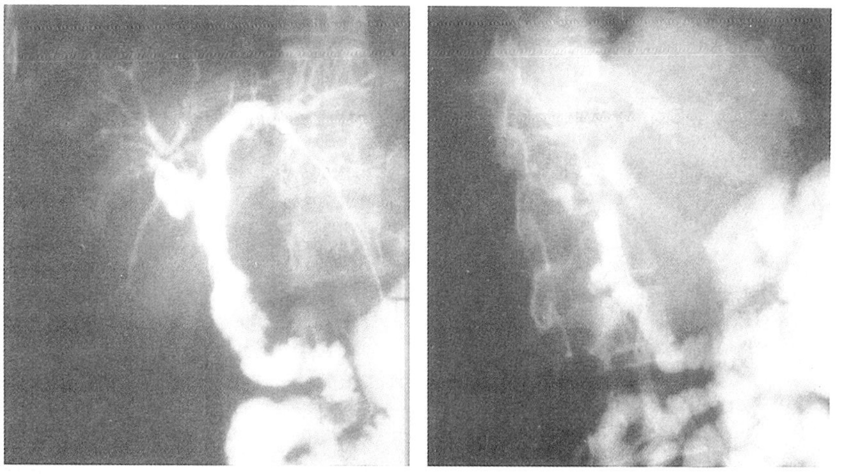

G H

图 14.6.8(接上)

A:经皮细针穿刺胆管造影显示重度扩张的肝内胆管，伴紧贴于左右胆管内的多发结石。肝管空肠吻合口存在严重狭窄，引起感染和结石形成。可见对比剂通过并进入小肠袢。B:因结石所在解剖位置和处理的需要，经左肝管建立经皮入路。C:将一根导丝通过狭窄部位，并用一个直径 10mm 的球囊扩张狭窄。D:建立外引流并控制感染后，采用体外冲击波碎石术粉碎结石以便取石。E ~ G:采用 3 种经皮操作将结石碎片送入小肠袢，并清洁胆管内多发空腔及凹陷。另应用经空肠入路促进用闭塞球囊和网篮将结石碎片推入小肠袢的过程。将一个双体的 Z 型支架放置于跨越狭窄的部位，以增强长期引流的效果。H:延迟摄片显示对比剂自胆管内排空顺利。该病人在随访的 7 年中情况良好，无胆道梗阻症状。

评论: 本病例说明需要用多种操作和技术克服严重狭窄所致胆管过度扩张给治疗带来的特殊困难。当结石被包裹时，使用球囊将结石从胆管推或拉入小肠有一定困难。当对比剂能被注入胆道并能轻易进入空肠袢时，Roux-en-Y 空肠支的穿刺术很容易进行。当狭窄严重时，通过狭窄部位很困难，但本病例采用了球囊扩张术。本病例采用体外震波碎石术粉碎结石，使其变成小碎块，因为当时尚不能使用电解碎石术。有必要采用多种操作清洁胆管。金属支架可保持吻合口开放并产生良好的长期效果。

(宋 焱 闫 旭 译)

建议阅读

良性疾病

Amor A, Chapoutot C, Michel J, et al. Secondary sclerosing cholangitis. *Presse Med* 1995; 24: 948 – 952.

Boland GW, Mueller Peter R, et al. Laparoscopic cholecystectomy with bile duct injury: percutaneous management of biliary stricture and associated complications. *AJR* 1996; 166: 603 – 607.

Citron SJ, Martin LG. Benign biliary strictures: treatment with percutaneous cholangioplasty. *Radiology* 1991; 178: 339 – 341.

Dodd GD, Niedzwiecki GA, Campbell WL, et al. Bile duct calculi in patients with primary sclerosing cholangitis. *Radiology* 1997; 203: 443 – 447.

Hausegger KA, Kluger C, Uggowitzer M, et al. Benign biliary obstruction: is treatment with the Wallstent advisable? *Radiology* 1996; 200: 437 – 441.

Maccioni F, Rossi M, Salvatori FM, et al. Metallic stents in benign biliary strictures: three year follow-up. *Cardiovasc Intervent Radiol* 1992; 15: 360 – 366.

Morgan RA, van Sonnenberg E, Wittich GR, et al. Percutaneous management of bile duct injury after laparoscopic cholecystectomy. *AJR* 1996; 165: 985 – 990.

Mueller PR, van Sonnenberg E, Ferrucci JT, et al. Biliary stricture dilatation: multicenter review of clinical management in 73 patients. *Radiology* 1986; 160: 17 – 22.

Perry LJ, Stokes KR, Lewis WD, et al. Biliary intervention by means of percutaneous puncture of the antecolic jejunal loop. *Radiology* 1995; 195: 163 – 167.

Soulez G, Therasse E, Oliva VL, et al. Left hepaticogastrostomy for biliary obstruction: long-term results. *Radiology* 1997; 204: 780 – 786.

Tarnasky PR, Cunningham JT, Hawes RH, et al. Transpapillary stenting of proximal biliary strictures: does biliary sphincterotomy reduce the risk of postprocedure pancreatitis? *Gastrointest Endosc* 1997; 45: 46 – 51

Uflacker R, Mourao GS, Piske RL, et al. Percutaneous transhepatic biliary drainage: alternatives in left hepatic duct obstruction. *Gastrointest Radiol* 1989; 14: 137 – 142.

Uflacker R, Wholey MH, Amaral NM, et al. Parasitic and mycotic causes of biliary obstruction. *Gastrointest Radiol* 1982; 7: 173 – 179.

Uflacker R. Percutaneous biliary procedures. *Gastrointest Endosc Clin NAm* 1996; 6: 177 – 215.

Vorwerk D, Kissinger G, Handt S, et al. Long-term patency of Wallstent endoprosthesis in benign biliary obstructions: experimental results. *J Vasc Interv Radiol* 1993; 4: 625 – 634.

恶性疾病

Boguth L, Tatalovic S, Antonucci F, et al. Malignant biliary obstructions: clinical and histopathologic correlation after treatment with self-expanding metal prostheses. *Radiology* 1994; 192: 669 – 674.

Eschelman DJ, Shapiro MJ, Bonn J, et al. Malignant biliary duct obstruction: long-term experience with Gianturco stents and combined-modality radiation therapy. *Radiology* 1996: 200: 717 – 724.

Gillams A, Dick R, Dooley JS, et al. Self-expandable stainless steel braided endoprosthesis for biliary strictures. *Radiology* 1990; 174: 137 – 140.

Gordon RL, Ring EJ, LaBerge JM, et al. Malignant biliary obstruction: treatment with expandable metallic stents. Follow-up of 50 consecutive patients. *Radiology* 1992; 182: 697 – 701.

Hausegger KA, Kleiner R, Lammer J, et al. Malignant biliary obstruction: histologic findings after treatment with self-expandable stents. *Radiology* 1992; 185: 461 – 464.

Lammer J, Hausegger KA. Flückiger F, et al. Common bile duct obstruction due to malignancy: treatment with plastic versus metal stents. *Radiology* 1996; 201: 167 – 172.

Rossi P, Bezzi M, Rossi M, et al. Metallic stents in malignant biliary obstruction: results of a multicenter European study of 240 patients. *J Vasc Interv Radiol* 1994; 5: 279 – 285.

Uflacker R, Mourão GS, Piske RL, et al. Hemobilia: transcatheter occlusive therapy and long-term follow-up. *Cardiovasc Intervent Radiol* 1989; 14: 136 – 141.

Uflacker R, Mourão GS, Piske RL, et al. Percutaneous transhepatic biliary drainage: alternatives in left hepatic duct obstruction. *Gastrointest Radiol* 1989; 14: 137 – 142.

Uflacker R. Percutaneous biliary procedures. *Gastrointest Endosc Clin NAm* 1996; 6: 177 – 215.

经皮胆囊造口和结石处理

Browning PD, Mcgahan JP, Gerscovich EO. Percutaneous cholecystostomy for suspected acute cholecystitis in the hospitalized patient. *J Vasc Interv Radiol* 1993; 4: 531 – 538.

LaBerge JM, Gordon RL, Kertan RK, et al. Delayed gallbladder rupture following percutaneous cholecystostomy. Delayed gallbladder rupture following percutaneous cholecystostomy. *J Vasc Interv Radiol* 1991; 2: 539 – 541.

Lindeman SR, Tung G, Silverman SG, et al. Percutaneous cholecystostomy: a review. *Semin Interv Radiol* 1988; 5: 179 – 185.

Nemcek AA, Bernstein JE, Vogelzang RL. Percutaneous cholecystostomy: does transhepatic puncture preclude a transperitoneal catheter route? *J Vasc Interv Radiol* 1991; 2: 543 – 547.

Pearse DM, Hawkins IF, Shaver R, et al. Percutaneous cholecystostomy in acute cholecystitis and common duct obstruction. *Radiology* 1984; 152: 365 – 367.

Uflacker R. Percutaneous biliary procedures. *Gastrointest Endosc Clin NAm* 1996; 6: 177 – 215.

Van Sonnenberg E, Wittich GR, Casola G, et al. Diagnostic and therapeutic percutaneous gallbladder procedures. *Radiology* 1986; 160: 23 – 26.

处理胆道结石

Angelini G, Mansueto G, Giacomin D, et al. Percutaneous transhepatic sphincterotomy of the major papilla and stone extraction without endoscopic control. *Cardiovasc Intervent Radiol* 1997; 20: 213 – 215.

Clouse ME, Stokes KR, Lee RGL, et al. Bile duct stone: percutaneous transhepatic removal. *Radiology* 1986; 160: 525 – 529.

Han JK, Choi BI, Chung J-W, et al. Cholecystocholedochostomy with use of a self-expandable metallic stent: treatment method for nonfunctioning cholecystojejunostomy. *J Vasc Interv Radiol* 1996; 7: 757 – 760.

Harris VJ, Sherman S, Trerotola SO, et al. Complex biliary stones: treatment with a small choledoscope and laser lithotripsy. *Radiology* 1996: 199: 71 – 77.

Jan YY, Chen MF. Percutaneous transhepatic cholangioscopic lithotomy for hepatolithiasis: long-term results. *Gastrointest Radiol* 1995; 42: 1 – 5.

Picus D, Weyman PJ, Marx MV. Role of percutaneous intracorporeal electrohydraulic lithotripsy in the treatment of biliary tract calculi. *Radiology* 1989; 170: 989 – 993.

Sheng R, Ramirez CB, Zajko AB, et al. Biliary stones and sludge in liver transplant patients: a 13 year experience. *Radiology* 1996; 198: 243 - 247.

Sherman S, Hawes RH, Lehman GA. Management of bile duct stones. *Semin Liver Dis* 1990; 10: 205: 221.

Wu SM, Marchant LK, Haskal ZJ. Percutaneous interventions in the biliary tree. *Semin Roentgenol* 1997; 3: 228 - 245.

胆道内腔内超声

Engstron CF, Wiechel KL. Endoluminal ultrasound of the bile ducts. *Surg Endosc* 1990; 4: 187 - 190.

Furukawa T, Naitoh Y, Tsukamoto Y, et al. New technique using intraductal ultrasonography for the diagnosis of diseases of the pancreatobiliary system. *J Ultrasound Med* 1992; 11: 607 - 612.

Kaufman AR, Sivak MV Jr. Endoscopic ultrasonography in the differential diagnosis of pancreatic disease. *Gastrointest Endosc* 1989; 35: 214 - 219.

Kuroiwa M, Tsukamoto Y, Naitoh Y, et al. New technique using intraductal ultrasonography for the diagnosis of bile duct cancer. *J Ultrasound Med* 1994; 13: 189 - 195.

Miller LS, Scciano TD, Liu J-B. Pancreaticobiliary tract. In: Liu J-B, Goldberg BB, eds. *Endoluminal ultrasound: vascular and nonvascular applications.* London: Martin Dunitz, 1998: 229 - 250.

Shapiro MJ, Bonn J, Sullivan KL et al. Endoluminal biliary ultrasound: initial clinical experience. *J Vasc Interv Radiol* 1991; 2: 11 - 12.

Tamada K, Ido K, Ueno N, et al. Preoperative staging of extrahepatic bile duct cancer with intraductal ultrasonography. *Am J Gastroenterol* 1995; 90: 239 - 246.

van Sonnenberg E, D'Agostino HB, Sanchez RL, et al. Percutaneous intraluminal US in the gallbladder and bile ducts. *Radiology* 1992; 182: 693 - 696.

Yasuda K. Ultrasonic probes for pancreaticobiliary strictures. *Gastrointest Endosc* 1996; 43: S35 - S38.

第 15 章

积液、囊肿和瘘的经皮处理

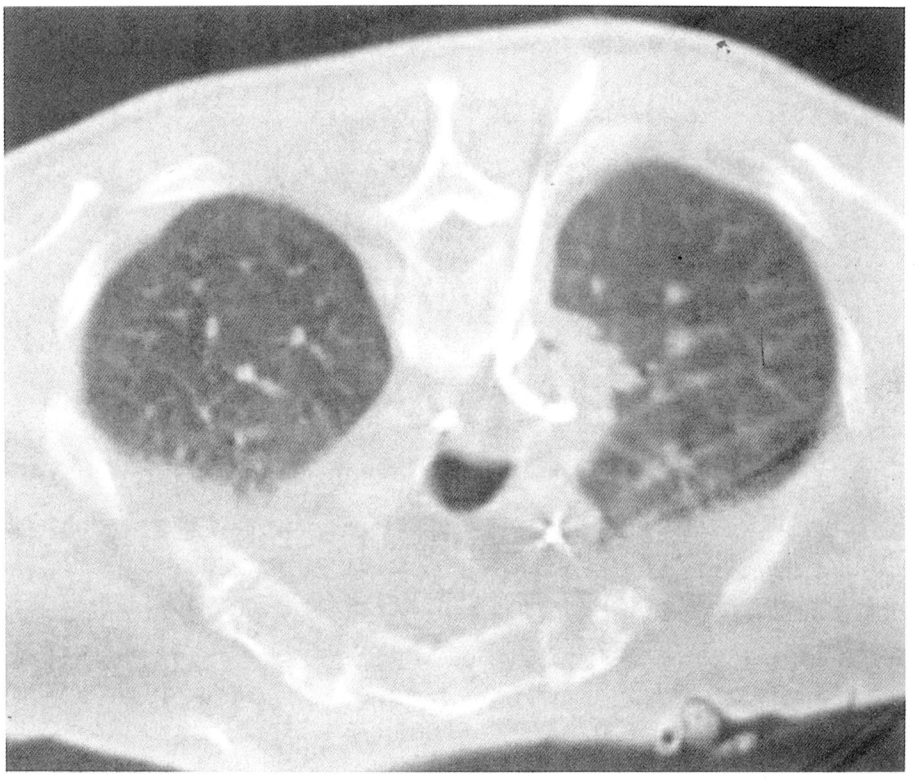

15.1.1 胸腔引流

病例 15.1.1:

43 岁男性,酗酒。在一起车祸中腹部受到严重创伤,需行肾切除和胰腺切除术。术后出现胸腔感染致分房性脓胸。需行经皮引流。

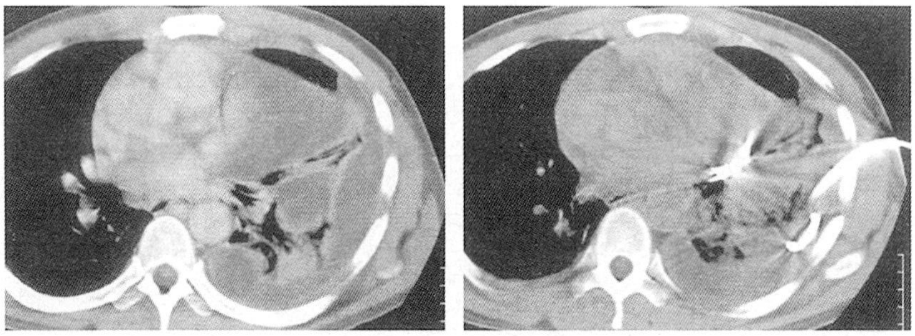

A　　B

图 15.1.1

A:胸部 CT 扫描示多房性脓胸,位于左胸腔底部。B:在胸腔积液腔内放置了 2 根 12F 的导管,并与负压的水封瓶相连。在引流加抗生素治疗下,感染逐渐好转。1 周后拔除引流管。1 年后,病人第二次发生车祸,造成头部创伤,需行硬膜下血肿的外科引流。

评论: 介入放射学在处理肺内和胸膜内积气和积液中的作用愈来愈重要。随着经皮技术的改进,现已允许经皮入路进入封闭的积液,并发症发生率和死亡率均比外科开放式治疗低。CT 在评价胸腔积液方面已在很大程度上取代了胸片,不仅因为诊断更加确切,而且 CT 可以精确地引导经皮引流。在 CT 上,胸膜内或肺内的积液表现为均匀的密度,可以有一圈可强化的晕包绕。纵隔积液也很容易通过 CT 扫描识别。胸部经皮引流的主要适应证有:①脓胸和肺周积液;②其他胸腔积液;③难治性肺脓肿;④纵隔积液。胸腔积液因液体性状的不同,分为漏出液和渗出液。这种区别对提示正确的鉴别诊断和决定治疗选择是非常重要的。诊断渗出液的标准包括:胸水与血清的蛋白含量比 > 0.5,胸水中乳酸脱氢酶(LDH)> 200,并且胸水与血清中的 LDA 比率 > 0.6。其他参数,包括蛋白水平 3g/dl、pH > 7.3 以及比重 > 1.016,也可用于诊断渗出液。

依据积液的形态、位置和操作者的经验选择不同的成像方法检测胸腔积液和指导引流。超声(US)可诊断胸腔外周的积液,但 CT 更加精确。诊断性胸腔穿刺术常由超声引导操作。复杂积液的引流要靠更精确的 CT 导向,病人可仰卧或俯卧于 CT 检查床上,有些病例需用侧卧位。一旦进行了诊断,也就决定了穿刺位置。在常规 CT 导引下,将一个不透 X 线的定位格栅置于病人皮肤上。重新扫描此部位,一旦发现了最佳针道,则用墨水在皮肤上标出位置。最近,已经开始应用 CT 透视。穿刺点已可在直接透视观察下实时分辨出来。选择最佳针道应注意避免损伤正常的肺实质,避免伤及重要结构,要提供到达积液主要部分的入路。进行皮肤准备和铺巾。局麻下,穿刺针经皮肤的小切口进入。使用一根 18 号针到达预期的深度。将针芯拔出,抽吸少量液体出来,将此标本送检行常规染色及培养。将导丝送入积液内,扩张通道,再沿导丝送入导管。导管大小取决于积液的粘滞度,对于大多数积液推荐使用 10F ~ 14F 的导管。辫尾状顶端的导管最常用于胸部引流,因为其套圈部分既稳固,导致创伤的机会又少。导管必须直接缝于皮肤上。大多数病例无须用凡士林纱布封闭穿刺入口。导管应与水封瓶相连,对大多数有弹性的积液需要应用负压。多发的不相连的腔则需多个导管。

恶性胸腔积液可以利用传统的强力霉素胸膜固定术处理,或者用与真空瓶相连的内置腹膜腔引流管以减轻呼吸困难。一项随机的研究比较了以上两种技术,结果发现使用内置腹膜腔引流管的一组病人住院时间缩短,但二者改善呼吸困难和提高生活质量的效果差不多:使用强力霉素治疗的病人中 21% 出现胸腔积液复发;使用内置导管治疗的病人 13% 在开始治疗成功后出现复发和后期出现导管堵塞。

15.1.2 胸腔引流

病例 15.1.2:

73 岁男性，因食管鳞状细胞癌出现严重的吞咽困难及食物反流，行食管切除术及食管与结肠旁路分流术。术后数日出现右侧气胸和多房性脓胸。需行经皮引流。

A 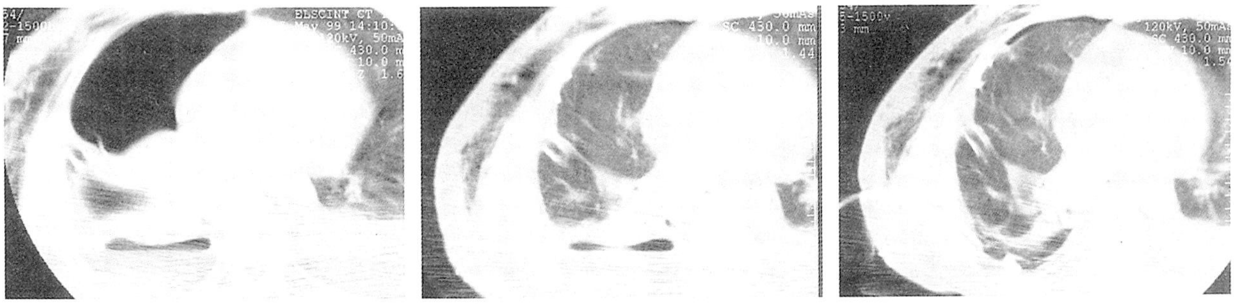 B, C

图 15.1.2

A：胸部 CT 扫描显示右侧大面积气胸，伴全肺塌陷及后部积液伴气液平面。B：CT 导向下用 10F 辫尾导管行气胸引流术。抽吸右侧胸膜腔内的气体促使右肺迅速膨胀。可见残存的胸膜增厚、胸膜腔内的引流管以及胸腔后部残余的积液。C：将另一根 10F 导管置于积液中用于外引流。引流管与带负压的水封瓶相连。

评论：食管穿孔最常继发于器械治疗或手术。其表现可包括气胸、纵隔气肿、胸腔积液及纵隔脓肿。通常与食管穿孔或手术吻合口破损有关。尽管手术纠正这些症状是必要的，但对于许多病例来讲，经皮处理仍有其应用的领域，可以在手术前进行，也可以作为最终的治疗手段。二次手术的病人状况一般不佳，因此外科修复术前的经皮引流对于改善临床状况有时是必需的。为防止液体流动，对所有病人均应进行主动抽吸。引流需要维持数周（2～4 周或更多），这样对大多数病例是非常成功的。应更换导管，以避免出现导管阻塞。

复杂的胸腔积液是指未经引流不能消散的积液，可呈单房或多房状。这类病例中，引流对于控制胸膜腔败血症，促进萎缩肺的再膨胀以及防止肺纤维化和肺萎陷造成的长期后遗症是必需的。

目前已有两种技术用于提高闭管引流的效果：①影像学导向下放置引流管；②腔内纤维蛋白的溶解治疗。影像学导向可以减少导管位置不当带来的问题；而引流失败通常由于管径过小的导管被纤维蛋白碎片或血凝块阻塞所引起。利用纤维蛋白溶解治疗，通过酶降解覆盖导管和胸膜表面的纤维壳，已成功地应用于提高导管引流的效果。将 6mg 组织纤维蛋白溶解酶原激活物溶于 50ml 生理盐水中，滴注后夹闭胸腔引流管 2～4h。随后抽出积液，接着进行第二次滴注。每天应滴注 1～4 次。并发出血罕见。

15.1.3 胸腔引流

病例 15.1.3:

43 岁男性,咽部鳞状细胞癌累及下颌骨,出现疼痛和一个肺内的结节。病人已行气管造口术,无治疗后并发症。肺结节活检证实病灶为阳性。出现大面积气胸,并引起了严重的呼吸困难。外科曾放置一根 24F 胸腔引流管,但症状无改善。需行 CT 导向经皮引流。

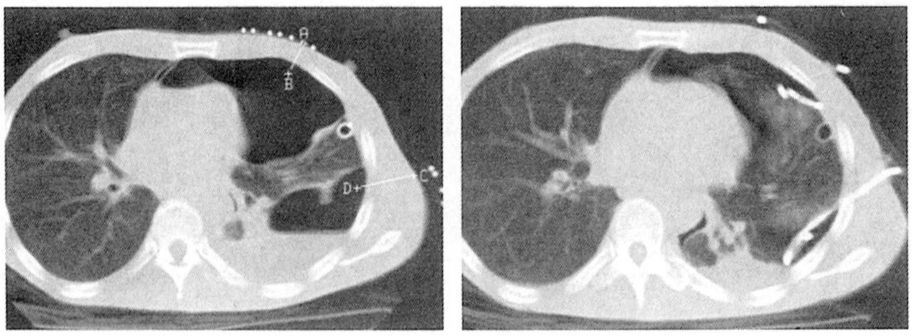

A　　　　B

图 15.1.3

A:胸部 CT 扫描显示于放置外科引流管后出现了大范围的、与活检有关的气胸。可见由于高张力气胸使纵隔向右侧移位。外科胸腔引流管因置于肺实质内的不恰当位置而无效。B:CT 导向下,放置了 2 根 10F 引流导管。通过 2 根导管的抽吸,气胸明显减少,张力也减低。可见两个腔隙内残存的气胸影。由于出现了持续漏气,故需再延长 5 天引流。病人 2 年后死于疾病进展。

评论: 临床上有意义的、伴胸膜腔压力增高引起肺萎陷的气胸,通常是脏层胸膜破裂的结果。气胸可以是自发性的,也可以继发于慢性肺疾病、创伤或医源性因素(活检)。胸腔穿刺术引起气胸的发生率为 5% ~20%,而经胸针吸肺活检引起的气胸的发生率为 10% ~50%。

大多数医源性气胸可用带小孔的 7F ~10F 引流管治疗。据报道成功率为 87% ~97%。气胸一般于放置引流管 24 ~72h 后消散。对于胸部外科引流失败的病例,CT 及超声导向下插管引流胸腔插管失败的积脓或气胸的成功率超过 88%。外科引流管的移位是该技术失败的最常见原因。将大口径引流管置入肺实质或叶间裂是导致引流无效的常见原因。在 CT 导向下正确识别各个空腔,并选择性地放置足够数量的导管对于治疗气胸是必要的。

15.1.4 胸腔引流

病例 15.1.4:

26 岁女性,因肺囊性纤维化在家吸氧治疗,有多次住院史。近来症状加重,出现呼吸困难及胸膜腔气体漏出征象。住院期间,病人呼吸道受假单胞菌和曲霉属细菌感染。临床已诊断气胸,但症状超过 24h 仍未见改善。需行经皮引流。

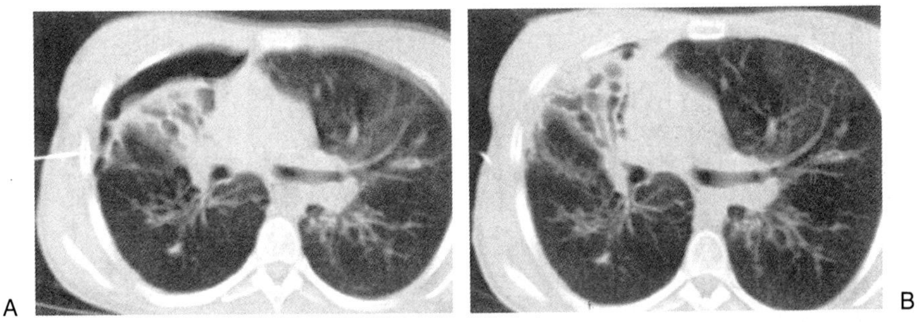

图 15.1.4

A:胸部 CT 扫描显示右侧胸腔中等量的自发性气胸。B:放置了一根 10F 辫尾导管进行引流。抽吸游离空气使气胸逐渐消散,但患侧肺无明显膨胀。保留导管进行连续抽吸,最终于引流 3 天后拔管。

评论:尽管介入放射学引流胸膜腔气体最常见的指征是穿刺活检后所致的气胸,但临床实践中遇到其他原因的情况正在增多。

CT 导向下气胸引流技术的一个最新应用是用于慢性严重性肺疾病导致多房性气胸的病人。这类病人的代偿通气状态提示清除死腔及改善肺通气量是有利的。小孔导管(7F~10F)放置的成功率为 87%~97%。大多数气胸会在引流后 24~72h 消散。持续性气胸通常是由技术因素、导管位置不当、阻塞或大量气体漏出所致。气胸范围大于一侧胸腔的 20%~25%、进行性扩大或具有张力时均应尽快进行引流。应于引流 18~24h 后摄胸片观察。若气胸消散,应夹闭引流管 4~5h;若肺仍保持膨胀状态,才可拔除引流管。持续性气胸可采用硬化剂,如强力霉素、滑石粉或博莱霉素等进行化学性胸膜固定治疗。

15.1.5 胸腔引流

病例 15.1.5:

51 岁男性，因肺炎发展出现心包积液及双侧胸腔积液。病人出现呼吸困难及心包积液所致的进行性心脏缩窄，伴有静脉压增高和心动过速，有急性心包填塞的危险。需紧急行心包积液及胸腔积液引流。

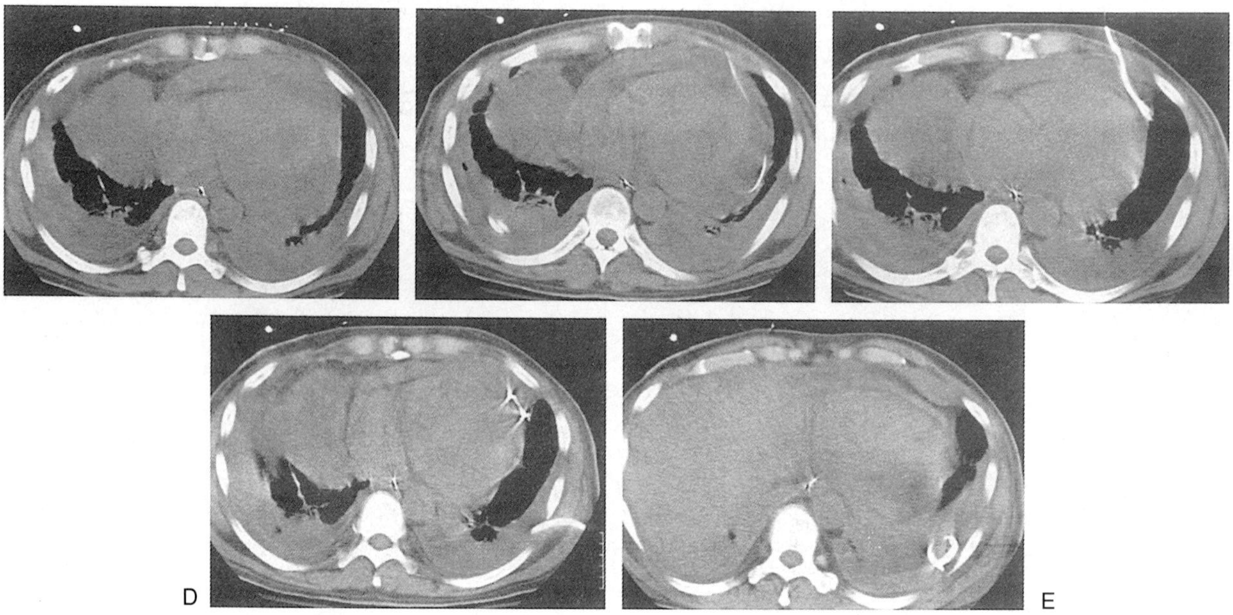

A, B C D E

图 15.1.5

A：胸部 CT 扫描显示有大量心包积液及双侧胸腔积液。可见胸壁前方不透 X 线的定位栅。B：采用钝的套管针穿刺，将一根尖端呈"J"形的导丝送入心包腔，包绕心脏。C：放置一根 8F 导管进行引流。慢慢自心包腔引流出大约 800ml 液体。D，E：心包引流的同时，用一根 10F 导管进行左侧胸腔积液引流，以改善肺的膨胀程度。

评论：正常心包腔通常含有不到 30ml 液体。许多疾病过程可导致心包腔积液。积液的临床意义取决于液体总量、积累速度、心包的顺应性以及病人心脏的总体状态。大量胸腔积液在临床上可无症状，但这是由于心脏充盈量减少所致的血流动力学调整的结果。超声心动检查是诊断心包积液和心包填塞的一种可选择的方法。心包填塞的病理生理学与闭合的心包间隙内液体积聚导致的心室充盈受限有关。静脉压升高及心动过速是自然的代偿机制，可为诊断提供一条线索。心包填塞时，心包内的左、右心室舒张压相等。出现心包填塞应迅速引流以解决血流动力学的问题。抽吸心包积液同时也是诊断和治疗的需要。外科引流及经皮心包穿刺术均有一定的危险性。超声心动图及传统透视导向均已用于心包穿刺和引流，CT 扫描最近已成为诊断和引流导向的最有价值的方法。CT 导向下可进行精确的心包腔穿刺和置入引流导管，可在局麻下将多孔导管沿导丝置入心包腔。随后导管与三通管相连，积液便被抽出。减压过快会导致心衰。处理大量积液时，建议慢速引流（不超过 500ml），对残留积液用更长时间引流。引流时间可延长至几天甚至几周，在这些病例中导管需要作为一个无菌系统维持。导管很容易取出并且可做到无痛。并发症发生率为 0 ~ 20%。可能的并发症包括心腔的穿刺伤及出血。冠状动脉撕裂是一种罕见但严重且具致死可能的并发症。迷走神经反应包括低血压、心动过缓及心脏骤停，是少见但具潜在致死性的问题。并发感染罕见，通常与引流时间过长有关，特别是免疫力低下的病人。

15.1.6 胸腔引流

病例 15.1.6:

75 岁男性，内窥镜检查造成食管穿孔。病人出现脓毒血症和严重胸痛症状。胸部 CT 扫描显示一个大的脓肿引起气管受压和纵隔增宽。需行经皮脓肿引流。

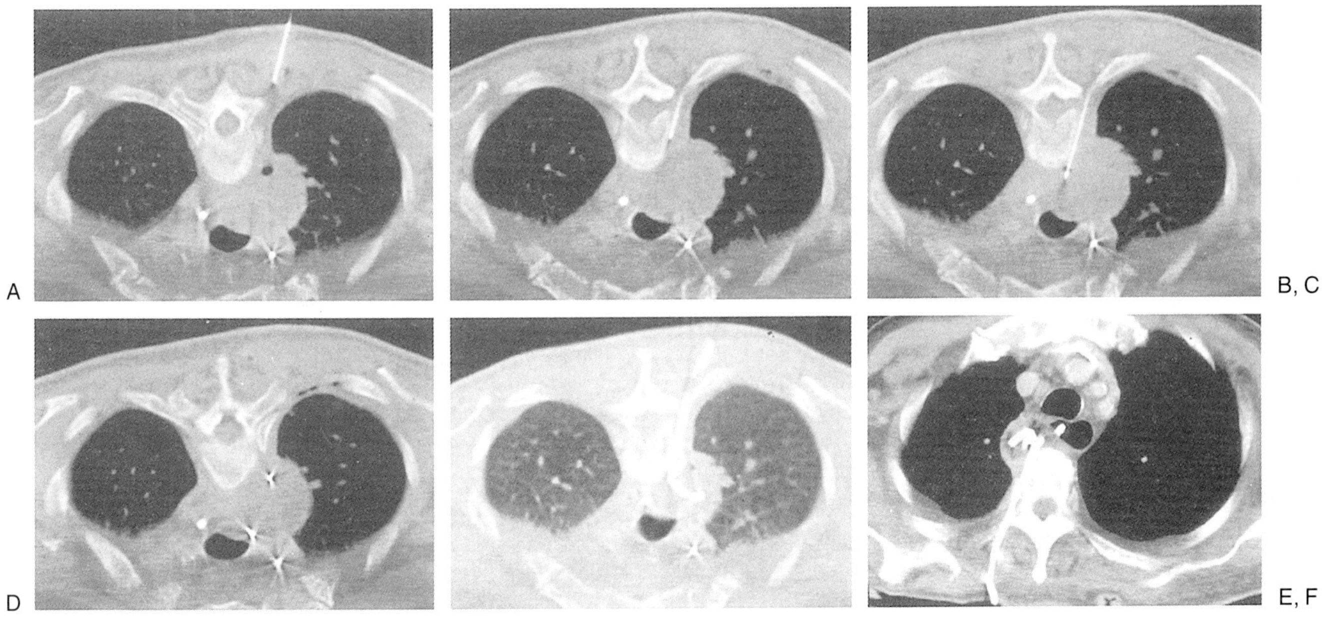

图 15.1.6

A：胸部 CT 显示有大量的纵隔积液伴有游离气体。B：采用从后方的脊柱旁、胸膜外针刺入路。病人取俯卧位。细针进入脊柱旁间隙，注入利多卡因使此潜在的间隙增宽，并麻醉该引流通道。C：由于穿刺针触及椎骨，将其朝积液壁的方向稍加调整。D：一旦穿刺针抵达积液，即送入导丝。通过导丝用扩张器替换穿刺针，然后引入引流导管。E：送入一根 10F 导管用于引流。脓性积液完全被排出。F：随访胸部 CT 显示脓肿已明显吸收。可见用于连续减压的鼻胃管。2 周后移除了引流管。

评论：纵隔脓肿是一种严重疾病，具有高发病率和高死亡率。常见原因有食管穿孔、穿通伤、手术损伤以及邻近感染的蔓延。这些积液均属于治疗上最困难的感染。此类病人通常体质很弱，承受手术能力很差。经皮放置引流管是最有效的治疗方案。导管放置技术及其后的护理与脓胸处理大致相同，只是在出现食管穿孔时需要更长时间的引流。CT 是指导纵隔脓肿引流的惟一手段，因为纵隔脓肿位置深在、入路很长而且积液与邻近结构的关系密切。若病变位置靠前，应避免伤及乳内动脉及升主动脉。靠后方的入路应从右侧入路以避免伤及降主动脉。应常规采用脊柱旁、胸膜外入路。对于纵隔病变，应尽可能避免穿过肺实质。与脊柱旁入路有关的潜在问题包括肋间神经损伤、少量气胸以及来自于肋间血管或奇静脉的出血。

15.1.7 胸腔引流

病例 15.1.7:

31 岁男性，20 年慢性酗酒史，因复发性胃溃疡于 5 年前行胃次全切除术治疗，毕 II 式吻合及迷走神经切除术。术后病人出现食管静脉曲张、门静脉高压、胰腺炎症状、吞咽困难及进食后呕吐。经内窥镜超声发现一个直达胰尾的纵隔囊肿，提示纵隔胰腺假性囊肿的诊断。本应施行手术治疗，但病人营养状态很差，手术危险性高，需行经皮引流治疗。

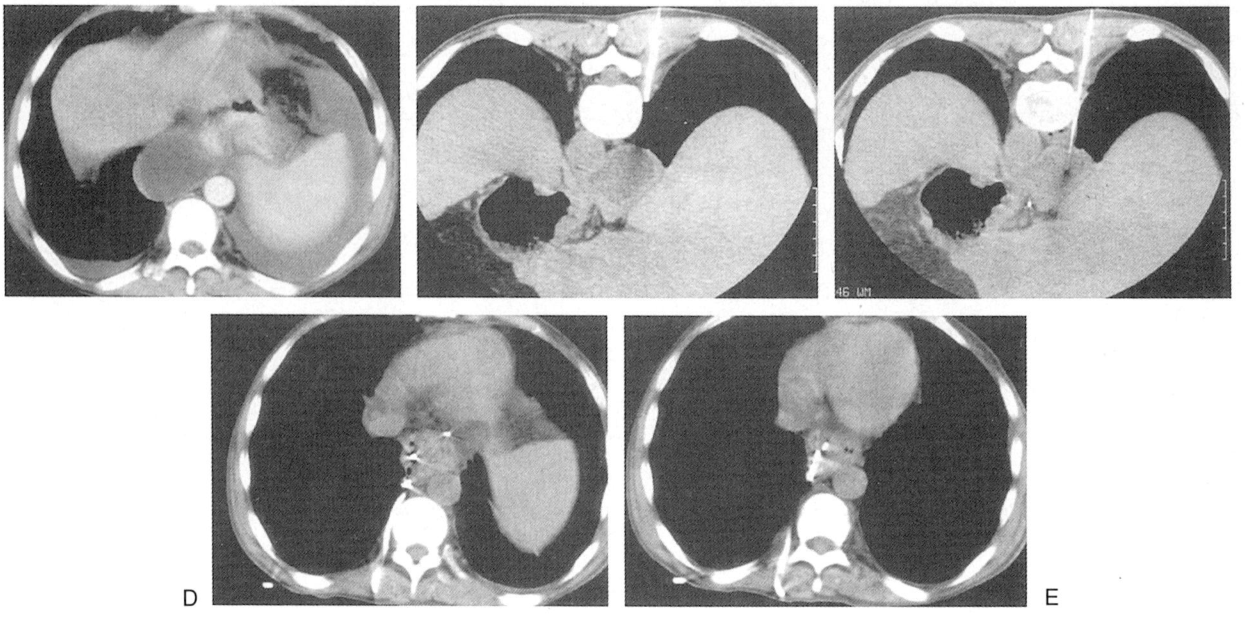

A, B　C　D　E

图 15.1.7

A：首次诊断性 CT 扫描显示纵隔假性囊肿。B：CT 扫描显示囊肿位于脊柱旁的胸膜外间隙内，其尖端位于椎间隙旁的软组织内。C：假性囊肿内的细针可由CT识别。D，E：将一根 8F 引流导管置于囊肿腔内。假性囊肿消散，引流 1 周后撤除了导管。引流管撤除大约 1 周后，假性囊肿复发并伴发金黄色葡萄球菌感染。重新放置一根新的引流管（未显示），持续引流 6 周。随访 2 年以上，病人未再出现复发。

评论：胰腺假性囊肿在急、慢性胰腺炎病人中很常见。假性囊肿的部位通常在腹膜后间隙、胰腺或附近的间隙中，但其他部位也并不少见。纵隔胰腺假性囊肿罕见，但文献中已有几例报道。由于位置的关系，纵隔胰腺假性囊肿的手术治疗很复杂，更适合经皮引流。尽管已有报道经腹腔途径治疗下纵隔假性囊肿，但脊柱旁途径已被证明更有用、更安全。在透视导向下采用该路径治疗此类疾病最早由 Nordenstrom 于 1972 年报道。CT 导向，特别是 CT 透视导向，使得这种脊柱旁胸膜外途径在到达前纵隔时更加实用和安全。

15.1.8 胸腔引流

病例 15.1.8:

67 岁男性，右侧巨大的复发性脓胸，需行经皮引流。穿刺抽出物粘度很大，并且发现大量的碎屑。

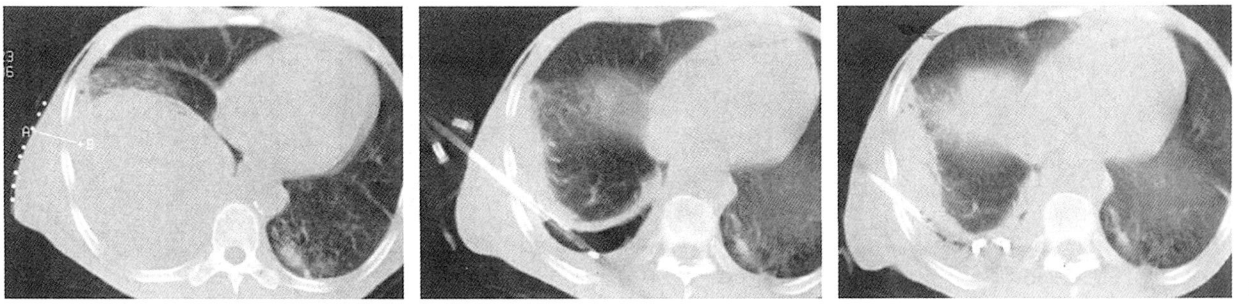

A B, C

图 15.1.8

A：胸部 CT 扫描显示右侧大量脓胸。可见位于胸壁的定位栅及用于显示经皮穿刺深度的测量线。B：脓胸中放置抽吸导管后的 CT 扫描显示液体和碎屑已完全排空。可见脓腔内有大量空气，其中一根导管鞘作为“剥皮系统”，无活瓣。C：脓胸引流后的 CT 扫描显示脓腔明显消散。可见壁层及脏层胸膜增厚。通过含气支气管征可见右下叶部分萎陷。于脓胸腔内留置了一根 14F 导管用于进一步引流。感染控制数周后施行了手术剥除。

评论：胸腔可能发现大量积液。大多数可采用经皮引流治疗，包括游离胸腔积液、脓胸、感染性支气管胸膜瘘、纵隔脓肿、肺脓肿、心包脓气胸以及囊性积液。表浅病变可在超声导向下采用经皮引流治疗。CT 扫描对于位置深在、分叶状、多房性及复杂病变是最佳选择。典型者在行经皮引流时，已尝试过其他治疗方法。肺脓肿在引流后通常会有明显改善。持续性的败血症在脓腔被清空后迅速好转。对于脓胸很厚且无法用传统导管取得良好效果时，采用溶解剂使稠厚的物质溶解，可提高治疗效果。抽吸和粉碎对于有溶解治疗禁忌证的凝血功能障碍病人是可选的方案。用于本病例的导管抽吸系统将在“胰腺疾病的引流”一节中详述。

15.2.1 腹膜腔引流

病例 15.2.1:

67 岁女性，因胆囊结石行经腹腔镜胆囊切除术。术后病人出现发热和腹痛。有大量膈下积液形成,同时伴有右侧胸腔积液。经内窥镜逆行胆胰管造影(ERCP)显示源自囊变胆管的活动性胆瘘。放置了胆管支架,并经 CT 导向行大量积液的引流。

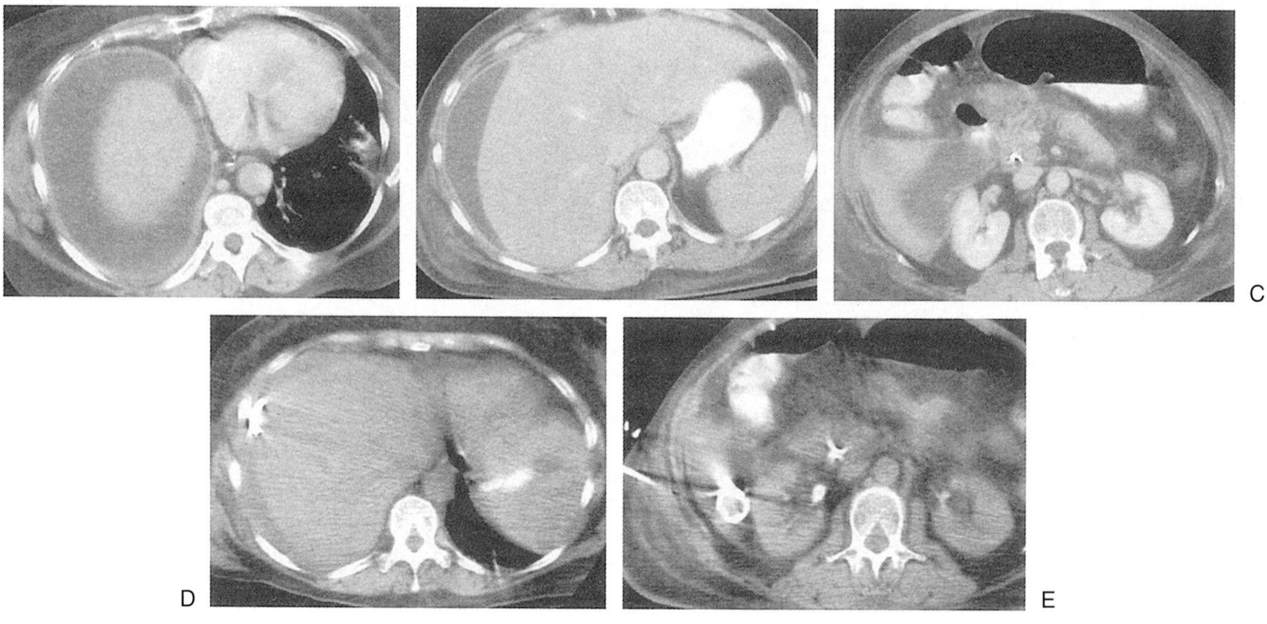

图 15.2.1

A：横膈水平的腹部 CT 扫描显示有大量膈下积液,并引起横膈抬高及肝脏向内侧移位。B:积液向下扩展,包绕肝右叶。C:来自囊变胆管的膈下游离积液向下漏至右肾前方。D,E:分别置入两根独立的经皮引流导管，其中之一在 CT 导向下经低位肋间入路自侧方进入膈下间隙。

评论:通常采用超声和 CT 确诊膈下积液。CT 或超声导向下的经皮引流是目前处理这类疾病最重要的手段之一。膈下脓肿的发生通常与创伤和手术有关。溃疡穿孔、急性胆囊炎伴穿孔、胆管瘘、结肠腺癌穿孔、分房性的弥漫性腹水、小肠或结肠的炎症性病变、肝脏切除术及脾切除术等均与膈下积液及感染有关。文献报道,右侧膈下脓肿更常见。从技术角度讲,膈下脓肿需要经由前或侧肋下入路。不应使用肋间入路，以避免穿刺伤及胸膜或肺。针吸及随后的导管放置可在超声或 CT 导向下进行。发现积液后，经 20 号或 18 号穿刺针穿刺，可对积液进行鉴别，并可根据积液中的化脓性成分确定其性质。引流导管的放置可采用 Seldinger 技术或套管针的方法。沿导丝放置导管，可选择不同大小的导管，但通常为 8F～14F 导管。导管大小的选择取决于要引流积液的量、性质、粘度及部位。经皮导管引流仅需局麻即可。若需采用肋间入路,操作应小心,以免导管伤及或碰到肋间神经。还需注意不要仅采用膈下导管引流术治疗感染。如有胆管、小肠、胃、十二指肠和结肠的瘘存在，则引流时间应延长至 10 天甚至更长；与之相反，腹部其他部位的引流通常 5～7 天就足够了。胆瘘可用经内窥镜支架或经皮胆管插管进行减压治疗。

15.2.2 腹膜腔引流

病例 15.2.2:

69 岁男性，因慢性胰腺炎行胰腺部分切除术及脾切除术。病人术后出现了发热和腹痛。发现存在胰管瘘，经内窥镜放置了支架。病变发展成膈下脓肿。行经皮 CT 导向引流术。

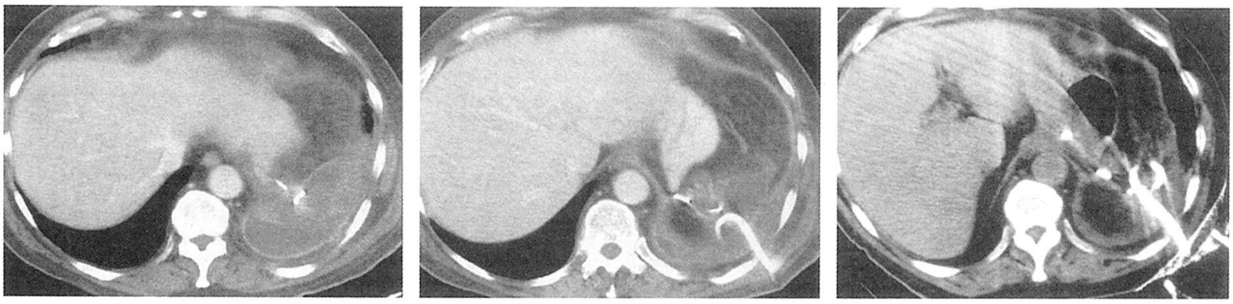

A　　　　B, C

图 15.2.2

A：CT 扫描示左膈下多房性积液。B：采用两根12F导管行 CT 导向引流。C：病灶情况未能立即改善。注入尿激酶以分解积液腔内的分隔和纤维蛋白。同时还采用了经皮负压吸引，直至脓肿最终消散。

评论：膈下脓肿和积液引流的成功率为 85% ~ 90%。所谓成功是指仅用经皮引流治愈；而失败是指病人尚需要额外的外科操作。这类病例通常均已通过引流控制了感染，因此可以安全地耐受诸如纠正瘘等情况的手术。针对瘘，通常封闭进行控制引流，并建立逐渐闭合的通道。大约 1/3 的膈下脓肿与小肠或胆管树存在某种形式的交通，应考虑增加引流时间直至瘘管闭合。腹膜腔内积液的愈合比肝内感染性积液困难。在肝内脓肿清除后，很容易出现正常肝实质包被残留的积液腔以及肉芽组织包绕导管周围的情况。正常实质具有良好的血运，会促进愈合过程。因为周围缺乏富血供的实质包绕，膈下脓肿需要更长的愈合时间而且失败率更高。经皮引流术最重要的特点就是可以迅速达到化脓性物质被完全排出的治疗效果。即使严重的、不稳定的病人也可在数小时后恢复。

15.2.3 腹膜腔引流

病例 15.2.3:

51 岁女性,因憩室炎发作、结肠穿孔而继发腹腔脓肿。病人出现败血症,寒战、发热及腹痛。超声及 CT 检查均发现脓肿。

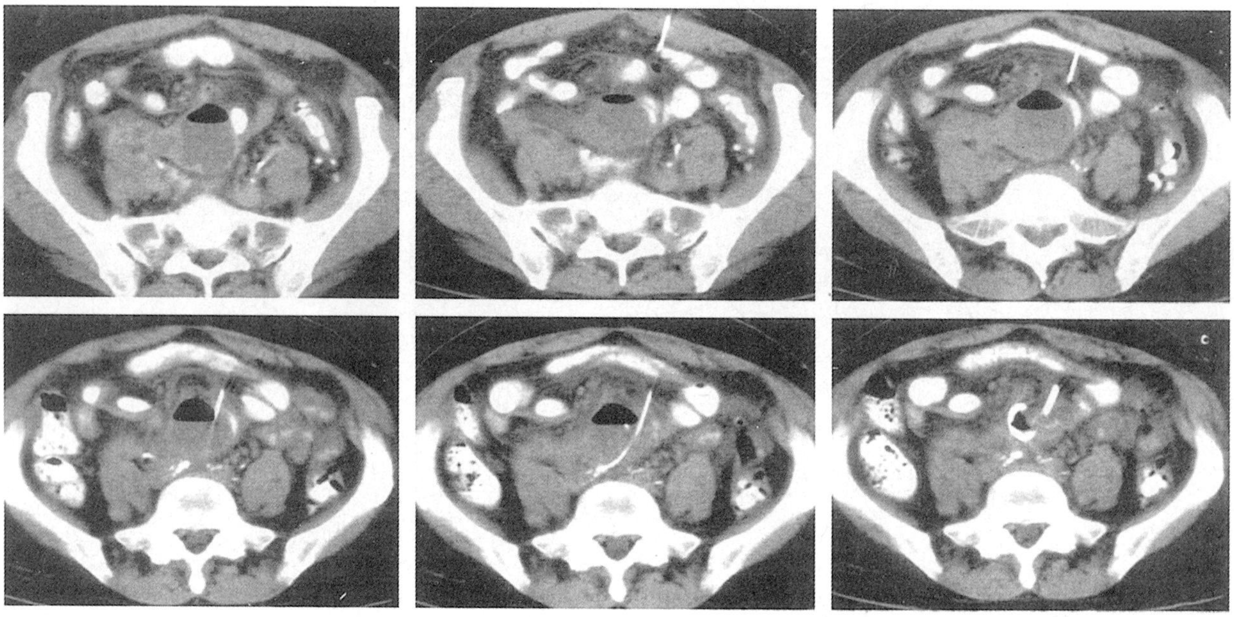

A, B

C

D, E

F

图 15.2.3

A:腹部 CT 扫描显示中腹部积液,其内伴有气液平。可见脓肿被小肠包绕,故而进入脓肿的可选择入路亦因此而减少。B:用一根钝针进行穿刺。可见穿刺点刚好在充盈对比剂的小肠袢边缘。C:采用钝的套管针,将其向脓肿推进。可见肠袢毗邻脓肿壁。D:采用钝的套管针穿刺脓肿并避免伤及小肠袢。E:将导丝推入脓肿,扩张通道,将导管沿导丝引入。F:将脓肿完全排空,共抽吸出 50ml 脓液。将导管与皮肤缝合,保留开口至引流袋,依靠重力进行引流。每天冲洗导管,持续 4 天。如无需手术,7 天后撤除导管。

评论:该病例充分说明了腹腔脓肿或积液所在的位置以及谨慎选择安全入路的重要性。但是,像本例这样积液位于靠中心的位置,使得没有太多安全的经皮入路可供选择。对于这类病例,口服对比剂而使小肠和大肠变得不透明是非常重要的,可避免穿刺伤及肠袢。另一安全措施是使用钝的穿刺针和采用 CT 透视进行导向。钝针的使用采取三个步骤;第一,应在已充盈对比剂的小肠袢间隙中挑选出一条安全的入路;第二,局麻下用穿刺针内的尖锐针芯穿刺腹壁;第三,在穿刺针进入腹膜腔但尚未与肠壁接触时,将尖锐的针芯后退,用钝的套管针在 CT 导向下向前推进。CT 透视可更好地指导穿刺,因为整个进针过程都可被密切监视而避免伤及肠壁。一旦到达积液腔的壁,再用尖锐的针芯代替钝针并横穿腔壁。不过对大多数病例来说,钝针已经可以轻易地穿过脓肿壁。引流应在规范的操作下进行。

15.2.4 腹膜腔引流

病例 15.2.4:

12 岁男性,患腹部淋巴管瘤,逐渐发展成一个巨大的囊性病变,造成膀胱受压并出现不适的症状。需排空此囊性病变。

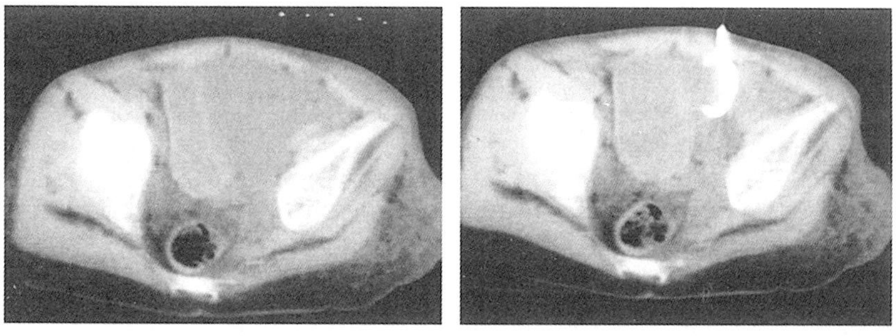

A B

图 15.2.4

A:下腹部 CT 扫描显示一个巨大的囊性病变,造成膀胱向外移位。B:采用一根 12F 导管在直接 CT 导向下行积液引流。完全排空,抽出 500ml 淋巴样物质。经导管注入 20ml 无水乙醇。

评论: 淋巴管瘤为良性软组织肿瘤,由异常淋巴管形成,最常见于新生儿或青少年的头颈部。腹腔内淋巴管瘤罕见。好发部位有小肠系膜、网膜、结肠系膜及后腹膜。部分病人可伴急性肠梗阻、肠扭转、梗死、出血或感染,其他表现还有腹胀、定位不明的不适感以及疼痛。淋巴管瘤应与起源于间皮组织的肠系膜囊肿以及其他囊性病变鉴别。肠系膜囊肿通常表现为一个良性过程,而淋巴管瘤更大,且伴随一个增生和侵袭的过程。病理上,淋巴管瘤可分为大囊型、小囊型及混合型三类。大囊型包含大的囊腔,有时可有分隔。本例儿童病例就是大囊型后腹膜淋巴管瘤伴膀胱受压、腹胀和慢性疼痛,采用无水乙醇进行经皮消融的治疗效果很好。最近的文献报道,对 46 例病人采用 OK-432 进行病灶内注射作为首选治疗方案,效果良好者有 31 例,还有数例把 OK-432 作为在博莱霉素治疗失败后的二线治疗方案。据报道只有轻微的并发症,包括发热和局部炎症反应。一个更新的报道是对 200 例不同类型的淋巴管瘤病人注射博莱霉素 A5 治疗,好转率达 97%,治愈率达 86.5%,且无明显的并发症。也有一小组病例使用强力霉素作为硬化剂进行治疗的报道,具有一定的成功率。无水乙醇是众所周知的硬化剂,可用于肿瘤消融和动静脉畸形的修补。无水乙醇的优点是容易获得、价格便宜,并且便于通过细针输注。临床已应用于少量淋巴管瘤的病人,并在缩小病灶方面取得了成功。

15.2.5 腹膜腔引流

病例 15.2.5:

40 岁男性，患霍奇金淋巴瘤，曾接受放射治疗，在约 1 年前采用亲属的骨髓进行了骨髓移植术，并联合应用了免疫抑制疗法。近来，病人出现放射性肺炎、源于放线菌的败血症及前列腺脓肿，并伴有严重的会阴痛，以至病人无法正常坐和行走。鉴于病人具有免疫抑制的临床表现和健康状况恶化，不予考虑手术，需行经皮引流。曾考虑经直肠途径，但最终因存在免疫抑制而选择了经皮经腹膜腔途径。

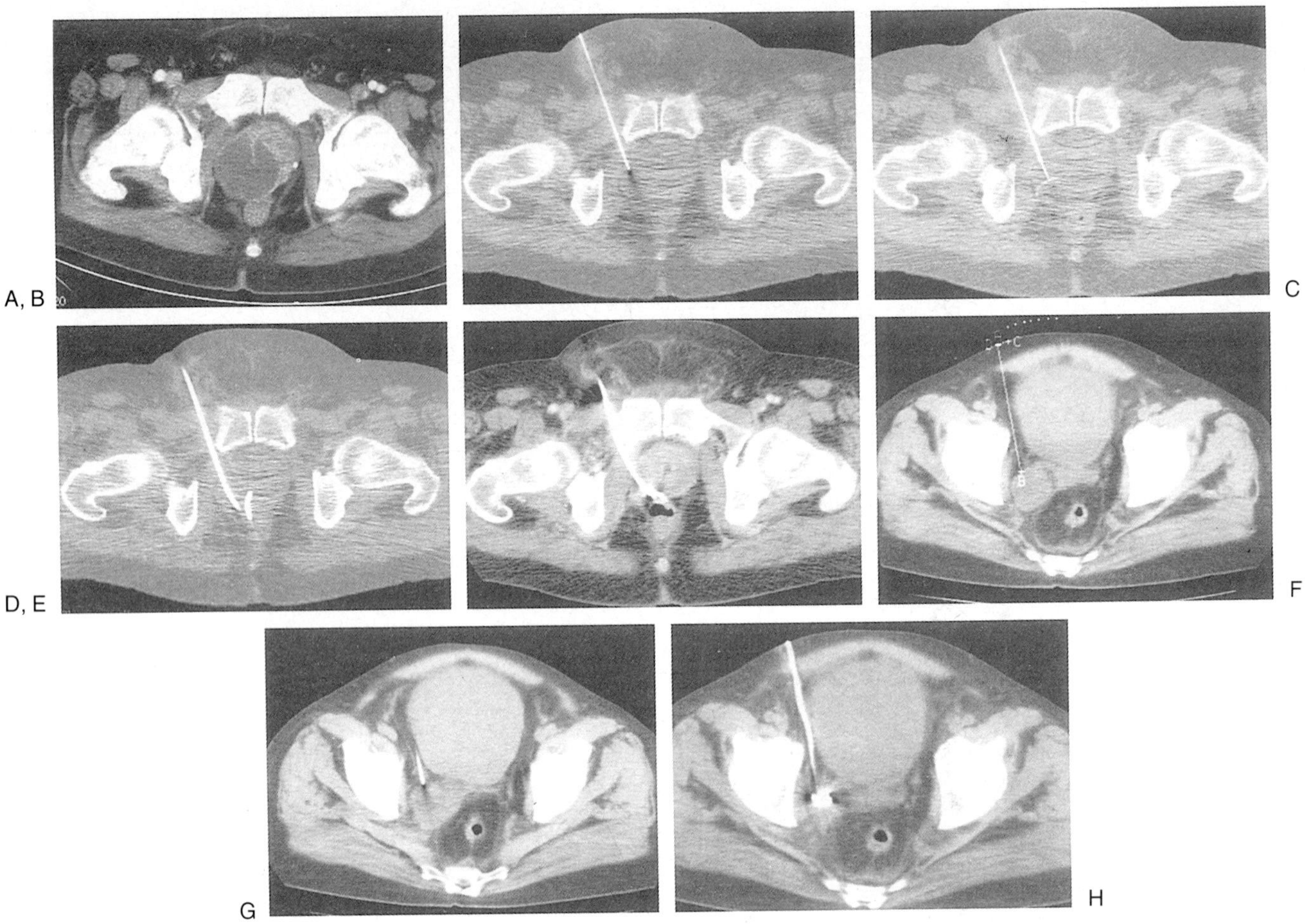

图 15.2.5

A：会阴及前列腺区 CT 扫描显示有大量积液，同时存在一个前列腺脓肿。可见脓肿与闭孔关系紧密，使后者成为自然的引流通道。B：在 CT 透视导向下，将一根 18 号穿刺针经闭孔送入前列腺脓肿内。抽出的化脓物标本被送检，行革兰染色及细菌培养。C：将一根 Amplatz 导丝送入脓肿内，将通道扩张至 10F。D：将一根 10F 辫尾导管置于脓肿内。E：引流后的 CT 扫描示脓肿已被完全排空。会阴痛迅速缓解，但仍存在低热。F：前列腺引流大约 2 周后，发现另一个已增大的盆腔脓肿。鉴于积液的位置，尽管距前腹壁较远，仍选择了前方入路。G：CT 透视导向下引入穿刺针。可见髂血管位于所选穿刺通道的外方。H：送入一根 10F 导管，脓肿被完全排空。导管于 1 周后移除。尽管在移除前列腺导管后盆腔脓肿复发，但仍采用相同技术进行了新的引流治疗，同时给予足量、长期的抗生素治疗。病人迅速好转，直至 2 年后随访时情况一直良好。

评论：临床上前列腺脓肿并不多见，原因是抗生素治疗减少了前列腺炎的并发症。前列腺脓肿最常见的病原体是大肠杆菌和葡萄球菌，淋球菌罕见。前列腺脓肿主要累及糖尿病病人和存在免疫抑制的病人。免疫损害的病人和获得性免疫缺陷综合征的病人具有被一些少见感染原感染的倾向。隐球菌、小孢子虫、曲霉属细菌、组织胞浆菌、结核菌和放线菌感染在文献中均有报道，可在该人群中引起前列腺脓肿。本病例报道的即是一例免疫损害的个体，出现了伴有急剧症状的系统性放线菌病和前列腺脓肿。此种情况目前的治疗方案是给予足量的抗生素治疗和引流。已有多种引流技术。超声导向下针吸活检最常用，通过一个经腹膜腔、经直肠或经下腹部的入路进行，成功率达 83% ~86%。经尿道全部或部分前列腺切除术已应用于前列腺脓肿的治疗。CT 导向引流尚未广泛用于前列腺脓肿的引流，但该技术可以做到精确穿刺，正如本病例所显示的那样。特别是在 CT 影像的指导下，可以在术后将穿刺针准确地通过闭孔，从而在内侧避开了精索，在外侧避开了股动、静脉以及闭孔动脉，直接进入脓肿。随访 CT 显示脓肿已完全消散。

15.2.6 腹膜腔引流

病例 15.2.6:

52 岁女性，1 年前因患肿瘤行子宫切除术及输卵管卵巢切除术。病理诊断为良性肿瘤。病人近来出现下腹痛并可触及盆腔肿块。盆腔 CT 扫描显示一个圆形的盆腔积液，伴有周边环形强化，与脓肿表现一致。需行经皮活检，并尽可能进行引流。

A, B

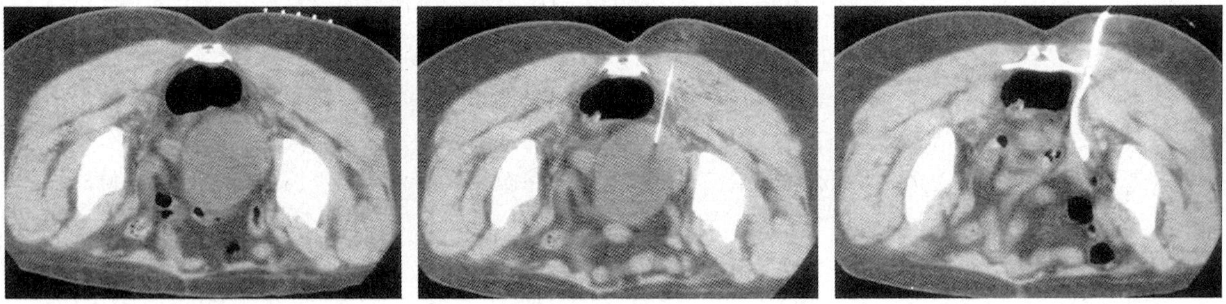

C

图 15.2.6

A:盆腔 CT 扫描显示直肠前方有一个大的圆形盆腔积液，偏左侧。可见位于左臀上的定位栅。B:在尽可能靠近骶骨处，于臀部上选择了一个穿刺点，用一根 18 号穿刺针通过坐骨大孔及骶棘韧带的后附着点后部穿刺脓肿。若穿刺点过高，则穿刺针会穿过梨状肌（仅部分可见）。可见直肠被空气中度扩张。C:最终的盆腔 CT 扫描示脓肿消散，导管位置正常。

评论: 坐骨大孔是位于盆腔后外方的一个卵圆形间隙，刚好位于骶髂关节的下方。将坐骨大孔区分为包含梨状肌和骶丛的上部，以及包含髂棘韧带和坐骨上神经的下部，可更容易理解骶丛和坐骨神经的相互关系及其周围的解剖结构。梨状肌和骶脊韧带是识别坐骨大孔上、下部的可靠标志。在识别骶丛时有时不能肯定，很大程度上是由于鉴别骶丛和梨状肌困难。骶丛位于梨状肌腹侧，由骶前神经的分支和腰骶干组成，自腰丛下降。骶丛向下延续为坐骨神经并自梨状肌前面穿过坐骨大孔前三分之一，向后达骶棘韧带与坐骨棘的附着处。臀上、下动脉及静脉和臀上神经也于更靠近头侧方向穿过该孔。众所周知，骶骨的病变会产生与骶神经和骶丛有关的症状。邻近骶骨、直肠和骶神经盆内段的病变也可能产生明显的症状。所有直肠周围积液的处理均须使病人取俯卧位，以保证有恰当的途径穿过臀肌。穿刺入路应在骶棘韧带水平，尽可能靠近骶骨，以免伤及靠外侧的坐骨神经。有些病例需要经梨状肌区的入路。对于本病例，计划的入路应尽可能接近骶骨。初次穿刺可使用小号针，然后更换为可允许的、更大的导丝通过的导入系统。一旦导丝安全地进入了脓肿，扩张此通道，再将导管推入并放置好，则可进行外引流。

15.2.7 腹膜腔引流

病例 15.2.7:

37 岁女性,患慢性胰腺炎,曾行子宫切除术、输卵管切除术、空肠造口术、胃造口术等多种手术,最近再行外科的胃造口术,因留置导管部分脱出引起胃液漏至腹腔内。该导管已经手术重新放置,但病人出现了发热和腹痛。诊断性 CT 扫描显示直肠周围脓肿。需行 CT 导向下的经皮引流。

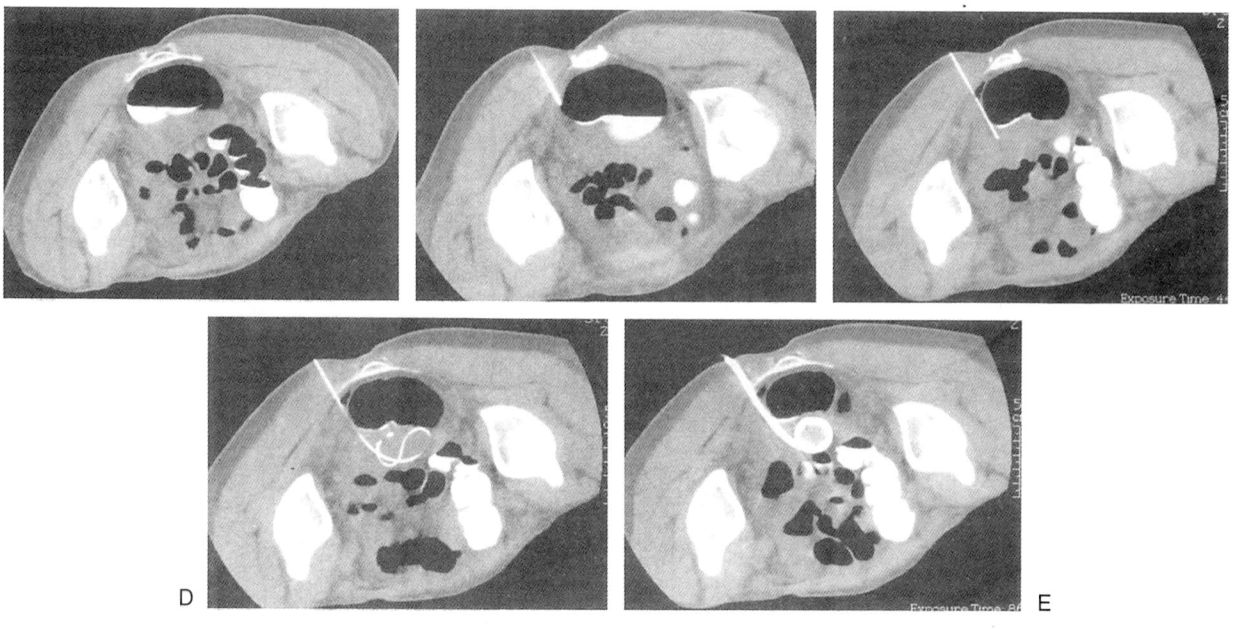

A B, C D E

图 15.2.7

A:俯卧位盆腔 CT 显示直肠前方有一个小的脓肿。因行诊断性 CT 扫描并且病人处于俯卧位,故直肠体积扩张的程度以及经臀水平的层面欠清楚。B:采用钝针穿刺病变。开始先用尖锐的针芯穿过肌肉。C:随后将钝针贴肠壁进针、推进,直至到达脓肿。采集的积液标本送培养。D:将一根 Amplatz 导丝送入脓肿腔,并将此通道的口径扩张至 10F。E:放置一根 10F 引流管,使脓肿完全排出。病人发热和感染症状好转,但腹痛无缓解。导管于 1 周后移除,随后腹痛缓解。

评论: 盆腔深部的直肠周围脓肿诊断通常采用仰卧位 CT 扫描。此时直肠可能是空的、塌陷的状态。当病人转为俯卧位时,直肠往往会被气体充盈而扩张。本病例中可见直肠扩张、增宽且脓肿被其推至直肠前方。采用钝针穿刺对此类病例是有帮助的。应采用尖锐的针芯向前推进,尽可能靠近骶骨,直至直肠附近。一旦与直肠壁接触,将针芯更换成钝的针尖,再将穿刺针沿直肠壁向前朝向积液的方向推进。当针到达既定位置时,按照规范化技术的步骤便完成了引流。此类引流应在病人取斜俯卧位或侧位的情况下进行,以确保穿刺入路通过梨状肌。最佳穿刺点位于骶棘韧带水平,并尽可能地靠近骶骨,以免伤及更外侧的坐骨神经。可选用经直肠的插管技术代替经臀技术,但病人会感到不舒适。经臀途径对某些病人也可能会造成不适及疼痛。

15.2.8 腹膜腔引流

病例 15.2.8:

21 岁男性，曾因急性阑尾炎行阑尾切除术。术后 1 周出现发热伴腹痛，肠蠕动时有严重的直肠不适感。诊断性 CT 扫描显示直肠周围脓肿。行 CT 导向的经皮引流治疗。

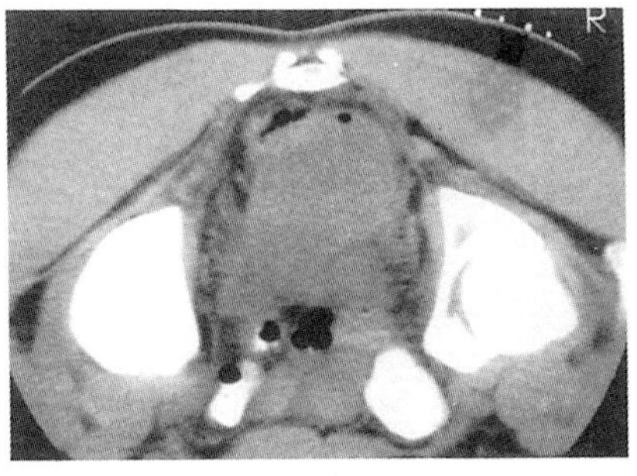
A

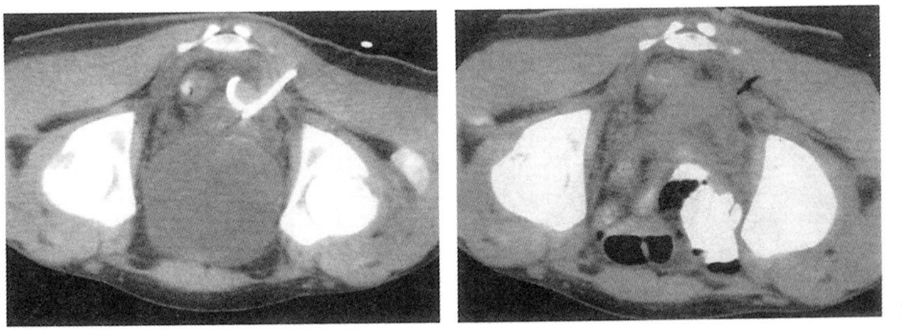
B, C

图 15.2.8

A：俯卧位盆腔 CT 扫描显示有大量的直肠周围积液，使直肠向右侧移位。积液内有一个气泡影。可见左臀部表面不透 X 线的定位栅。穿刺点选在靠近骶骨处，采用 18 号针穿刺积液并抽吸脓液。B：放置一根 12F 导管进行引流。短期内快速抽吸脓液可促使盆腔压力迅速降低，而使症状改善。可见经抽吸后脓肿腔已完全排空。C：引流 1 周后，病人临床症状好转，引流量降低至每天 1ml 以下。移除导管，最终的 CT 扫描显示已无明显的残存积液，一小段导管通道被空气充盈。

评论：通过介入放射学技术进行腹腔脓肿的经皮引流已成为在成人和儿童中均被广泛接受的方法。CT 和超声均已用于脓肿引流的导向。大多数操作均可在病人处于局麻、清醒、平静的状态下进行，即使儿童亦然。表浅性积液可经前或侧腹壁穿刺进行治疗。深在的积液则通过经直肠或经臀入路治疗效果更好。大量盆腔积液可造成直肠明显移位，这样反而使经臀入路更易操作。如不存在肠瘘，积液的完全排空是其容易消散的标志。引流应在手术的同时完成。引流多个部位或多发的积液需要更多的导管。导管必须留置足够长的时间（1～7 天，平均 4 天），当不再有引流液或引流出的血清样液体少于 5～10 ml 时可将其移除。出现败血症则会增加引流所需的时间和住院时间。应根据感染的类型和治疗的反应选择恰当的抗生素进行治疗。几乎半数与阑尾炎有关的腹腔脓肿病人会发生盆腔积液。大约 1/4 的病人需放置 1 个以上的引流导管。大约 15% 的病人可出现新的积液或脓液再积聚。阑尾破裂会造成永久性瘘，病人必须手术。经导管引流加抗生素治疗对儿童和青少年阑尾脓肿病人的成功率约 90%，并发症则少于 2%。总体上，腹腔脓肿引流术的成功率在成人为 62%～84%，在儿童为 88%～91%。

15.2.9 腹膜腔引流

病例 15.2.9:

8 岁女性,急性阑尾炎行阑尾切除术后出现盆腔脓肿,并伴有发热和腹痛。行 CT 导向下经臀引流术,引流管已保留了 1 周。导管移除后出现大出血。行急诊动脉造影以控制出血。

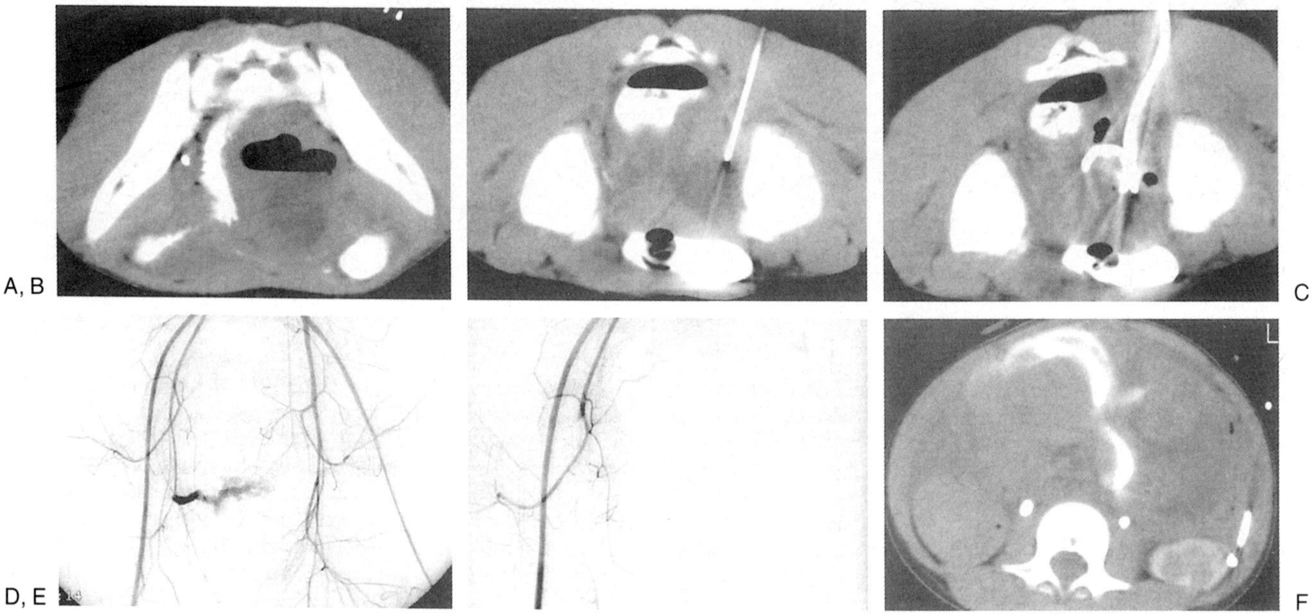

图 15.2.9

A：俯卧位盆腔CT扫描显示有大量积液，其内可见气液平。可见髂骨水平右臀表面不透X线的定位栅。B:采用一根19号针行经臀穿刺以获得引流途径。可见穿刺针送入的位置过于靠近外侧。正确的路径应是靠近骶骨并紧邻直肠壁侧面行进，以免损伤盆腔的神经和血管。穿刺针位置的不正确在引流时未被察觉。C:引流后的CT扫描显示脓肿内的8F导管引流积液有效。引流1周后,感染症状好转,导管被移除。随着导管撤出，可见明显的出血自引流孔流出。随后出现了明显的腹膜腔内出血及低血压，需要输血和补液。D:行急诊盆腔动脉造影,发现源自臀后动脉的大出血。迅速采用微导管行臀后动脉插管术，并用微螺圈进行了栓塞。E:出血动脉被完全闭塞,出血已完全控制,血压已恢复稳定。F:栓塞术后的CT扫描显示腹膜腔内充满血凝块和外溢的对比剂。由于栓塞术后2天出现了发热，最终还是采取了剖腹术以清空积血。栓塞术后7天病人出院。

评论:在经臀盆腔脓肿引流中使用了错误的技术是造成这个本可避免的重大并发症的原因。尽管由于感染或导管接触引起的动脉病变可能会出现出血,但在此病例可能不同。如果是感染引起的血管病变,则出现假性动脉瘤的可能性更大。本病例出现的急性出血更可能与穿刺针的直接穿刺以及导管放置有关。在进行经臀入路盆腔积液的穿刺时,应极其小心谨慎。有两个方面的危险：一是盆腔动脉损伤，就像本例出现的那样；另一个是坐骨神经及其分支的损伤。正确的操作是小心地、逐步地在梨状肌正上方贴近骶骨处经过坐骨大孔穿刺，最好在CT透视导向下进行。本病例出现的问题就是穿刺针太靠近前方，从而离前部的血管结构过近。引流导管可能填塞了动脉的病变,因此当撤出导管时就会出现大出血。应采用超选择性栓塞闭塞臀下动脉来控制出血，手术治疗会很困难。使用微螺圈是一个好的选择,作用迅速而且持久。遗憾的是由于持续存在发热,最终还是采用了手术清除腹腔。

关于深部盆腔脓肿引流的最佳入路，文献中提到过很多不同的观点。经臀入路在盆腔脓肿病人中应用的成功率几乎达100%，而且使81%的病人免于手术治疗。已有报道的CT导向经臀引流的并发症包括持续性疼痛和静脉血肿。动脉出血罕见，此前惟一的文献报道是经动脉栓塞而成功治疗的。因具有高成功率和低并发症发生率，经阴道或经直肠技术也正在被鼓励使用。

15.3.1 胰腺疾病的引流

病例 15.3.1:

12 岁男孩，因一起自行车车祸造成急性胰腺外伤，发展成巨大的胰腺假性囊肿。出现严重疼痛、恶心及腹胀等症状。

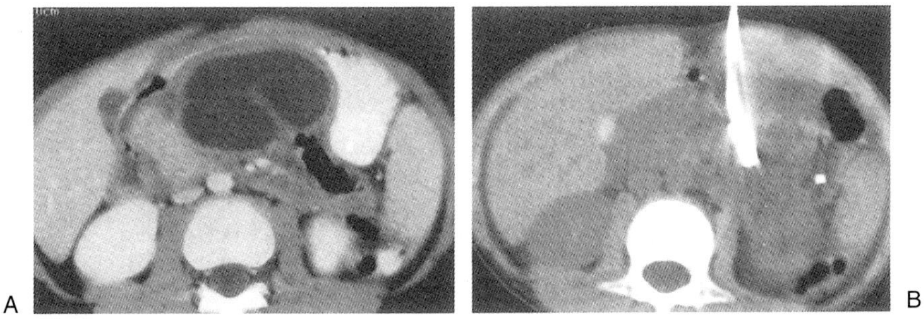

图 15.3.1

A:腹部 CT 扫描显示胰体水平有一个巨大的创伤性胰腺假性囊肿。可见扩张、分隔的脓肿引起了胃及周围软组织的移位。B:将一根 8F 导管置于囊肿内,将其完全排空。导管留置了 4 周，最终囊肿被彻底排空而消散。

评论: 创伤是儿童主要的致死原因，而且以腹部创伤多见，但很少见到儿童胰腺外伤的报道。胰腺创伤最主要的原因是典型的自行车车把伤(占 62%)；而腹部钝伤的其他常见原因有交通事故、坠落、运动、体力过度消耗以及接触动物。由于临床症状不明显，故常发生诊断延误。对于胰腺外伤，血清淀粉酶水平不一定升高。其中 62% 的病人出现胰腺假性囊肿，60% ~ 70% 的病人接受了无创性治疗。胰腺外伤在儿童罕见，但创伤性胰腺假性囊肿在该人群却常见。早期诊断需要高度可疑的指标。胰腺假性囊肿的治疗方案可以是经皮引流或手术引流。大多数胰腺假性囊肿可自行消散，没有必要治疗。当症状非常明显和(或)出现并发症时，则需采用有创性治疗措施。

15.3.2 胰腺疾病的引流

病例 15.3.2:

3 岁男孩，患有家族性胰腺炎及精神病，因胰腺功能不全出现急性重症胰腺炎伴巨大假性囊肿。出现严重腹痛、阻塞性黄疸和腹部胀满感等症状。曾经内窥镜放置了胆道支架，但效果不佳。

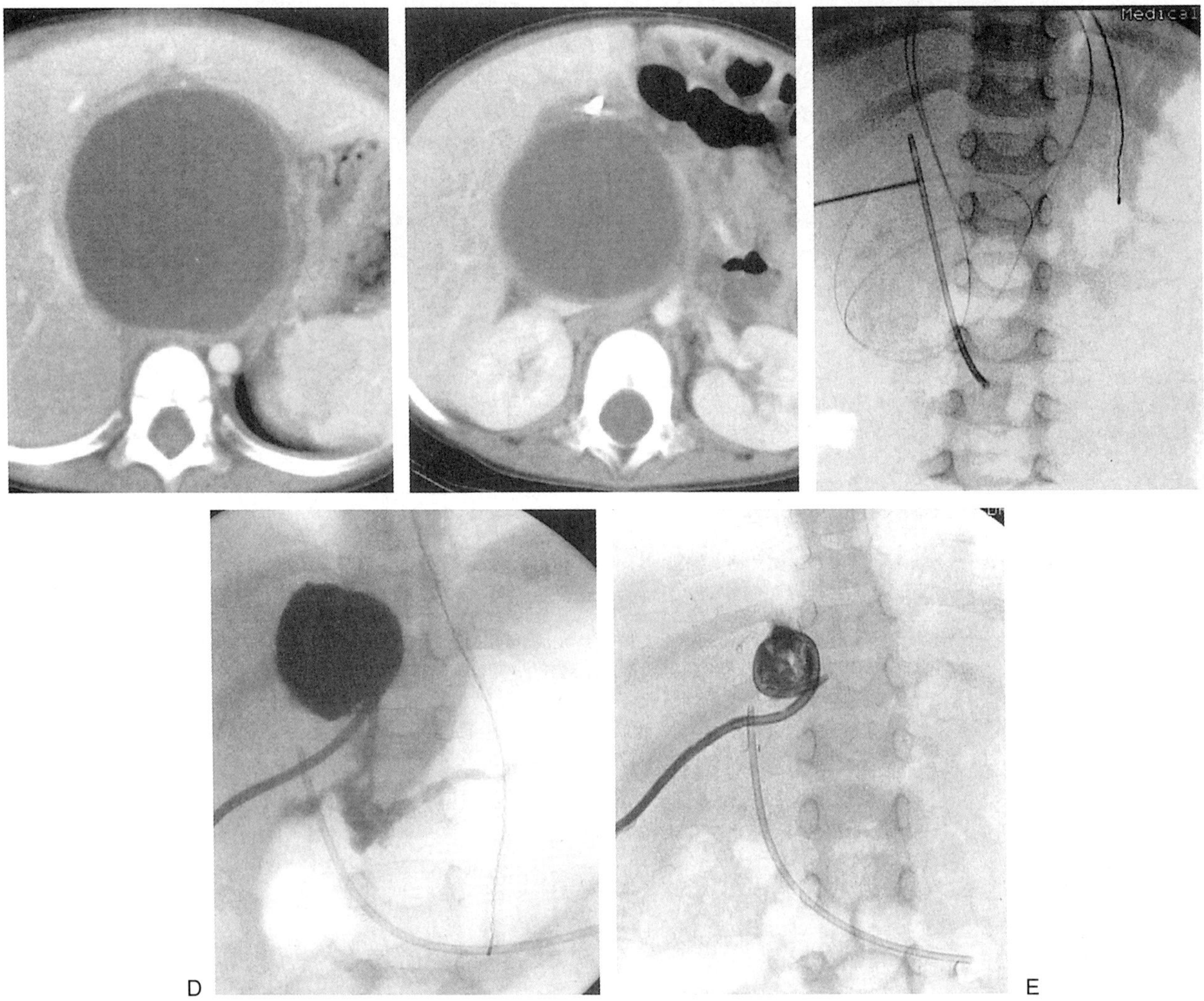

A, B　C　D　E

图 15.3.2

A：上腹部 CT 扫描显示一个巨大的胰腺假性囊肿，造成肝、胃移位。B：靠下方的断面显示已放置的减压用胆道支架。C：行经皮经肝引流。可见胆道支架和在巨大胰腺假性囊肿内缠绕着导丝的穿刺针。D：1 周后的随访造影显示囊肿腔已明显缩小，与严重变形的胰管相交通。可见胆道支架已随着假性囊肿压力减低而滑至十二指肠。E：1 个月后的随访造影显示积液已消散，胰管瘘已封闭。移除导管和已错位的胆道支架。

评论：介入放射学对处理急性胰腺炎的局部并发症，例如坏死、假性囊肿和脓肿具有重要作用。CT 指导胰腺引流效果最佳。对于胰尾部积液，最常用的入路是经左肾旁前间隙，胰头和胰体部积液引流则是通过胃结肠韧带。胰腺坏死若合并感染死亡率很高，而感染的确诊必须经 CT 导向针吸活检。谨慎地安排入路以避免损伤结肠非常重要。对于肝门区周围的假性囊肿引流，采用经肝途径是合理的。采用8F～12F 导管引流假性囊肿已足够。若假性囊肿与胰管无交通，平均需引流 2～3 周；而与胰管有交通者，则需数周至数月。经皮假性囊肿引流的成功率为80%～90%。有报道胰腺脓肿引流的成功率为 32%（感染性坏死）～90%（真性胰腺脓肿）。彻底引流多发的积液，常需使用多个导管。所需引流管的口径大小更多地取决于积液的稠度而不是病变的大小。急性重症胰腺炎病人的处理对于介入放射学医师来说需耗费大量的时间，且劳动强度很大，因此需要集体合作以及与外科紧密配合。

15.3.3 胰腺疾病的引流

病例 15.3.3:

41 岁男性,非酒精性慢性胰腺炎病史,于 6 年前曾行 Whipple 手术(根治性胰头十二指肠切除术)。近期,因与粘蛋白性胰管扩张有关的慢性胰腺炎又行胰腺切除术。术后虽已放置 J-P(Jackson-Pratt)引流管,但病人仍出现了胰周脓肿,需行 CT 导向下引流。

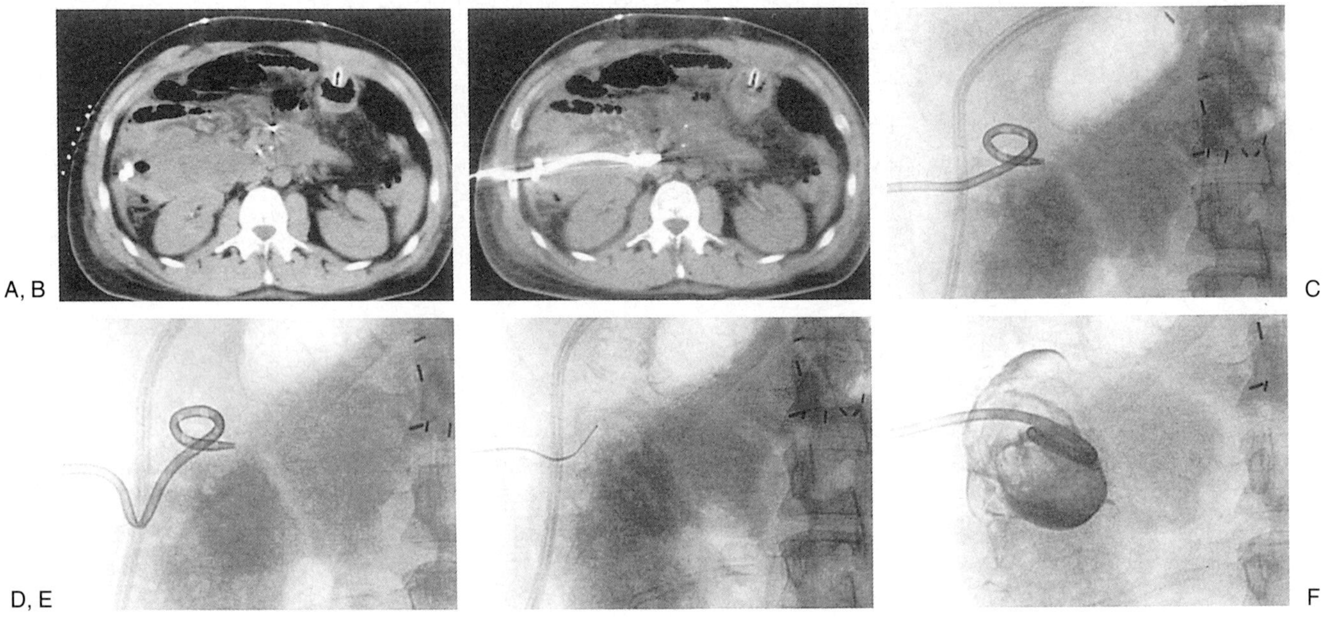

图 15.3.3

A:腹部 CT 扫描在双肾水平显示一个内含气泡的大脓肿,其周围可见 J-P 引流管。B:采用 12F 经皮导管行 CT 导向下脓肿引流。可见导管位于积液内,其顶端接近下腔静脉。前腹壁左侧尚有一根经空肠造口术放置的引流管。C:导管留置了 10 天,病人症状好转。J-P 引流管被经皮引流管固定在原位置,外科不能移除。首次透视显示引流管交叉。D:尝试推动 J-P 引流管,证实其与经皮引流管相连。可见辫尾导管成角,开始穿刺时横穿硅胶制的 J-P 引流管。E:沿导丝拔出辫尾导管并小心地抽回导丝,使 J-P 引流管游离。在移除 J-P 引流管后,重新将导丝通过原路径送入脓腔,并放置了一根新的辫尾导管。F:最终的造影显示了充盈对比剂的残存脓腔。胆道的狭窄部已被支架撑开,病人 1 周后出院。

评论: 非酒精性胰腺炎占急性胰腺炎的 5% ~20% 。与酒精性胰腺炎相比,非酒精性胰腺炎发生假性囊肿的概率较小。假性囊肿常自行消失,1 年后并发症的累积发生率较少,死亡率接近于零。但术后并发症很严重,通常与感染有关,经常伴新的胰腺炎发作。许多病人会出现由于胰周动脉假性动脉瘤所致的出血。半数经皮引流治疗的病人会出现胰瘘,但在严重的胰腺炎病人更常见,与胰腺炎的病因无关。此瘘管可以作为通向胰管的入路用于经皮治疗。应排除胰腺的囊性肿瘤。

与慢性胰腺炎有关的假性囊肿一般位于胰腺内,与胰腺实质的病变有关。假性囊肿一般比较顽固且会引起并发症。据 Usatoff 等的报道,假性囊肿的并发症发生率为 28% ,术后死亡率为 1% 。位于胰头的囊肿施行经皮引流的效果较好,而胰尾部较小的囊肿应手术切除。

15.3.4 胰腺疾病的引流

病例 15.3.4:

55 岁男性,因酒精性胰腺炎发展成坏死性胰腺炎。病人病情逐渐恶化。进行了气管插管并用血管加压药维持。入院 15 天后,因出现感染需行引流术。

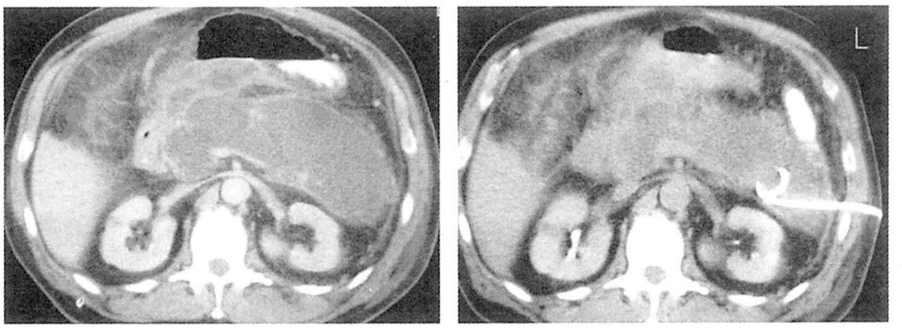

图 15.3.4

A:胰腺 CT 扫描显示胰腺所在位置有一巨大的液性空腔,与坏死性胰腺脓肿表现一致。B:将一根 12F 导管引入胰尾部进行 CT 导向下胰腺脓肿引流。术后病人逐渐恢复,于引流 8 天后移除导管并出院。2 个月后施行了胰腺部分切除术及 Puestow 手术。

评论:胰腺假性囊肿可以分为:①在正常胰腺上由急性胰腺炎发作引起的坏死后性胰腺假性囊肿;②在慢性胰腺炎基础上的急性胰腺炎发作引起的坏死后性胰腺假性囊肿;③慢性胰腺炎性胰腺假性囊肿(潴留性囊肿);④术后胰腺假性囊肿。炎症和肿瘤性病变的鉴别诊断一定要综合初次检查结果和随访情况来进行。经皮引流术是胰腺假性囊肿的治疗方法之一,其应用指征为:①急性胰腺炎发作引起的坏死后性假性囊肿,大小超过 6cm 并迅速长大或出现临床症状;②术后胰腺假性囊肿。引流术还可用于较小的、经严格筛选的慢性胰腺炎性假性囊肿,已引起临床症状但无严重胰管狭窄者。对某些需要对潴留性囊肿进行减压以改善术前一般状况的病例,也可采用引流术。较小的囊肿(小于 6cm)通常无须介入方法即可处理。据 Mosca 1999 年的报道,经皮引流术的技术成功率几乎可达 100%,并发症发生率约 18%,死亡率则几乎为零。引流术在临床上非常成功,但具体到不同类型的胰腺假性囊肿,情况可以有些变化。

胰腺坏死是急性胰腺炎最严重的一种状况。需要动态 CT 进行诊断,并且需早期进行积极的心肺复苏、营养支持和适当、系统的抗生素治疗。出现感染是手术清创和引流的指征。由于不存在清除坏死组织的通道,因此经皮导管引流常常无效。Freeny 等报道仅用经皮导管引流的治愈率为 47%。采用选择性的坏死组织切除术并对胰瘘进行治疗,总体上可使 74% 的病人的败血症得到控制。手术死亡率仍有 12%,多数与多器官衰竭有关。据其他作者报道,对经过选择的病人可尝试经皮抽吸和使用网篮或套圈进行清创术,以减少必须进行的手术治疗。最近,用一种粉碎器形工具进行经导管抽吸术在许多病人中取得了成功(尚未报道),这使非手术处理复杂胰腺积液又多了一种选择。

15.3.5 胰腺疾病的引流

病例 15.3.5:

36 岁黑人男性,患淋巴瘤、慢性肾功能衰竭,因胆总管囊肿行肝移植后出现中性粒细胞减少症,有酗酒史,出现了发热和疼痛症状。ERCP 检查显示胆道梗阻伴肝内胆管扩张。胰腺 CT 扫描示胰头部有一个较小的、但引起了严重症状的假性囊肿。

A, B 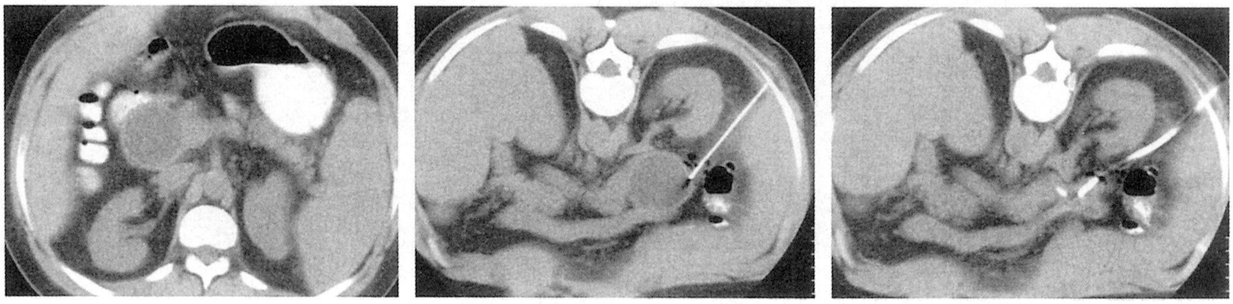 C

图 15.3.5

A:胰腺水平的腹部 CT 扫描显示胰头部有一个5cm大小的假性囊肿。B:惟一可用于进行操作的窗口是肝右叶和右肾之间的间隙。病人取俯卧位,用一根 18号、15cm 长的钝针穿刺直至病变。C:引流术后的胰腺CT 扫描显示假性囊肿和胆道的压力已完全解除。此时可见位于引流管外的胆管支架。随访观察期间病人的临床症状明显改善。

评论: 胰腺假性囊肿是胰腺炎相对常见的并发症。据 Maringhini 等的最新报道,急性胰腺炎病人中有9% 出现胰腺积液,5% 出现胰腺假性囊肿。胰腺积液和胰腺假性囊肿在胆源性胰腺炎病人中较少出现。这些病人与囊肿可自行消散的病人比较,可出现更为严重的并发症,并具有更高的死亡率。最近的数据提示,许多假性囊肿可以通过经皮引流成功地进行观察或治疗。在一份近期的杂志上,Heider 等报道了一组 173例患急性胰腺炎并被诊断为假性囊肿的病人的治疗情况,其中 41 例经保守治疗,66 例行经皮引流治疗,66 例行手术治疗。保守治疗成功率为 93%,经皮引流治疗成功率为 42%,而外科治疗成功率为 88%。经皮引流组的死亡率也比外科组高(16% 对 0),经皮引流组还存在更高的并发症发生率,且住院时间更长。虽然使用了逻辑相关分析来辨别造成这种差异的因素,但其可能的原因是由于在引流组安排了病情较重的病人而造成了选择偏倚。上述结果在许多其他出版物上均未获得证实。

旧教材中曾提到,超过 6 周、大于 6cm 的囊肿应予引流,此说法现已不正确。引流术目前的适应证是出现临床症状、进行性增大、出现感染有关的并发症、出血、破裂的囊肿及胃、胆道或胰管梗阻者。经皮引流术应选择危险性低的病人进行,用于治疗未成熟的囊肿及感染性假性囊肿。胰源性腹水是经皮引流治疗的禁忌证。对于成熟的假性囊肿、较小的假性囊肿及胰头部假性囊肿应采用经内窥镜引流。据 Pitchumoni等报道,某些情况下经皮引流可作为最终外科治疗的桥梁。

15.3.6 胰腺疾病的引流

病例 15.3.6:

46 岁白人男性,患胆源性胰腺炎,最初经保守治疗。症状改善后曾行经腹腔镜胆囊切除术。病人保持了良好状况 2 周,但此后出现了胰腺假性囊肿,当时采用保守治疗,由于病人情况恶化而转入我院。入院时的 CT 扫描显示一个多房性的胰腺假性囊肿。需行经皮引流。

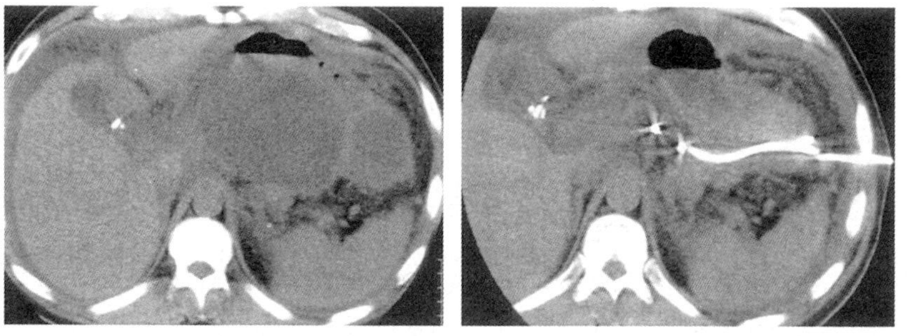

A B

图 15.3.6

A: 腹部 CT 扫描显示有一个多房性、孤立的胰腺假性囊肿。可见胆囊部位的金属夹影，伴有少量积液。选择一个左侧窗口进行穿刺。B:在同一窗口路径下，采用两根 10F 导管进行引流。下方的导管被置于较表浅的囊肿内，上方的导管则被置于大的、靠中央的假性囊肿内。由于引流方法得当，积液得到了恰当的治疗。一段时间后，靠中央的囊肿与胰管之间出现了瘘(未显示)。通过 ERCP 及 MRI 做进一步评价，显示胰管梗阻，胰腺的解剖位置发生了很大改变。随着病人情况好转，在引流 45 天后接受了胰空肠吻合术和脾切除术，效果良好。

评论:胰腺积液可有多种，选择经皮治疗方法反映出了情况的复杂性。感染性的胰腺假性囊肿和脓肿应紧急引流。大多数的非感染性胰腺假性囊肿病例可进行观察。非感染性假性囊肿引流的适应证包括疼痛、情况危急的液体漏出或破裂以及胆管或胃肠道梗阻。坏死是治疗胰腺积液所面临的最大挑战。在胰腺炎的病程内，胰腺脓肿要直到病情好转才会被发现，典型者在 3～4 周以上。处理多发或多房性的假性囊肿需要足够数量和大小的导管。正如本例报道的这样，引流是治疗复杂的假性囊肿的最佳选择，它可以快速地缓解以至治愈这类疾病。对于胰管和胰腺已无法挽救的病例，必须采用 Puestow 手术或切除术等外科治疗，亦如本例所示。引流可以使病人的情况迅速改善。

15.3.7 胰腺疾病的引流

病例 15.3.7:

68 岁白人男性,患糖尿病,因胰腺癌曾行十二指肠梗阻探查术。当时行 Whipple 手术。术后 3 天病人开始出现败血症并迅速进展。该病人被转至我院做进一步治疗,包括外科修补胃空肠吻合口,并放置了 G 型管及 J 型管。二次手术后又并发了败血症。经再次手术修补的吻合口又出现了问题。呈持续性发热，随诊腹部 CT 扫描显示胆囊床和已切除的胰头水平出现了积液。需行经皮引流。

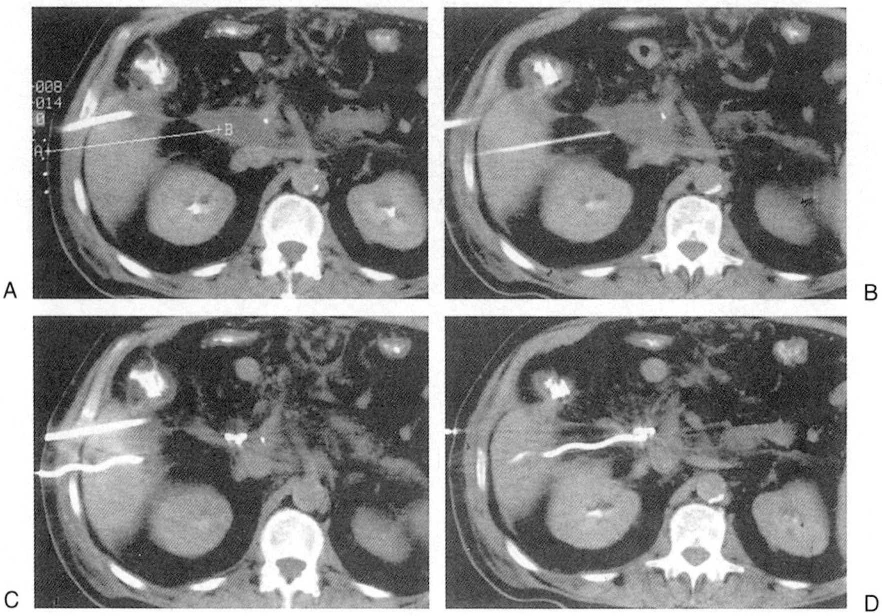

图 15.3.7

A:腹部 CT 扫描显示胆囊床部位积液,且已行引流。可见积液内的 10F 导管。进行胰床部位积液引流的测量。B:采用一个经肝的窗口,用一根 18 号、15cm 长的穿刺针进行经皮穿刺。可见穿刺针经过肝，其顶端到达积液的壁。C，D：沿导丝放置一根 10F 引流导管，彻底排空积液。经积极的抗生素治疗后败血症出现好转。

评论: 由于胰腺器官功能的特点,肠肠吻合口和胰肠吻合口处缝线的破坏相对较多见，因此术后出现胰腺积液是常见的。与吻合口瘘有关的积液可以导致其壁的破坏并发展成脓肿，这是经皮引流的指征。由于这些情况通常较复杂，引流最好在 CT 导向下进行。治疗对策是向积液内插入导管并排空其内容物。有必要进行窦道造影或脓肿造影，可以证实与胃肠道的交通并为治愈和封闭吻合口瘘争取时间。部分病人的瘘口可自行封闭，但仍必须手术修补吻合口。应通过鼻胃管或鼻肠管进行肠道减压和消除肠内容物。减压可加速肠瘘的治愈及闭合过程。

15.3.8 胰腺疾病的引流

病例 15.3.8:

48 岁黑人男性，患坏死性胰腺炎并出现败血症。CT 扫描显示存在胰腺肿块，其内部可见液体和碎片。既往曾行经皮引流但未成功。尝试行经皮抽吸导管清创术。

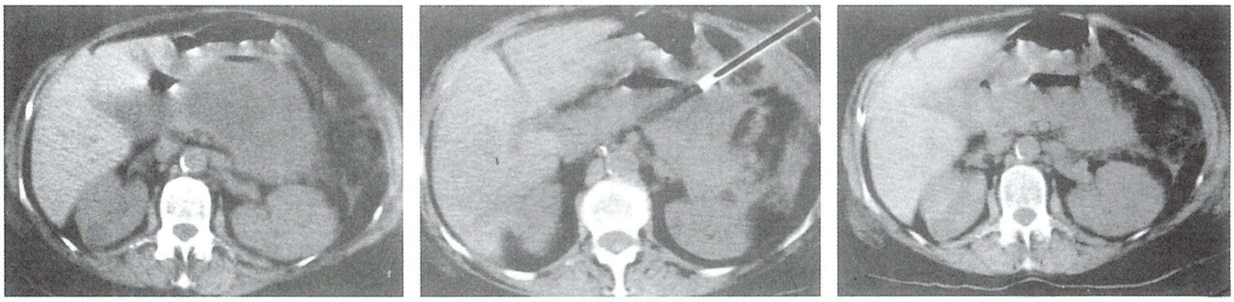
A　　B, C

图 15.3.8

A:在未成功的插管引流后的腹部 CT 扫描显示源于感染性坏死性胰腺炎的大量胰腺积液。B:行经皮大孔径导管抽吸引流，病变被排空。可见经过部分操作后大的导管鞘仍位于原位。临床症状明显改善。C:清创术后腹部 CT 扫描显示病变已明显消散。

评论: 因发生感染时具有高并发症发生率和高死亡率，胰腺坏死是急性胰腺炎一种可怕的并发症。虽然仅 5% 的病人会出现感染性坏死性胰腺炎，但 80% 与胰腺炎有关的死亡均由感染性坏死性胰腺炎所致。若感染性坏死性胰腺炎不经治疗，死亡率极高。即使手术治疗，仍有 15% ~50% 的死亡率。经皮导管引流治疗感染性坏死性胰腺炎常无效，或仅用于术前缓解症状。经皮导管套圈清创术分别于 1994 年由 Dixon 和 1977 年由 Shonnard 等做过报道，证实此方法对少量病例有效。1998 年，Echenique 等报道了一组 20 例坏死性胰腺炎病人采用经皮导管直接清创术治疗成功。Echenique 建议采用改进的大孔径 14F 引流导管，将其尖端切掉，将侧孔开大，与积液壁相连进行抽吸并给予足量的盐水灌洗液。此技术较耗费时间，平均约 60min。排出碎屑时导管上需要有多个通路，正如使用金属网篮和多种清创术那样，治疗结果令人鼓舞，尽管大多数病人的恢复时间和导管引流时间均有延长，但所有病人均出现了好转。Migaleddu 等建议，作为治疗慢性胰腺假性囊肿的一种有效选择，连续的真空抽吸引流应进行 20 ~ 80 天。最近我们研制了一种更柔韧的大孔径抽吸导管，其工作原理类似粉碎器，可抽吸并切碎更多固体碎屑。这种 14F 导管具有钝的顶端以及大的卵圆形侧孔，可通过 14F 的鞘引入。该系统还包括更坚硬的金属插管，其具有用于切割的锐利尖端，可送入主导管。可用这种金属插管进行抽吸，同时需要手动使其来回往复运动。碎屑通过侧孔被抽吸出去，金属插管将那些无定形的成分切成更小的碎片并通过插管腔排出。在操作过程中必须进行灌洗，以使更多的固体碎屑松动并被抽出。也可使用具有内冲洗功能的双腔引流导管以便于内容物排出。依照我们的经验，这项技术已在约 20 例病人中被证实是有效的。

15.3.9 胰腺疾病的引流

病例 15.3.9:

60岁男性，酗酒。患坏死性胰腺炎，出现上腹部疼痛和发热。诊断为巨大的胰腺假性囊肿、积液，在外院已施行了经皮假性囊肿引流。尽管做了引流，但病人仍逐渐出现了败血症。该病人转入我院，CT扫描显示了一个巨大的胰腺病变，破坏了胰体和胰尾，内部伴有积液和碎屑状物，表现与复杂性假性囊肿一致。经皮引流肯定不会成功。尝试行经皮引流导管抽吸、清除术。

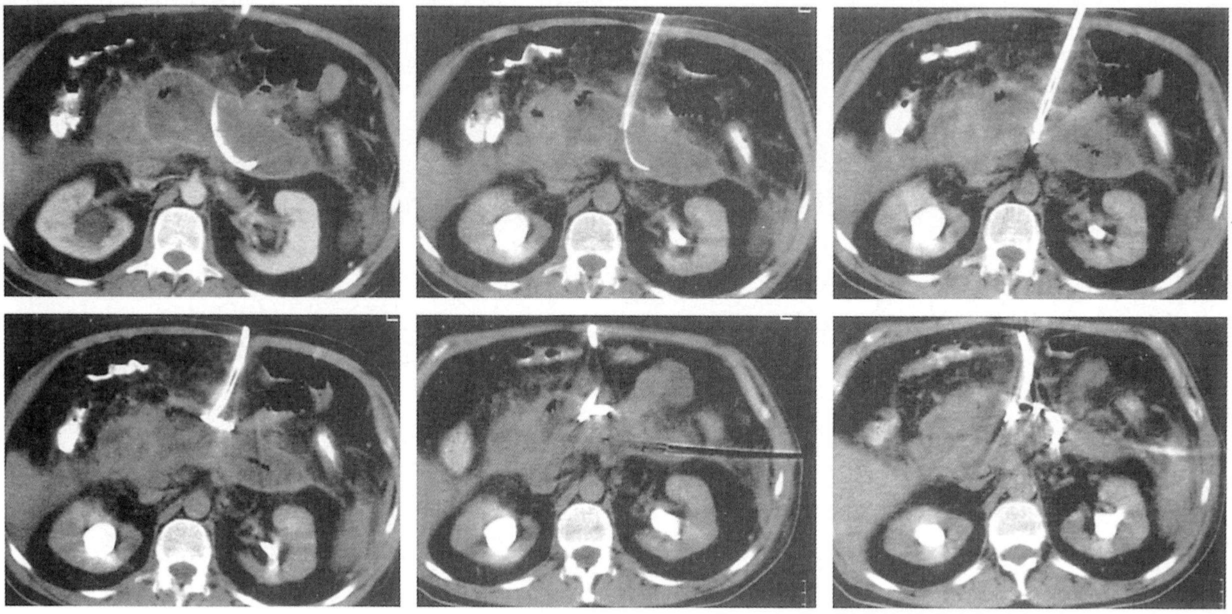

A, B　C　D, E　F

图 15.3.9

A：失败的经皮导管引流术后的腹部CT扫描显示顽固性胰腺积液。B：通过导丝将导管更换成14F鞘管，为插管行直接清除术做准备。C：用带有粉碎器的抽吸导管清除积液和碎屑。D：清除术后，留置一根12F辫尾导管进行外引流。欲借助该导管解决胰体部的主要引流，而对胰尾部的残存积液未予处理。E：尽管病人有所好转，但仍存在发热。5天后，采用左侧入路治疗胰尾脓肿。可见胰腺脓肿内的14F导入鞘。进行抽吸和清创术。F：留置一根14F导管进行长期引流，给予积极的抗生素治疗，临床情况明显改善。随后病人接受了Puestow胰腺部分切除术。总住院时间为60天。

评论：坏死性胰腺炎是急性胰腺炎的一种可危及生命的并发症。手术引流存在较高的并发症发生率和死亡率。经皮导管引流通常无效或仅在缓解症状、控制感染方面有部分效果。为达到与治疗相应的结果，清创术是必要的。在经导管引流失败后，为提高经皮治疗的效果，必须对胰腺坏死性脓肿内的物质进行抽吸和清创术。用14F鞘管建立进入胰腺脓肿内的通道。抽吸导管引入脓腔进行间断抽吸，碎屑则被套管切碎。如本病例所示，多个入路对于治疗有独立分隔或分房的脓肿是必要的。多次引流也是必要的，而且会有更高的成功率。由于存在残存积液以及胰腺内的持续炎症，必须留置引流管。

15.4.1 肝脏积液的引流

病例 15.4.1:

59 岁黑人男性,酗酒。慢性胰腺炎加重,假性囊肿复发,伴疼痛、恶心。曾经内窥镜放置了胰腺支架。病人开始出现发热,伴有白细胞计数升高。腹部 CT 扫描显示肝周脓肿及胰头部假性囊肿。

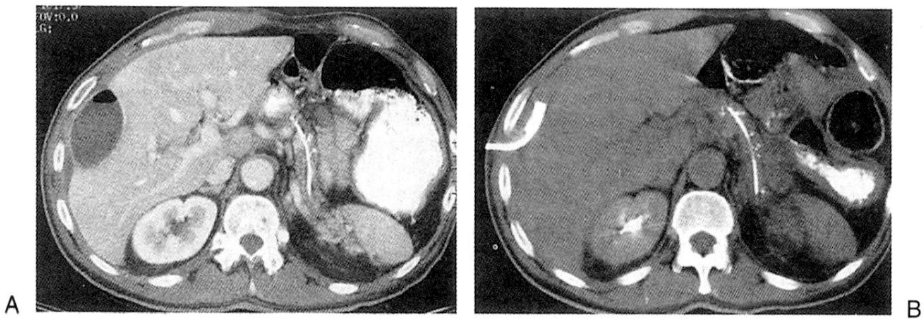

图 15.4.1

A:肝脏 CT 扫描显示一个约 8cm×4cm 的肝周脓肿,其内可见少量气体影。B:在 CT 导向下采用 18 号针穿刺脓肿,在脓肿内放置了一根 10F 辫尾导管进行引流,抽出了粘稠脓液。完全排空脓肿后,病人迅速退热。经皮引流数周后施行了 Whipple 手术。

评论:肝脓肿更常见于男性,多发生于肝右叶。多数病人出现非特异性的临床和生化表现。碱性磷酸酶水平升高是常见的生化异常,见于约 2/3 的病人。主要临床表现有发热、疼痛及黄疸。超声在检测脓肿方面不如 CT 敏感。克雷伯杆菌是在血培养和脓肿抽吸物中能检测到的常见致病原。静脉输注抗生素是所有病人的首选治疗方法,能够治愈大量的病人。经皮导管引流也可作为大多数病人的最终治疗方案,可占 80%～95%。外科治疗目前仅用于不到 10% 的病人。住院时间的延长通常与年龄大、脓肿内部分隔的程度、伴发的糖尿病、胆瘘和败血症有关。未予治疗的肝脓肿死亡率很高,但早期诊断和抗生素治疗并联合应用经皮引流术可将死亡率和并发症发生率降到极低的程度。经皮导管引流的死亡率一般小于 5%,但变化范围为 5%～13%。比较而言,外科治疗的死亡率为 8%～17%。引流失败的原因有肿瘤坏死和穿孔所继发的肝脓肿。在 Bertel 等报道的一组对照的病例中,行经皮治疗的病人有着更长的住院时间(26 天与 46 天)和更高的并发症发生率。

15.4.2 肝脏积液的引流

病例 15.4.2:

50 岁黑人男性，恶病质，酗酒。慢性胰腺炎、慢性腹痛及多次手术史，既往 36h 出现了严重的恶心、呕吐。开始给予全胃肠外营养，并且最终行开放式胃造口术。经内镜放置了胆管支架。住院期间病情急骤进展，出现了肠穿孔，需手术修补。病人持续存在发热和白细胞计数增高。腹部 CT 扫描显示中等量的肝周积液和大量的肝内积液，伴有气液平面。需行经皮引流。

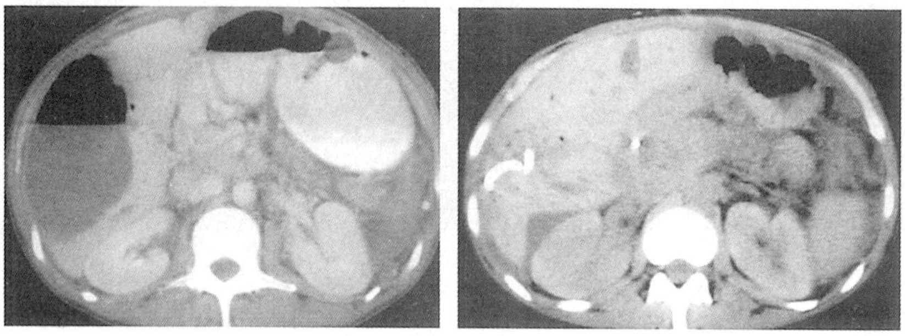

图 15.4.2

A：腹部 CT 扫描显示大量肝内积液伴气液平面。CT 导向下，采用 10F 辫尾导管完成经皮引流。病人情况好转，发热消退。分析积液显示为感染和高胆红素成分，提示为胆汁瘤。B：引流 9 天后的随访 CT 显示积液已吸收，且已无明显的引流液。移除了导管。

评论：影像学引导下的经皮脓肿引流已应用了大约 20 年，该技术已经对腹腔内脓肿病人的处理产生了巨大影响。经皮引流已成为脓肿的一种可选择的治疗方案，而且其适用范围不断扩大，目前认为几乎对所有积液都应行经皮治疗。有时遇到两种操作方式共存的情况，例如肠瘘需要手术治疗，经皮引流可作为辅助性处理，暂时改善病人的一般情况。

对肝脓肿行简单的针吸活检即可查出致病原。在许多病人（有报道达 88%）中，针吸对脓肿消散很有效，但随之进行插管引流也是必要的。脓腔内渗出物迅速重新积聚，有时与胆瘘有关，当针吸无效时需行插管引流。依照我们的经验，插管引流是治疗肝脓肿更恰当、更安全和更有效的方法。

15.4.3 肝脏积液的引流

病例 15.4.3:

55 岁黑人女性，出现右上腹疼痛。腹部超声发现肝右叶有一个肿块。外院 CT 扫描证实了肿块的存在，并试行活检。在此期间，病人变得焦虑不安。随后出现了与包膜下血肿相关的低血压症状。活检未能做出诊断。根据红细胞血池选项排除了血管瘤，但病人的症状依然存在，伴有气短、肺水肿和充血性心力衰竭。病人转入了我院，诊断性 CT 扫描证实存在巨大的肝包膜下血肿。已针对病人的心脏情况进行了治疗，还需对引流和活检的可行性做出评估，因为尚存在血肿感染的可能性。

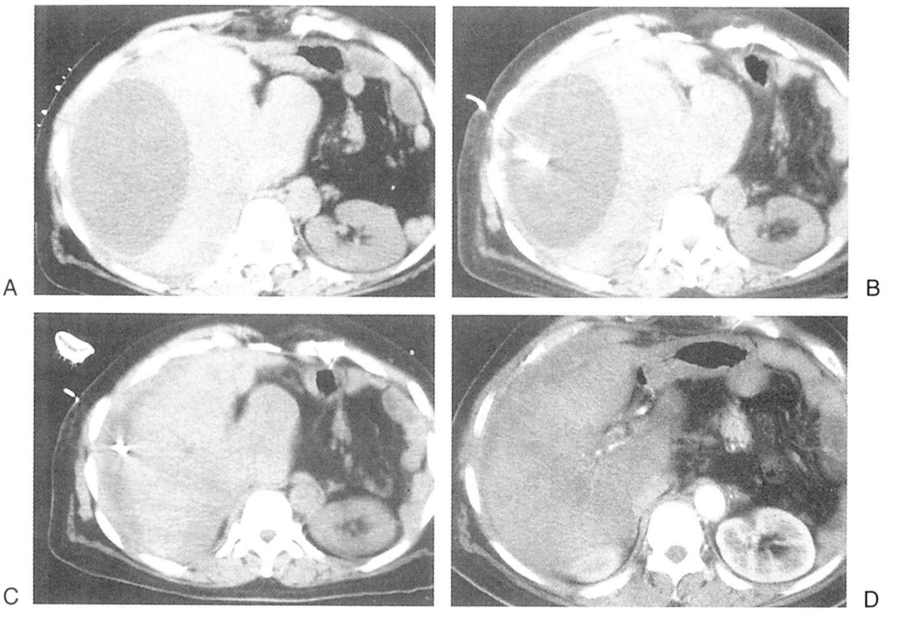

图 15.4.3

A:腹部增强 CT 扫描显示肝右叶的巨大包膜下血肿。B:采用 14F 辫尾导管行经皮引流。最初血肿未能经导管很好引流。C:采用一套大孔径系统对血肿进行动态抽吸，清除了大约 200ml 浓稠积液。充盈液体的腔塌陷，引流 6 天后将导管移除。病人情况良好并出院。D:引流后 7 周，病人重新行 CT 检查，显示肝右叶边缘不清，肝周少量积液及肝实质有不规则强化，提示血肿引流后的遗留改变或肿瘤。针吸活检未发现肿瘤。

评论:对于普通脓肿之外的积液，例如血肿，采用导管引流方法很难奏效，因为这类积液已机化而且非常浓稠。动态抽吸和某些形式的机械性血栓切除术是恰当的治疗所必需的。晚期血肿消散后，血液将会液化而更容易引流，但需取决于血肿的位置。随后会出现感染并需要引流。出现肝包膜下血肿时，存在发生局部消耗性凝血病的危险，可导致危及生命的顽固性出血。凝血病来源于局部凝血因子的血管腔内激活和消耗。已确定其发病机制与促凝血酶原激酶的局部释放有关，还有血管内皮下的促凝血物质造成的凝血因子活跃、红细胞碎片局部沉积、血小板聚集等因素。去除这些原因可使凝血功能异常发生逆转。尚不清楚术前应用肝素和血浆对病人是否有益。其他的凝血倾向和血管性肿瘤，包括婴儿期巨大的血管瘤和肝血管瘤，也可以出现消耗性凝血病。不同原因引起的缺血性肝炎可导致严重的凝血病。肝包膜下血肿是妊娠期一种罕见但非常严重的并发症。自发性肝脏血肿可在妊娠合并先兆子痫和 HELLP(溶血、肝酶升高和血小板计数减低)综合征时发生。肝脏局部消耗性凝血病的预后很差。

15.4.4 肝脏积液的引流

病例 15.4.4:

67 岁白人男性,因虚弱、体重减轻、寒战、发热和晕厥发作 6 周于郊区医院急诊就诊。病人出现低血压,需要补液。腹部超声和 CT 扫描显示肝内低密度肿块,最初被解释为新生物或脓肿。行活检抽出脓性物质。插入引流管,随后联合应用抗生素治疗,血培养结果为草绿色链球菌阳性。移除了肝脏的引流管。病人随后转入我院。

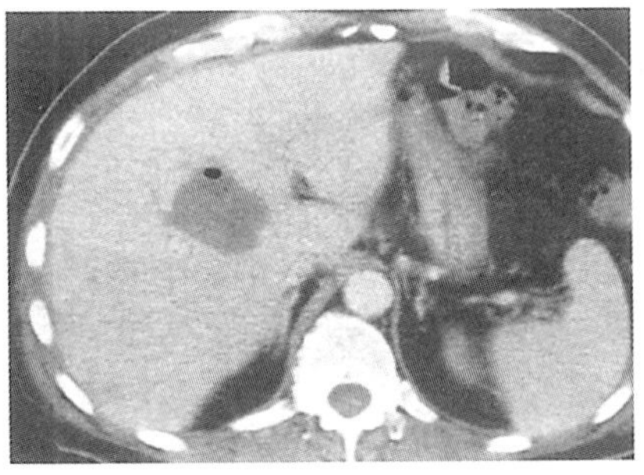
A

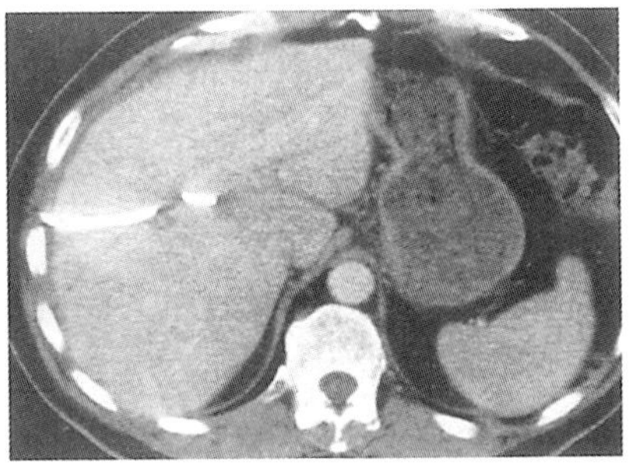
B

图 15.4.4

A:入院时,病人再次出现发热,疑有心内膜炎,但超声心动图检查未发现心瓣膜赘生物(未显示)。腹部 CT 扫描显示脓肿复发。B:CT 导向下放置了一根新的 10F 导管。引流 15 天后的随访 CT 显示脓肿完全消散。移除了导管。临床症状永久性改善,病人已出院。

评论:经历肝动脉栓塞和化学性栓塞的病人中,约 4.5% 发生肝脓肿。那些在化学性栓塞和胆肠吻合术之前接受过 Whipple 手术的病人发生肝脓肿的概率更高。发生化脓性肝脓肿的其他危险因素还有肝硬化或 Chrohn 病。肝脓肿的其他常见原因还有胆结石病的蔓延、既往的创伤和手术以及起因于败血症的憩室炎或心内膜炎等。多发性脓肿的治疗更困难,需要多根导管。CT 是发现多发性脓肿或分房性脓肿最重要的影像学手段,并且是放置多根导管的最佳导向方法。多发性脓肿可相互邻近,也可以距离很远。使用导管的数目基本上取决于脓肿的位置。位于膈顶附近的肝脓肿是一个特殊的挑战。对这类病例的诊断,必须联合应用各种影像学方法。在临床上,实际上所有肝脓肿都需插管引流。穿刺肝脓肿需要一个干净的层面,不应有中空的肠袢位于引流路径上。CT 扫描可以对穿刺点做出最佳评估并提供最安全的路径。肝脓肿破入胸腔可出现与支气管树间的瘘,并引起病人临床情况的迅速恶化。脓液排空数天后的经导管造影常常会显示其与胆管间的交通,特别是在外伤的病人。引流导管不需保留过长时间,联合抗生素治疗时,一般引流 3 ~ 5 天即可。

治疗阿米巴脓肿最好联合应用抗生素和灭滴灵(甲硝哒唑),但对于巨大的并产生全身症状的病变,以及对抗生素不敏感、渗漏或诊断不明确的病变则需要经皮引流。

15.4.5 肝脏积液的引流

病例 15.4.5:

57 岁白人男性，出现双下腹痛、厌食 5 天，还出现严重腹泻、呕吐和寒战。该病人自觉腹胀，于急诊室就诊，并被收入院。腹平片显示腹腔内有游离气体。腹部 CT 显示源于憩室穿孔的盆腔脓肿。以经臀入路于脓肿内放置了经皮引流管（未显示）。放置导管后症状明显好转，出院回家。1 周后，病人出现呼吸困难再次住院治疗，并伴有咯血、咳绿和棕色痰、发热、胸部和腹部疼痛。疑有肺炎存在。拟安排该病人于同一天行胸部和腹部 CT 扫描，但病人情况迅速恶化。需行气管插管和重症监护。已行 CT 扫描。

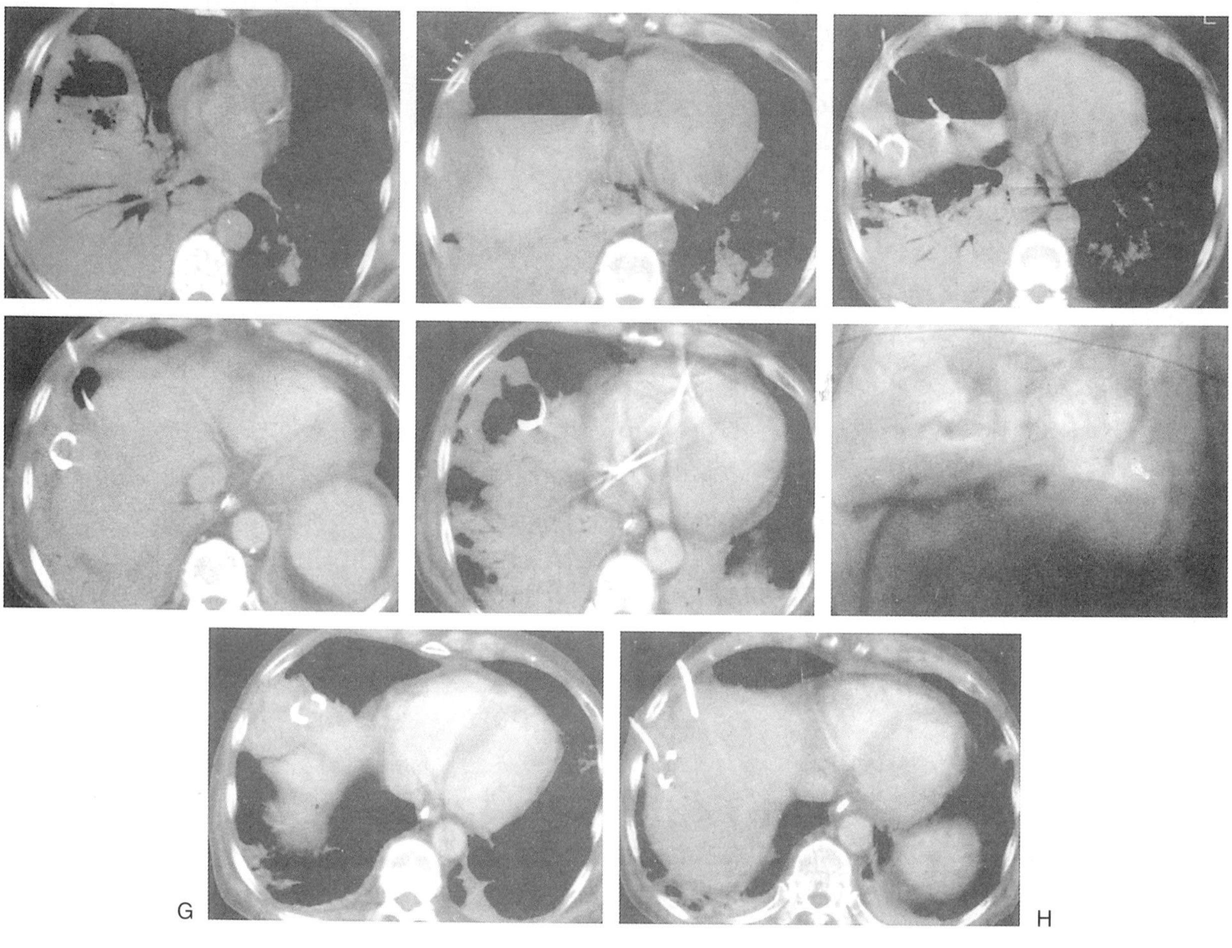

A, B C D, E F G H

图 15.4.5

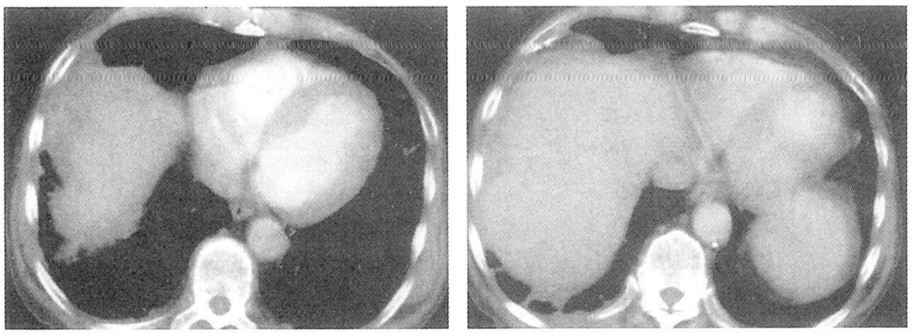

I J

图 15.4.5(接上)

A，B：腹部和胸腔底部 CT 扫描显示大范围的膈下/肝内积液，伴气液平，与塌陷的右肺下叶相联系。可见广泛的含气支气管征。行 CT 导向下引流术。C～E：使用了 3 根导管进行多个部位的积液引流。F：尽管进行了引流，病人的呕吐物中仍含有胆汁成分。引流 5 天后，经引流管注射对比剂后的随访胸片显示有胆管支气管瘘。G，H：又进行了 8 天积极的抽吸引流，病人临床情况明显好转。随访 CT 显示积液已消退。I，J：引流 2 周后移除了引流管。引流 30 天后的随访 CT 显示肝脓肿和支气管胆管瘘(BBF)已彻底消失。

评论：BBF 是一种罕见的表现为咯胆汁的疾病。它通常是合并严重感染和脓肿形成的胆道梗阻的一种表现。BBF 的定义是胆道系统和支气管树之间的一种异常交通。它是半肝切除术、创伤、肝包虫病、胆总管结石和其他导致胆道梗阻的疾病的一种少见并发症。BBF 可以很小，也可以很大。通常病人会出现败血症，但最初的症状可以是慢性咳嗽及咯黑黄色痰。大多数病人有胆管炎和黄疸。BBF 的传统治疗方法是手术，即解除胆道梗阻并引流脓肿。手术闭合瘘管以及通过肝空肠旁路分流对解除胆管狭窄通常是有效的。在经选择的 BBF 病人，已证明切除受累的肺组织并在肺与瘘管间植入有存活能力的组织是可行的方法。最近，一些临床医生采用胆道引流和经皮脓肿引流进行 BBF 的经皮治疗，证明以上方法可以成功地根治瘘管并重建胆汁通道。经皮内外导管引流或放置支架已经成功用于分流胆汁及封闭瘘管。对于大多数病人，需对狭窄进行球囊扩张以进行胆道减压。经内窥镜放置胆管支架也是治疗 BBF 非常有效的方法。分别进行脓肿引流也是必要的。金属支架对于此类病人的胆道减压也有价值。

15.5.1 脾积液的引流

病例 15.5.1:

54 岁男性,因膀胱移行细胞癌曾行膀胱前列腺切除术和尿路改道治疗。该病人术后住院很长时间，其间发生小肠吻合口破裂，为此不得不行回肠造口术。之后病情进展,出现伴有败血症的尿路梗阻,行双侧经皮肾造口术、气管切开术,并重症监护约 1 个月。同时诊断为深静脉血栓。移至普通病房后,出现白细胞计数增高和发热。腹部 CT 扫描显示脾脓肿。需行经皮引流。

A, B 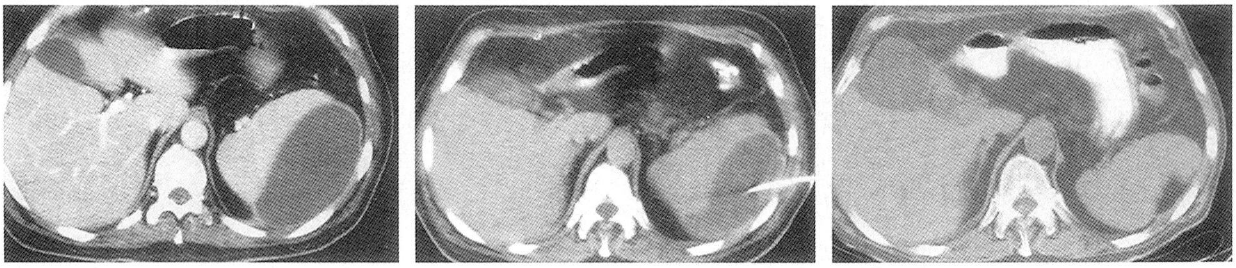 C

图 15.5.1

A:腹部 CT 扫描显示了一个大的脾内脓肿。B:采用 CT 导向,放置了一根 10F 导管用于外引流。病人临床症状好转,发热消退。导管于 7 天后移除。C:出院前复查 CT 显示脾内有一个残留的病变，但无临床意义。由于病人的临床情况明显好转，故决定对该病变不做处理。

评论:脾脓肿相对少见。据最近的一篇综述指出，近 10 年来的文献仅报道了 300 例脾脓肿病例，但大多数病例的诊断和治疗均是挑战。本病死亡率高，而且因其非特异性的表现常常延误诊断。尽管超声检查对诊断有价值，但脾的病变可能与膈下积液混淆，因此 CT 被认为在诊断上更精确、可靠。脾感染伴脓肿形成可与细菌或真菌感染有关。免疫抑制状态常与脾脓肿的发生有关。败血症、细菌性心内膜炎、创伤、缺血及镰状细胞病是常见的促发因素。镰状细胞病可以因其发作期出现的缺血而促发感染。有时也可发生脾结核。几种其他疾病也可能与脾感染和脓肿形成有关。由于侵犯、破裂以及炎症过程，邻近器官的疾病可以引起脾脓肿。胰腺炎是众所周知的脾脓肿的原因。胰腺假性囊肿可以侵犯脾并长入脾实质而引起感染。左侧结肠癌穿孔并伴有瘘管形成是公认的脾感染原因之一，大多数病人需行脾切除术。脾血肿是急性胰腺炎的一种不常见并发症。局部因素，如脾动、静脉栓塞，脾内假囊肿、脾周粘连及酶的消化与脾出血有一定关系。若不存在上述局部因素，非创伤性脾出血的病因仍不清楚。只要急性胰腺炎病人出现脾血肿，都应该考虑到弥漫性微循环梗死，诸如弥散性血管内凝血(一种局限性消耗性凝血病)和其他凝血异常。

15.5.2 脾积液的引流

病例 15.5.2:

70 岁女性,既往有乳腺癌病史,左腿深静脉血栓形成,曾行全卵巢和子宫切除术,以及直肠乙状结肠切除术,术后因盆腔脓肿曾行经皮引流治疗成功。近 2 周来出现了严重的右侧腹痛,服止痛剂无明显效果。腹部 CT 扫描显示脾内积液,与脾脓肿表现一致。需行经皮引流。

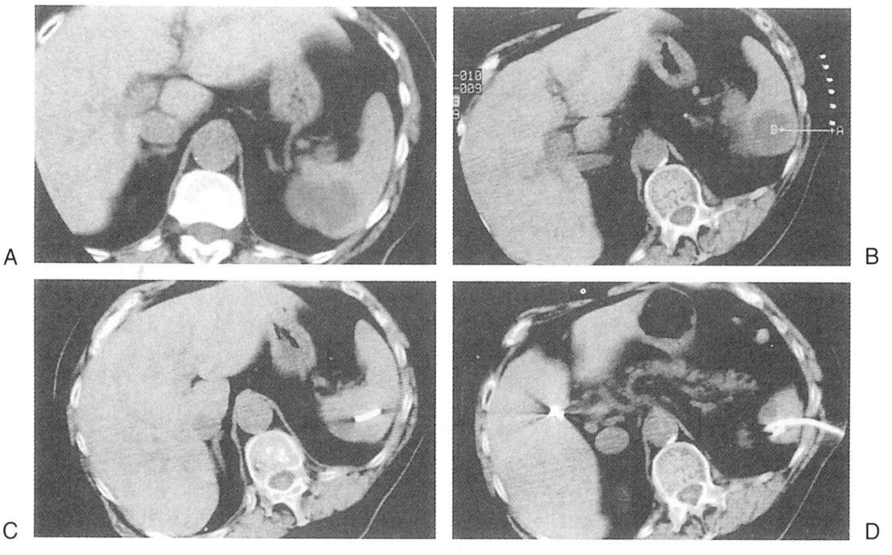

图 15.5.2

A:仰卧位腹部 CT 扫描显示有一个 5cm×3cm 的脾脓肿。B:放置定位栅后的 CT 扫描显示了合适的入路层面。C,D:放置了一根 10F 引流管,积液被完全排空。脓肿消散后移除了导管。导管移除 2 周后,为评价盆腔新生物的随访 CT 显示脓肿已完全消散,脾大小正常(未显示)。

评论:脾脓肿可以单发或多发。单发者更常见。沙门菌和克雷伯杆菌是常见的致病原。脾的位置邻近胰腺。急性胰腺炎时脾的受累相对少见,但胰周假性囊肿和脓肿可以穿入脾。经皮抽吸引流可以解决病原微生物引起的感染。外科脾切除是治疗脾脓肿的金标准,而且对于无功能的脾,如镰状细胞病患者的脾,是首选的治疗方法。大多数脾脓肿可以通过超声或 CT 导向插管引流成功地治疗。抗生素与介入性经皮穿刺引流联合治疗已经使脾脓肿的治疗手段发生了改变,而且对于高手术危险的病人及单房性病变,目前已经是首选的方法,同时还可以作为外科手术前的临时治疗措施。但应记住,脾切除会引起吞噬作用减弱,降低血清免疫球蛋白 M 水平和抗原反应。脾切除后的膈下脓肿占创伤后脾切除术后并发症的 2.5%。

15.6.1 肾包虫囊肿的治疗

病例 15.6.1:

45 岁女性，肝和肾囊肿，因出现上腹痛而行经皮治疗。

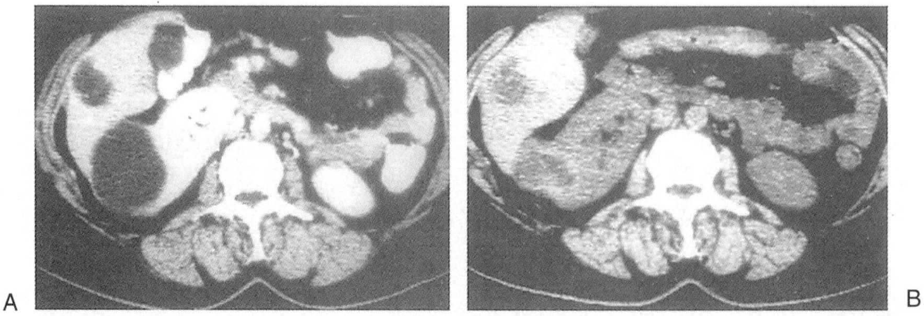

图 15.6.1

A：CT 扫描显示有多发的肝包虫囊肿。所有囊肿均为Ⅰ型。还有一个巨大肾囊肿，也安排实行插管治疗。B：治疗后 6 个月的随访 CT 示囊肿已明显消散。可见肾包虫囊肿有高密度的厚壁。肝第Ⅴ段及右肾仍有两个小的残留囊肿。

评论：肾包虫病比肝包虫病和肺包虫病相对少见。已证实的包虫病例中仅有大约 4% 病人的肾脏受累。凭借超声、CT 和免疫学检查可做出准确的诊断。临床表现可以仅为后背痛，也可很严重，以至出现胁腹部肿块、包虫囊尿、血尿、感染及高血压。在大多数病例（75%）中，外科切除囊肿可获成功，但是 25% ~ 40% 的病例需行肾切除术。有创性小的治疗，包括穿刺、抽吸、注射高渗盐水和再抽吸[PAIR 技术：puncture 穿刺、aspiration 抽吸（囊肿容积的一半）、injection 注射（最初估计的高渗盐水量的三分之一并等待 20min）、reinjection 再注射（全部液体量）]，上述治疗亦用于本病例进行肝、肾囊肿的处理。对于 6cm 以上的囊肿应进行插管并注射无水酒精。未经治疗的肾囊肿可破入收集系统，可能导致荨麻疹及沿输尿管和膀胱发生的子灶的种植。

15.7.1 肝包虫囊肿的治疗

病例 15.7.1:

27 岁男性,非特异性右上腹痛及肝肿大。超声检查示肝包虫囊肿。

A 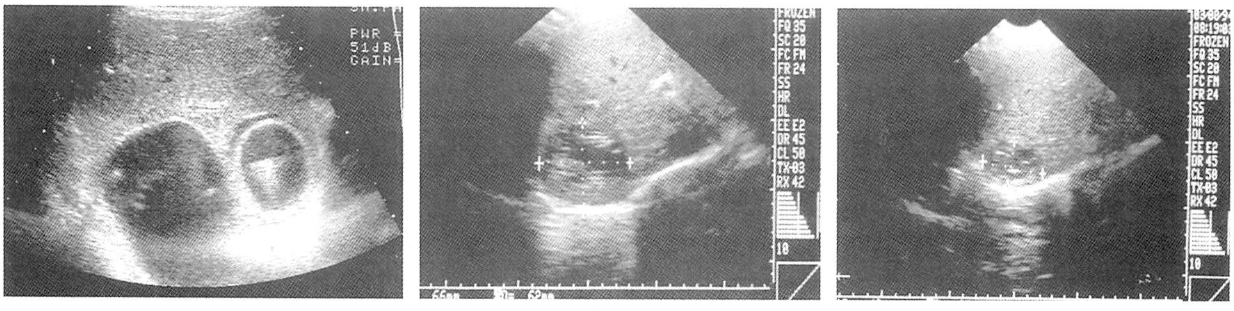 B, C

图 15.7.1

A:超声检查显示肝右叶 11mm×90mm 及35mm×50mm 的 I 型包虫囊肿。可见小囊肿内的穿刺针回声影，分别位于囊肿内和囊肿周围。大囊肿的容积大约为 515ml,小囊肿约为 36.4ml。B:经皮治疗 3 个月后，大囊肿的大小约为 62mm×66mm,容积约为 130ml,内部呈更加实性的回声影。容积减少了 74%。小囊肿消失,仅可见一条斑痕。C:1 年后的随访超声检查显示大囊肿呈假肿瘤表现。大小为 34mm×48mm,容积为 29 ml。容积减少了 94%。

评论:包虫病由细粒棘球蚴引起,流行于地中海国家、中东、南美、澳大利亚以及新西兰。该病是上述流行地区的常见病，由于移民的原因在欧洲和北美也呈上升趋势。诊断性的检查，如血清学和特异性抗体检查,作为普查和随访的方法并不可靠。超声、CT 和 MRI 等影像技术在诊断和随访两方面均更加可靠。在经皮治疗出现之前,包虫囊肿一直采用外科治疗。在 Muller 首次行包虫囊肿的经皮治疗之前，一直有一种概念，就是本病的过敏性反应非常危险。但在经皮治疗过程中并未见到发生过敏反应。手术的死亡率、并发症发生率及复发率分别为 0~6.3%、12.5%~80%、2%~30%。无并发症者的住院时间为 14 天,而有并发症者则需 30 天。对于一组 252 例包虫囊肿病人 5.5 年的随访结果显示,死亡率为 0,并发症发生率为 12.5%,复发率为 1.31%，无并发症者平均住院时间为 1 天，而有并发症者为 20.4 天。包虫囊肿经皮治疗总体的适应证要依赖于 Garbhi 所定义的囊肿在超声上的分型。Garbhi 分型可概括如下：①Ⅰ型，纯积液（图 15.6.1A);②Ⅱ型,积液伴不完整的壁;③Ⅲ 型,积液伴姊妹囊肿;④Ⅳ 型,不均匀回声;⑤Ⅴ 型,反射性的钙化的壁。Ⅰ型、Ⅱ型及部分Ⅲ 型,即囊肿未与胆管交通的类型，是经皮治疗的主要适应证。主要有两种经皮治疗方法。一种是 Ben-Amor 所定义的 PAIR 技术;另一种技术就是在 PAIR 技术之后再行标准的插管技术。插管技术紧随注射过程之后进行,将 6F~9F 的辫尾导管置入囊肿腔内进行 24h 的自由引流。24h 后行囊内造影，如未发现囊肿与胆道间存在交通，注入初始量之半量的无水乙醇，保持 20min 以取得硬化效果。PAIR 技术一般用于小于 6cm 的囊肿,插管技术一般用于大于 6cm 的囊肿。包虫囊肿经皮治疗的并发症主要是胆瘘(3.2%)及囊肿感染(1.3%)。轻微的并发症有发热和荨麻疹(7.8%)。

15.7.2 肝包虫囊肿的治疗

病例 15.7.2:

45 岁女性，多发肝囊肿和右肾单发包虫囊肿，出现非典型性右上腹痛及肝肿大。

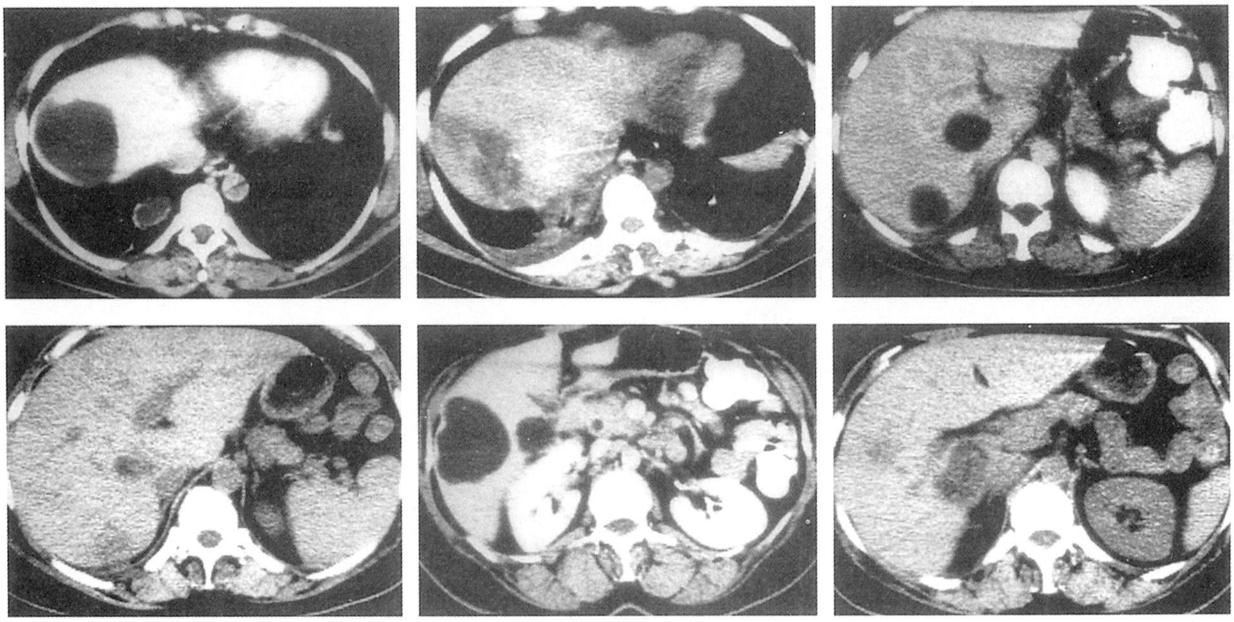

A, B　C

D, E　F

图 15.7.2

CT 扫描显示多发肝包虫囊肿。所有囊肿均为 Ⅰ 型。肝囊肿(n = 8)均经 PAIR 技术处理。A:包虫囊肿位于肝穹窿顶。B:同一病变治疗后 6 个月。C,D:位于肝中部的两个病变,治疗前(C)及治疗后(D)。E,F:位于第Ⅴ段和第Ⅵ段之间的较大病变，治疗前（E）及治疗后(F)。治疗后的 CT 扫描显示了病变内的变性改变。

评论: 肝囊肿的治疗目前可采用 4 种方法：手术治疗、药物治疗、内镜治疗和经皮治疗。这些技术可以联合使用。经内镜的治疗途径有局限性，目前一般仅用于胆管的包虫囊肿。药物治疗经常无效，据观察甲苯咪唑仅对 50% 病人有效，奥苯咪唑的有效率则仅有 27%。手术和经皮治疗上文已经讨论过。该病人有 8 个肝囊肿和 1 个 Ⅰ 型肾包虫囊肿。其住院时间仅有 3 天。肾包虫囊肿和 4 个肝囊肿在第一天采用经皮技术治疗，余下的肝囊肿在第二天采用经皮治疗。可观察到很好的疗效。无短期或长期并发症。

15.7.3 肝包虫囊肿的治疗

病例 15.7.3:

一孕妇出现了肝包虫囊肿,采用经皮治疗。

A

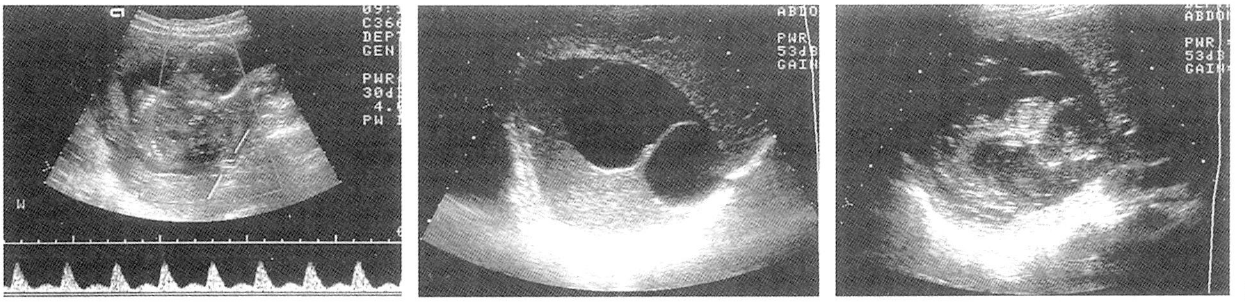

B, C

图 15.7.3

A:产科超声显示子宫动脉为正常 Doppler 波形,子宫灌注亦正常。B:超声检查显示母亲肝脏内有Ⅲ型包虫囊肿并伴有子囊。C:经皮针刺并用乙醇治疗后的超声检查显示子囊的变性。

评论: 妊娠合并包虫囊肿的表现包括:①包虫囊肿破裂;②包虫囊肿对胎儿及胎盘血液循环的机械性影响;③产道的阻塞。妊娠合并包虫囊肿的传统治疗方法是外科治疗,最佳术式是囊肿次全切除术,联合应用口服抗蠕虫药奥苯咪唑。对母亲和胎儿来说,全麻下手术比经皮治疗危险得多。手术完成后孕妇可早产。该病人有Ⅲ型包虫囊肿伴子囊和变性的基质。尽管插管技术对于基质的引流更容易,但由于该技术比 PAIR 技术更复杂而选择了后者。所有的子囊均已灭活,尽可能地抽吸了囊腔。在囊肿抽吸前后做了微生物学诊断,结果显示治疗前包虫囊肿有活性,而治疗后已失活。23 周后,病人生下了一个健康、体重 3 050g 的婴儿,且无任何并发症。

15.8.1 胃肠道瘘的经皮治疗

病例 15.8.1:

65 岁男性,因胃食管反流行 Nissen 手术,术后出现了食管瘘,漏入了腹腔和纵隔。随后出现多种并发症,包括败血症及腹膜炎,因此在 6 个月住院期间进行了多种手术和经皮引流治疗。该病人最终好转出院, 但腹部带有一大的开放手术瘢痕,仅由张力较差的肉芽组织封闭。切口逐渐闭合,但出现顽固性的胃瘘且持续超过了 4 个月。需行经皮治疗。

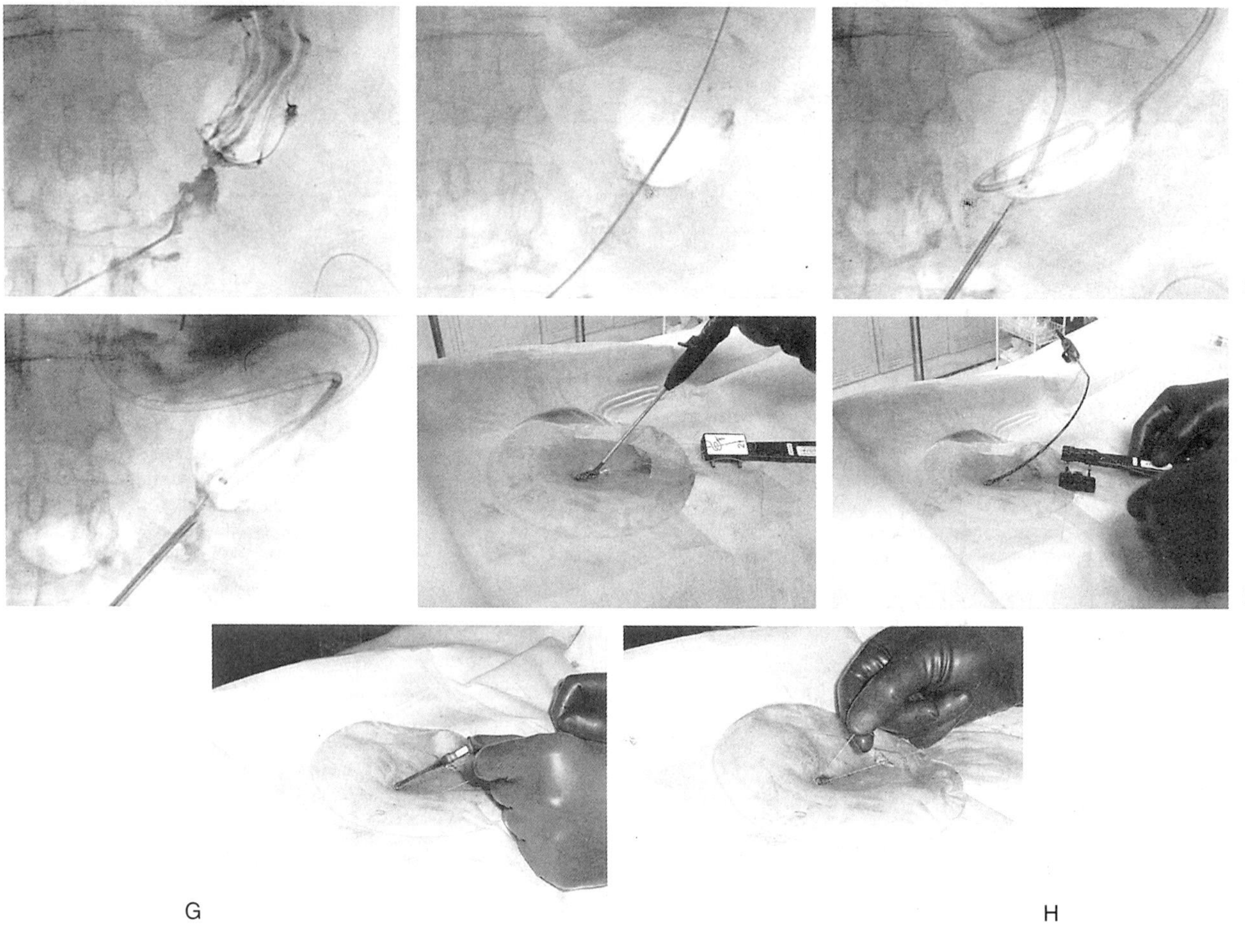

A, B　C　D, E　F　G　H

图 15.8.1

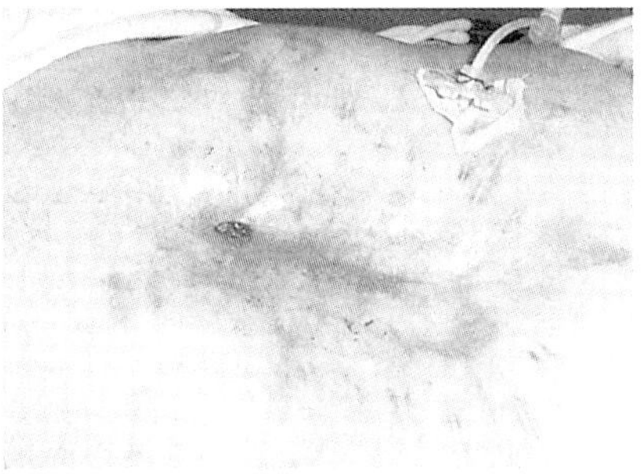

I

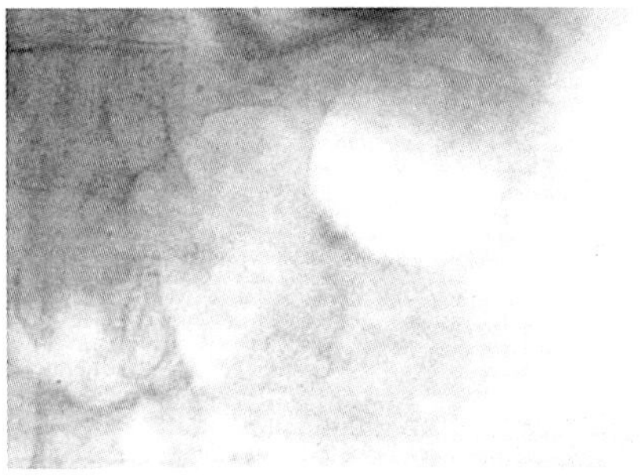

J

图 15.8.1(接上)

A:经 KMP 导管采用退针式注射将对比剂注入瘘管内，显示有一个较大的窦道，胃壁上存在一个硬化区。B:沿导丝插管至胃内。C:沿导丝将 Perclose 闭合装置引入瘘管和胃内。D:展开穿刺针。当装置的底部被打开后可见金属针(未显示)。E:退出装置，拔出缝合线。F:将 Perclose 装置进一步移除，并用打结装置打一个结。G:采用推进器将打好的结推入。H:将该结固定于原位并切断线头。I:缝合后瘘管的外观。可见空肠造口导管。J:最后的照片显示胃内充满空气，尚含有少量残存对比剂。6 个月后的随访摄片显示瘘管已闭合。

评论: 缝合式闭合装置已在欧洲应用了大约 10 年，最近应用于经皮介入技术后闭合股动脉的穿刺处，特别是已给予肝素或 ReoPro 和有较大入路鞘的病人。缝合式装置在其他血管或非血管领域尚有应用潜能。胃肠道瘘通常是与复杂的胃肠道手术有关的慢性问题，应留置引流直至其自行闭合。缝合装置更适宜在胃肠道壁上应用，为此装置提供了一个很有吸引力的用途。目前常用的 Perclose 装置可用于部分瘘的缝合，然而对于有些病人，用于缝合组织的缝合针的宽度不够。Perclose 装置可以而且应该做出改进，使其底部加长、带有缝合帽，匹配更宽的针。如果中空脏器的内压不是非常高，瘘管会有很好的机会闭合。氰基丙烯酸酯可用于连接缝合口以封闭瘘管。

(闫　旭　译)

建议阅读

胸腔引流

Aabakken L, Chittom P, McKay DC, et al. Percutaneous drainage of a mediastinal pancreatic pseudocyst: a paraspinal, extrapleural CT-guided approach. *J Vasc Interv Radiol* 1997; 8: 283 – 285.

Erasmus JJ, McAdams HP, Rossi S, et al. Percutaneous management of intrapulmonary air and fluid collections. *Radiol Clin North Am* 2000; 38: 385 – 393.

Moulton JS. Image-guided management of complicated pleural fluid collections. *Radiol Clin North Am* 2000; 38: 345 – 374.

Mwandumba HC, Beeching NJ. Pyogenic lung infections: factors for predicting clinical outcome of lung abscess and thoracic empyema. *Curr Opin Pulm Med* 2000; 6: 234 – 239.

Patankar T, Prasad S, Maniyar A, et al. Percutaneous drainage of mediastinal abscess following oesophageal perforation. *J Assoc Physicians India* 1999; 47: 742.

Patz EF, Goodman PC, Erasmus JJ. Percutaneous drainage of pleural collections. *J Thorac Imaging* 1998; 13: 83 – 92.

Putnam JB, Light RW, Rodriguez RM, et al. A randomized comparison of indwelling pleural catheter and doxycycline pleurodesis in the management of malignant pleural effusions. *Cancer* 1999; 86: 1992 – 1999.

van Sonnenberg E, Wittich GR, Goodacre BW, et al. Percutaneous abscess drainage: update. *World J Surg* 2001; 25: 362 – 372.

van Sonnenberg E, Wittich GR, Goodacre BW, et al. Percutaneous drainage of thoracic collections. *J Thorac Imaging* 1998; 13: 74 – 82.

White CS, Meyer CA, Templeton PA. CT fluoroscopy for thoracic interventional procedures. *Radiol Clin North Am* 2000; 38: 303 – 322.

腹膜腔引流

Barozzi L, Pavlica P, Menchi I, et alo Prostatic abscess: diagnosis and treatment. *AJR* 1998; 170: 753 – 757.

Butch RJ, Mueller PR, Ferrucci JT, et al. Drainage of pelvic abscesses through the greater sciatic foramen. *Radiology* 1986; 158: 487 – 491.

Catalano OA, Hahn PF, Hooper DC, et al. Efficacy of percutaneous abscess drainage in patients with vancomycin-resistant enterococci. *AJR* 2000; 175: 533 – 536.

Collado A, Palou J, Garcia-Penit J, et al. Ultrasound-guided needle aspiration in prostatic abscess. *Urology* 1999; 53: 548 – 552.

Fisher ME, Nisenbaum HL, Axel L, et al. Prostatic abscess due to Aspergillus fumigatus: TRUS and MR imaging finding. *J Ultrasound Med* 1998; 17: 181 – 184.

Fishman SJ, Pelosi L, Klavon SL, et al. Perforated appendicitis: prospective outcome analysis for 150 children. *J Pediatr Surg* 2000; 35: 923 – 926.

Galbis Sanjuan F, Jimenez Cidre M, Rodriguez Rodriguez R, et al. Tuberculous prostatic abscess in acquired immunodeficiency syndrome. *Arch Esp Urol* 1997; 50: 393 – 395.

Gan E. Transrectal ultrasound-guided needle aspiration for prostatic abscesses: an alternative to transurethral drainage? *Tech Urol* 2000; 6: 178 – 184.

Gervais DA, Hahn PF, O'Neill MJ, et al. CT-guided transgluteal drainage of deep pelvic abscesses in children: selective use as an alternative to transrectal drainage. *AJR* 2000; 175: 1393 – 1396.

Gerzof SG, Robbins AH, Johnson WC, et al. Percutaneous catheter drainage of abdominal abscesses: a five – year experience. *N Engl J Med* 1981; 305: 653 – 657.

Gerzof SG. Surgical and computerized tomography guided drainage for intraabdominal abscess. *Am J Surg* 1984; 147: 426 – 428.

Goncalves LF, Rojas MV, Vitorello D, et al. Klippel-Trenaunay-Weber syndrome presenting as massive lymphangiohemangioma of the thigh: prenatal diagnosis. *Ultrasound Obstet Gynecol* 2000: 15: 537 – 541.

Haaga JR, Nakamoto D, Stellato T, et al. Intracavitary urokinase for enhancement of percutaneous abscess drainage: phase II trial. *AJR* 2000; 174: 1681 – 1685.

Huang JJ, Ruaan MK, Lan RR, et al. Acute pyogenic iliopsoas abscess in Taiwan: clinical features, diagnosis, treatments and outcome. *J Infect* 2000; 40: 248 – 255.

Jamieson DH, Chair PG, Filler R. Interventional drainage of appendiceal abscesses in children. *AJR* 1997; 169: 1619 – 1622.

Ketai L, Washington T, Allen T, et al. Is the stat Gram stain helpful during percutaneous image-guided fluid drainage? *Acad Radiol* 2000; 7: 228 – 231.

Kim BS, Sbar AD, Jatoi I. Intra-abdominal cystic lymphangioma. *Surgery* 2000; 128: 834 – 835.

Lanzieri CF, Hilar SK. Computed tomography of the sacral plexus and sciatic nerve in the greater sciatic foramen. *AJR* 1984; 143: 165 – 168.

Lim JW, Ko YT, Lee DH, et al. Treatment of prostatic abscess: value of transrectal ultrasonographically guided needle aspiration. *J Ultrasound Med* 2000; 19: 609 – 617.

Lomas DJ, Dixon AK, Thomson HJ, et al. CT-guided drainage of pelvic abscesses: the peranal transrectal approach. *Clin Radiol* 1992; 45: 246 – 249.

Ludwig M, Schoeder-Printzen I, Schiefer HG, et al. Diagnosis and therapeutic management of 18 patients with prostatic abscess. *Urology* 1999; 53: 340 – 345.

Luzzatto C, Midrio P, Tchaprassian Z, et al. Sclerosing treatment of lymphangiomas with OK-432. *Arch Dis Child* 2000; 82: 316 – 318.

Malden ES, Picus D. Hemorrhagic complication of transgluteal pelvic abscess drainage: successful percutaneous treatment. *J Vasc Interv Radiol* 1992; 3: 323 – 328.

Mueller PR, Saini S, Wittenburg J, et al. Sigmoid diverticular abscesses: percutaneous drainage as an adjunct to surgical resection in 24 cases. *Radiology* 1987; 164: 321 – 325.

Mueller PR, Simeone JF, Butch RJ, et al. Percutaneous drainage of subphrenic abscess: a review of 62 patients. *AJR* 1986; 147: 1237 – 1240.

Mueller PR, van Sonnenberg E, Ferrucci JT. Percutaneous drainage of 250 abdominal abscesses and fluid collections. *Radiology* 1984; 151: 343 – 347.

Schwartz DA, Visvesvara G, Weber R, et al. Male genital tract microsporidiosis and AIDS: prostatic abscess due to encephalitozoon hellem. *J Eukaryot Microbiol* 1994; 41: 61S.

Shah RD, Nardi PM, Han CC. Histoplasma prostatic abscess: rare cause in an immunocompromised patient. *AJR* 1996; 166: 471.

Stein M, Hsu RK, Schneider PD, et al. Alcohol ablation of a mesenteric lymphangioma. *J Vasc Interv Radiol* 2000; 11: 247 – 250.

Trambert JJ. Percutaneous interventions in the presacral space: CT-guided precoccygeal approach-early experience. *Radiology* 1999; 213: 901 – 904.

Yip SK, Cheng C, Wong MY, et al. Cryptococcal prostatic abscess in an immunocompromised patient: a case report and review of the literature. *Ann Acad Med Singapore* 1998; 27: 873 – 876.

胰腺疾病的引流

Adams DB, Srinivasan A. Failure of percutaneous catheter drainage of pancreatic pseudocyst. *Ann Surg* 2000; 66: 256 - 261.

Baril NB, Ralls PW, Wren SM, et al. Does an infected peripancreatic fluid collection or abscess mandate operation? *Ann Surg* 2000; 231: 361 - 367.

Dixon GD. Nitinol snare for removal of abscess debris. *J Vasc Interv Radiol* 1994; 5: 647 - 648.

Echenique AM, Sleeman D, Yrizarry J, et al. Percutaneous catheter-directed debridement of infected pancreatic necrosis: results in 20 patients. *J Vasc Interv Radiol* 1998; 9: 565 - 571.

Fotoohi M, D'Agostino HB, Wollman B, et al. Persistent pancreatocutaneous fistula after percutaneous drainage of pancreatic fluid collections: role of cause and severity of pancreatitis. *Radiology* 1999; 213; 573 - 578.

Freeny PC, Hauptmann E, Althaus SJ, et al. Percutaneous CT-guided catheter drainage of infected acute necrotizing pancreatitis: techniques and results. *AJR* 170; 1998: 969 - 975.

Heider R, Meyer AA, Galanko JA, et al. Percutaneous drainage of pancreatic pseudocysts is associated with a higher failure rate than surgical treatment in unselected patients. *Ann Surg* 1999; 229: 781 - 787.

Lee MJ, Wittich GR, Mueller PR. Percutaneous intervention in acute pancreatitis. *Radiographics* 1998; 18: 711 - 724.

Malecka-Panas E, Juszynski A, Chrzastek J, et al. Pancreatic fluid collections: diagnostic and therapeutic implications of percutaneous drainage guided by ultrasound. *Hepatogastroenterology* 1998; 45: 873 - 878.

Maringhini A, Uomo G, Patti R, et al. Pseudocyst in acute nonalcoholic pancreatitis: incidence and natural history. *Dig Dis Sci* 1999; 44: 1669 - 1973.

Migaleddu V, Strusi G, Fais G, et al. Percutaneous drainage with vacuum aspiration of pancreatic pseudocysts. *Eur Radiol* 1995; 5: 501 - 503.

Mosca F. The percutaneous drainage of pancreatic pseudocysts. *Ann Ital Chir* 1999; 70: 173 - 176.

Pitchumoni CS, Agarwal N. Pancreatic pseudocysts. When and how should drainage be performed. *Gastroenterol Clin North Am* 1999; 28: 615 - 639.

Rothlin MA, Schob O, Klotz H, et al. Percutaneous drainage of abdominal abscesses: are large-bore catheters necessary. *Eur J Surg* 1998; 164: 419 - 424.

Shonnard KM, McCarter DL, Lyon RD. Percutaneous debridement of infected pancreatic necrosis with nitinol snares. *J Vasc Interv Radiol* 1997; 8: 279 - 282.

Tsiotos GG, Sarr MG. Management of fluid collections and necrosis in acute pancreatitis. *Curr Gastroenterol Rep* 1999; 1: 139 - 144.

Tunnemann J, Easterbrook JR, Firth J, et al. Management of acute pancreatitis: a comparative audit of clinical practice against the recommendations of the British Society of Gastroenterology. *Br J Surg* 2000; 87: 362 - 373.

Usatoff V, Brancatisano R, Williamson RC. Operative treatment of pseudocysts in patients with chronic pancreatitis. *Br J Surg* 2000; 87: 1494 - 1499.

肝脏积液的引流

Abdelouafi A, Ousehal A, Adil A, et al. Percutaneous treatment of liver abscess. Apropos of 34 cases. *J Radiol* 1993; 74: 341 - 346.

Al-Mezem SS, Al-jahdali HH. Chronic cough due to broncho biliaryftistula. *Respiration* 1999; 66: 473 - 476.

Barrio J, Cosme A, Ojeda E, et al. Pyogenic liver abscesses of bacterial origin. A study of 45 cases. *Rev Esp Enferm Dig* 2000; 92: 232 - 239.

Berger H, Pratschke E, Berr F, et al. Percutaneous drainage treatment of primary liver abscesses. *RoFo* 1989; 150: 167 - 170.

Bertel CK, van Heerden JA, Sheedy PF. Treatment of pyogenic hepatic abscesses. Surgical vs percutaneous drainage. *Arch Surg* 1986; 121: 554 - 558.

Chan AD, Gerscovich EO. Imaging of subcapsular hepatic and renal hematomas in pregnancy complicated by preeclampsia and the HELLP syndrome. *J Clin Ultrasound* 1999; 27: 35 - 40.

Chua HK, Allen MS, Deschamps C, et al. Bronchobiliary fistula: principles of management. *Ann Thorac Surg* 2000; 70: 1392 - 1394.

Corredoira Sanchez JC, Casariego Vales E, Ibanez Alonso MD, et al. Pyogenic liver abscess: changes in etiology, diagnosis and treatment over 18 years. *Rev Clin Esp* 1999; 199: 705 - 710.

D'Albuquerque LA, Uflacker R, Genzini T, et al. Pyogenic liver abscesses: analysis of 36 cases treated by percutaneous drainage. *Rev Assoc Med Bras* 1993; 39: 12 - 16.

D'Altorio RA, McAllister JD, Sestric GB, et al. Hepatopulmonary fistula: treatment with biliary metallic endoprosthesis. *Am J Gastroenterol* 1992; 87: 784 - 786.

Dondelinger RF, Kurdziel JC, Gathy C. Percutaneous treatment of liver abscess: a critical analysis of results. *Cardiovasc Intervent Radiol* 1990; 13: 174 - 182.

Eck BD, Passinault WJ. Bronchobiliary fistula. A rare complication of chronic pancreatitis. *Int J Pancreatol* 1966; 20: 213 - 216.

Greenwood LH, Collins TL, Yrizarry JM. Percutaneous management of multiple liver abscesses. *AJR* 1982; 139: 390 - 392.

Gugenheim J, Ciardullo M, Traynor O, et al. Bronchobiliary fistulas in adults. *Ann Surg* 1988. 207: 90 - 94.

Herold G, Danz B. Endoscopic (-ERC) fibrin sealing and histoacryl sealing of an abscess induced bilio-hepatico-cutaneous and a bilio-hepatico-phrenico-bronchial fistulous system. *Z Gastroenterol* 1995; 33: 605 - 609.

Herrera-Llerandi R. Management of hepatic abscesses. *World J Surg* 1999; 23: 1316.

Khandelwal M, Inverso N, Conter R, et al. Endoscopic management of a bronchobiliary fistula. *J Clin Gastroenterol* 1996; 23: 11125 - 11127.

Kim W, Clark TW, Baum RA, et al. Risk factors for liver abscess formation after hepatic chemoembolization. *J Vasc Interv Radiol* 2001; 12: 965 - 968.

Levy PJ, Tabares AH, Olin JW, et al. Disseminated intravascular coagulation associated with acute ischemic hepatitis after elective aortic aneurysm repair: comparative analysis of 10 cases. *J Cardiothorac Vasc Anesth* 1997; 11: 141 - 148.

Memis A, Oran I, Parildar M. Use of histoacryl and a covered nitinol stent to treat a bronchobiliary fistula. *J Vasc Interv Radiol* 2000; 11: 1337 - 1340.

Oettl C, Schima W, Metz-Schimmerl S, et al. Bronchobiliary fistula after hemihepatectomy: cholangiopancreaticography, computed tomography and magnetic resonance cholangiography findings. *Eur J Radiol* 1999; 32: 211 - 215.

Ogawa T, Shimizu S, Morisaki T, et al. The role of percutaneous transhepatic abscess drainage for liver abscess. *J Hepatobiliary Pancreat Surg* 1999; 6: 263 - 266.

Schwartz ML, Coyle Mt, Aldrete JS, et al. Bronchobiliary fistula: complete percutaneous treatment with biliary drainage and stricture dilation. *Radiology* 1988; 168: 751 - 752.

Scola M, Brophy M, Fiore L. Localized consumptive coagulopathy. *Circulation* 2001; 104: 120 - 121.

Unceta PR, Rodrigues MAM, Aguilar FC, et al. Hepatic abscesses: is simple aspiration puncture with echography control an alternative to

catheter drainage? *Gastroenterol Hepatol* 2000; 23: 470 – 473.
van Sonnenberg E, Wittich GR, Goodacre BW, et al. Percutaneous abscess drainage: update. *WorldJ Surg* 2001; 25: 362 – 372.
Zenda T, Kaizaki C, Sato H, et al. Irrigation of liver abscess: proposal of a novel method and possible indications. *Hepatogastroenterology* 2002; 48: 847 – 850.

脾积液的引流

Al-Salem AH, Qaisaruddin S, Al Jam'a A, et al. Splenic abscess and sickle cell disease. *Am J Hematol* 1998; 58: 100 – 104.
Blondel C, Liard A, Bachy B, et al. US-guided percutaneous drainage of an infected epidermoid cyst of the spleen in a child. *J Radiol* 1999; 80: 1560 – 1571.
Chou YH, Tiu CM, Chiou HJ, et al. Ultrasound-guided interventional procedures in splenic abscesses. *Eur J Radiol* 1998; 28: 167 – 170.
De Bree E, Tsifitis D, Christodoulakis M, et al. Splenic abscess: a diagnostic and therapeutic challenge. *Acta Chir Belg* 1998; 98: 199 – 202.
Duggal RK, Ramachandran KA. Splenic abscess as a complication of acute pancreatitis. *J Assoc Physicians India* 1999; 47: 338 – 339.
Garduno E, Rebollo M, Asencio MA, et al. Splenic abscesses caused by Actinomyces meyeri in a patient with autoimmune hepatitis. *Diagn Microbiol Infect Dis* 2000; 37: 213 – 214.
Lebrato JC, Martinez AJL, Mas JS, et al. Splenic abscess: a case report and review of the literature. *Ann Meal Intern* 1999; 16: 31 – 34.
Mrad AA, Marc SO, Bercault N, et al. Splenic abscess. A rare pathology requiring a multidisciplinary approach. *J Med Liban* 2000; 48: 29 – 33.
Murray AW, Macgregor AB. A case of multiple splenic abscesses managed non-operatively. *J R Coll Surg Edinb* 2000; 45: 189 – 191.
Nakao A, Iwagaki H, Isozaki H, et al. Portal venous gas associated with splenic abscess secondary to colon cancer. *Anticancer Res* 1999; 19; 5641 – 5644.
Salzano A, Rossi E, De Rosa A, et al. The role of computed tomography in assessing subphrenic abscesses after posttraumatic splenectomy. *Radiol Med* 1999; 98: 173 – 177.
Schaberle W, Eisele R. Percutaneous ultrasound controlled drainage of large splenic abscesses. *Chirurg* 1997; 68: 744 – 748.

肾包虫囊肿的治疗

Akhan O, Ustunsoz B, Somuncu I, et al. Percutaneous renal hydatid cyst treatment: long-term results. *Abdom Imaging* 1998; 23: 209 – 213.
Benchekroun A, Lachkar A, Soumana A, et al. Hydatid cyst of the kidney. Report of 45 cases. *Ann Urol* 1999; 33: 19 – 24.
el Khader K, Koutani A, el Mamoun M, et al. Endoscopic percutaneous drainage of a renal echinococcal cyst during percutaneous nephrolithotomy. *Acta Urol Belg* 1998; 66: 43 – 46.
Horchani A, Nouira Y, Kbaier I, et al. Hydatid cyst of the kidney. A report of 147 controlled cases. *Eur Urol* 2000; 38: 461 – 467.
Zmerli S, Ayed M, Horchani A, et al. Hydatid cyst of the kidney: diagnosis and treatment. *World J Surg* 2001; 25: 68 – 74.

肝包虫囊肿的治疗

Akhan O, Ozmen MN, Dincer A, et al. Liver hydatid disease: long-term results of percutaneous treatment. *Radiology* 1996; 198: 259 – 264.
Al Karawi MA, Mohamed ARE, Yasawy MI. Advances in diagnosis and management of hydatid disease. *Hepatogastroenterology* 1990; 37: 327 – 331.
Belli L, del Favero E, Marni A, et al. Resection versus pericystectomy in the treatment of hydatidosis of the liver. *Am J Surg* 1983; 145: 239 – 242.
Ben Amor N, Gargouri M, Gharbi HA, et al. Traitment du kyste hydatique du foie du mouton par ponction sous echographie. *Tunis Med* 1986; 64: 325 – 331.
Bilge A, Sozuer EM. Diagnosis and surgical treatment of hydatid disease. *Surgery* 1994; 8: 77 – 81.
Filice C, Di Perri G, Strosselli M, et al. Parasitologic findings in percutaneous drainage of human hydatid liver cysts. *J Infect Dis* 1990; 161: 1290 – 1295.
Gargouri M, Ben Amor N, Chehida FB, et al. Percutaneous treatment of hydatid cysts. *Cardiovasc Intervent Radiol* 1990; 13: 169 – 173.
Gharbi HA, Hassine W, Brauner MW, et al. Ultrasound examination of the hydatid liver. *Radiology* 1981; 139: 459 – 463.
Kain KC, Keystone JS. Recurrent hydatid disease during pregnancy. *Am J Obstet Gynecol* 1988; 159: 1216 – 1217.
Khuroo MS, Zargar SA, Mahajan R. Echinococcus granulosus cysts of the liver: management with percutaneous drainage. *Radiology* 1991; 180: 141 – 145.
Mottaghian H, Saidi F. Postoperative recurrence of hydatid disease. *Br J Surg* 1978; 65: 237 – 242.
Mueller PR, Dawson SL, Ferruci JT, et al. Hepatic echinococcal cyst: successful percutaneous drainage. *Radiology* 1985; 155: 627 – 628.
Rahman MS, Rahman J, Lysikiewicz A. Obstetric and gynecological presentations of hydatid disease. *Br J Obstet Gynaecol* 1982; 89: 665 – 670.
Ulualp DM, Aydemir I, Senturk H, et al. Management of intrabiliary rupture of hydatid cyst of the liver. *World J Surg* 1996; 19: 720 – 724.

胃肠道瘘的经皮治疗

Chamberlin JR, Lardi AB, McKeever LS, et al. Use of vascular sealing devices (VasoSeal and Perclose) versus assisted manual compression (FemoStop) in transcatheter coronary interventions requiring abciximab (ReoPro). *Catheter Cardiovasc Interv* 1999; 4: 143 – 147.
Duda SH, Wiskirchen J, Erb M, et al. Suture-mediated percutaneous closure of antegrade femoral arterial access sites in patients who have received full anticoagulation therapy. *Radiology* 1999; 210: 47 – 52.
Hahn U, Betsch A, Wiskirchen J, et al. A new device for percutaneous suture-mediated closure of arterial puncture sites using exteriorized needles: initial experience. *J Invasive Cardiol* 2001; 13: 456 – 459.
Sesana M, Vaghetti M, Albiero R, et al. Effectiveness and complications of vascular access closure devices after interventional Procedures. *J Invasive Cardiol* 2000; 12: 400 – 401.

第 16 章

经皮非血管性介入治疗

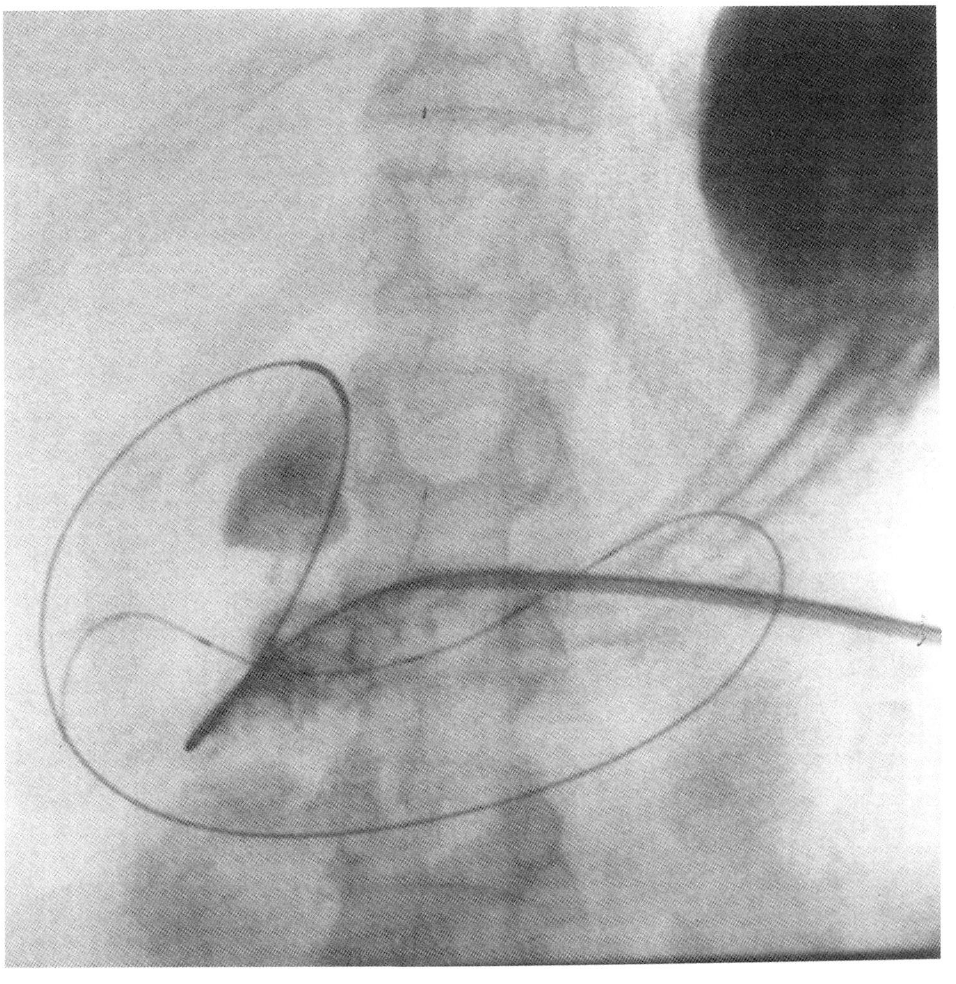

16.1.1 气管和支气管支架置入

病例 16.1.1:

65 岁男性病人，因心脏手术后长时间气管插管而致良性医源性气管狭窄。严重气促、喘息、喘鸣及反复感染 6 个多月，需行球囊成形术和支架置入。

A, B　C　D, E　F

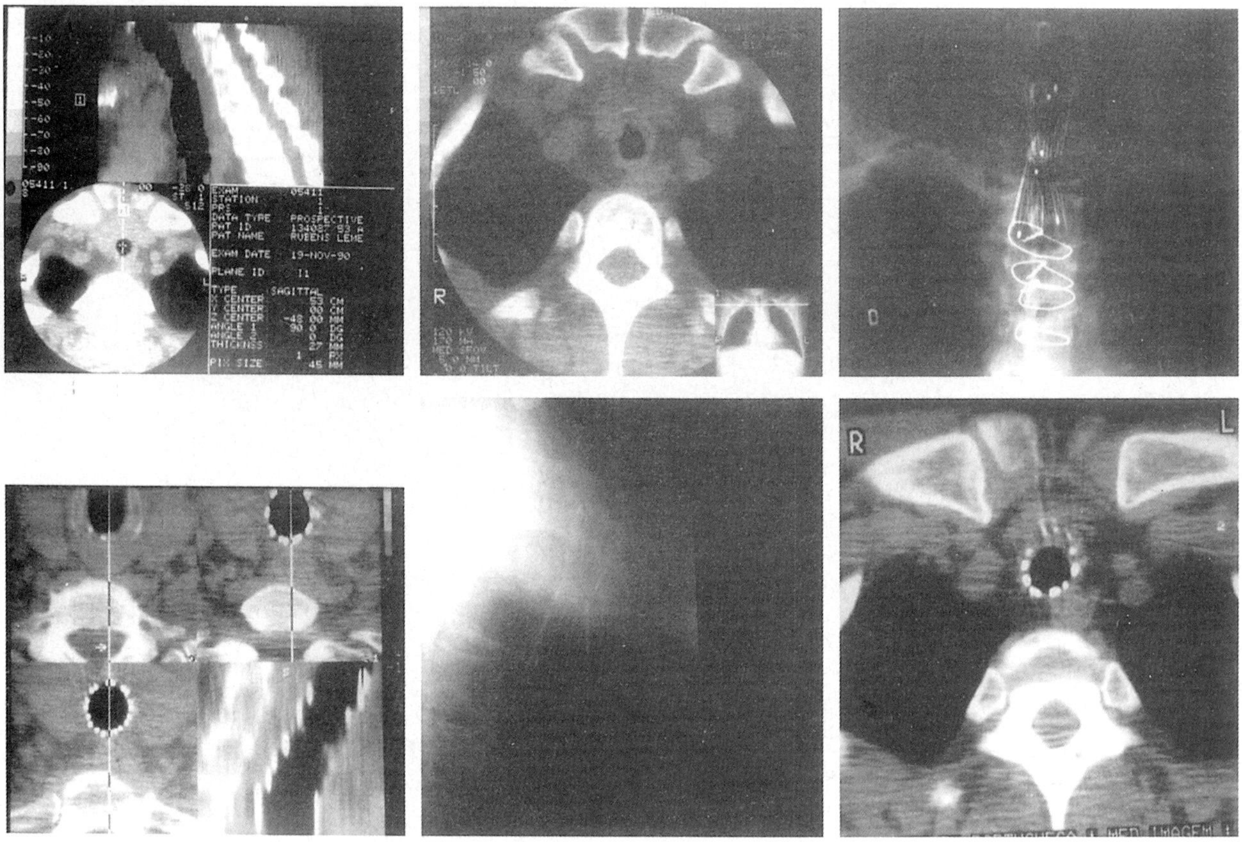

图 16.1.1

A：气管 CT 扫描二维重组侧位像显示一狭窄段，横断面像显示的狭窄比当初想像的更为严重。B：气管横断面像显示恰于最严重狭窄区下方管壁增厚和管腔狭窄。C：实施了球囊成形术（未展示）后，随即放置了一个大的双体 Z 型支架。CT 扫描横断面像和二维重组影像显示气管通畅。D：CT 扫描横断面像显示主要狭窄段下方展开的支架和较大的管腔。E，F：颈部前后位及侧位 X 线照片显示展开的支架，中心有一狭窄的节段。当时，Z 型支架不是用缝线连接，而是通过一金属杆从顶端到底端相连。术后随着呼吸困难和反复感染的消除，临床情况明显改善。

评论：大多数气管良性狭窄是医源性的。由此可引发多种并发症，但主要症状为呼吸困难和反复感染。范围较小的环行狭窄最好经手术治疗。范围大且严重的狭窄则难于手术处理，大多数情况下球囊扩张术和支架置入是合适的替代方法。球囊或探子扩张技术对于这些病人症状的长期缓解无效。对于新生儿和幼儿，球囊扩张术作为姑息治疗措施具有很重要的作用，可允许小儿长大后采取更为可靠的治疗方法。球囊扩张应先于支架置入施行。很多年来，大的 Z 型支架是惟一的选择。最初的设计不能使两个支架体适当地连接，由金属杆连接的两个支架之间存在一个缝隙。而更新型的支架由缝线连接，各段支架间相互匹配成为一体。最近已有市售的、较大的气管 Wallstent 支架，更具柔韧性。气管内金属支架置入的潜在问题包括肉芽或肿瘤组织通过支架网眼向内生长，这可导致气道梗阻复发。4 ~ 6 周内支架会嵌入气道壁内，非手术方法难以取出。目前已有覆膜支架。

16.1.2 气管和支气管支架置入

病例 16.1.2:

32个月男性患儿,产后脑性瘫痪。因呼吸困难,在其生存的大半时间靠气管插管来维持。除去插管时,由于气管壁萎陷出现了气管软化和呼吸功能障碍。为使病人能够出院,决定尝试使用支架来支撑气管,改善呼吸功能。

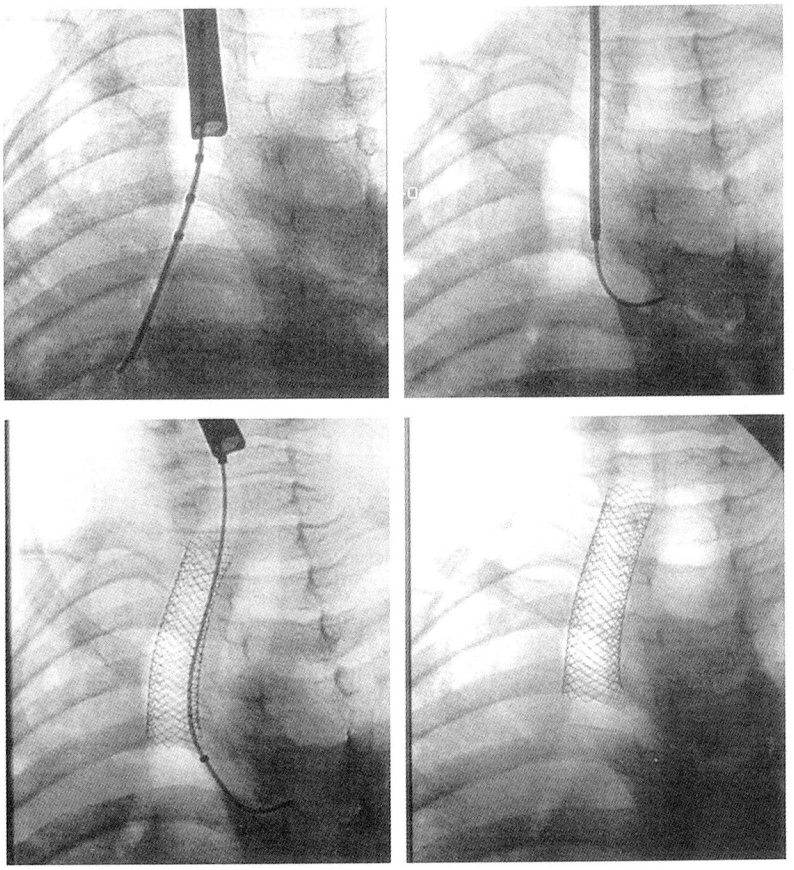

图 16.1.2

A:支气管镜检查提示严重的气管软化。可以看到扩张且不规则的气管。通过支气管镜送入一根标有刻度的导丝进入气管和右主支气管以进行测量。B:测量后将一个10mm×40mm的Wallstent支架,沿导丝推送入气管内。C:支架在气管内隆突上方展开以支撑气管壁。注意投放系统仍在原位。D:随访胸部X线平片显示支架充分展开,支撑着气管壁。病人呼吸功能明显改善,并于支架放置术后2天出院。现已随访超过12个月,病人没有与呼吸状况有关的症状。

评论: Wallstent气管支气管支架是可弯曲的自展式金属网,呈圆筒形设计。投放系统与血管投放装置相同,包括含内支架的套管和不透X射线的标志物,后者可显示处于限制状态的支架的界限。支架长度会有相当程度的缩短。最终选择的支架直径应大于气道的靶区,以借助支架的辐射力来保证气管或支气管内支架的稳定性。已有辐射力小于Z型支架的Wallstent支架,这种支架在保持气管和支气管狭窄开放方面十分有效。一旦有气管软化,支架所提供的支撑力更多是用于防止气管壁塌陷而不是使狭窄保持开放。Wallstent支架所具有的柔韧性允许准确地放置支架,支架壁的顺应性也容许覆盖所有的不规则区域。约有20%的病人会发生肉芽组织穿过支架网眼生长,可通过重复的球囊成形和(或)内镜切除进行处理。如果支架移位,覆盖了主支气管或支气管开口,能通过激光烧灼术在支架壁上开口来改善通畅性。

16.1.3 气管和支气管支架置入

病例 16.1.3:

45 岁男性，患有 α_1 抗胰蛋白酶相关性慢性肺疾病，需行右肺移植。肺移植术后由于右侧主支气管和右下叶支气管的节段性气管软化而反复出现感染和气短，并经支气管镜检查证实。

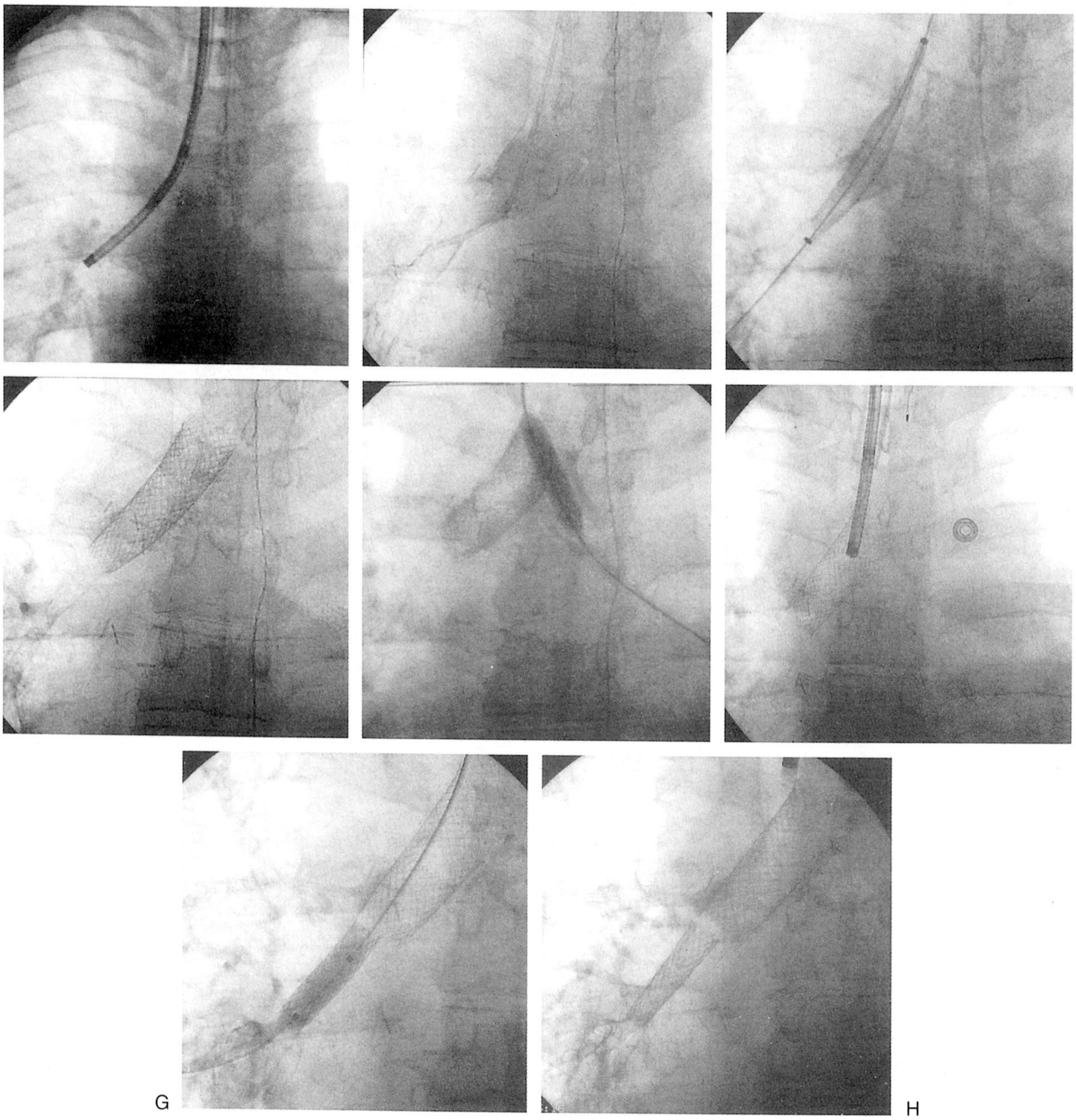

A, B C D, E F G H

图 16.1.3

A：病人在全麻下行支气管镜检查以确定需要治疗的病变的特征。B：通过支气管镜将一根导丝推入到右侧支气管。随即推入一根 KMP 导管到右侧支气管进行支气管造影检查，证实了吸气过程中右支气管的萎陷（未展示）。C：一个 14mm × 30mm 的 Wallstent 支架被推送到右主支气管并使之展开。D：数字 X 线片显示了支架在右支气管内的最终位置。支架延伸到气管并跨越了左侧支气管开口。E：用直径 8mm 球囊打开了初始覆盖于左侧支气管开口的支架部分网眼壁，但不理想。F：应用导管激光束打开支架壁以减少粘膜填塞支架网眼的机会。可以看到用支气管镜观察时支架壁的不连续性。G：几周以后，病人的右肺下叶仍难于适度扩张。于是又实施了一次新的操作，在右下叶支气管放置了一个 Wallstent 支架。注意，支架已经被放置到超越了由 8mm 球囊扩张开的主支气管的位置。H：最后的照片显示支架位置恰当，维持了肺下叶的膨胀。病人因严重的排斥反应和其他并发症，支架治疗后约 6 个月最终死亡。

评论：支架置入后，临床症状通常会有明显的改善，支架治疗支气管狭窄和软化的总体技术成功率接近 100%，临床成功率接近 80%。支气管支架置入的适应证通常与不能离开通气装置或使生活受限的气短有关。尽管文献报道的随访时间较短，仅为 3 年，但支气管支架置入后会发生的几种问题是已知的。肉芽组织的生长见于高达 20% 的病人，可能需要重复治疗。文献报道，患有需要支架治疗的支气管疾病的病人的存活时间相对有限，而较长的存活时间增加了发生再狭窄的机会。

16.1.4 气管和支气管支架置入

病例 16.1.4:

31 岁女性，因患 α_1 抗胰蛋白酶相关的慢性肺疾病需行双侧肺移植。肺移植后由于右下叶支气管节段性狭窄而致进行性气短，需行球囊成形术。

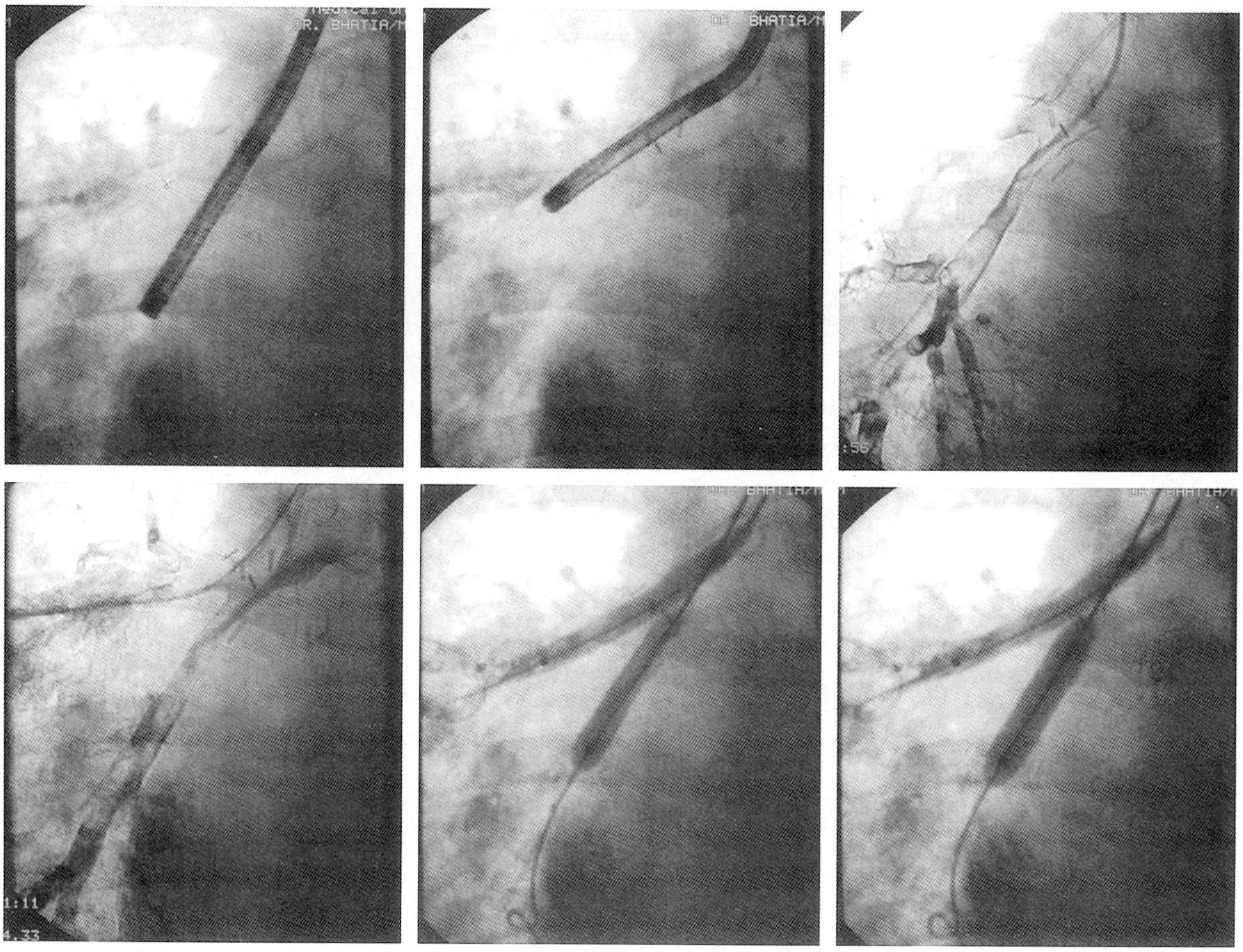

A, B　C

D, E　F

图 16.1.4

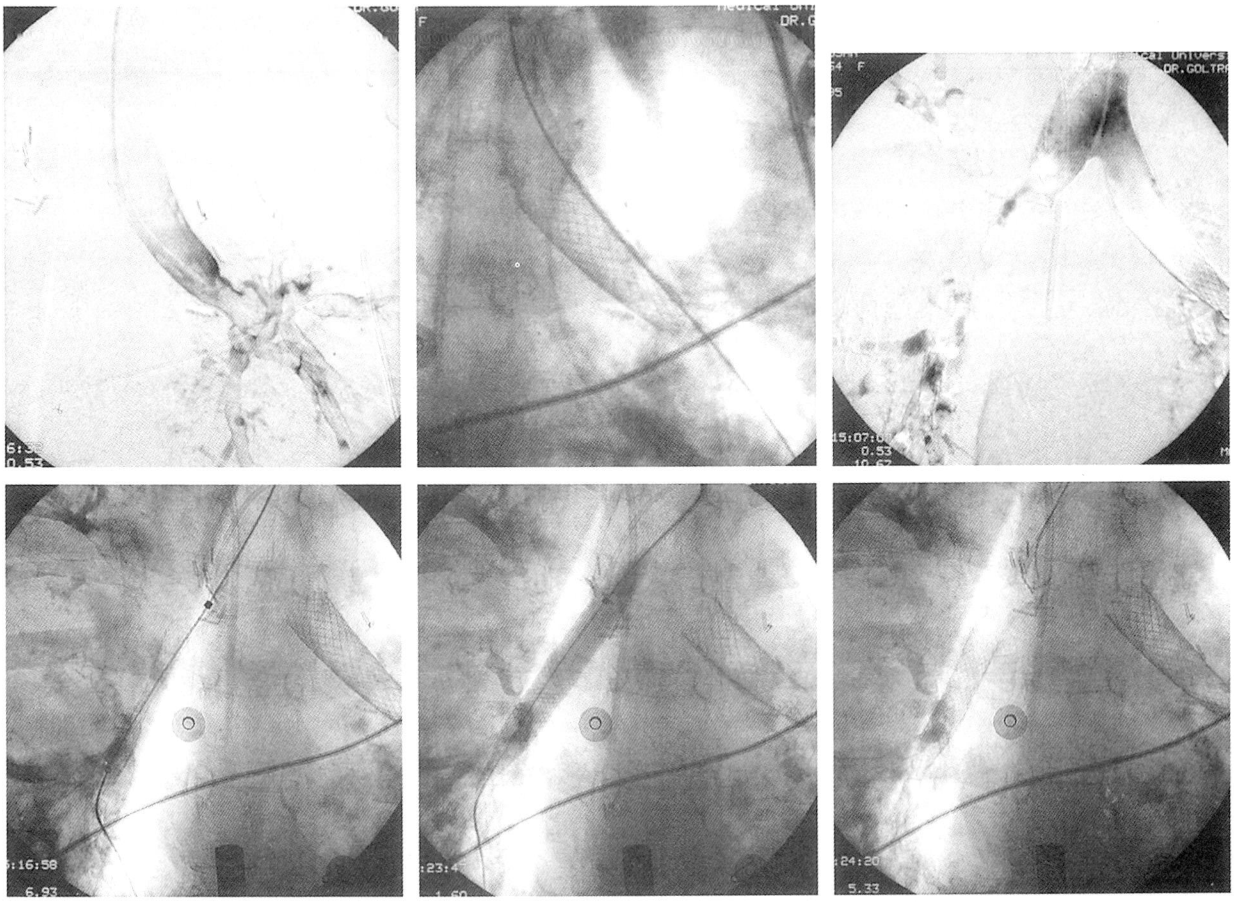

G H,I J K,L

图 16.1.4(接上)

A,B:病人在全麻下行支气管镜检查,提示存在右下叶支气管狭窄。C,D:右下叶支气管造影显示右下叶支气管严重狭窄。E,F:用 10mm 和 7mm 吻状球囊进行了球囊扩张。G:球囊扩张后大约 1 个月,右侧支气管狭窄复发,在左主支气管形成了一处新的严重狭窄。H:放置了一个 14mm Wallstent 支架治疗左侧支气管狭窄。I:右侧支气管造影显示右侧病变严重复发。J:在右支气管的狭窄内放置了一个 10mm Wallstent 支架。K:用一个直径 10mm 球囊对支架进行扩张。L:支架的最终位置适当,病人的呼吸困难明显改善。

评论: 对裸露支架治疗支气管狭窄的争议很大,因为阻塞和再狭窄的发生率很高。近来,市场上已有硅酮覆膜支架销售。其基本的适应证为治疗继发于肿瘤性病变的狭窄或阻塞,或用于消除瘘。覆膜支架的主要限制为可能阻塞支气管树的旁侧分支,导致肺萎陷和感染。应尽量小心操作以减少此类并发症。支架的覆膜能够有效地避免肿瘤向支架内生长。正如本例所证实的一样,球囊扩张常常难以维持支气管足够长时间的开放。尽管支架能有效地使狭窄保持开放,但对纤毛的廓清功能有明显的损害,进而导致分泌物的聚积甚至肺萎陷,这种情况大多发生于使用塑料支架时。由于金属支架与支气管壁接触的纵切面小且材料的量少,因此明显地优于塑料支架。冷冻治疗、激光消融以及球囊成形治疗肿瘤的内生长和粘膜增生均有效,但某些病人需要重复治疗。新型硅酮覆膜支架可阻止肿瘤的内生长,但反过来也会潜在地影响支气管壁纤毛的功能。

16.2.1 经皮胃造口术

病例 16.2.1:

44岁男性病人，食管癌侵犯到胃内，因食管梗阻已无法经口摄入来维持营养,需要通过胃造口术进行肠内喂养。

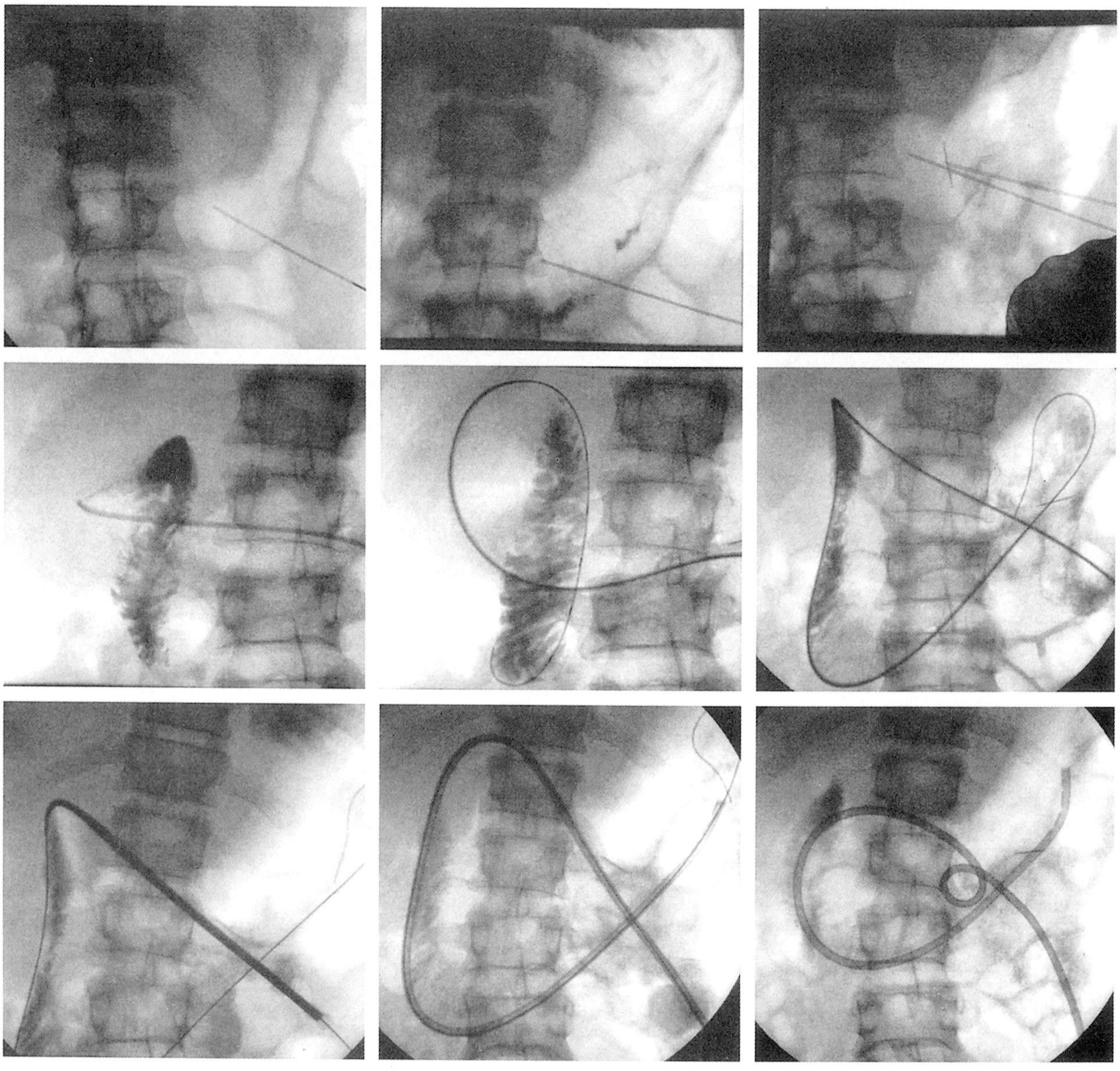

A, B　C　D, E　F　G, H　I

图 16.2.1

A：口服产气颗粒后，胃含气而轻度膨胀。透视下选择合适的穿刺部位，插入一根长 15cm 的 19 号套管针，尖端指向幽门。B：再次向胃内注入气体和少量对比剂以更好地显示幽门和胃皱褶的轮廓。C：将单根固定缝线送到胃内，然后提起，使胃前壁与腹壁相贴。用 18 号穿刺针经相同的穿刺部位进行第二次穿刺，邻近缝线部把针固定住，将固定缝线拉紧。D：引入一根超硬导丝并扩张通道。将一根 KMP 导管送入胃窦和幽门部。注入对比剂显示十二指肠。E：将一根 Lunderquist 导丝通过导管送入十二指肠，用于进一步推送导管，确保进入空肠。F：将一根超硬导丝推入到近端空肠。G：在轻柔地牵拉下抓住固定缝线，使用越来越大的聚四氟乙烯扩张器逐步地扩大入口。H：放置一个 12F 剥皮式引导鞘，沿导丝插入一根附有加固物的 Shetty 胃空肠吻合管（Cook）。一旦吻合管到达空肠，即去除剥皮式引导鞘。I：拉回导管引线，在胃内形成 Cope 留滞袢，在原位固定。开始用 2-0 丝线将导管缝于皮肤上，随着通道的形成可拆除缝线。

评论：不能经口摄入维持营养的病人需要肠内或肠外喂养，常由引起不能吞咽的神经病学疾病或上胃肠道阻塞性恶性病变所致。由于肠内喂养常常更可取，因此多应用外科胃造口技术，但有费用高及致残和致死率高的缺点。近来，已经开发了胃造口术，包括内镜下操作、透视下放置胃管和 CT 透视导向下的胃穿刺术，这使得外科造口技术几乎不再应用。技术成功率为 98% ~100%，并发症发生率较低（5% 左右）。与操作有关的死亡率约为 1%，这大多归咎于经治病人的类型。抖动和不合作的病人易发生并发症，可因意外的导管脱落和腹膜炎而导致死亡。经皮胃造口术相当简单，价格便宜，可在局麻下完成，只用轻度镇静或不用镇静。经皮内镜胃造口术（PEG）价格较昂贵，需要两位手术者进行操作，且常常需行深度静脉内镇静。与 PEG 相关的死亡率和主要并发症的发生率与经皮入路的其他操作类似，但由于需要较深度的镇静和经口入路，伤口感染和吸入的发生率较高。胃腔内放置胃造口导管可引起食管反流，特别是伴有严重神经病学疾病者。这似乎也正是在对大多数病人的处理中，把导管顶端置入空肠或建立胃空肠吻合的原因。现在，已很少进行单纯的胃造口术，一般实施胃空肠吻合术。经皮胃造口术和胃空肠吻合术是一项简单、安全和高效的技术，应为此类病人首选的治疗方案。

16.3.1 经皮胃肠吻合术

病例 16.3.1:

71 岁男性，为需要肠内营养的严重神经病学损害的病人。实施 PEG 后食管反流数月，病人更愿意转而实施经皮胃肠吻合术。

A, B

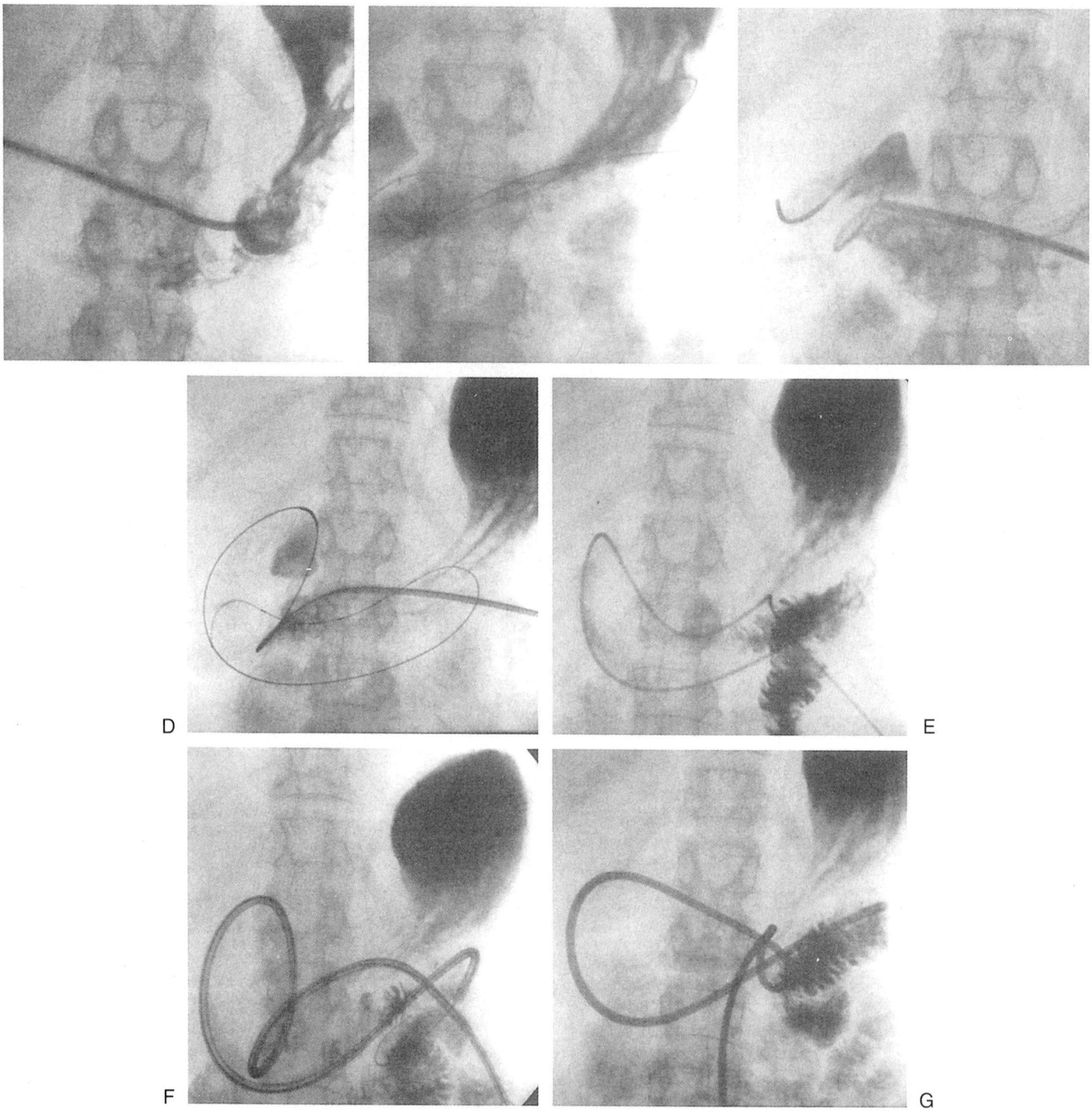

C

D

E

F

G

图 16.3.1

A：通过 PEG 导管注入对比剂显示胃腔内的留滞环。B：在 PEG 导管内放入一根超硬导丝，然后拔出导管。将导丝指向胃窦，但导丝弯曲返回胃内。C：送入一根 KMP 导管通过幽门。D：将一根可操纵的 Lunderquist 导丝推入十二指肠。E：将一根多用途导管推入空肠，然后推入一根超硬导丝。F：通过一个剥皮式鞘将 Shetty 胃空肠造口管引入到近端空肠。G：在胃内做成 Cope 留滞袢。注意导管顶端进入空肠的长度。

评论：大多数需行胃空肠造口术的病人年龄较大或有严重的失能。较常见的适应证为与中风有关的神经病学状况，包括咽下困难、恶病质、恶性病、一些慢性神经病学/精神病学疾病（多发性硬化、老年性痴呆、阿尔茨海默病和帕金森病）、严重烧伤、慢性胰腺炎、克罗恩病和肠道减压。

16.3.2 经皮胃肠吻合术

病例 16.3.2:

24 岁女性，存在多种问题，曾因先天性心脏病行手术治疗，因食管闭锁行结肠替代治疗，存在食物吸入、胃食管反流，无功能的外科胃造口术已被切除。因喂养困难和体重减轻需行经皮胃肠吻合管置入术。

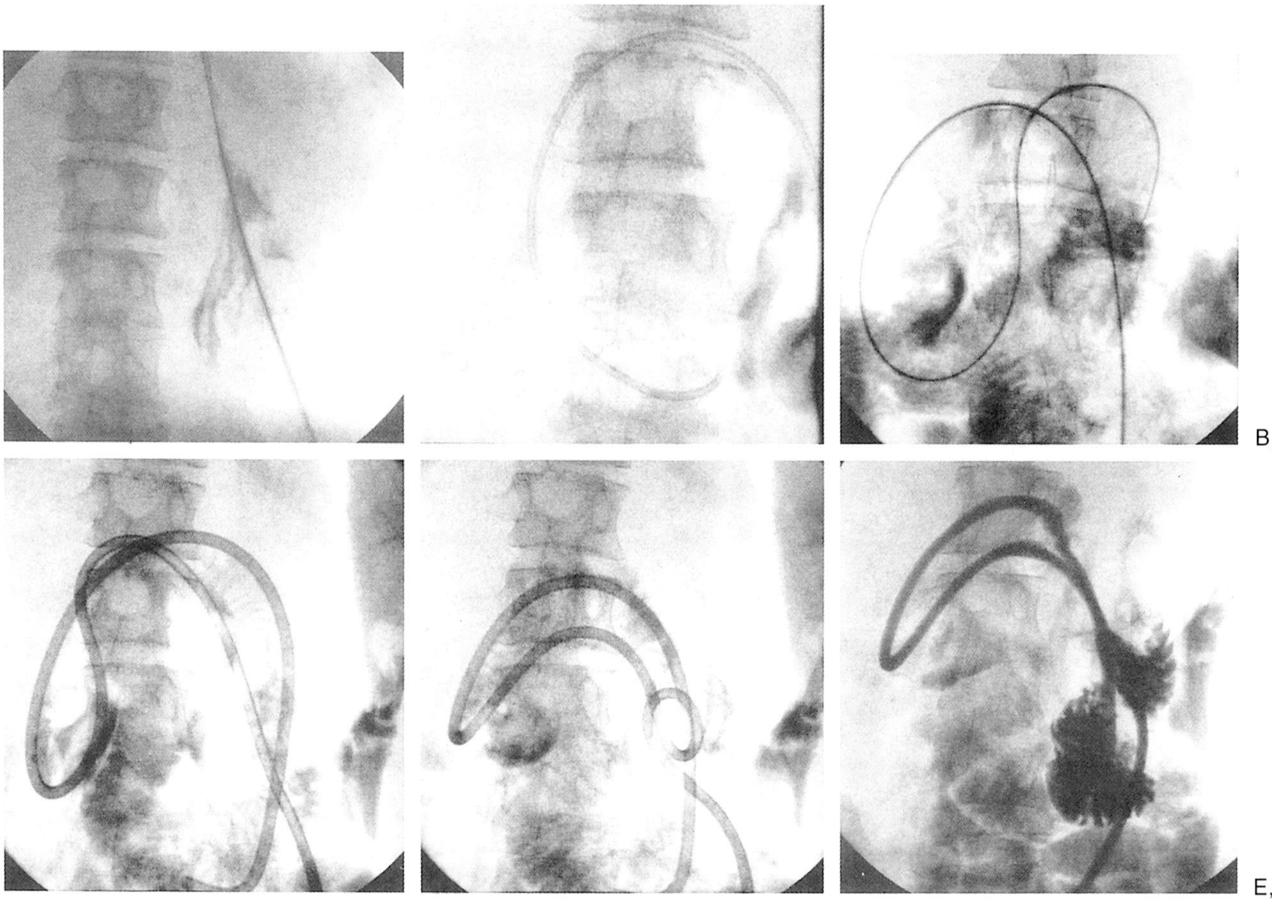

图 16.3.2

A：在全麻下将一根小导管引入胃内，注入少量对比剂以引导经皮穿刺。注意 18 号套管针和导丝均指向胃底。将导丝直接引入替代的结肠。B：将一根眼镜蛇导管推进到十二指肠。C：将一根超硬导丝通过导管送入到空肠。D：将穿刺孔扩至 12F，通过一个剥皮式鞘将胃空肠吻合导管的顶端置于空肠内。E：拉回导管引线，将 Cope 袢关闭置于胃内。F：注入对比剂显示近端空肠内导管位置良好。导管已放置了 10 个月，病人体重增加。

评论： 几乎 80% 的病人能在局部麻醉和镇静下实施治疗；11% 使用局麻；11% 使用全麻。过去经皮胃造口术应用较频繁，现在则首选胃空肠吻合术，因为这样可减少反流，保证肠内营养，更加符合生理学状况。我们发现，越来越多的病人由应用胃造口术转为应用胃空肠吻合术。位置得当且不复杂的胃空肠吻合术通常很长时间无并发症(长于 1 年)。初期阶段皮肤发炎相对常见。一些病人可能会发生反复感染，这与缺乏恰当的护理有关。吻合管的处理是一项不断发展中的技术，需要多种后续的方法来维护。

16.4.1 食管球囊扩张、支架置入及异物取出

病例 16.4.1:

65 岁男性,患食管鳞状细胞癌,需行食管支架置入作为姑息治疗。

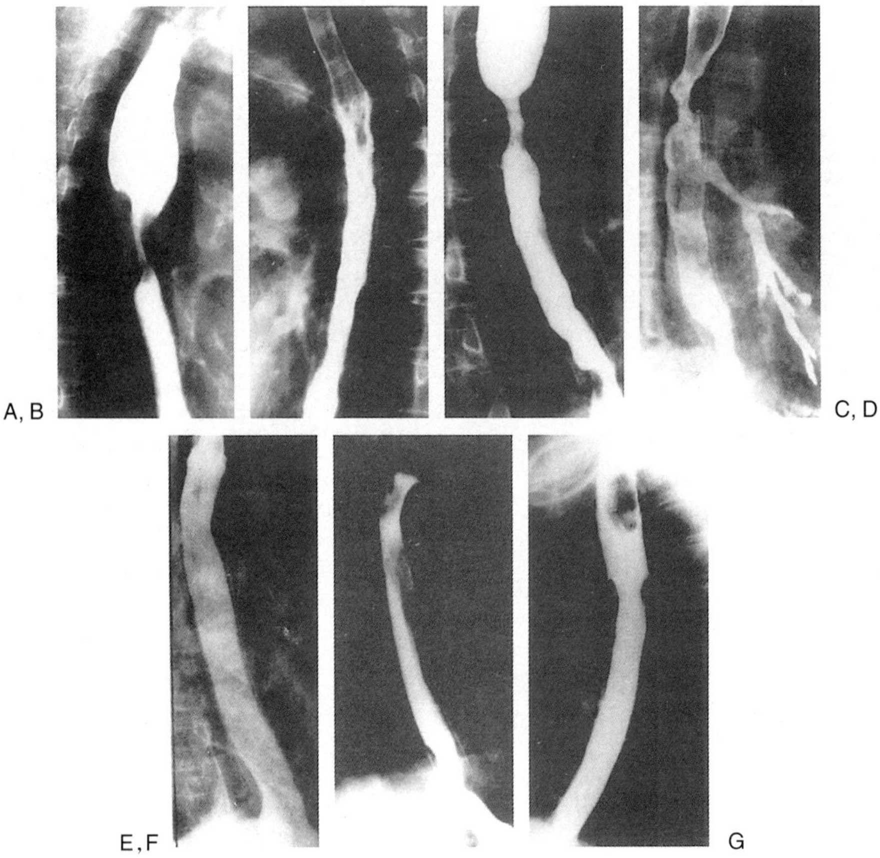

图 16.4.1

A：上胃肠道造影显示食管鳞状细胞癌导致的狭窄。B：放置一个裸露的 Strecker 支架撑开食管腔以利吞咽。C：放置支架 11 个月后的随访食管造影显示因肿瘤的内生长和过度生长致使支架管腔狭窄。病人可耐受液体与固体食物，没有再行支架置入。D：病人出现咽下困难、发热和进食时咳嗽。14 个月时的随访食管造影显示支架近端再狭窄，支架中段水平有气管食管瘘。E：在第一个支架内展开一个覆膜 Strecker 支架。F，G：第二个覆膜支架置入后 1 周及 1 个月后的随访食管造影显示管腔的大小正常。

评论：恶性食管狭窄的主要症状是咽下困难，几乎所有的咽下困难均发生于食管直径减少 60% 以上时。因此，大约 50% 的病人在诊断时已为晚期病变，只能行姑息治疗。主要的姑息治疗方法为外科旁路手术，死亡率高达 5% ~ 60%；放射治疗可减轻大约 40% 病人的咽下困难。激光治疗的疗效好且并发症的发生率低，但价格高且需要重复治疗。常规的硬式内置假体由于器材中所用材料的硬度，有 20% 的并发症发生率和死亡率。放置自展式食管支架是一种新型、高效、并发症发生率和死亡率均非常低的技术。覆膜和非覆膜金属支架均可用于恶性狭窄的姑息治疗，但是只有覆膜支架能用于治疗气管食管瘘。据一篇文献报道，自展式金属支架的并发症包括瘘的形成（5%）、支架扭转（5%）、食管溃疡（7%）和支架展开不完全（2%）。本病例确诊时食管直径已减少 70% 且有纵隔转移。病人的主诉为咽下困难。诊断后立即实施了裸露的自展式 Strecker 支架置入。直到气管食管瘘形成之前，病人症状改善，体重增加 5kg 以上。由于晚期病变及转移，病人于瘘管处理 5 个月后死亡。

16.4.2 食管球囊扩张、支架置入及异物取出

病例 16.4.2:

3 个月男孩，因先天性食管狭窄手术纠正后发生再狭窄，需行食管球囊扩张成形术。

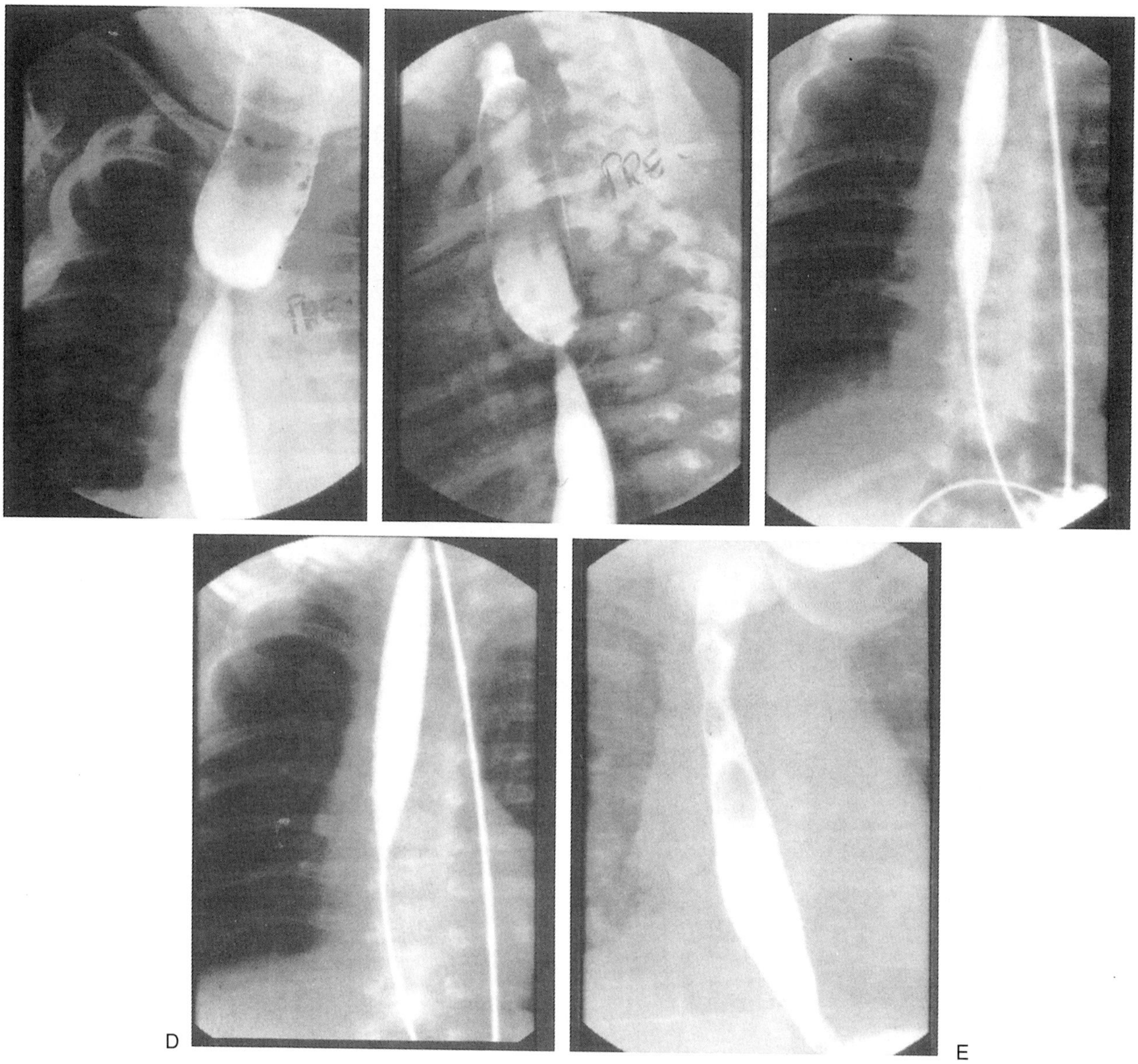

图 16.4.2

A：钡剂食管造影显示了近中段狭窄病变的位置和特征(长度、直径、粘膜表面)。B：钡剂食管造影侧位像没有显示瘘或溃疡。C：用直径 10mm 血管成形球囊进行扩张。注意球囊腰部正好位于狭窄部位。D：球囊充分膨胀后狭窄得到扩张。E：球囊扩张后的食管造影显示狭窄段充分扩张，钡剂流动通畅，没有发生穿孔。

评论：成人和小儿食管良性狭窄的原因包括：食管闭锁、反流性食管炎、腐蚀性物质摄入、炎性疾病、蹼、失弛缓症、痉挛以及手术吻合口的再狭窄。狭窄自身的典型表现为咽下困难或食管梗阻的其他症状，如吸入和吞咽痛。使用探条进行食管狭窄的非手术扩张已有一个多世纪的历史。直到 20 世纪 80 年代早期开始描述了球囊技术之前，探条扩张仍是标准的技术。球囊传导给食管壁的辐射力会减少食管撕裂、粘膜损伤及发生再狭窄的风险。透视导向下食管狭窄的球囊扩张相对于内镜操作更安全、更容易。对儿童患者应首先使用直径 6mm 的球囊，随后按需要再使用较大的球囊，直径通常为 8～10mm。成人则需直径为 20～25mm 的较大的球囊。显著的狭窄应首先使用较小的球囊扩张。操作中为稳定性起见必须使用较长的球囊。常常需要镇静和神经麻醉性止痛。现有的结果是令人鼓舞的。近期出版物报道，仅行一次扩张后，47% 的病人会有症状的持久缓解。一些病人可能再需要 2～7 次扩张以达到持久的疗效。通常，失弛缓症或吻合口狭窄的病人用球囊扩张治疗的结果要比由反流性食管炎、腐蚀性物质摄入或恶性病变引起的狭窄效果好。在一组报道中，治疗初始 98% 病人症状减轻，6 个月时下降到 81%，9 个月后降至 71%。潜在的并发症包括出血、食管穿孔和感染。

16.4.3 食管球囊扩张、支架置入及异物取出

病例 16.4.3:

2岁女孩，因食管内金属异物（一个25美分的硬币）来到医院急诊室，需将异物取出。

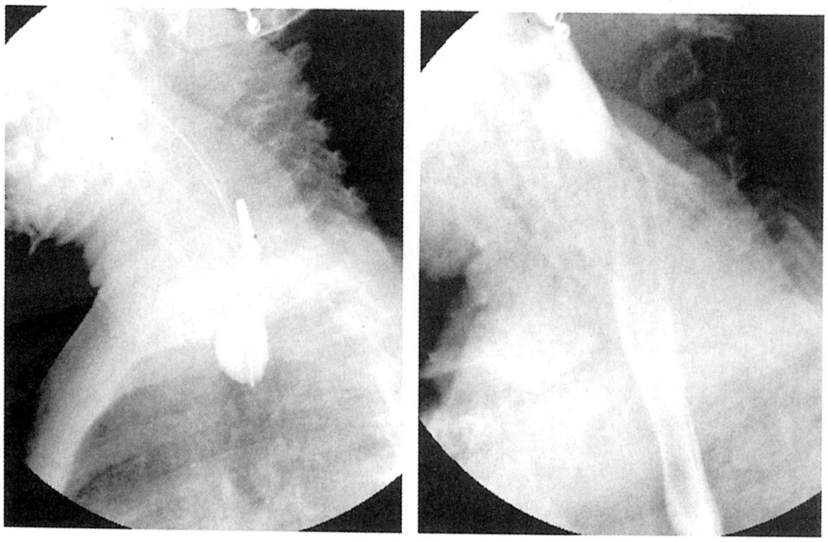

A B

图 16.4.3

A：上胸部侧位像显示硬币。将一根Foley导管推进到硬币下方，使球囊膨胀，拉出硬币。B：取出异物后的食管造影显示食管通畅，但有些痉挛。

评论： 大多数吞咽的异物均可通过胃肠道自动排出；10%～20%的异物必须通过非手术方法清除；而大约1%的异物需要手术取出。小儿吞入硬币常有发生，而成人则多为食物或骨头的嵌入。如果异物是透X线的，宜直接摄食管造影片。检查像硬币这样不透X线的异物，平片则是初始的检查方法。治疗方法取决于病人的症状、所吞物质的性质和位置以及吞入时间的长短。较大的硬币通常停留在食管近端，球囊导管易于成功地处理。治疗必须在透视导向下进行，以减少食管穿孔的机会。如果异物是铁磁性的，在内镜或透视导向下在导管顶端附着磁体，可以将异物成功回收。对小儿应使用限制装置以增加安全性。可能会引起急性气道阻塞，应在术中仔细监视病人的情况。

16.4.4 食管球囊扩张、支架置入及异物取出

病例 16.4.4:

15 个月女孩吞下一枚硬币,需将异物取出。

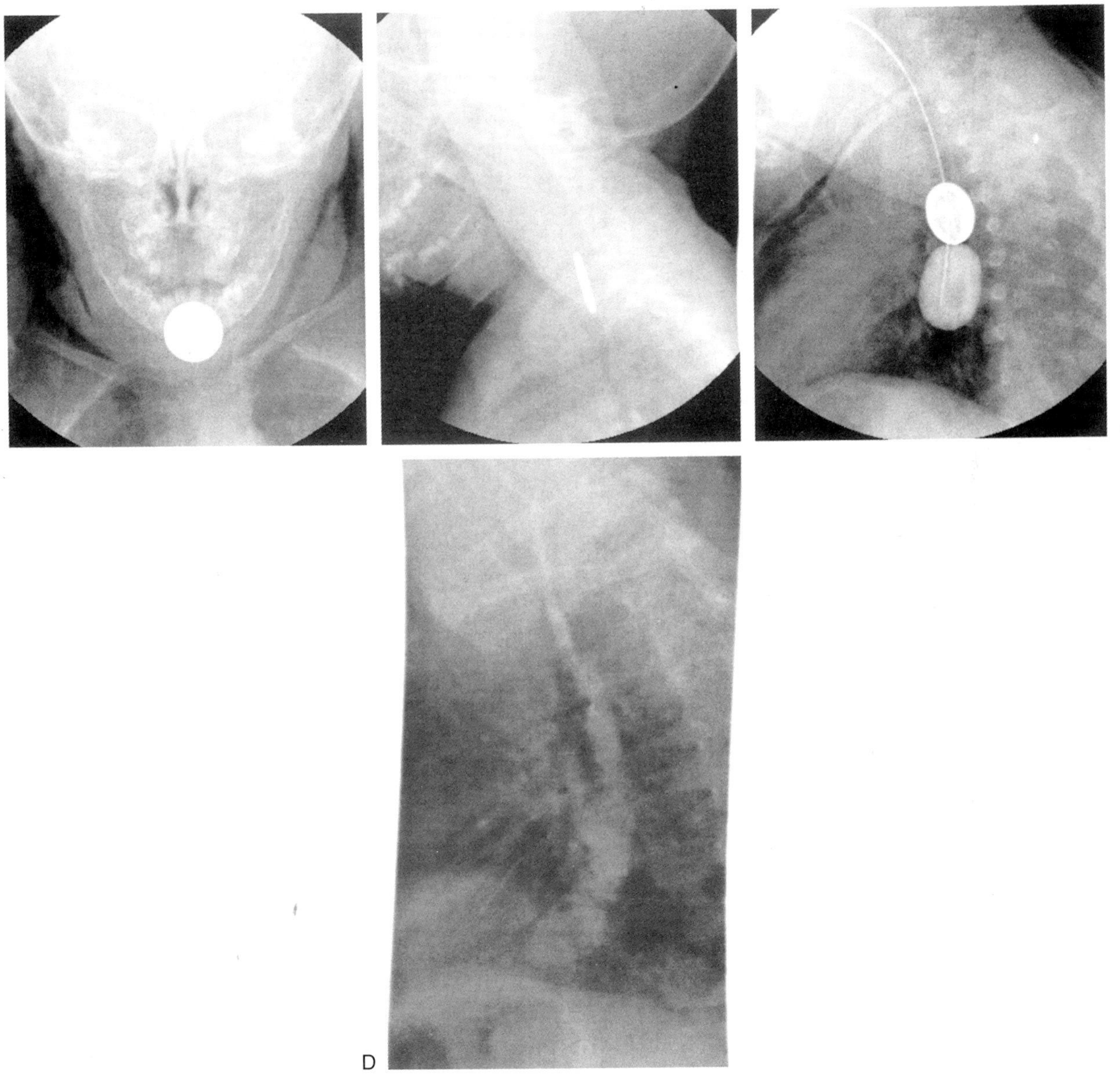

A, B　C　D

图 16.4.4

A，B：后前位和侧位胸片显示女孩的食管近端有一枚大的硬币。C：将一根 Foley 导管推入食管，硬币向更远端移位。使球囊膨胀，将硬币拉出。D：术后食管造影显示食管弥漫性痉挛，无并发症发生。

评论：推挤异物进一步向下段食管移位有一定危险性。应尽量小心避免异物向远端移位，以防发生食管撕裂或破裂。取出大的异物可能是很困难的。锐利的物体不能用球囊或抓取钳拉出。打开的别针特别难以处理，因为针的锐利端可穿通食管和（或）胃，产生瘘管和脓肿。血管性穿孔并不罕见，当针、骨头和打开的别针被吞下时可能会致命。

16.5.1 结肠和小肠狭窄的支架治疗

病例 16.5.1:

55 岁男性,有腹痛史,因恶心、呕吐越来越重到急诊室就医。临床表现、病史和 X 线检查,提示肠梗阻。试行结肠镜检查,但不能通过结肠狭窄部位。

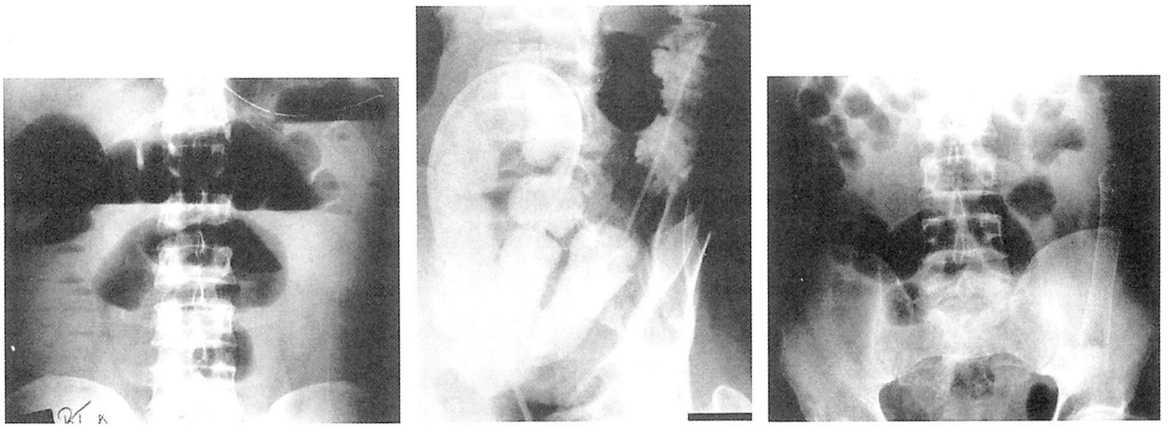

A　B, C

图 16.5.1

A:最初的直立位腹平片显示小肠和大肠明显扩张,伴有巨大的气液平面,符合临床肠梗阻的诊断。B:注入胃影葡胺(Gastrografin)到病变近端和远端,显示降结肠高度狭窄,为导致急性肠梗阻的原因。操作:先用 Gastrografin 灌肠确定梗阻部位。病人取俯卧位,取经肛门入路,将一根诊断导管(7F 或 8F,多用途)借助可控导丝小心地推进,或采用可成角的、柔软的 0.889mm(0.035 英寸)导丝,或有亲水性外衣被覆的导丝,偶然可使用一根长鞘的或导向导管作为额外支撑。小心地先将导丝送过病变区,然后沿着导丝再送入导管。C:一个 22mm×60mm 的 Wallstent 支架越过梗阻病变部位展开。操作:先将一根血管造影导管通过病变,沿导管推进一根 Amplatz 超硬导丝,然后拔除导管。使用一根合适的气管支气管 Wallstent 支架跨越阻塞段,Wallstent 支架的长度(35、45、70mm)和直径(20、22、24mm)不等,要选择最佳的长度和直径。透视导向下推入支架并展开,使支架中部覆盖病变区。如病变范围较长,可再置入一个支架,并使第二个支架与第一个支架大约重叠一半。支架置入后 24h,摄随访腹平片以评价减压情况和确认支架位置。支架移位是一个潜在的问题,特别是位于直肠乙状结肠交界处的病变。如果发生了移位,在透视导向下能够很容易地回收支架。

评论:应用 Tejero-Mainar 技术和膨胀式金属支架作为治疗结肠梗阻的替代方法已越来越普及。在透视导向下很容易获得通过高度狭窄及临床上阻塞部位的通路。结肠梗阻的病人大多年龄较大且身体虚弱,以上技术可进行快速减压。之后如果需要的话,可在病人选择手术切除之前进行复苏和肠道准备。应用此项技术使病人能够避免进行结肠造口术。如果病人不适合手术,作为一种长期的姑息手段,支架可保留在原位。

16.5.2 结肠和小肠狭窄的支架治疗

病例 16.5.2:

65 岁女性,患有转移性胃癌的终末期病人,表现为幽门梗阻。此前已放置了胃造口导管,但不能直接通过梗阻部位。

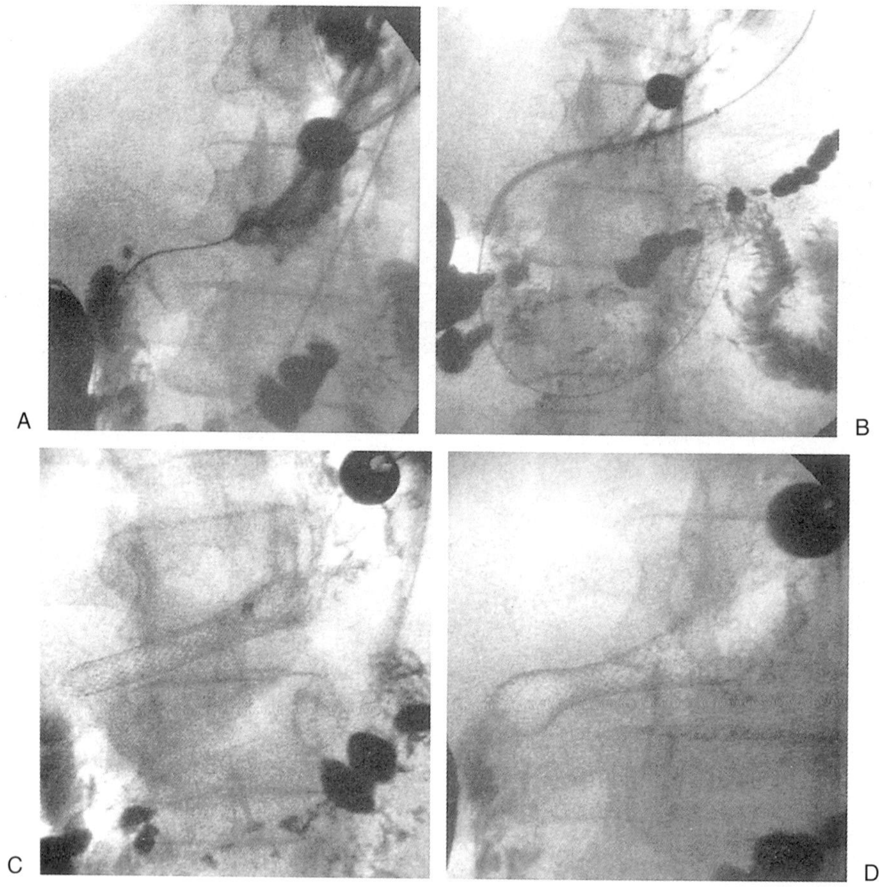

图 16.5.2

A:通过胃造口注入稀钡,显示幽门近于完全梗阻。对口腔和舌进行喷雾局麻后,通过喉部用 5F 猎人头导管和 0.889mm(0.035 英寸)硬质成角导丝建立通道。小心地推送导管和导丝通过梗阻部位进入十二指肠。把成角导丝更换为超硬 Amplatz260 导丝。然后再用 8F 导向导管交换诊断导管,通过此管可注入稀钡以便更好地确定病变及其长度。B:拔除导向导管,沿硬质导丝推入一根气管支气管 Wallstent 支架(22mm×70mm)。在第一次放置过程中,病人咬开了支架投放装置,撕裂了薄层塑料膜而需换用新的支架。在展开支架之前,摄片以检查支架位置。C,D:支架展开后的照片显示支架完全展开,并随着胃和幽门的蠕动而变化。胃部得到了减压,病人能够通过胃造口管喂养。2 个月后病人死于转移性胃癌的并发症。

评论:由于未消化食物成分的影响,自展式金属支架在治疗幽门狭窄中的长期通畅性受到限制。与食管支架不同,金属支架不能够被轻易取出。因此,这些支架依然是试验性的,应保留用于晚期病人。替代的方法是扩张和通过幽门病变放置胃空肠吻合导管。

16.6.1 腹腔神经丛阻滞用于止痛

病例 16.6.1:

67 岁男性,因胰腺癌及严重腹痛采用经皮前方入路对腹腔神经丛进行阻滞。

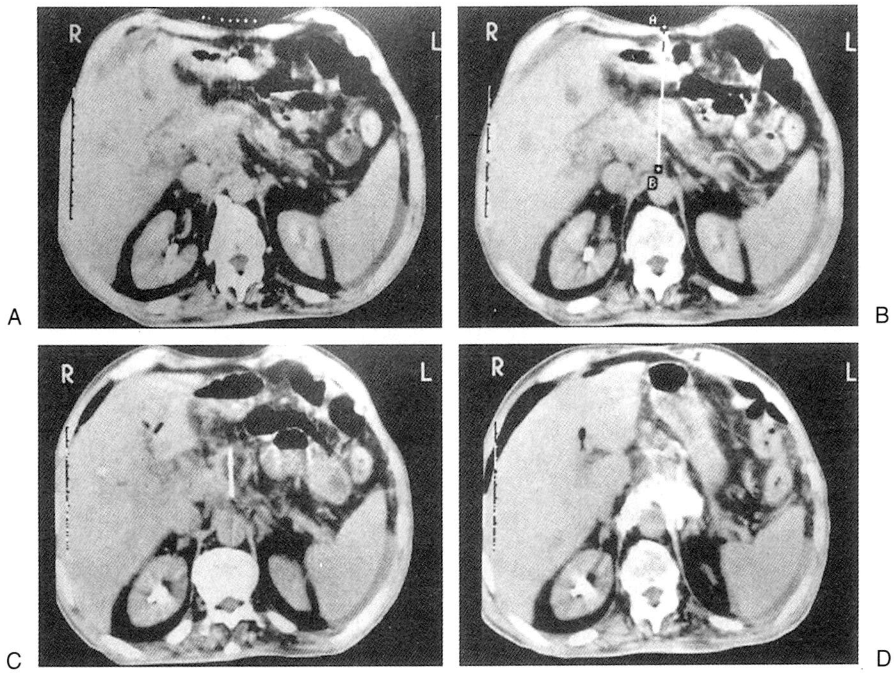

图 16.6.1

经皮前方入路行腹腔神经丛松解术。A:胰腺癌病人的腹腔 CT 扫描。注意前腹壁皮肤上的标志。B:测量由皮肤到邻近腹腔动脉的腹主动脉间距离。注意所选择的中心参考点。C:将一根 21 号穿刺针插入腹主动脉正前方。给予少量的利多卡因(0.2~0.4ml/kg),以定位腹腔神经丛并为最终的操作印证麻醉效果。局麻立即生效证明穿刺针位置恰当。D:注入对比剂,对比剂散布于邻近腹腔动脉的腹主动脉前方间隙内,此间隙即为将被阻滞的区域。确认位置后,注入 50ml 50% 酒精溶液以完成神经松解术。

评论: 腹腔神经丛位于与腹腔神经节毗邻的腹腔动脉附近,围绕腹腔动脉。当全身性止痛失败时,应考虑应用腹腔神经丛阻滞来减轻恶性病变或胰腺炎造成的疼痛。神经松解术的操作可于术中或采用经皮技术实施。已证明术中实施不如经皮技术有效,且手术造成的创伤更大。术中注入的酒精会分散在手术野内,而经皮技术注入的酒精局限在腹腔神经丛周围。用 21 号或 22 号穿刺针经前方入路是安全的,不会引起空腔脏器有意义的损伤。目前有两种主要的经皮入路:前方入路和后方入路。CT 扫描和超声可用为导向。后方入路有损伤位于脊柱和腹主动脉周围区域的交感神经和腰神经丛的风险。有时需要经主动脉入路以到达神经丛。经皮入路的并发症,包括截瘫(后方入路,发生率 1%)腹泻、肠蠕动增强、腹膜后疼痛、直立性低血压、反应性胸膜炎及一过性血尿。根据已发表的系列报道,该技术的平均成功率为 58%~98%,一组应用前方入路的研究成功率为 71%。

16.6.2 腹腔神经丛阻滞用于止痛

病例 16.6.2:

60 岁男性,因胰腺癌及严重腹痛需行经后方入路的腹腔神经丛阻滞。

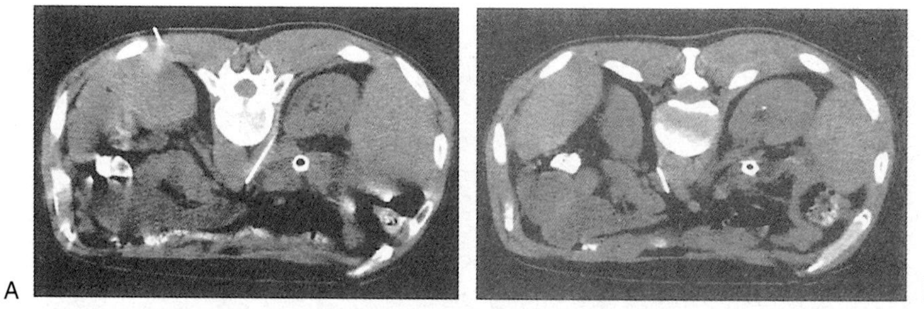

图 16.6.2

A:俯卧位腹部 CT 扫描用于腹腔神经丛松解术的导向。从右侧方插入 21 号穿刺针到达腹主动脉右侧。注入少量利多卡因(0.2~0.4ml/kg)以定位腹腔神经丛并为最终的操作印证麻醉效果。确认位置后,注入 50ml 50% 酒精溶液完成神经松解术。B:在左侧完成相同的操作。

评论:腹腔神经丛位于腹腔动脉周围,与腹腔神经节毗邻。腹腔神经丛阻滞用于恶性病变导致的疼痛的姑息治疗。神经松解术可通过前方或后方两种经皮入路实施。经皮注入的酒精可保留在腹腔神经丛周围并导致腹腔神经丛的隔离,有两种主要的经皮入路:前方入路和后方入路。后方入路技术有损伤位于脊柱和主动脉旁的交感神经和腰神经丛的风险。经皮入路的并发症包括截瘫(后方入路,发生率 1%)、腹泻、腹膜后疼痛、直立性低血压、反应性胸膜炎及一过性血尿。注意,后方入路的穿刺针可能会穿过胸膜腔和肾实质。在 CT 导向下逐步进针可防止血管损伤或刺伤。

16.7.1 腋窝臂丛阻滞

病例 16.7.1:

45 岁女性病人,腋窝臂丛阻滞的病例报告。

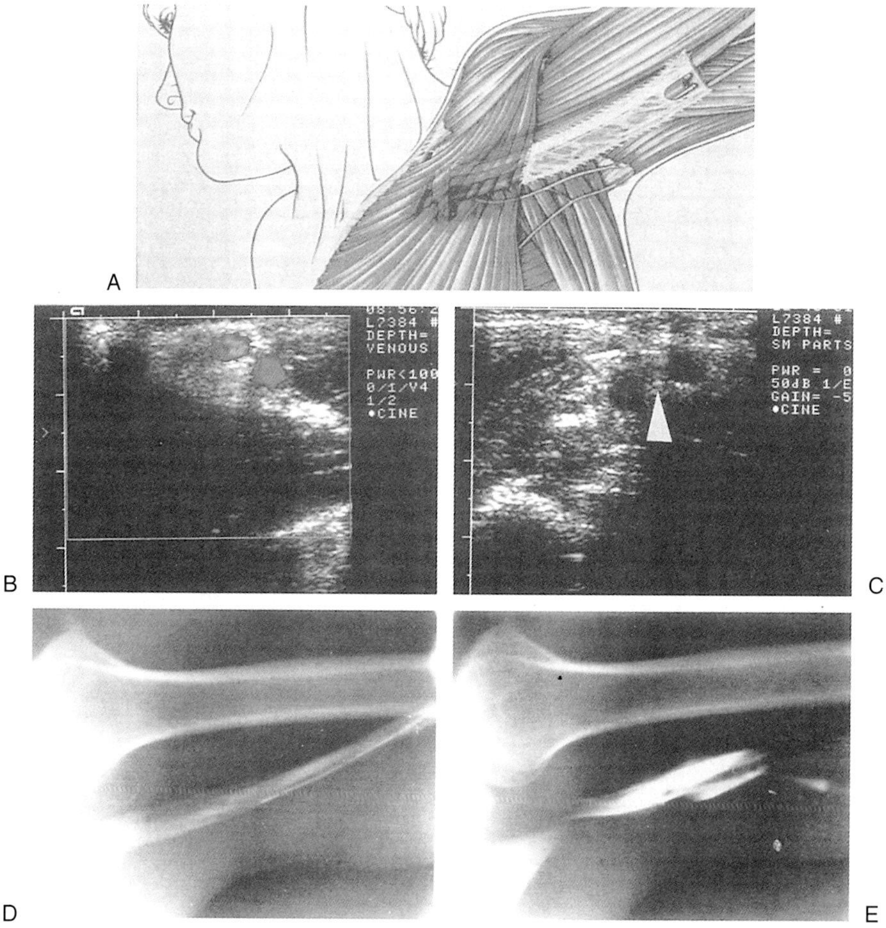

图 16.7.1

A:腋窝神经血管束。B:腋窝动、静脉横断面影像。C:横断面影像显示鞘针的尖端(箭头)。D:神经血管束和导丝的对照研究,导丝与腋静脉平行。E:神经血管束内腋静脉和导管之间的关系。操作:如图 16.7.1A 所示,病人取仰卧位展示腋窝区域。皮肤准备后,将 7.5MHz 线性探头用消毒的塑料巾包好。探头向远端倾斜 45°后,引导一根 18 号鞘针自腋窝近端的皮肤麻醉部位进入到腋动、静脉之间区域,如图 16.7.1D ~ E 所示。紧接着沿导丝放置一根小导管用于局麻。

评论:通过腋窝入路的臂丛阻滞可以理想地达到局部麻醉和持续止痛的目的。单剂量给药可用于小手术或非手术性介入治疗,但是不适合长期的或持续性神经阻滞。曾经描述过几种持续性腋窝阻滞的方式,包括前臂静脉造影导向的腋部阻滞。像以前报道的一样,超声导向腋部阻滞有些优势,如没有气胸的危险、不需要使用对比剂引导腋部鞘针、不需要使用血管造影设备。此外,使用轻便式超声设备可在床旁实施超声导向操作。

16.8.1 输卵管再通术

病例 16.8.1:

31 岁女性,不孕症,因不明病因的输卵管炎导致近端输卵管阻塞。

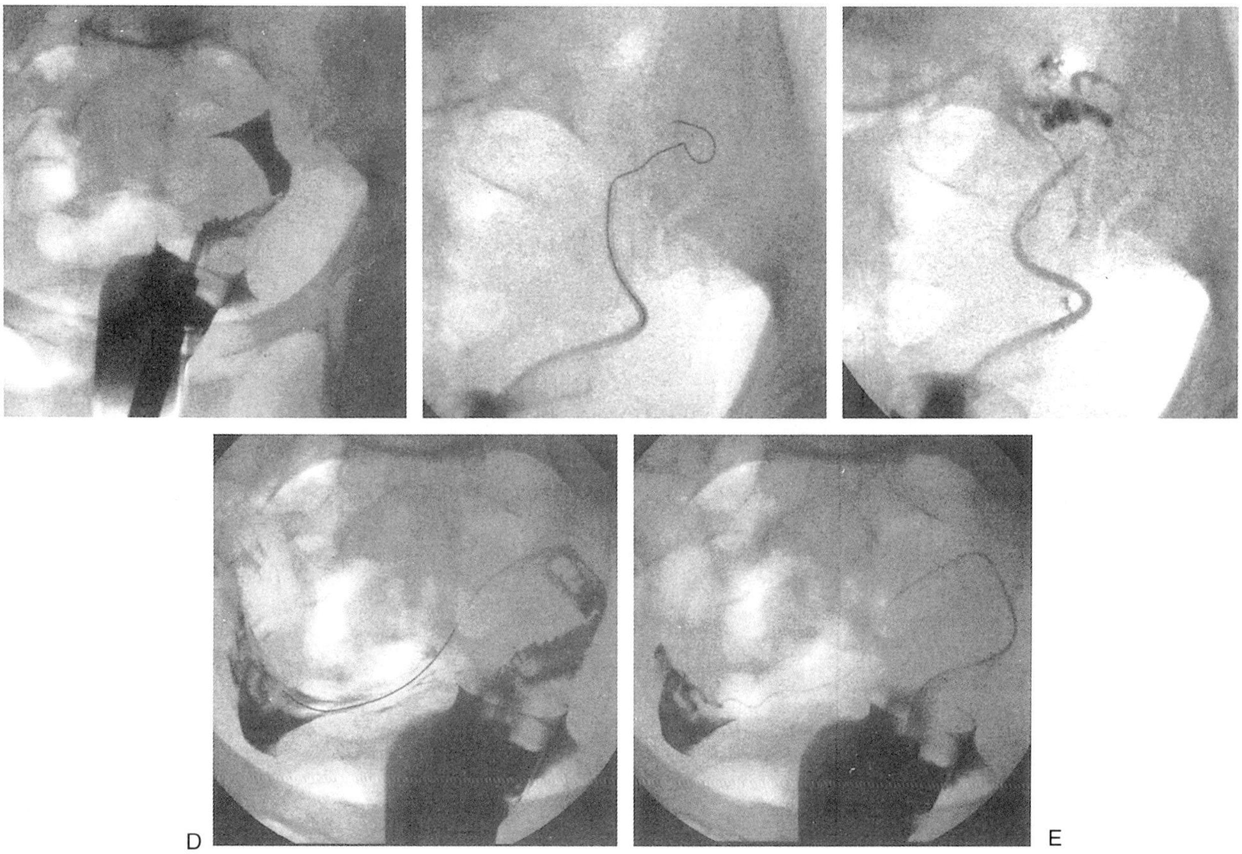

A B, C D E

图 16.8.1

A:子宫输卵管造影显示输卵管近端梗阻。B:随后插入一根近端弯曲的导管,将一根 0.457mm(0.018 英寸)导丝推进到输卵管进行再通。C:将对比剂用力注入左侧输卵管口,显示输卵管充盈和对比剂溢出。注意,输卵管的轮廓有些不规则。D:用导丝对右侧输卵管进行再通。E:将对比剂注入近端输卵管,显示输卵管外形光滑及对比剂在腹腔内的自由弥散。术后 6 个月病人怀孕。

评论:在大约 20% 患有输卵管疾病的妇女中,输卵管近端的梗阻引起不孕。输卵管疾病是女性不孕症最常见的原因,占全部不孕症的 25% ~35%。输卵管疾病是一个难以治疗的问题。输卵管微创手术 2 年后有 30% ~50% 的妊娠率;离体授精妊娠率为 10% ~15%。这两种方法有相当高的并发症发生率且费用较高,最近 10 年出现了透视下经子宫输卵管导管法再通术,此方法提供了使输卵管再通的一种非手术方法,并允许病人自然受孕,减少了致残和致死率,而且费用比手术和离体技术低。单侧或双侧输卵管再通术在 71% ~96% 的病例可获得成功。文献报道,术后妊娠率为 7% ~47%。可能的并发症与输卵管穿孔和内膜下注射有关。但一些作者也考虑到异位妊娠,作为与此项技术相关的可能发生的负面事件,其发生率可高达 9%。

16.9.1 经皮椎体成形术

病例 16.9.1:

91 岁女性，患有类风湿性关节炎，多发腰椎骨折以及 T_{12} 和 L_1 椎体明显的骨质疏松性压缩骨折。表现为难以治疗的疼痛和不能行走，病人选择了甲基丙烯酸甲酯行椎体成形术。

A

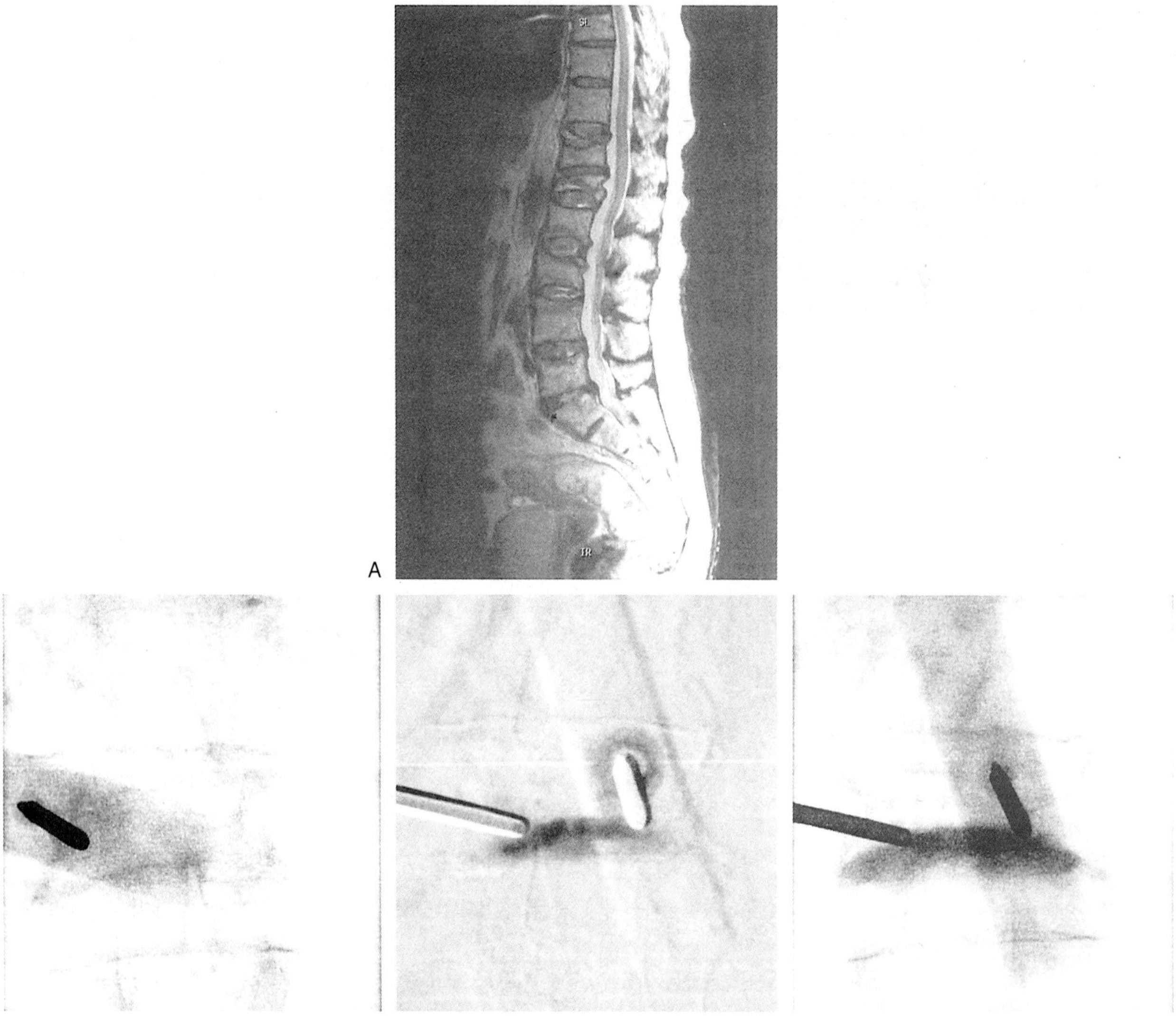

B, C

D

图 16.9.1

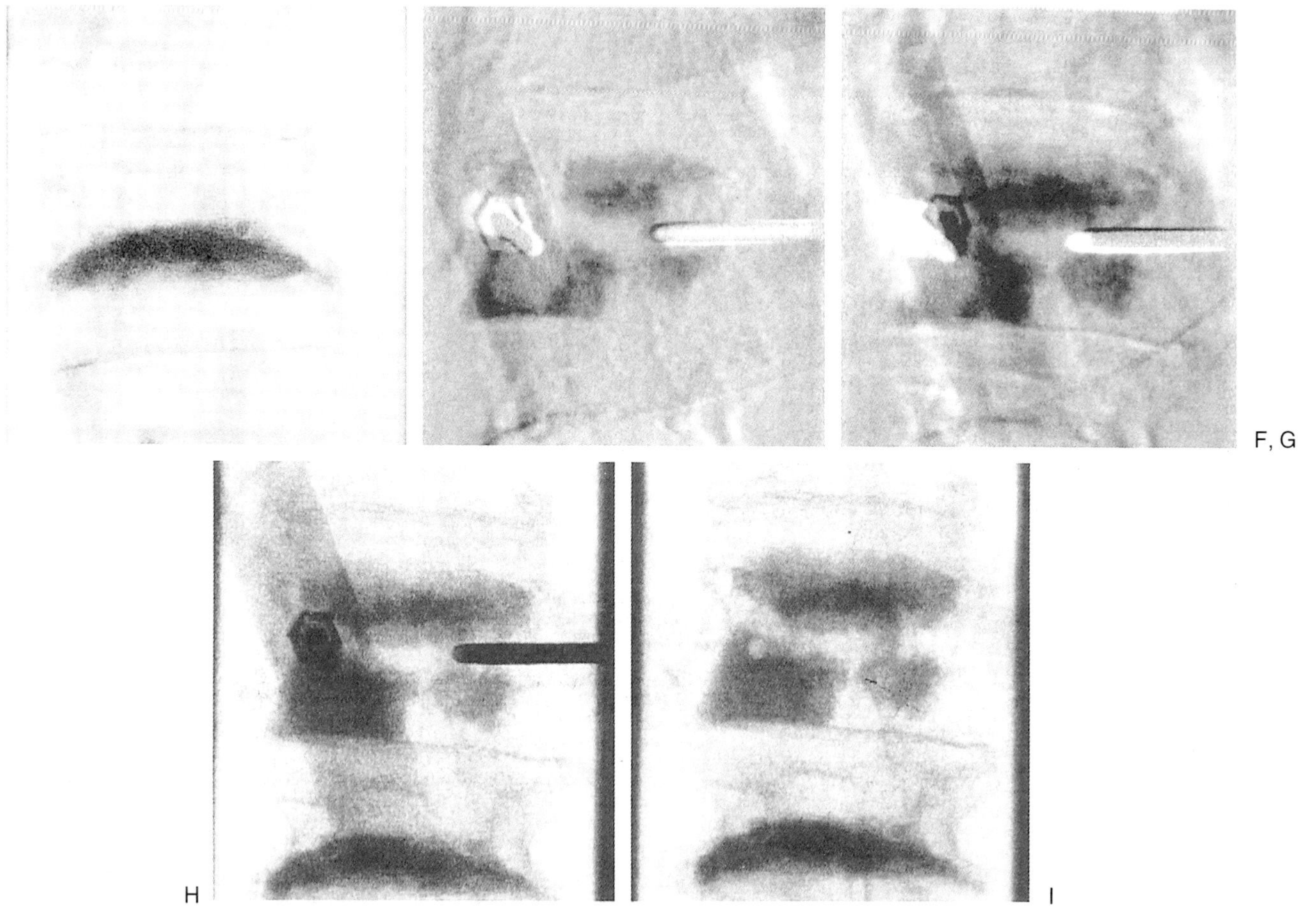

图 16.9.1(接上)

A:脊柱 MRI 显示 L_1 椎体塌陷及骨折征象和 T_{12}椎体骨折。B: L_1 水平 X 线点片显示通过左侧 L_1 的椎弓根进入到椎体内的套管针。C:静脉造影显示右侧的套管针。在减影照片上没有见到静脉引流。D:在注入甲基丙烯酸甲酯过程中点片以显示塌陷的椎体内部的密度。E:最后的点片显示椎体内的材料。操作结束时病人出现心动过速和高血压。对 T_{12} 的操作失败。F:第2天,用相同的方式双侧穿刺处理 T_{12}。左侧的静脉造影显示对比剂大部分包含在椎体内,但左侧脊柱旁的上行静脉有对比剂充盈。G:从右侧实施的静脉造影显示与 F 相同的表现。H:双侧注射甲基丙烯酸甲酯显示椎体充盈,没有对比剂外溢。I:T_{12} 和 L_1 椎体点片显示甲基丙烯酸甲酯完全位于骨内。术后 48h 病人的症状即有明显改善。尽管仍有疼痛,但病人已能行走。

评论: 随着世界人口的老龄化,由于骨量减少发生椎体压缩性骨折的老年人也越来越多。长期应用类固醇激素也可以引起骨折。椎体骨折常引起持续、剧烈的疼痛,伴有活动能力和生活质量的损害。椎体骨折需要多种治疗方法,诸如外部支撑、常用的止痛以及比骨折本身更能改变生活状况的麻醉。过去对恶性和良性肿瘤所致椎体压缩骨折用手术减压和注入聚甲基丙烯酸甲酯水泥进行治疗。近来,开发了在 CT 和(或)透视导向下经椎弓根或椎旁入路的经皮椎体成形术。这种手术必须在严格的无菌条件下进行。推荐双向透视以允许在两个平面上同时显示探针尖端的位置。局麻后通过一个小的皮肤切口在双向同时成像导引下将一根 11 号 Jamshidi 穿刺针穿过骨皮质推进到椎弓根,最后插入到椎体的中 1/3 处。在注入甲基丙烯酸甲酯之前,要进行椎体静脉造影以明确椎体静脉丛的位置和骨性小梁内对比剂的容纳情况。在甲基丙烯酸甲酯内加入消毒的钨粉末和硫酸钡粉末混合,一旦达到所要求的牙膏样稠度立即注入。注射需要的压力要随着椎体充盈和甲基丙烯酸甲酯聚合而增加。显示静脉系统充盈时,注射速度应减慢;当该材料变稠时应停止注射。注射应连续进行,直至半个椎体或整个椎体充盈。材料将在大约 3h 后起治疗作用。病人应在医院观察一夜。

16.9.2 经皮椎体成形术

病例 16.9.2:

87 岁男性，摔倒后 L_2 椎体完全骨折。因麻醉性止痛和硬膜外注射无效而请求经皮椎体成形术。

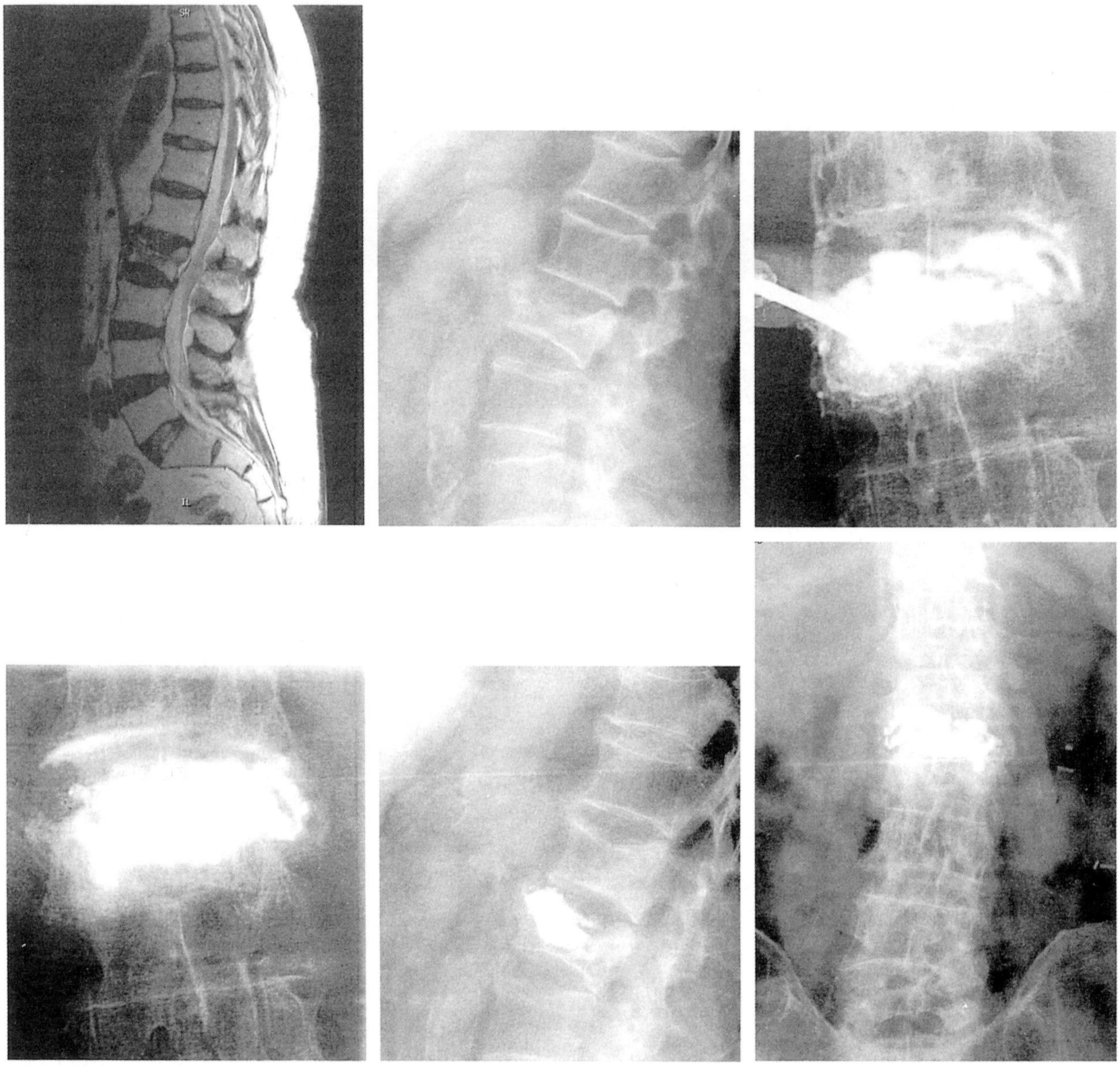

A, B　C

D, E　F

图 16.9.2

A:脊柱 MRI 显示 L_2 骨折。B:腰椎侧位片显示 L_2 椎体严重塌陷和明显骨质疏松。注意主动脉钙化。C:用 11 号套管针进行左侧椎弓根穿刺后，静脉造影显示对比剂包含在椎体内，伴有左侧腰升静脉引流。D:注入甲基丙烯酸甲酯后的 X 线点片显示椎体适当充盈。E,F:术后 2 个月的腰椎侧位和前后位片显示由甲基丙烯酸甲酯充盈的椎体支撑着脊柱。病人的疼痛缓解,活动能力明显改善。

评论: 椎体成形术的适应证为溶骨性椎体转移、骨髓瘤、椎体血管瘤和伴有疼痛的骨质疏松性椎体塌陷。大多数乃至所有病人的椎体成形术在技术上均能成功。治疗后 24h 内,90% 的病人的疼痛可得到缓解,活动能力亦有所改善。大多数需要胃肠外方式麻醉的病人可改为口服止痛剂。据报道少数病人的疼痛没有改善,而且还需要治疗前的内科处理。没有疼痛恶化的报道。根据已有的报道,椎体成形术的并发症发生率为 0～10%，包括一过性咽下困难和神经根病。没有感染的病例报道。甲基丙烯酸甲酯有潜在的毒性作用,可引起肺功能减低和动脉压下降。椎体成形术的长期效果有待分析,但已证明这是一种新的、有价值的治疗骨质疏松性椎体压缩骨折和溶骨性转移病变的手段，可使部分病人的疼痛缓解,活动能力明显改善。

(杨予权　译)

建议阅读

气管和支气管支架置入

Kishi K, Fujimoto HK, Somura T, et al. A dedicated Z-stent for acquired Saber-Sheath tracheobronchomalacia. *Cardiovasc Intervent Radiol* 1997 ; 20: 462 – 465.

Lehaman JD, Gordon RL, Kerlan RK, et al. Expandable metallic stents in benign tracheobronchial obstruction. *J Thorac Imaging* 1998; 13: 105 – 115.

Rafanan AL, Mehta AC. Stenting of the tracheobronchial tree. *Radiol Clin North Am* 2000; 38: 395 – 408.

经皮胃造口术

Bell SD, Carmody EA, Yeung EY, et al. Percutaneous gastrostomy and gastrojejunostomy: additional experience in 519 procedures. *Radiology* 1995; 194: 817 – 820.

Chait PG, Weinberg J, Connolly BL, et al. Retrograde percutaneous gastrostomy and gastrojejunostomy in 505 children: a 4 1/2-year experience. *Radiology* 1996; 201: 691 – 695.

Watkinson AF, Fache JS, Burhenne HJ. Percutaneous gastrostomy and gastrojejunostomy experience in 100 cases. *Eur Radiol* 1995; 5: 13 – 18.

Wills JS, Oblesby JT. Percutaneous gastrostomy. *Radiology* 1983; 149: 449 – 453.

经皮胃空肠吻合术

Ho CS, Young EY. Percutaneous gastrostomy and transgastric jejunostomy. *AJR* 1992; 158: 251 – 257.

食管支架

Acunas B, Rozanes L, Akpinar S, et al. Palliation of malignant esophageal strictures with self-expanding nitinol stents: drawbacks and complications. *Radiology* 1996; 199: 648 – 652.

Albertson M, Ewers SB, Widmark H, et al. Evaluation of palliative effect of radiotherapy for esophageal carcinoma. *Acta Oncol* 1989; 28: 267 – 270.

Bethge N, Sommer A, Gross U, et al. Human tissue responses to metal stents implanted in vivo for the palliation of malignant stenoses. *Gastrointest Endosc* 1996; 43: 596 – 601.

Bethge N, Sommer A, Vakil N. Treatment of esophageal fistulas with a new polyurethane-covered, self-expanding mesh stent: a prospective study. *Am J Gastroenterol* 1995; 90: 2143 – 2146.

Cwikiel M, Cwikiel W, Albertsson M. Palliation of dysphagia in patients with malignant esophageal strictures. *Acta Oncol* 1996; 35: 75 – 79.

De Palma GD, Galloro G, Sivero L, et al. Self-expanding metal stents for palliation of inoperable carcinoma of the esophagus and gastroesophageal junction. *Am J Gastroenterol* 1995; 90: 2140 – 2142.

Dougenis D, Petsas T, Bouboulis N, et al. Management of nonresectable malignant esophageal stricture and fistula. *Eur J Cardiothorac Surg* 1997; 11: 38 – 45.

Feins RH, Johnstone DW, Baronos ES, et al. Palliation of inoperable esophageal carcinoma with the Wallstent endoprosthesis. *Ann Thorac Surg* 1996; 62: 1603 – 1607.

Garcia M, D'Altorio RA, Glowacki D. Palliative treatment of malignant esophageal obstruction with metallic Wallstent. *Dig Dis Sci* 1994 ; 39: 2685 – 2688.

Loizou LA, Grigg D, Atkinson M, et al. A prospective comparison of laser therapy and intubation in endoscopic palliation for malignant dysphagia. *Gastroenterology* 1991; 100: 1303 – 1310.

Nelson DB, Axelrad AM, Fleischer DE, et al. Silicone-covered Wallstent prototypes for palliation of malignant esophageal obstruction and digestive-respiratory fistulas. *Gastrointest Endosc* 1997; 45: 31 – 37.

Raijman I, Walden D, Kortan P, et al. Expandable esophageal stents: initial experience with a new nitinol stent. *Gastrointest Endosc* 1994; 40: 614 – 621.

Saxon RR, Morrison KE, Lakin PC, et al. Malignant esophageal obstruction and esophagorespiratory fistula: palliation with a polyethylene-covered Z-stent. *Radiology* 1997; 202: 349 – 354.

Song HY, Do YS, Han YM, et al. Covered, expandable metallic stent tubes: experiences in 119 patients. *Radiology* 1994; 193: 689 – 695.

Song Hy, Park SI, Do YS, et al. Expandable metallic stent placement in patients with benign esophageal strictures: results of long-term follow-up. *Radiology* 1997; 203: 131 – 136.

Watkinson A, Ellui J, Entwisle K, et al. Plastic covered metallic endoprostheses in the management of oesophageal perforation in patients with oesophageal carcinoma. *Clin Radiol* 1995; 50: 304 – 309.

Watson A. Surgery for carcinoma of the oesophagus. *Postgrad Med J* 1988; 64: 860 – 864.

Winkelbauer FW, Schoff R, Niederle B, et al. Palliative treatment of obstruction of esophageal cancer with nitinol stents. *AJR* 1996; 166: 79 – 84.

采用支架治疗结肠和小肠狭窄

Canon CL, Baron TH, Morgan DE, et al. Treatment of colonic obstruction with expandable metal stents: radiological features. *AJR* 1997; 168: 199 – 205.

Mainar A, Tejero E, Maynar M, et al. Colorectal obstruction: treatment with metallic stents. *Radiology* 1996; 198: 761 – 764.

Pinto LT. Malignant gastric and duodenal stenosis: palliation by peroral implantation of a self-expanding metallic stent. *Cardiovasc Intervent Radiol* 1997; 20: 431 – 434.

Saunders BP, Bartram C. Self expanding metal stents for malignant colonic obstruction. *Clin Radiol* 1998; 53: 237 – 238.

Wholey MH, Ferral H, Reyes R, et al. Retrieval of migrated colonic stent from the rectum. *Cardiovasc Intervent Radiol* 1997; 20: 477 – 480.

腹腔神经丛阻滞用于止痛

Gimenez A, Martinez-Noguera A, Donoso L, et al. Percutaneous neurolysis of the celiac plexus via the anterior approach with sonographic guidance. *AJR* 1993; 161: 1061 – 1063.

Ischia S, Ischia A, Polati E, et al. Three posterior percutaneous celiac plexus block techniques. *Anesthesiology* 1992; 76: 534 – 540.

Lieberman RP, Nance PN, Cuka DJ. Anterior approach to celiac plexus block during interventional biliary procedures. *Radiology* 1988; 167: 562 – 564.

Matamala AM, Lopez FV, Martinez LI. The percutaneous anterior approach to the celiac plexus using CT guidance. *Pain* 1988; 34: 285 – 288.

Myhre J, Hilsted J, Tronier B, et al. Monitoring of celiac plexus block in chronic pancreatitis. *Pain* 1989; 38: 269 – 274.

Sherman S, Kopecky K, et al. Percutaneous celiac plexus block with botulinum toxin A did not help the pain of chronic pancreatitis. *J Clin Gastroenterol* 1995; 20: 343 – 344.

腋窝臂丛阻滞

Koyobash I, Takahashi H, Hatakeyama Y, et al. Ultrasound guided supraclavicular approach to brachial plexus. *Anesthesiology* 1994 ; 81 [3A] : A906.

Moore DC. *Axillary approach for block of the brachial plexus: regional block*, fourth ed. Springfield, IL: Charles C. Thomas, 1979: 443 – 456.

Pham-Dang C, Kick O, Bourelli B, et al. Continuous axillary brachial plexus block: a new method of catheter insertion. *Anesthesiology* 1994; 81[3A]: A905.

输卵管再通术

Hayashi N, Kimoto T, Sakai T, et al. Fallopian tube disease: limited value of treatment with fallopian tube catheterization. *Radiology* 1994; 190: 141 – 143.

Hovsepian DM, Bonn J, Eschelman DJ, et al. Fallopian tube recanalization in an unrestricted patient population. *Radiology* 1994; 190: 137 – 140.

Kumpe DA, Zwerdlinger SC, Rothbarth LJ, et al. Proximal fallopian tube occlusion: diagnosis and treatment with transcervical fallopian tube catheterization. *Radiology* 1990; 177: 183 – 187.

Thurmond AS, Rösch J. Nonsurgical fallopian tube recanalization for treatment of infertility. *Radiology* 1990; 174: 371 – 374.

经皮椎体成形术

Cotten A, Boutry N, Cortet B, et al. Percutaneous vertebroplasty: state of the art. *Radiographics* 1998; 18: 311 – 320.

Gangi A, Dietemann J-L, Mortazavi R, et al. CT-guided interventional procedures for pain management in the lumbosacral spine. *Radiographics* 1998; 18; 621 – 633.

Gangi A, Kastler BA, Dietemann J-L. Percutaneous vertebroplasty guided by a combination of CT and fiuoroscopy. *AJNR* 1994; 15: 83 – 86.

Jensen ME, Evans AJ, Mathis JM, et al. Percutaneous polymethylmethacrylate vertebroplasty in the treatment of osteoporotic vertebral body compression fractures: technical aspects. *AJNR* 1997; 18: 1897 – 1904.

Mathis JM, Petri M, Naif N. Percutaneous vertebroplasty treatment of steroid-induced osteoporotic compression fractures. *Arthritis Rheum* 1998; 41: 171 – 175.

Weill A, Chiras J, Simon JM, et al. Spinal metastases: indications for an results of percutaneous injection of acrylic surgical cement. *Radiology* 1996; 199: 241 – 247.

索　　引

E

F

G

H

J

Q

R

S

T

W

X

Y